五脏安和 不生病

李叶 著

黑龙江出版集团
黑龙江科学技术出版社

图书在版编目（CIP）数据

实用金版·五脏安和不生病 / 李叶著. — 哈尔滨：黑龙江科学技术出版社，2015.4

ISBN 978-7-5388-8281-0

Ⅰ.①实… Ⅱ.①李… Ⅲ.①五脏—养生（中医）Ⅳ.①R212

中国版本图书馆CIP数据核字（2015）第079746号

实用金版·五脏安和不生病
SHIYONG JINBAN·WUZANG ANHE BU SHENGBING

著　者	李叶
责任编辑	杨晓杰　宋秋颖
封面设计	中英智业
出　版	黑龙江科学技术出版社
	地址：哈尔滨市南岗区建设街41号　邮编：150001
	电话：（0451）53642106　传真：（0451）53642143
	网址：www.lkcbs.cn　　　www.lkpub.cn
发　行	全国新华书店
印　刷	北京中创彩色印刷有限公司
开　本	1020毫米×1200毫米　　1/10
印　张	44
字　数	780千字
版　次	2015年7月第1版　2015年7月第1次印刷
书　号	ISBN 978-7-5388-8281-0/R·2463
定　价	59.80 元

前言

　　五脏——心、肝、脾、肺、肾是维持人体生命活动的核心。心主血脉，肺主气，肝主生发，脾主运化，肾主藏精，缺一不可，都是人体的重要脏器。其中尤以心、肾为重中之重，心相当于生命的发动机；肾是生命的能源，所以心、肾一旦受损，可想而知会导致怎样的恶果。其实，五脏之中无论哪一脏受损，生命都会受到威胁，可见保养五脏是何等重要。然而，五脏的生命力并非恒久不变，而是有着自然衰退规律的。

　　中医的养生精髓是天人合一、三因制宜。即人的生命活动一定是受生存环境影响的，要因时、因地、因人制宜养生祛病，没有亘古不变，更没有万人皆适的养生方法，不变的只有天人合一、三因制宜的养生原则。

　　天人合一的养生观。中医认为，天地是个大宇宙，人身是个小宇宙，天人是相通的，人无时无刻不受天地的影响，就像鱼在水中，水的变化，一定会影响到鱼。同样，天地的变化也会影响到人。所以中医养生强调天人一体，养生的方法随着四季的气候变化，寒热温凉，做适当的调整。

　　三因制宜，是指因时、因地、因人制宜，而制订适宜的治法和方药。人体与自然界息息相关，疾病的发生、发展深受其影响。另外，人体诸因素，如年龄大小、体质强弱、情志变化、饮食起居的调摄等皆与疾病的发生、发展有着密切的关系。因此，治疗疾病必须根据季节、地区以及人体各方面的不同而制订相应适宜的方法。这就是因时、因地、因人制宜的治疗原则。

　　养生既不是神话，也不神秘。所谓"养"就是顺应自然、顺天应时，给予身体充足的营养和良好的保养；"生"是指健康有活力的生命，以及幸福快乐的生活。只有把身体养好，才会有健康快乐的人生。健康不是一种偶然，而是一种选择，大自然把人类健康的决定权交给了人类自己，每个人都可以选择健康。《黄帝内经》曰："恬淡虚无，真气从之，精神内守，病安从来。"养生重在养心，保养精、气、神。即通过怡养心神，调摄情志，调剂生活等方法，从而达到保养身体，减少疾病、增进健康、延年益寿的目的。

　　养生就是"治未病"，是通过养精神、调饮食、练形体、慎房事、适寒温等各种方法去实现的，是一种综合性的强身益寿活动。

　　中医学认为，五脏是人体生理功能的核心。人体就是一个以五脏为中心，内联六腑、五官、九窍、五体、五志、七情，外合自然界五方、五时、五气、五化、五色、五味的有机整体。无论是何种方法的保健，最终都要落实到对五脏的养护上。养五脏不单是吃好、喝好，还要应和自然、顺应天时，在不同的季节、不同的时间，根据五脏生理功能特点进行保养。五脏功能正常和谐，人们才能远离疾病，健康长寿，这就是五脏养生的重要意义。

人们的五脏在现代生存环境和生活方式的影响下，承受了很多本来不应该承受的重负，遭受了从来没有过的伤害。在这种情况下，如何从日常生活中的方方面面来保健，使五脏安适，使体质平和？

《实用金版·五脏安和不生病》会告诉你答案。本书分六篇：开篇、养肝篇、护心篇、健脾篇、强肺篇及益肾篇。

开篇从中医理论学说、养生的基本原则、中医的非药物疗法及五脏安和自然百病不生入手，从饮食养生、起居养生、情志养生、四季养生、经络养生、运动养生、音乐养生等角度，全方位地介绍了养生之"术"。

其余五篇分别以肝、心、脾、肺、肾为中心，将中医养生理论融于日常生活中，详细讲述了五脏的特性、喜恶以及如何利用饮食、运动、经络、情志等方法调理它们，如何尽量避免现代生存环境和生活方式给五脏带来的麻烦和干扰，令五脏各司其职，使身体健康。

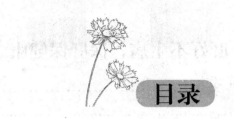

目录

开 篇　走进中医世界，了解养生之道

养肝篇　肝好不生病，保肝保健康

护心篇 心为五脏之主，养命先养心

健脾篇　脾为后天之本，养生贵在养脾

强肺篇　肺为脏腑之盖，养生早养肺

益肾篇　肾是先天之本，肾好防衰老

开 篇

走进中医世界，了解养生之道

第一章　中医理论学说

五行学说——事物的五种基本属性

五行学说认为，宇宙间的万物都是由木、火、土、金、水五种物质元素组成的，自然界各种事物和现象的发展变化，都是这五种物质不断运动和相互作用的结果。天地万物的运动秩序都要受五行相生、相克的统一支配。五行学说用木、土、火、金、水五种物质来说明世界万物的起源和多样性的统一。自然界的一切事物和现象都可按照木、土、火、金、水的性质和特点归纳为五个系统。五个系统中的事物和现象都存在一定的内在关系，从而形成了一种复杂的状态，即所谓"五行大系"。

五行学说是说明世界永恒运动的一种观念。一方面认为世界万物是由木、火、土、金、水五种基本物质构成的，对世界的本原做出了正确的回答；另一方面又认为任何事物都不是孤立的、静止的，而是在不断的相生、相克的运动之中维持着协调平衡。所以，五行学说不仅具有唯物观，而且含有丰富的辩证法思想，是中国古代用以认识宇宙、解释宇宙事物在发生发展过程中相互联系的一种学说。

一、五行的基本内容

五行是中国上古原始的科学思想。"五"，是木、火、土、金、水五种物质；"行"，四通八达，是行动、运动的古义，即运动变化、运行不息的意思。五行，是指木、土、火、金、水五种物质的运动变化。

五行学说的基本规律

（1）相生规律：生，有助长、促进的意思。五行之间，都具有互相助长的关系，也就是"五行相生"。

五行相生的次序是：木生火，火生土，土生金，金生水，水生木。在五行相生的关系中，任何一行都具有生我、我生两方面的关系，也就是母子关系。生我者为母，我生者为子。以土为例，生我者为火，则火为土之母；我生者是金，则金为土之子。

（2）相克规律：克，有阻抑、克服的意思。五行之间，都具有相互克服、相互阻抑的关系，也就是"五行相克"。

五行相克的次序是：木克土，土克水，水克火，火克金，金克木。在五行相克的关系中，任何一行都具有克我、我克两方面的关系，也就是"所胜""所不胜"的关系。克我者为"所不胜"，我克者为"所胜"。以水为例，克我者为土，则土为水之"所不胜"，我克者为金，则水为金之"所胜"。

（3）五行制化：在五行相生之中，同时有相克，在相克之中，同时也有相生。这是自然界运动变化的一般规律。如果只有相生而无相克，就不能保持正常的平衡发展；有相克而无相生，则万物不会有生化。所以相生、相克是一切事物维持相对平衡的两个不可缺少的条件。只有在相互作用、相互协调的基础上，才能促进事物生化不息。例如，木能克土，但土却能生金克木。因此，在这种情况下，土虽被克，但并不会发生偏衰。其他火、土、金、水都是如此。古人把五行相生并有相克和五行相克并有相生的这种内在联系，称之为"五行制化"。制化规律如下：

木克土，土生金，金克木。

火克金，金生水，水克火。

土克水，水生木，木克土。

金克木，木生火，火克金。

水克火，火生土，土克水。

（4）相乘规律：乘，是乘袭的意思。从五行生克规律来看，是一种病理的反常现象。相乘与相克意义相似，只是超出了正常范围，达到了病理的程度。相乘与相克的次序也是一致的，即是木乘土，土乘水，水乘火，火乘金，金乘木。如木克土，当木气太过，金则不能对木加以正常的制约，因此，太过无制的木乘土，即过强的木克土，土被乘更虚，而不能生金，故金虚弱，无力制木。

（5）相侮规律：侮，是欺侮的意思。从五行生克规律来看，与相乘一样，同样属于病理的反常现象。但相侮与反克的意义相似，故有时又曰反侮。相侮的次序与相克相反，即木侮金、金侮火、火侮水、水侮土、土侮木。

二、五行学说的特性

五行的特性，是古人在长期生活和生产实践中，对木、火、土、金、水五种物质的朴素认识基础之上，进行抽象理解而逐渐形成的理论概念。五行的特性是：

（1）"木曰曲直"：曲，屈也；直，伸也。曲直，即能曲能伸之意。木具有生长、能曲能伸、升发的特性。木代表生发力量的性能，标示宇宙万物具有生生不息的特点。凡具有这类特性的事物或现象，都可归属于"木"。

（2）"火曰炎上"：炎，热也；上，向上。火具有发热、温暖、向上的特性。火代表生发力量的升华，光辉而热力的性能。凡具有温热、升腾、茂盛性能的事物或现象，均可归属于"火"。

（3）"土爰稼穑"：春种曰稼，秋收曰穑，指农作物的播种和收获。土具有载物、生化的特性，故称土载四行，为万物之母。土具生生之意，为世界万物和人类生存之本，"四象五行皆藉土"。五行以土为贵。凡具有生化、承载、受纳性能的事物或现象，皆归属于"土"。

（4）"金曰从革"：从，顺从、服从；革，革除、改革、变革。金具有能柔能刚、变革、肃杀的特性。金代表固体的性能，凡物生长之后，必会达到凝固状态，用金以示其坚固性。引申为肃杀、潜能、收敛、清洁之意。凡具有这类性能的事物或现象，均可归属于"金"。

（5）"水曰润下"：润，湿润；下，向下。水代表冻结含藏之意，水具有滋润、就下、闭藏的特性。凡具有寒凉、滋润、就下、闭藏性能的事物或现象都可归属于"水"。

由此可以看出，医学上所说的五行，不是指木、火、土、金、水这五种具体物质本身，而是五种物质不同属性的抽象概括。

三、五行学说在中医学中的应用

中医学把五行学说应用于医学领域，以系统结构观点来观察人体，阐述人体局部与局部、局部与整体之间的有机联系，以及人体与外界环境的统一，加强了中医学整体观念的论证，使中医学所采用的整体系统方法进一步系统化，对中医学特有的理论体系的形成，起到了巨大的推动作用，成为中医学理论体系的哲学基础之一和重要组成部分。随着中医学的发展，中医学的五行学说与哲学上的五行学说日趋分离，着重用五行互藏理论说明自然界多维、多层次无限可分的物质结构和属性，以及脏腑的相互制约关系，特别是人体五脏的互藏规律，揭示机体内部与外界环境的动态平衡的调节机制，阐明健康与疾病、疾病的诊断和防治的规律。

阴阳学说——自然界的一般规律

阴阳学说是借用阴阳学说来解释人体生理、病理的各种现象，并用以指导、总结医学知识和临床经验，这就逐渐形成了以阴阳学说为基础的中医学理论体系。

一、阴阳是自然界的根本

阴阳学说，认为宇宙间任何事物都具有既对立又统一的两个方面，不断的运动和相互作用。这种运动和相互作用，是一切事物运动变化的根源。古人把这种不断的运动变化，叫作"生化不息"。《黄帝内经·素问》曰："阴阳者，天地之道也，万物之纲纪，在变化之父母，生杀之本始，神明之府也，故治病必求于本。"意思是说，对立统一的存在，是一切事物的根本法则，一切事物都不能违背这个法则而存在。事物的变化是由事物本身阴阳两个方面，不断运动和相互作用形成的，事物的生成和毁灭都是来自于这个根本法则，这就是自然界一切奥妙的所在，所以要想治好病，就必须从根本上解决阴阳问题。

其阐明了宇宙间一切事物的生长、发展和消亡，都是事物阴阳两个方面不断运动和相互作用的结果。因而，阴阳学说也就成为认识和掌握自然界规律的一种思维方式。医学属于自然科学范畴，认为人体生理活动、疾病的发生发展，都超不出阴阳这个范畴。因此，我们想要掌握疾病的发展过程，探求疾病的本质，从而获得满意的疗效，就必须探求人体的阴阳变化情况。

二、阴阳变化的规律

阴阳代表着事物相互对立、相互联系的两个方面，但不局限于某一特定事物，阴代表阴性事物，阳代表阳性事物。一般地说，凡是活动的、外在的、上升的、温热的、明显的、进行性的、功能亢进的，都属阳；而沉静的、内在的、下降的、寒冷的、隐晦的、退行性的、功能减退的，都属阴。足见，宇宙间的任何事物都可概括为阴和阳两类。

1.阴阳的对立斗争

阴阳学说认为世间一切事物都存在着相互对立的阴阳两个方面。阴阳双方的相互对立主要表现于它们之间既是相互制约的，又是相互斗争的。宇宙间一切事物的变化都遵循着一定规律，即经历着生、长、壮、老、死的过程。它是由初生而成长壮大，当发展到极度就归于消亡而变为另一种新的事物；当新事物成熟时已隐伏着消亡之因。

人体在正常生理状态下，阴阳双方也不是平静地处于一个统一体中，而是互相排斥、互相斗争的。所谓人体"阴平阳秘"也是阴阳对立斗争中的动态平衡。总之，阴阳双方的对立斗争，推动了事物的发展变化。

2.阴阳的依存互根

阴阳既是对立的，又是依存的，任何一方，都不能脱离另一方而单独存在。如没有动，就无所谓静；没有上，就无所谓下；没有热，就无所谓寒；没有表，就无所谓里；没有实，就无所谓虚等。所有相互对立的阴阳双方都是这样，阴依存于阳，阳依存于阴，每一方都以另一方为依存的条件。阴阳这种相互依存关系，称为"互根"。结合人体的生理来说，也是如此。阴指物质居于体内，谓"阴在内"；阳指功能表现于外，谓"阳在外"。在外的阳是内在物质运动的表现，所以说阳为"阴之使"；在内的阴是产生功能的物质基础，所以说阴为"阳之守"。如果阴阳双方失去了互为依存的条件，即所谓的"孤阴"和"独阳"，也就不能再生化和滋生了。

3.阴阳的消长转化

阴阳是相互对立、相互依存的，但它们不是处于静止不变的状态，它们总是处于"阴消阳长"或"阳消阴长"互为消长的运动状态。阴，即"阳长阴消"的过程，而各种营养物质（阴）的新陈代谢，又必须消耗一定的能量（阳），这就是"阴长阳消"的过程。正是阴阳的消长推动了事物的不断变化和发展。在正常情况下，阴阳消长是处于相对平衡状态中，如果这种消长关系超出一定限度，不能保持相对平衡时，将会出现阴阳某一方的偏盛偏衰，即会产生疾病。

三、阴阳在中医学中的应用

阴阳学说被应用于中医学理论体系中，被用来阐释人体的组织结构、生理功能及病理变化，并用于疾病的诊断和治疗。

1.阐释人体的组织结构

阴阳学说认为，人体是一个有机整体，人体内部充满着阴阳对立统一的关系。从人体部位来说，上部为阳，下部为阴；体表为阳，体内为阴；背属阳，腹属阴；四肢外侧为阳，四肢内侧为阴。以脏腑来分，五脏（心、肝、脾、肺、肾）属阴，因其功能以静为主；六腑（胆、胃、小肠、大肠、膀胱、三焦）属阳，因其功能以动为主。五脏之中又可根据其位置分为阳脏（心、肺）和阴脏（肝、脾、肾），每一脏腑之中又可将其功能归为阳，而其物质归为阴。此外，经络亦可分为阳经、阴经等。

2.概括人体的生理功能

中医学认为，人体的正常生命活动是阴阳两个方面保持着对立统一的协调关系的结果。人体的物质基础属阴，而生理功能活动属阳，二者互相依存。生理活动以物质为基础，而生理活动的结果又不断促进物质的新陈代谢。

3.说明人体的病理变化

中医学认为疾病的发生，是人体阴阳失衡所致。阴阳失调的表现形式很多，可归纳为阴或阳的偏盛偏衰，以及对另一方的累及等，这些可统称为"阴阳不和"。许多情况下，疾病发生、发展的过程，就是正邪抗争，各有胜负的过程。这一过程可以用阴阳偏胜、阴阳偏衰、阴阳互损、阴阳转化来做概括性的解释。阴阳偏胜包括阴偏胜和阳偏胜，是指在邪气作用下（或本身功能病理性亢奋）所致的阴或阳的任何一方高于正常水平的病变，《黄帝内经·素问》曰："阴胜则阳病，阳胜则阴病。阳胜则热，阴胜则寒。"

阴阳偏衰包括阴偏衰（阴虚）和阳偏衰（阳虚），指阴或阳低于正常水平的病理变化。《黄帝内经·素问》指出："阳虚则外寒，阴虚则内热。"由于阳虚，不能制约阴寒，可出现虚寒征象，即阳消阴长，"阳虚则寒"；阴虚，无力制约阳，可出现虚热征象，即阴消阳长，"阴虚则热"。

阴阳互损，指体内的正气，特别是阴液与阳气之间的病理关系，包括阴损及阳和阳损及阴。阴阳互损体现了阴阳互根互用的关系。

阴阳转化，指阴阳失调所表现出的病理现象，在一定的条件下可以相互转化。《黄帝内经·素问》中的"重寒则热，重热则寒""重阴必阳，重阳必阴"就是说明这类病理情况的。

4.指导疾病的诊断和治疗

由于中医认为疾病发生发展的原因是阴阳失调，所以对于任何疾病，无论其病情如何复杂多变，都可以用阴阳学说加以诊断。中医诊断疾病首先要分清阴阳，既可以用阴阳来概括证型，又可以用阴阳来分析四诊。

阴阳学说还可用来概括中药的性味，并用以指导临床使用。一般来说，寒、凉药属阴，温、热药属阳；味酸、苦、咸者属阴，味辛、甘、淡者属阳；具有收敛、沉降作用者属阴，而具发散、升浮作用者属阳。在临床用药时，应当根据疾病的阴阳性质决定治疗原则，再根据药物的阴阳属性决定用药。

精气学说——世界万物的本原

精气学说，是中医学认识事物生成变化的本原论和中介说。精气是物质世界的本原，宇宙万物皆由精气所构成，宇宙自然界是一个万物相通、天地一统的有机整体。人体也是由精气构成的。

一、精气学说的概念

精，又称精气，指充塞于宇宙之中运动不息而且无形可见的精微物质，与"气"同义，也是宇宙万物生成的原始物质，而在某些情况下，精气则又专指"气"中的精粹部分，是构成人类的本原。

气，指在宇宙之中不断运动且无形可见的极细微物质，是宇宙万物的共同构成本原。

精气学说，是研究和探讨物质世界生成本原、相互关系及发展变化的古代哲学理论，是中医学认识事物生成变化的本原论和中介说。精气是物质世界的本原，宇宙万物皆由精气构成，宇宙自然界是一个万物相通、天地一统的有机整体。

二、精气学说的基本内容

1.精气是构成宇宙万物的本原

精气学说认为，宇宙自然界中的一切事物都是由精气构成的，世界万物的生成皆为精气自身运动的结果，所以，精气乃是构成天地万物包括人类在内的共同的原始物质。精气的存在形式，有"无形"和"有形"两种状态，"太虚无形，气之本体""气合而有形""天地合气，万物自生"，且"无形"与"有形"之间处于不断地转化运动之中。

2.精气的运动变化

精气，是活动力很强、运行不息的精微物质，正是由于精气的运行不息，方使得由精气构成的宇宙自然界处于不停地运动变化之中，而自然界一切事物的纷繁变化，也都是精气运动的结果和反映。

3.精气是天地万物相互联系的中介

精气分阴阳，以成天地。天地交感，以生万物。天地万物相互联系、相互作用，天地万物之间充斥着无形之精气，并相互作用，且这些无形之精气还能渗入有形的实体，并与已构成有形实体的精气进行各种形式的交换和感应，因而，精气又是天地万物之间相互联系、相互作用的中介性物质。

4.天地精气化生为人

人类由天地阴阳精气交感化合而生，不仅有生命，还有精神活动，"人之生，气之聚也"。聚则为生，散则为死。人的生命过程，亦是气的聚散过程。

三、精气学说在中医学中的应用

精气学说对中医学理论体系的形成，尤其对中医学精气生命理论和整体观念的构建，产生深刻影响。

1.对精气生命理论构建的影响

古代哲学精气学说关于精或气是宇宙万物本原的认识，对中医学理论体系中精是人体生命之本原，气是人体生命之维持，人体诸脏腑、形体、官窍，均由精化生，人体的各种功能活动均由气推动和调控等理论的产生，具有极为重要的影响。作为一种哲学思维，与中医学固有的精气理论和实践相融合，从而创立了独特的中医学精气生命理论。

2.对中医学整体观念构建的影响

作为哲学思想的精气学说渗透于中医学，促使中医学形成了同源性思维和相互联系的观点，构建成了表达人体自身完整性及人与自然社会环境统一性的整体观念，强调其从宏观上，从自然与社会的不同角度，全方位地研究人体的生理、病理及疾病的防治。

藏象学说——人体病变的外观

藏是指藏于体内的脏器；象，是指表现于外的生理、病理现象。藏象学说，就是通过对人体生理、病理现象的观察，研究人体各个脏腑的生理功能、病理变化及其相互关系的学说。这一学说的形成，虽有一定的古代解剖知识为基础，但其发展主要基于"有诸内，必形诸外"的观察研究方法。因而其观察、分析的结果，必然大大超过了人体解剖学的脏腑范畴，形成了独特的理论体系。因此，藏象学说中的脏腑名称虽与现代人体解剖学的脏器名称相同，但在生理、病理的含义中，却不完全相同。藏象学说中的一个脏腑的生理功能，可能包含着现代解剖学中几个脏器的生理功能；而现代解剖生理学中的一个脏器的生理功能可能分散在藏象学说的某几个脏腑的生理功能之中。藏象更重要的是概括了人体某一系统的生理和病理学概念。

心位于胸中，膈膜之上，有心包裹护于外。心为神之居、血之主、脉之宗，在五行属火，配合其他脏腑功能活动，起着主宰生命的作用。故说："心者，君主之官。"心的基本生理功能包括主血脉和主神志两个方面。其在志为喜，在液为汗，在体合脉，其华在面，在窍为舌。心的经脉与小肠相连，互为表里关系。

肝位于腹腔，膈膜之下，右胁之内。肝为魂之处、血之藏、筋之宗，在五行属木，主动主升，被称为"将军之官"。肝的生理功能为主疏泄，又主藏血，与人的情志活动有关，并促进人体的消化和气、血、水的正常运行。其生理特性可概括为：肝为刚脏，体阴而用阳；肝喜条达而恶抑郁。肝在志为怒，在液为泪。主筋，其华在爪，开窍于目。其经脉络于胆，与胆相表里。

脾位于中焦，在膈之下，脾主运化水谷精微，为人身气血生化之源，故被称为"仓廪之官""后天之本"。脾气主升，具有运化水谷、水湿之功，并能统摄血液，是消化系统的主要脏腑之一。其在志为思，在液为涎，在体合肌肉、主四肢，在窍为口，其华在唇。其经脉与胃相连，形成表里关系。

肺居胸中，在诸脏腑中，肺的解剖位置最高，故称"华盖"。华盖原指古代帝王所乘车子的伞形遮蔽物，在此引申为肺的位置最高，居于诸脏腑之首。肺叶娇嫩，不耐寒热。易被邪侵，故又称"娇脏"。肺在五行属金，专司呼吸，主宣发肃降，通调水道，朝百脉，主治节，协助心君调节气血运行，故称"相傅之官"。其附属功能为：在志为忧（悲），在液为涕，在体合皮，其华在毛，在窍为鼻。肺的经脉与大肠相连，互为表里关系。

肾位于腰部，在脊柱两旁，左右各一。《黄帝内经·素问》曰："腰者，肾之府。"由于肾藏先天之精，为脏腑阴阳之本，生命之源，因此称肾为"先天之本"。肾的主要生理功能是藏精，主生长发育和生殖；主水液、主纳气。与其他组织器官的关系是：肾主骨、生髓、通于脑，齿为骨之余。其华在发，开窍于耳及二阴，在志为恐，在液为唾。肾与膀胱通过经脉的相互络属，构成表里关系。

经络学说——气血运行要畅通无阻

经络是经脉和络脉的总称。经，有路径之意。经脉贯通上下，沟通内外，是经络系统的主干。络，有网络之意。络脉是经脉别出的分支，较经脉细小，纵横交错，遍布全身。经络内属于脏腑，沟通于脏腑与体表之间，将人体脏腑、组织、器官联结成为一个有机的整体，并借此行气血、营阴阳，使人体各部的功能活动得以保持协调和相对平衡。

经络学说有哪些应用呢？

1.阐释病理变化

在正常生理情况下，经络有运行气血、感应传导的作用。所以在发生病变时，经络就可能成为传递病邪和反映病变的途径。《黄帝内经·素问》曰"邪客于皮则腠理开，开则邪入客于络脉，络脉满则注于经脉，经脉满则入舍于府藏也"。经络是外邪从皮毛腠理内传于五脏六腑的传变途径。由于脏腑之间有经脉沟通联系，所以经络还可成为脏腑之间病变相互影响的途径。

经络不仅是外邪由表入里和脏腑之间病变相互影响的途径。通过经络的传导，内脏的病变可以反映于外，表现于某些特定的部位或与其相应的官窍。如肝气郁结常见两肋、小腹胀痛，这就是因为足厥阴肝经抵达小腹、遍布胸胁；真心痛，不仅表现为心前区疼痛，且常延及上肢内侧尺侧缘，这是因为手少阴心经行于上肢内侧后缘。

2.指导疾病的诊断

由于经络有一定的循行部位和络属的脏腑，它可以反映所属脏腑的病症；因而在临床上，就可根据疾病所出现的症状，结合经络循行的部位及所联系的脏腑，作为诊断疾病的依据。在临床实践中，还发现在经络循行的通路上，或在经气聚集的某些穴位处，有明显的压痛或有结节状、条索状的反应物，或局部皮肤的形态变化，也有助于疾病的诊断。

3.指导疾病的治疗

经络学说被广泛地用以指导临床各科的治疗。特别是对针灸、按摩和药物治疗，更具重要指导意义。

针灸与按摩疗法，主要是根据某一经或某一脏腑的病变，而在病变的邻近部位或循行的远膈部位上取穴，通过针灸或按摩，以调整经络气血的功能活动，从而达到治疗的目的。而穴位的选取，就必须按经络学说进行辨证，断定疾病属于何经后，根据经络的循行分布路线和联系范围来选穴，这就是"循经取穴"。

药物治疗也要以经络为渠道，通过经络的传导输送，才能使药到病所，发挥其治疗作用。在长期临床实践的基础上，根据某些药物对某一脏腑经络有特殊作用，确定了"药物归经"理论。

人体的经络系统遍布全身，气、血、津液主要靠经络为其运行途径，才能输送到人体各部，发挥其濡养、温煦作用。脏腑之间，脏腑与人体各部分之间，也是通过经络维持其密切联系，使其各自发挥正常的功能。所以经络的生理功能，主要表现在沟通内外，联络上下，将人体各部组织器官联结成为一个有机的整体，通过经络的调节作用，保持着人体正常生理活动的平衡协调。经络又能将气血津液等维持生命活动的必要物质运送到全身，使机体获得充足的营养，从而进行正常的生命活动。

运气学说——揭秘宇宙运行的规律

运气学说，由五运和六气两部分组成。运，指运行。五运指木、火、土、金、水，是地球以外，太阳系的行星运行规律对气候的影响的五种现象。气，指大气。六气指厥阴风木、少阴君火、少阳相火、太阴湿土、阳明燥金、太阳寒水，是形成气候变化的空气形态因素，故又称五运六气。运气学说认为自然界有五运六气的变化，人体也有五脏之气和三阴三阳六经之气的运动。同时又认为自然界五运六气的变化，与人体五脏六经之气的运动是内外相通的，因而自然界的五运六气，可以影响人体五脏六经之气的生理、病理。

在中医学上，运气学说主要是用来推测气候的变化对人体生理病理可能产生的影响，以作为临床诊断和防治疾病时的参考。

1.运气与生理

人与自然界是一个动态变化着的整体。中医学认为，一年四季的气候变化经历着春温、夏热、秋凉、冬寒的规律，它对人体的脏腑、经络、气血、阴阳均有一定的影响。运气运行所形成的正常气候是人类赖以生存的必备条件。人体各组织器官的生命活动，一刻也不能脱离自然条件。人们只有顺从自然的变化，及时地做出适应性的调节，才能保持健康。

人类长期生活在自然环境之中，形成了自身的生理节律，春夏阳气升发，秋冬阳气潜藏，顺应自然的变化，调节脏腑功能，保持机体内外的阴阳平衡，从而达到防病保健的目的。如人体的气血运行可因四时气候的不同而发生节律性的变化。"天温日明，则人血淖液而卫气浮，故血易泻，气易行；天寒日阴，则人血凝泣而卫气沉。月始生，则血气始精，卫气始行；月郭满，则血气实，肌肉坚；月郭空，则肌肉减，经络虚，卫气去，形独居。"从人体水液代谢和调节上，可以看出运气与生理活动的密切关系。

自然界的气候变化，是生物的生、长、化、收、藏必需的条件。但是，如果这些规律反常或变化超越常度，必然不利于生物的生存。六气合于四时，在正常情况下能促进生物的生长，若六气太过或不及，就成为六淫，则为致病因素了。当气候顺逆失常时，人们如果不注意摄生，就会引起疾病。《黄帝内经·素问》曰："应则顺，否则逆，逆则变生，变则病。"所以，人们必须经常保养精神，锻炼身体，增强体质，才能适应气候的变化，保持身体健康而尽终其天年。

2.运气与发病

运气对人体疾病发生的影响，主要包括六气的病因作用、疾病的季节倾向、不同地区气候及天气变化对疾病的影响等。从发病的规律看，由于五运变化，六气变化，运气相合的变化，各有不同的气候，所以对人体发病的影响也不尽相同。

每年气候变化的一般规律是：春风、夏热、长夏湿、秋燥、冬寒。这种变化与发病的关系是：春季肝病较多，夏季心病较多，长夏脾病较多，秋季肺病较多，冬季肾病较多。

从五运来说，木为初运，相当于每年的春季。由于木在天为风，在脏为肝，故每年春季气候变化以风气变化较大，在人体以肝气变化为著，肝病较多为其特点。火为二运，相当于每年的夏季，由于火在天为热，在脏为心，故每年夏季在气候变化以火热变化较大，在人体以心气变化为著，心病较多为其特点。土为三运，相当于每年夏秋之季，由于土在天为湿，在脏为脾，故每年夏秋之间，在气候变化上雨水较多，湿气较重，在人体以脾气变化为著，脾病较多为其特点。金为四运，相当于每年的秋季，由于金在天为燥，在脏为肺，故每年秋季气候变化以燥气变化较大，在人体以肺气变化为著，肺病较多为其特点。水为五运，相当于每年的冬季，由于水在天为寒，在脏为肾，故每年冬季气候比较寒冷，在人体肾气变化为著，肾病、关节疾病较多为其特点。

从六气来说，初之气为厥阴风木，相当于每年的初春，气候变化多风，疾病流行以肝病居多。二之气为少阴君火，相当于每年的暮春初夏，气候逐渐转热，疾病流行以肝心病居多。三之气为少阳相火，相当于每年的夏季，气候炎热，疾病流行以心病、暑病居多。四之气为太阴湿土，相当于每年的暮夏初秋，气候变化以湿气为重，疾病流行以脾病居多。五之气为阳明燥金，相当于每年秋冬之间，气候变化以燥气较重，疾病发生以肺病居多。终之气为太阳寒水，相当于每年的严冬，气候严寒，疾病发生以关节病和感冒居多。

总之，我们可以根据运气中五运六气的变化规律来推测疾病发生的大致情况。

病因学说——探究疾病发展的源头

病因就是人体疾病发生的原因。中医对病因的论述，包括疾病的发生和致病因素两方面。对病因的认识，除从病史中探索外，主要从临床症状、舌象、脉象中辨认，而形成"病因辨证"。

（1）疾病就是人体阴阳失去相对平衡。其发生和变化是复杂的，但归纳起来不外乎人体的内在条件和致病的外在因素，即正与邪的相争。"正"是在指机体各脏腑组织器官的功能活动及其对外界环境的适应力和抵抗力；"邪"泛指一切致病因素。阴阳失调是人体正气虚弱、邪气乘虚侵入人体所引起的，在正与邪两因素中，"正"是人体发病过程中起主导作用的。《黄帝内经·素问》说："邪之所凑，其气必虚。"但致病因素也是引起阴阳失调的条件，如《素问》中所指"虚邪贼风，避之有时"。

（2）"病因辨证"是根据发病的客观因素和各发病原因作用于机体后产生不同证候表现的规律性、分析性、归纲、推求病因、辨别证候的属性，所以称"辨证求因"或"审证求因"。因不同病因所致的疾病有不同的临床特点，故掌握它对诊断和治疗有重要意义，是中医辨证论治的重要部分。

（3）人体正气的盛衰，发病的差异与体质因素、精神状态、饮食习惯、劳逸情况和年龄性别等有关。

体质不同则发病也不同，体质壮实，抗病力强，不易发病，或病属实证、阳证，治疗转归一般较好；体质虚弱，抗病力弱则易发病，病多属虚证、阴证，治疗转归较差，体质的强弱与先天禀赋有关，但后天的锻炼也是重要的因素。

精神状态、情志变化可影响脏腑气血的功能和机体的抵抗力，从而对该病的发生、发展和转归有很大影响。

饮食习惯对发病有一定影响，如饮食不节、过度，暴饮暴食则伤脾胃而致伤食或食滞；过食生冷易损脾。有阳气而致腹痛、泄泻；过食辛辣、油腻，易生湿热、生痰；饮酒过量，易生湿热，伤人气血。

劳逸失常也是影响发病的因素，坚持劳动和体育锻炼的人，气血充盛，抵抗力强，不易生病。但持续性过度疲劳则伤气，即所谓劳则伤气。而过度的安逸少动则会引起气血不运、食欲不振、肥胖、多湿少气等。

由于年龄性别不同，发病也有差异。如小儿脏腑娇嫩，气血未充，故易寒易热，易虚易实；女性多"产多热，产后多虚"等。

第二章 中医养生的基本原则

顺应自然，天人合一

"天人相应"是指人类社会在大自然中生成并发展，是大自然的一部分。所以人与自然相通相应，息息相关，是个统一体。由此可知，人与自然必须要和谐相处。

人体的生理变化与自然界的变化是紧密相连的，四季变换、昼夜更替，都会对人体产生不同的影响，而这种影响对人体的作用又是最显著的，所以采取相应的措施，适当地调整这种影响，才是养生所追求的根本。

1.人与自然的和谐相处

天人合一的养生观，就是根据人与自然界的密切联系，通过平时的生活达到养生目的。"天"指自然，即人类周围客观存在的自然界，包括一年四季的变化与轮回；地上的生物圈、岩石、土壤、江河湖海……总之，除了人以外的一切生命和非生命的物质，都称为"天"。

在人与自然的关系上，主张以顺其自然为宗旨、返璞归真、天人合一，把人体看成是自然界的一部分，从而回归到自然养生的境界。

《黄帝内经》认为，养生与医道都应把天道、地道、人道相互结合起来进行综合把握，体现了天人合一的整体观，因而特别强调天时物候的变化对人体生理病理的影响；并一再指出，要想正确把握人体病情的变化，必须首先做到"因天之序，盛虚之时，移光定位，正立而待之"。把正确掌握日月星辰、季节气候的变化看作是正确把握人体生理病变的前提条件，对于现在的人类健康有着非常重要的指导意义。

2.人的健康与环境有着密切的关系

人与自然界是一个统一的整体，人类健康与所处的环境有直接关系。人的生命体是客观自然的产物，是摄取自然物、顺应自然界的变化而生长的，人体病理与天时、阴阳也有同步关系。人作为大自然的组成部分，凡事要合乎自然规律。只有合乎自然规律，并主动掌握它，适应环境变化，才能"人与天调，然后天地之美生"。而人体本身是一个有机整体，故人与外界自然环境亦息息相关。"天食人以五气，地食人以五味。"自然界的各种变化必然影响人体，人体亦随自然环境的变化而出现相应的反应。因此，养生之道应随当下环境的变化而有所调整。所以，人的生理、病因、病机等都与环境变化和自然规律密切相关。

3.顺应天时的四时养生观

顺应自然规律，做事顺利，虽小有所得，但若能坚持，必能大获成功；违背规律而行，天都要阻止他，这样虽然暂时获得成功，但终究要失败。

四季气候更替是自然变化的显著规律。随着春、夏、秋、冬四时变换，万物出现生、长、化、收、藏的相应改变，人也是如此。《黄帝内经》指出："春生、夏长、秋收、冬藏，是气之常也，人亦应之。"与这种变化相呼应，提出了四时不同的养生方法。春令"发陈"，天地俱生，万物以荣，人应夜卧早起，舒畅气机，以使志生；夏令"蕃秀"，天地气交，万物华实，人应夜卧早起，使志无怒，使气得泄；秋令"容平"，天气以急，地气以明，人应早卧早起，使志安宁，收敛神气；冬令"闭藏"，天寒地冻，人应早卧晚起，无扰阳气，使志若伏若匿。反之，会影响五脏应时之气，使正气低下，适应自然环境的能力减弱，从而招致疾病。因此，《黄帝内经·素问》指出："夫四时阴阳者，万物之根本也。所以圣人春夏养阳，秋冬养阴，以从其根……逆其根，则伐其本，坏其真矣。"这种"顺时摄养"的原则，就是顺应四时阴阳消长节律进行养生，从而使人体生理活动与自然界变化周期同步，保持机体内外环境的协调统一。

除四季气候变化外，一日之中，天地阴阳变化亦有一定的规律。在长期生物进化过程中，人类形成了与此相适应的生理节律。若扰乱人体这种正常节律，则容易导致脏腑气机逆乱，从而发生早衰和疾病。因此，《黄帝内经》强调人必须顺应自然变化，做到"起居有常"，以维持人体正常的生理机能，从而保证脏腑功能协调有序。

只有主动掌握自然规律，适应环境变化，保持正常的生活起居规律，才能年虽长而身不损，才能长寿；相反，违逆自然变化规律，必然损伤形体，导致死亡。

4.顺应自然的生态健康观

顺其自然也叫"因天之序"。天的顺序就是从春到夏，从夏到秋，从秋到冬，从冬再到春，周而复始。"春"的原意是指万物随阳气的生发而蠢蠢欲动；"夏"是"广大"或"宽阔"之意，指不要约束万物而要使它们尽量生长；"秋"是"成就"的意思，指成就万物，使万物结果、结籽；"冬"是"终了""万物闭藏"之意。中医讲"因天之序"，就是要因循身体这个"天"本身的运动顺序，就是东西南北，就是春夏秋冬，就是生发、生长、收敛、收藏。违背了这个顺序，就要生病；顺应了这个顺序，就能健康长寿。现在很多人之所以身体不健康，就是因为不能顺其自然。

谨养正气，慎避邪气

自然界分布着五行之气，以运化万物。人体也秉承着五行运化的正常规律，因此才有五脏生理功能。不仅如此，人们必须依赖于自然界所提供的物质而生存。所以，人与自然环境存在着不可分割的联系，自然界和人的关系好比"水能载舟，亦能覆舟"一样，既有有利的方面，也有不利的方面。

所以四季养生保健的根本宗旨在于"内养正气，外慎邪气"。

"内养正气"是养生的根本，任何一种养生方法的最终目的都是保养正气。保养正气就是保养人体的精、气、神。人体诸气得保，则精和神自然得到充养，人体脏腑气血的功能也得到保障，即"五脏元真通畅，人即安和"。

"外慎邪气"则是警惕外界一切可以致病的因子，主要是从有病要早治、生活要节制等方面来调摄养生。

中医认为，邪气刚入人体之表时，应当实时治之，"勿使九窍闭塞，如此则营卫调和"，病邪就不会由表入里，病势也就不会由轻变重而损害正气，是养生祛病益寿之妙法。

外慎邪气的另一个方面是指对自己的生活注重节制，远离一个字"贪"。如：起居有常，起卧有时，从不贪睡，每天坚持锻炼身体，并做一些力所能及的体力劳动；衣着打扮应当以舒适为宜，根据气候的变化而适当增减着装，但不要因为天气寒冷就穿着过暖，也不要因为天热贪凉而穿衣过少；饮食方面则要讲究五味适中、五谷相配，饮食随四时变化而调节，忌贪饮暴食偏食；在心理健康方面，应当注重陶冶情操，坦然怡然地待人接物，不以物喜，不以己悲，良好的心态自然能够改善身体状况，减轻乃至避免机体患病的可能。

节欲保精，调息养气

精在生命活动中起着十分重要的作用，所以，要想使身体健康，保持旺盛的生命力，养精是很重要的内容。《类经》指出："善养生者，必宝其精，精盈则气盛，气盛则神全，神全则身健，身健则病少，神气坚强，老而益壮，皆本乎精也。"

保精还在于保养肾精，即狭义的"精"。男女生殖之精，是人体先天生命之源泉，不宜过分泄漏，如果纵情泄欲，会使精液枯竭，真气耗散而致未老先衰。《千金要方·养性》曰："精竭则身惫。故欲不节则精耗，精耗则气衰，气衰则病至，病至则身危。"告诫人们宜保养肾精，这是关系到机体健康和生命安危的大事。精不可耗伤，养精方可强身益寿，作为养生的指导原则，其意义也正在于此。

欲达到养精的目的，必须抓住两个关键环节。其一为节欲。所谓节欲，是指对于男女间性欲要有节制。自然，男女之欲是正常生理需求，欲不可绝，亦不能禁，但要注意适度，不可太过，做到既不绝对禁欲，也不纵欲过度，这是节欲的真正含义。节欲可防止阴精的过分泄漏，保持精盈充盛，有利于身心健康。在中医养生法中，如房事保健、气功、导引等，均有节欲保精的具体措施，也就是这一养生原则的具体体现。其二是保精，此指广义的精，精禀于先天，养于水谷而藏于五脏，若后天充盛，五脏安和，则精自然得养，故保精即是通过养五脏以不使其过伤，调情志以不使其过极，忌劳伤以不使其过耗，来达到养精保精的目的。《素问·上古天真论》曰："志闲而少欲，心安而不惧，形劳而不倦。"避免精气伤耗，即可保精。在传统的中医养生法中，调摄情志，四时养生，起居养生等诸法中，均贯彻了这一养生原则。

养生还要养气。养气主要从两方面入手，一是保养元气，一是调畅气机。元气充足，则生命有活力，气机通畅，则机体健康。

保养正气，首先是顺四时、慎起居，如果人体能顺应四时变化，则可使阳气得到保护，不致耗伤。保养正气，多以培补后天、固护先天为基点，饮食营养以培补后天脾胃，使水谷精微充盛，以供养气。而节欲固精，避免劳伤，则是固护先天元气的方法措施。

此外，调情志可以避免正气耗伤，省言语可使气不过散，都是保养正气的措施。

至于调畅气机，则多以调息为主。《类经·摄生类》指出："善养生者导息，此言养气当从呼吸也。"呼吸吐纳，可调理气息，畅通气机，宗气宣发，营卫周流，可促使气血流通。经脉通畅。故古有吐纳、胎息、气功诸法，重调息以养气。在调息的基础上，还有导引、按跷、健身术以及针灸等方法，都是通过不同的方法，活动筋骨、激发经气、畅通经络，以促进气血周流，达到增强真气运行的目的，以旺盛新陈代谢活力。

三因制宜，审因施养

中医强调，因人、因时、因地的"三因制宜"。不同的人因为先后天、职业、经历、年龄、性别等因素存在着的个体差异。所以要根据自体情况，进行相宜的补益措施，采取科学的对治方式。

1.审因施养

养生的方式很多，包括形、神、动、静、食、药等多种方式。"审因施养"，就是因人、因时、因地的不同采取不同的样式法。养生之道主要有以下几个方面：神养，包括生活起居行为调养，如衣、食、住、行和性生活等；气养，主要采用医用保健操等"内养功"；行养，包括形体锻炼及体育健身；食养，为养生食品的选配调制与应用，以及食品宜忌等；药养，即以食药（纯天然食性植物药）相融合粗加工制剂的"药膳疗法"；术养，是一种非食非药的养生方法，如按摩、针灸、沐浴等。

总之，养生的特点就是要强调在养生之道和养生之术基础上的"因人施养"，不同的群体养生也是有差异的。

2.三因制宜

因人制宜，是指因人的年龄、体质、职业不同，饮食应有差异。医学理论不仅认为治病养生需因人而异，还要因地、因时而异，提倡综合的灵活的养生。

因时制宜，就是按照时令节气的阴阳变化规律，运用相应的养生手段保证健康长寿的方法。因时养生的原则：春夏养阳，秋冬养阴；春捂秋冻，慎避虚邪；冬病夏治，冬令进补。

因地制宜，人的生存受制于地理环境，并因环境的差异患有不同的地方病。因此，中医认为"不用地之理，则灾害至矣"。环境养生有三大要素：自然环境，居住环境，室内环境。

动静结合，形神合一

形神合一主要在于说明心理与生理的对立统一、精神与物质的对立统一、本质与现象的对立统一等。所谓形，指形体，即肌肉、血脉、筋骨、脏腑等组织器官是物质基础；所谓神，是指情志、意识、思维为特点的心理活动现象，以及生命活动的全部外在表现，是功能作用。二者的辩证关系是，相互依存、相互影响，是密不可分的一个整体。神本于形而生，依附于形而存，形为神之基，神为形之主。

养生学深刻认识到动与静、形与神的辩证关系，提出了动静结合，形神合一的养生法则。

1.动静相宜

运动和静养是中国传统养生防病的重要原则。"生命在于运动"是人所共知的保健格言，它说明运动能锻炼人体各组织器官的功能，促进新陈代谢，增强体质，防止早衰。

我国古代养生家们一直很重视动静适宜，主张动静结合、刚柔相济。动为健，静为康，动以养形，静以养气，柔动生精，精中生气，气中生精，是相辅相成的。实践证明，能将动和静、劳和逸、紧张和松弛，这些既矛盾又统一的关系处理得当、协调有方，才有利于养生。

从病情来说，病情较重，体质较弱的，可以静功为主，配合动功，随着体质的增强，可逐步增加动功。从时间上来看，早晨宜先静后动，以便有益于一天的工作；晚上宜先动后静，有利于入睡。总之，心神欲静，形体欲动，只有把形与神、动和静有机结合起来，才能符合生命运动的客观规律，有益于强身防病。

2.动以练形

形体的动静状态与精气神的生理功能状态有着密切关系，静而乏动则易导致精气瘀滞、气血凝结，久则损寿。《吕氏春秋·达郁》说："形不动则精不流，精不流则气郁。"运动可促进精气流通，气血畅达，增强抗御病邪能力，提高生命力。适当运动不仅能锻炼肌肉、四肢等形体组织，还可增强脾胃的健运功能，促进消化。

3.静以养神

我国古代养生家十分重视神与人体健康的关系，认为神气清静，可致健康长寿。由于"神"有易动难静的特点，"神"有任万物而理万机的作用，常处于易动难静的状态，因此情静养神就显得特别重要。

4.保形全神

保形全神是养生的重要法则。《黄帝内经》曰："人有五脏化五气，以生喜怒悲忧恐。"五脏是人体生命活动的中心，所以，"保形全神"首先要协调脏腑功能，保证各脏腑的协调统一。五脏精气充盛，功能协调，则形健神旺，反之，五脏精气不足，功能失调，可出现形弱神疲。

5.调神安形

神在人体中起统率和协调作用，由于神的统率作用，生命活动才会呈现出整体特性、整体功能、整体行为、整体规律等。因此，中医养生又特别重视"调神安形"，通过"调神"来保养和提升人的内在生命力。调神可以从多方面入手，如清静养神、四气调神、修性怡神等，从而达到调神安形的目的。

知行并重，持之以恒

养生学强调知行并重，持之以恒。人要养生，首先要"知"，许多人身体由壮变衰，进而疾病缠身，都在于无"知"，没有正确的养生观念，不知养生之要，不知健康长寿之法。据统计，目前70%左右的人处于亚健康状态，也在于很多人对养生之道知之不多，甚至根本就无"知"。不少人认为"吃得越好，身体越好"，殊不知却是"吃得越.好.，死的越早"。

《黄帝内经·素问》曰"道者，圣人行之，愚者佩之"，意思是说养生的规律，高明的人都能够奉行，愚昧的人却只是把它挂在嘴边说说，像装饰物一样，即没有落实在行动上。

《庄子》曰："善养生者，若牧羊然，视其后者而鞭之。"指出养生要时刻鞭策自己坚持下去。养生不仅要付诸行动，方法合适，而且要不懈地坚持下去，才能持续改善脏腑功能和体质，健康长寿。要做到持之以恒，应注意以下三点：

1.养生贯穿一生

在人的一生中，各种因素都会影响最终的寿限，因此，养生必须贯穿人生的自始至终。中国古代养生家非常重视整体养生法。金元时期著名医家刘完素提出人一生"养、治、保、延"的摄生思想。

明代张景岳特别强调胎孕养生保健和中年调理的重要性。张景岳在《类经》中指出："凡寡欲而得之男女，贵而寿，多欲而得之男女，浊而夭。"告诫为人父母者生命出生之前常为一生寿夭强弱的决定性时期，应当高度重视节欲节饮，以保全精血，造福后代。

刘完素在《素问·病机气宜保命集》中指出："人欲抗御早衰，尽终天年，应从小入手，苟能注重摄养，可收防微杜渐之功。"根据少年的生理特点，张景岳主张小儿要多补肾，通过后天作用补先天不足。保全真元对中年健壮有重要意义。

人的成年时期是一生中的兴旺阶段，据此特点，刘完素认为："其治之之道，辨八邪，分劳佚，宜治病之药，当减其毒，以全其真。"这种"减毒"预防伤正的思想，对于抗御早衰具有重要作用。

通过中年的调理修整，为进入老年期做好准备。人到老年，生理功能开始衰退。根据老年之生理特点，适当锻炼，辅以药养和食养，有益于延年益寿。古人的这种整体养生思想比较符合现代对人体生命和养生的认识。

2.练功贵在精专

中医养生保健的方法很多。要根据自己各方面的情况，合理选择。选定之后，就要专一、精练，切忌见异思迁、变来变去。因为每一种功法都有自身的规律，专一、精练能强化生命运动的节律，提高生命运动的有序化程度。如果同时练几种功法，对每一种功法都学不深远，则起不到健身作用，而且各种功法的规律不完全相同，互有干扰，会影响生命活动的有序化，身体健康水平不可能提高。

3.养生重在生活化

提倡养生生活化，就是要积极主动地把养生方法融入到日常生活的各个方面。因为作、息、坐、卧、衣、食、住、行等，必须符合人体生理特点、自然和社会的规律，才能给我们的工作、学习和健康带来更多的益处。总之，日常生活中处处都可以养生，只要把养生保健的思想深深扎根在生活之中，掌握健身方法，就可做到防病健身，祛病延年，提高健康水平。

第三章　五脏安和，自然百病不生

脏腑养生，因时顺养

1.春夏养阳，秋冬养阴

《易·系辞》中说："变通莫大乎四时。"四时阴阳的变化规律，直接影响万物的荣枯生死，人们如果能顺从天气的变化，就能保全"生气"，延年益寿，否则就会生病或夭折。所以，《素问·四气调神大论》说："夫四时阴阳者，万物之根本也。所以圣人春夏养阳，秋冬养阴，以从其根，故与万物沉浮于生长之门。逆其根，则伐其本，坏其真矣。故四时阴阳者，万物之始终也，死生之本也。逆之则灾害生，从之则苛疾不起，是谓得道。"

春夏两季，天气由寒转暖，由暖转暑。是人体阳气生长之时，故应以调养阳气为主；秋冬两季，气候逐渐变凉，是人体阳气收敛、阴精潜藏于内之时，故应以保养阴精为主。春夏养阳，秋冬养阴，是建立在阴阳互根规律基础之上的养生防病的积极措施。正如张景岳所说："阴根于阳，阳根于阴，阴以阳生，阳以阴长，所以古人春夏养阳以为秋冬之地，秋冬养阴以为春夏之地，皆所以从其根也。今人有春夏不能养阳者，每因风凉生冷伤其阳，以致秋冬多患病泄，此阴脱之为病也。有秋冬不能养阴者，每因纵欲过度伤此阴气，以及春夏多患火证，此阳盛之为病也。"所以，春夏养阳，秋冬养阴，寓防于养，是因时养生法中的一项积极主动的养生原则。

2.春捂秋冻

春季，阳气初生而未盛，阴气始减而未衰。故春时人体肌表虽应气候转暖而开始疏泄，但其抗寒能力相对较差。此时，气温骤降，为防春寒，必须注意保暖，御寒有如保护初生的幼芽，使阳气不致受到伤害，逐渐得以强盛，这就是"春捂"的道理。秋天，则是气候由热转寒的时候，人体肌表亦处于疏泄与致密交替之际。此时，阴气初生而未盛，阳气始减而未衰，故气温开始逐渐降低，人体阳气亦开始收敛，为冬时藏精创造条件。故不宜一下子添衣过多，以免妨碍阳气的收敛，此时若能适当地接受一些冷空气的刺激，不但有利于肌表之致密和阳气的潜藏，对人体的应激能力和耐寒能力也有所增强。所以，秋天宜"冻"。

3.慎避虚邪

人体适应气候变化以保持正常生理活动的能力，毕竟有一定限度的。尤其在天气剧变，出现反常气候之时，更容易感邪发病。因此，人们在因时养护正气的同时，非常有必要对外邪的审时避忌。只有这样，两者相辅相成，才会收到如期的成效。《黄帝内经·素问》曰："四时者，所以分春秋冬夏之气所在，以时调之也，八正之虚邪而避之勿犯也。"这里所说的"八正"又称"八纪"，指二十四节气中的立春、立夏、立秋、立冬、春分、秋分、夏至、冬至八个节气。它是季节气候变化的转折点，天有所变，人有所应，故节气前后，气候变化对人的新陈代谢也有一定影响。体弱多病的人往往在季节交替时感到不适，或者发病甚至死亡。因而，注意季节变化，慎避虚邪也是四时养生的一个重要原则。

气血充足，百病不生

气血是人的后天之本，人体的五脏六腑、骨骼经络，乃至毛发皮肤都必须依赖气血的滋养，没有气血就没有生命。而只要气血充足、通畅，我们就能百病不生。

气血不仅仅与我们健康有关，更是决定我们健康与否的重要因素，《黄帝内经》曰："人之所有者，气与血耳。"就是说气血对人体健康有着非常重要的影响。

气血对我们身体的作用可分为以下两个方面：

（1）气血充足是气血发挥正常生理功能的基础，是人体健康的保证。五脏六腑就是身体最重要的结构，这个机构功能齐全，每一脏腑都有自己的功能，只有这些功能正常协调，人体的各项功能才能正常，身体才健康。那么气血充足，则机体阴阳平衡，脏腑经络组织功能协调，正气强盛。在这样的情况下，即使遇到外来的致病因素，也不容易侵入人体。或者是虽然受到侵袭，因为气血畅通，正气强盛，抗病有力，也能很快把病邪驱赶出去，不会引起脏腑组织功能失调而导致发病。

由于气血的生成是脏腑功能生化作用的结果，而脏腑功能的产生则必须依赖气血的温煦和滋润，因此气血的畅通及相对平衡，有助于保证脏腑功能的正常进行，有利于气血的不断生化。气血温煦就能濡养脏腑组织，使其能发挥各自的功能。因此，可以说气血是人体进行生理活动的最基本的物质，气血通畅是人体各部分功能正常发挥作用的前提，是人体健康的保证。

（2）气血失调可直接引起各种病变，人体产生的一切病理变化都是气血失调造成的。虽然各种疾病的发病情况和病理变化不一，但其病变大多要涉及气血，由于气血失和可产生多种病变，因此可以说气血失和是机体病变和脏腑失调的集中病理反映，它与任何一脏一腑的病理变化都可发生联系，气血失和、循行受阻则会导致脏腑功能紊乱，进而出现功能低下和病理障碍，发生疾病。

人体一旦发生病变，不是出于气，就是出于血。血的运行有赖于气的统率，而气的宁谧温煦，则依靠血的濡润，两者对立统一，相互依存。气有温煦、推动的作用；血有濡养、滋润等作用。如果气血运行失常，则会影响到脏腑、经络、阴阳等各方面功能的协调平衡，五脏六腑、表里内外、四肢九窍就会出现各种病变。气血不和，百病乃变化而生。疾病不论来自何方，首先均干扰气血的正常功能，而使之紊乱，以致阴阳失去平衡协调，经脉瘀阻不通，气血循行失常。这既是常见病的发病过程，也是疑难病症的发病规律。疑难病症虽然表现奇异少见，致病因素错综复杂，但在复杂的病变中大多要涉及气血，再而造成脏腑组织功能紊乱，不论是器质性疾病，还是功能性疾病，均是以气血为枢纽。

所以，气血通畅不仅反映机体的精、气、血、津液的充盈健旺程度，也表明脏腑组织生理功能的状况，气血冲和，百病不生。一旦气血失调，脏腑经脉失其所养，功能失常，疾病即随之而起。所以从气血角度来看人体的健康，通过疏通调和气血就可调整脏腑功能活动，使其从病理状态转至正常生理状态，从而就能够治愈疾病达到健康的目的。

七情六欲，影响五脏六腑

七情六欲是人的正常情志活动，适当地宣泄有益于身心健康。但是，如果长期情志过激，超过了正常的活动范围，则会使人体气血紊乱，脏腑阴阳失衡，导致疾病的发生。人有五脏，五脏之气化生五志，产生了喜、怒、悲、忧、恐五种不同的情志活动。因此"喜怒伤气，寒暑伤形。暴怒伤阴，暴喜伤阳。厥气上行，满脉去形。喜怒不节，寒暑过度，生乃不固"。

情志与五脏六腑息息相关，如超过了自身的正常生理活动范围，就会使人体气机紊乱，脏腑阴阳失调，导致疾病的发生。所以，保持一个好的心情，控制好自己的情志活动是养生的关键。

为了健康长寿，任何太大的情绪波动都是不可取的，要善于自我调节情感，保持稳定的心理状态。

1.心在志为喜

"心在志为喜"是指心的生理功能和精神情志与"喜"有关。《黄帝内经》曰："喜则气和志达，营卫通利。"喜悦的过程，犹如人体能源的释放过程，获得释放的能源，将形成原动力，展开新的精神活动，并支配着身体活动。如：能提高人的大脑及整个神经系统的活力，充分发挥机体的潜能，提高脑力和体力劳动的效率和耐力，使人感到生活和工作中充满乐趣，从而行动起来显得轻松有力、敏捷、准确、精力充沛；能使心脏、血管的肌肉运动加强，血液循环加快，新陈代谢水平提高；能扩张肺部，使呼吸运动加强，肺活量增大，有利于肺部二氧化碳和氧气的交换；能加强消化器官的运动，增加消化液的分泌，从而增进食欲，帮助消化，促进新陈代谢。

2.肝在志为怒

怒是人们受到外界刺激时的一种强烈的情绪反应，是一种不良的情志刺激。怒与肝的关系最为密切，因此称"肝在志为怒"。一方面，大怒可以伤肝，导致疏泄失常，肝气亢奋，血随气涌，可见面红目赤，心烦易怒，甚则可见吐血、衄血、猝然昏倒、不省人事；另一方面，如肝失疏泄，也可致情志失常，表现为情绪不稳、心烦易怒。

3.脾在志为思

脾在志为思。思，即思虑、思考，是人体意识思维活动的一种状态。人的思虑的情志活动主要是通过脾来表达的。思是精神高度集中的思考、谋虑的一种情志。当人沉湎于思考或焦虑时，往往会饮食无味、食欲下降。有的妇女会因为工作紧张，思想高度集中导致月经量少、经期紊乱等，这与脾主统血的功能相一致。

4.肺在志为忧（悲）

古代医家对忧愁的患者仔细观察分析后发现，肺是表达人的忧愁、悲伤的情志活动的主要器官。当人因忧愁而哭泣时，会痛哭流涕，涕就是肺分泌的黏液。人哭泣的时候，肺气盛，黏液分泌增多，而肺开窍于鼻，所以涕就从鼻中流出了。肺主气，为声音之总司，忧愁悲伤哭泣，还会导致声音嘶哑、呼吸急促等。肺主皮毛，因此忧愁会使人的面部皱纹增多。

5.肾在志为恐

恐为肾志，肾是人们表达惊恐之志的主要脏器。恐是人们对事物惧怕的一种精神状态，对机体的生理活动是一种不良的刺激。《黄帝内经》曰："恐则气下，惊则气乱。"即是说明惊恐的刺激，对机体气机的运行可产生不良的影响。"恐则气下"，是指人在恐惧状态中，上焦的气机闭塞不畅，可使气迫于下焦，则下焦产生胀满，甚则遗尿。"惊则气乱"，则是指机体正常的生理活动，可因惊慌而产生一时性的扰乱，出现心神不定、手足无措等现象。

年龄不同，五脏功能大不同

人的一生，从动作上看，从小跑到快步走，然后到普通行走，直至喜欢坐，再到喜欢躺着，这个过程就是逐渐强盛再慢慢衰老的过程。从五脏功能衰落的顺序上看，依次为肝、心、脾、肺、肾。了解生命周期，提早养生保健，格外重要。身体强盛时不过度消耗，身体衰落后注意适当调养，保持强壮体魄。

人在青年五脏日趋强盛

人的一生中，生命力的盛衰呈现不断变化的趋势，就是所谓的"生命周期"。关于生命周期，《黄帝内经》提出两种观点：一种是以10岁为周期；一种是以7岁（女）和8岁（男）为周期。前者是从五脏六腑气血的盛衰来观察人的生命周期；后者是从肾气和天癸（维持性功能的物质）的盛衰来观察。

10岁时，五脏（心肝脾肺肾）之气已经稳定了。血气、血脉都畅通了，气血也流动了，流动之气主要活动在人体下部，所以10岁小孩子喜欢"走"。这个"走"不是现代汉语中"走"的意思，而是小跑。

20岁时，是人生第二个阶段，血气开始强盛，肌肉开始长得结实了，这个阶段的人"好趋"。"趋"是快步走的意思，要比小跑慢一些。

30岁时，五脏之气更稳定，肌肉更坚固，血脉也盛满了，所以"好步"，就是喜欢行走，比"好趋"又慢了一些。

中年脏腑衰落应调养心肝

40岁时，五脏六腑、十二经脉强盛到了极点，随即开始衰落，但主要表现在外在，比如，皮肤日渐疏松，面部光泽慢慢减退，头发也变得斑白。虽然这个阶段走路还比较平稳，没到摇晃的地步，但已经"好坐"，不喜欢走动了。

50岁时，肝气开始衰落，人就表现出容易疲倦、头晕目涩、两胁不适、脉弱无力等症状。由于"肝胆相照"，胆汁分泌物也慢慢减少；"肝开窍于目"，眼睛开始看不清楚。养肝最好多吃青色、酸味食品；常吃蒿子秆，能疏肝利胆。

60岁时，心开始衰落，血气也逐渐松懈、外散，血气不足人就变得"好卧"。这一阶段，还容易心慌气短、头晕乏力、失眠多梦、心烦口干等。

老年应注重调养脾肺肾

70岁时，脾气变得虚弱，皮肤开始枯萎。脾弱的症状有：食少腹胀、四肢无力、大便稀溏、舌淡苔白、脉沉而弱等。

80岁时，肺气日渐衰落，由于肺是藏魄的，所以魄开始离散，这就是人到80岁，经常说错话的原因。肺气不足主要表现为气短、咳嗽、乏力、盗汗、水肿等。

90岁时，肾气衰竭，其他四脏的经脉也都空虚了。肾虚主要表现为神倦乏力、头晕耳鸣、腰酸腿软、手足发凉、小便清长、脉沉无力等。

100岁时，五脏气血全都虚弱不堪，形体还在，神气却已离去。

百病生于气，养气调气防病患

中医讲的"气"含义很广，但总不外乎正气与邪气。正气是指人体的功能活动（包括脏腑、经络、气血等功能）和抗病、康复能力；邪气则泛指各种致病因素（包括七情、六淫等）。只有"邪气"致病，导致人体气的运动失常，才是百病丛生的原因。下面介绍一些中医对"气"的认识：

气是构成和维持人体生命活动的最基本物质，其功能主要表现在推动、温煦、防御、固摄和气化等方面，而气的运动又是脏腑经络组织功能活动的体现。气布散全身，无处不在，无时不有，运动不息，不断地推动和激发脏腑经络组织器官的生理活动。外感六淫，内伤七情，过度劳倦等因素均可导致气机失常，引起脏腑经脉功能的紊乱，从而引发百病。所以，在生活中要注意养气调气，那怎么养气调气呢？

1.重视整体，顺应脏腑的特性

人因气机郁滞而得病，故调畅气机为治病之关键。五脏六腑之间既是一个整体，又有各自不同的生理特点，因此，气机郁滞的表现也不相同，调畅气机必须顺应其升降出入的特点，"调其阴阳，以平为期"。

2.重视脾胃升降，纳运协调

脾胃居于中焦，沟通上下。脾胃既升清降浊，在维持整体气机升降平衡中起着重要的枢纽作用。脾胃为后天之本，其气机升降失常，则饮食水谷不能消化，水谷精微难以化生，清阳之气不能敷布，脏腑位置无力维系。故在诸多升降失常病变中，尤以脾胃升降失常影响最大。因此，重视脾胃气机的升降状态，使其升清降浊，纳运协调当为治病之先。

3.调畅气机，重视脏腑的相互关系

人体是一个有机整体，脏腑器官之间在结构上通过经络系统的联系沟通成一体，功能上通过脏腑气机协调的升降运动来维持，气血盈虚失常，升降失调可以致病；七情内郁、六淫外伤、饮食劳倦，亦可致气机逆乱。一旦气机失调，则气、火、痰、湿、食、瘀相因为患。因此，调畅气机必须重视脏腑、经络、气血、津液的相互关系。

补五脏气血，方法各有不同

中医认为，健康的根本在气血，要想恢复身体健康，就必须益气养血、疏通经络。人体衰老通常是从肝脏开始的。《黄帝内经》曰："五十岁，肝气始衰，肝叶始薄，胆汁始减，目始不明。"所以，我们要从肝开始调理。中药四逆散、四君子汤、四物汤、逍遥散、柴胡疏肝散等，养肝护肝的效果都非常好。

肾为先天之本，肾中精气是构成人体的基本物质，它与人体生命活动息息相关。人到老年，肾气逐渐衰微，精不足则化气无源，无力温煦、激发、推动脏腑之气；精不化血或阴血不足，还会导致气血阴阳亏损，然后诸脏腑、四肢、百骸失其濡养，造成多个脏器的功能损害。所以很多老年人容易有思维迟钝、言语多误、健忘痴呆，或多虑多疑、淡漠孤僻、急躁易怒的情况，这些都是肾气衰的表现。

中医还认为，脾胃在机体的生长壮老过程中不断摄取自然界的营养物质，维持人体的正常发育及功能活动，人迈入老年之后，作为后天之本的脾胃也会变得虚弱，消化吸收水谷精微的能力开始不足，很多疾病因此产生了。

心脏是全身血脉的总枢纽，负责气血的总调配。同时，它又是精神、意志、思维活动的总指挥，在人体中，居于绝对的领导地位。如今，心脑血管疾病也成为中老年人最多发，也最致命的疾病之一。

肺是人体的娇脏，在五脏中的位置最高，它很容易被寒热邪气所侵袭。肺气不调容易引发呼吸系统的问题。

五脏都需要气血的滋养，才能正常地工作；而充足的气血则有赖于健康的五脏来提供。

脏腑养生，核心在于阴阳协调

人体是由若干个脏器和组织器官组成的一个有机整体，这个整体内充满着阴阳对立统一。《黄帝内经》中指出，人生而有形体，离不开阴阳的变化。五脏六腑各自有不同的功能，互相之间又有非常紧密的、相生相克的动态平衡关系。脏与腑之间，一阴一阳，一表一里，一脏与一腑相互配合。五脏是指心、肝、脾、肺、肾，在生理上的共同特点是"藏精气"，所以脏属阴，为里；六腑是指胆、胃、小肠、大肠、膀胱、三焦，在生理上的共同特点是"传化物"，所以腑属阳，为表。因此，五脏与六腑之间的关系，实际上就是阴阳表里的关系。

脏腑间由经络相联系，比如说，手少阴心经属于心而络属小肠，手太阳小肠经属小肠而络属心，因而小肠与心构成了一对表里关系。其他脏腑以此类推，就是肺与大肠、脾与胃、肝与胆、肾与膀胱互为阴阳、相表里。但是，五脏只配了五腑，尚余"三焦"没有与之相配的脏，所以古人将它称为"孤腑"。为了弥补这一空缺，在经络学说中便将心包与三焦配成了表里关系，从而形成了六脏与六腑的表里对应关系。在正常情况下，脏腑之间具有相互依存、相互制约的平衡协调关系，这种关系一旦遭到破坏，就会产生疾病。

心为君主之官，是脏腑中最重要的器官，起着主导和支配的作用，一旦心之阴阳失衡，就会殃及其他脏腑器官。

其他脏腑也一样，只有保持阴阳协调、状态平衡，五脏六腑才能相生共荣。中医认为阴阳处在一个相对平衡的状态，即使遇见了大风大雨等异常的气候变化，也不会得病；如果自身正常的平衡状态被打破，就会赋予致病因子生存发展的条件，它就会危害人，就会生出各种各样的疾病。

脏与腑之间，一阴一阳，一表一里，不仅在生理上相互联系、配合，在病理上也相互影响、转变。人体的正常生命活动取决于阴阳两个方面的相对平衡，人体的健康只有在人体的各脏腑器官协调一致的情况下，才能充分地吸收、利用人体所得到的各种营养物质，以保证正常人体生命活动的需要。

脏腑养生，根本在于疏通经络

中医经络，是经脉和络脉的统称。经如直行的径路，是经络系统的主干。络则有网络的含义，是经脉的细小分支。经络学说是研究人体经络系统的循行分布、生理功能、病理变化及其与脏腑相互关系的一种理论学说。

经脉的功能正常与否，决定了人的生与死。《黄帝内经》曰："经脉者，所以行血气而营阴阳，濡筋骨，利关节者也。"说明了经络在人的生命活动中所起的重要作用。人之所以成为一个有机的整体，是由于经脉纵横交错，出入表里，贯通上下，内联五脏六腑，外至皮肤肌肉。若没有经络的这种沟通和联系，人体的各组织、器官又靠什么濡养呢？人体气血，贵乎流通，才能使脏腑相通，阴阳交贯，内外相通，倘若气血不流通，脏腑之间的各种联系就要发生障碍，疾病即可发生，严重者导致死亡。

经络可以"调虚实"，调是调整，虚实是指证候，不是虚证，就是实证，人们患病后常用虚实来概括说明证候的性质。中医学认为，"邪气盛则实，精气夺则虚"。实证，即是病邪盛而正气未虚，正邪斗争激烈所表现的证候；虚证，即是正气虚衰，功能减退，抵抗力低下所表现的证候。《黄帝内经》曰"泻其有余，补其不足"，有余是指实证，不足是指虚证。对实证要用泻法，如胃痉挛的，针刺病人足三里穴，可使胃弛缓；对虚证要用补法，如胃弛缓的，针刺病人足三里穴，可使其收缩加强。

保持经络的畅通是非常必要的，此是一条重要的养生原则，要时时处处使自己的经络之气畅通，具体地说，以下方法有畅通经脉的作用：

（1）要运动。因为"动形以达郁""动则不衰""流水不腐，户枢不蠹"。只有动，气血才能周流全身。

（2）常练气功。因为气功锻炼有素者常可体会到真气循经络运行，就是通过内景感到自身经络的存在。气功中的"周天运转法""升降开阖法"就是能使经络之气正常地循经络运行的重要功法。

（3）要常吃一些能够理气活血的药物和食物，如陈皮、木香、砂仁、四磨汤、越鞠丸、当归、川芎、桃仁、红花、油菜、黑大豆、慈姑等。

（4）要心情愉快。因为"愁忧者，气闭塞而不行"。不管发生了什么不愉快的事情，也要想得开。

五脏六腑，靠津与液滋养

津液指体内一切水液。指由饮食精微通过胃、脾、肺、三焦等脏腑的共同作用所化生的营养物质。津液在经脉内的，为组成血液的成分；在经脉外的，遍布于组织间隙之中。津和液通常是并提的，但二者在性质、分布部位和具体功用方面，均有不同之处。"津"较清稀，分布于肌肤之间以温润肌肤；"液"则比较黏浊，分布并濡养关节、脑髓、孔窍。但从整体功能而言，津和液可以相互影响，相互转化。

中医认为，津属阳，主表；液属阴，亦称阴液。津液与血、汗、小便、泪、涕、唾等都有密切关系。津液在经脉（经络、脉管）内，即为血液，故有"津血同源"之说。津液可转变为汗，可转变为小便，也可转变为唾液或泪液，如悲伤时号啕大哭之后，便会感觉口干舌燥，此时就会令津液大伤。

津液变为汗或变为小便，与机体状态和气候变化有关，如天气炎热，出汗多，则津液少，小便亦少；寒冷季节，出汗少，津液损失少，小便相应就增加。如在冬季，人们出汗较少，小便次数就相对增多，尤其夜尿也会变得频繁。

津液损耗过多，便会致使气血两亏；气血亏损，同样也可致使津液不足。津液的增多与减少，能直接影响体内的阴阳平衡，疾病也会由此而生。如发高热的病人会出汗过多及胃肠疾病患者大吐大泻太过，都会因损伤津液而导致气血亏损。

津液不足即会出现口干口渴、咽喉干燥等症状，而这些现象都是由于伤了津液所出现的现象。即使不在炎热的夏季，出汗过多，也很容易出现上述现象。

研究认为，津液对人的养生保健来说，有七大功能：

（1）止血功能：津液能促进口中血液凝固。口中受伤或拔牙后引起出血时，津液可助止血。

（2）稀释功能：当酸、苦、辣食物进入口中时，口水会增加分泌，把它稀释，便于咽下。

（3）抗菌功能：津液中的有机和无机成分，通过不同的机制，产生一定的抗菌作用，可以防止口腔、咽喉和牙龈发炎。

（4）治伤功能：津液中有一种"神经生长素"，它能显著地愈合伤口，特别是能加速烧伤皮肤愈合。

（5）消化功能：津液中含有淀粉酶，能把淀粉水解为麦芽糖，帮助食物消化，使之易被吸收。

（6）抗衰老功能：津液中含有一种能使人保持年轻的"唾液腮腺激素"，能使人肌强齿坚更聪明。古代道教养生修炼家最早发现这一秘密，并应用于养生实践，具体方法是"咽津"。咽津的效果，即使是人到老年，也会红光满面，不减青春活力。

（7）冲洗功能：能把食物残渣清洗掉，以保持口腔的清洁卫生，且能起到保护牙齿的作用。

津液的存亡，与养生保健直接相关。前人曾留下名句说，"保胃气，存津液""留得一分津液，便有一分生机"。将津液与胃气、生机同等看待，可见津液养生的重要性。

四气调神，精神好才能不生病

应顺应自然界四时气候的变化，调摄精神活动，以适合自然界生、长、化、收、藏的规律，从而达到养生防病的目的。

1.春季调神

"春三月，此谓发陈，天地俱生，万物以荣……以使志生，生而勿杀，予而勿夺，赏而勿罚……"就是说，在春天的三个月里，是自然界万物推陈出新的季节，此时自然界生机勃勃，万物欣欣向荣，人们也一定要使自己的情志生机盎然。在春天只能让情志生发，切不可扼杀；只能助其畅达，而不能剥夺；只能赏心怡情，决不可抑制摧残，这样做才能使情志与"春生"之气相适应。

2.夏季调神

"夏三月，此谓蕃秀，天地气交，万物华实……无厌于日……使华英成秀，使气得泄，若所爱在外……"就是说，夏季的三个月，是万物繁荣秀丽的季节，天气与地气上下交合，万物成熟结果。此时，人们在精神上易厌倦，但夏主长气，人气不宜惰，应保持情志愉快不怒，应该像植物一样，向外开发，以使体内阳气宣泄，这样才能使情志与"夏长"之气相适应。

3.秋季调神

"秋三月，此谓之容平，天气以急，地气以明……使志安宁，以缓秋刑，收敛神气，使秋气平，无外其志，使肺气清……"意思是：立秋后阴气开始占上风，阳气开始衰落，气候由热转凉，出现天气清凉劲急、万物肃杀的自然状态。此时，万物都已经成熟，人体阳气也开始收敛，此时在精神方面，要使神气内敛，意志安宁，不使意志外露，阳气外泄，避免秋天肃杀之气的伤害，即"以缓秋刑"。这就能使情志与"秋收"之气相适应。

4.冬季调神

"冬三月，此谓闭藏，水冰地坼……使志若伏若匿，若有私意，若已有得……此冬气之应，养藏之道也。"本句意为：冬天的三个月，阳气都藏匿起来，阴气最盛，大地千里冰封，万里雪飘，一派阴盛寒冷之景象。此时，在精神方面，要使意志内藏不宜外露，这样才能使情志与"冬藏"之气相应，符合冬季保养"藏"之机的道理。

四气调神是建立在中医"天人合一"的整体观念上的养生观。人必须适应四时生长收藏的规律，适时调整自己的思想状态和衣食起居，否则就会受到疾病的侵袭。

脏腑平衡，才能激发人体的潜能

在中医看来，人体是一个完整的小天地，它自成一套系统。如果把人体比喻成一部机器，当它的某些部位或者零件被破坏时，它可以自动调整各种功能对受到损害的部位或零件进行修复，这就是人体神奇的自愈力。

自愈力就是人体的自我修复能力。如切菜的时候，不小心把手划了一个小口，运行到此处的血液就会溢出。由于血液运行出现局部中断，就有更多的血液运行于此，由此促使伤口附近细胞迅速增生，直至伤口愈合。增生的细胞会在伤口愈合处留下一个瘢痕。整个过程不需要任何药物，这就是人体自愈能力的一个最直观的表现。

中医不主张过分依赖药物，因为药物不过是依赖某一方面的偏性来调动人体的元气，来帮助身体恢复健康。但是，人体的元气是有限的，如果总是透支，总有一天会没有了。而我们要活下去，依靠的就是体内的元气，元气没有了，再好的药也没用了。所以，生病了不用慌张，人体有自愈的能力，我们可以充分地相信它，用自愈力把疾病打败。

应该怎么做呢？我们应该配合人体自愈力开展工作，每天按时吃饭，早睡早起，适当地锻炼，保持愉悦的心情。使人体的五脏六腑、经络、气血的功能得到正常的发挥，这样才能保证体内的元气充足，只有元气充足了，病才能痊愈。

在决定元气的这几个方面里，协调五脏六腑的平衡最为重要。脏腑之间具有互相支持和协同作战的能力，从而使得全身阴阳协调，维持整体的健康状态。比如肝属木主升，肺属金主降，它们间的协调运用使人体气机有升有降，达到平衡。如果其中一个功能失调，人体气机的升降就会失去平衡，导致阴阳不调、清气不升、浊气不降，人体就会生病。因此，可以说五脏六腑的协调能力决定了人体自我修复潜能的大小。

那么我们应该如何来协调五脏六腑使它们达到平衡状态呢？可以从两方面入手：一是"扶正"，二是"纠偏"。"扶正"就是扶正固本，养成健康的生活习惯，饮食有度、起居有常，也就是中医所说的"饮食法地道，居处法天道"。顺应大自然的规律去生活，使邪气不内侵，维护脏腑的本性不受破坏。"纠偏"就是当脏腑间偶有失和，要及时予以调整，以纠其偏差，五脏六腑在运作中难免会出现一些小毛病，如果不及时调节，最终可能酿成大的疾病。人体是一个和谐的整体，内在脏腑的问题都会表现在身体表面，我们要时常关心自己的身体，以便及时发现问题，利用饮食调节或经络按摩等手段，把"开小差"的脏腑重新纳入正常的运作轨道上来。"邪去正自安"，只要在疾病的早期及时控制，祛除致病因素，就算脏腑稍受损伤，也可以依靠自愈能力重新达到平衡状态。

天气变化，与健康息息相关

健康与环境密切相关，人生活在大气中，我们时时刻刻都要受到天气变化的影响，人保持健康就要注意依照天气的变化来调整自己的起居饮食，达到养生、保健的目的。

一般来说，天气可以通过以下几个方面来影响我们的身体健康：

1.气压与健康的关系紧密

在高湿环境下，气压每上升100帕，多死亡2人，而自然风速每增大1米/秒，少死亡7人。当气压下降、天气阴沉时，人的精神最容易陷入沮丧和抑郁状态，表现为神情恍惚、六神不安，婴幼儿还可能产生躁动哭闹现象。当气压下降配合气温上升、湿度变小时，最容易诱发脑出血和脑血栓。气压陡降、风力较大，患偏头痛病的人会增多，干燥的热风由于带电，能使空气中的负离子减少，这时候人往往心神不安，反应迟钝，办事效率下降，交通事故增多。

2.气温与健康的关系最为密切

人的体温恒定在37℃左右，人体感觉最舒适的环境温度为20~28℃，而对人体健康最理想的环境温度在18℃左右。人体对冷热有一定的适应调节功能，但是温度过高或过低，都会对人体健康有不良影响。冬季环境温度在4~10℃之间时，容易患感冒、咳嗽，生冻疮；4℃以下时最易诱发心脏病，且死亡率较高。春季气温上升，有助于病毒、细菌等微生物的生长繁殖，增加了被虫咬的机会，传染病容易流行；夏天当环境温度上升到30～35℃时，皮肤血液循环旺盛，人会感到精神疲惫、思维迟钝、烦躁不安。35℃以上时容易出汗，不思饮食，身体消瘦，体内温度全靠出汗来调节，由于出汗消耗体内大量水分和盐分，血液浓度上升，心脏负担增加，容易发生肌肉痉挛、脱水、中暑等症。

3.日照对健康有一定影响

适量的阳光照射，能使人体组织合成维生素D并且促进钙类物质的吸收。生长中的幼儿，如光照不足易导致软骨病。阳光对人的精神状况也有很大影响：阴雨笼罩的日子容易产生烦恼，阳光普照时心情往往比较舒畅。在炎热的夏季，如果阳光照射时间过长，有可能得日射病，发病急骤，头痛头晕、耳鸣眼花、心烦意乱，并可诱发白内障等疾病。太阳光作用于眼睛可影响人的脑垂体，调节抗利尿素，控制人的排尿量。

4.风对健康的影响不容忽视

风作用于人的皮肤，对人体体温起着调节作用，决定着人体的对流散热，对人体起到加热和散热两个相对的作用，并影响人体出汗的散热率；当气温高于人体皮肤温度时，风总是产生散热效果。

5.湿度与健康的关系也很密切

夏天湿度大（特别是我国南方），汗水聚集在人体皮肤表面，蒸发散热困难，造成体温升高、脉搏跳动加快，使人感到闷热难受，食欲下降，容易出现眩晕、皮疹、风湿性关节炎等疾病。当气温在26℃以上，空气湿度大于70%时，人容易发怒。当气温升到30℃，湿度大于50%时，中暑人数会急剧增加，冬季空气干燥，鼻黏膜、嘴、手、脚皮肤弹性下降，常常会出现许多微小裂口。冬季呼吸道疾病、肺心病发生率最高。

当阴雨天气来临，气压和气温下降，湿度上升时，风湿性关节炎和有创伤的部位会发生与天气相应的变化，这时患者能感觉到隐隐作痛。在阴雨连绵、烟雾笼罩的梅雨和秋雨季节，能使人意志消沉，沮丧抑郁。不过久晴之后遇上一场暴风雨，空气中湿度的负离子大量增加，可使人头脑清晰、情绪安定欢快。

气象环境因素引起的疾病大多具有季节性，天气突然变化时，往往在几天内骤然增加许多感冒、哮喘、胃溃疡穿孔以及咯血的病人。这种现象主要是由于机体难以随气候的变化及时调节而诱发疾病。

医学科学研究不仅已经证实了风湿性关节痛与天气有关，而且还发现高血压、冠心病每到秋冬时节的发病率骤增；哮喘病多发生在阴冷干燥的寒冬季节；偏头痛大多出现在湿度偏高，气压骤降，风力较大之时。

五行相生相克，五脏自成一体

中医有这样的观点，就是人体的五脏六腑处于一个动态平衡之中，在此平衡下人体本身就存在着对外界环境的适应力、对损伤组织的修复力以及对各种疾病的抵抗和自愈能力。也就是说，人体本身就是一个最和谐的灵体，它不需要任何外在的东西，只依靠自身的能力就可以达到平衡。

那么，人体脏腑的这种平衡靠什么来维持呢？中医把这一切归结到脏器之间存在着相生相克的密切关系上。古代的中医学家将五行理论整理后，再依照各个脏器的特性对应到五行之中就得出了：心属火、肝属木、脾属土、肺属金、肾属水。

五脏之间的相克又如何呢？

有相生就有相克，也就是木克土、土克水、水克火、火克金、金克木。

五脏六腑其实是"五权分立"的关系，它们既相互帮助，又相互约束，这样才能达到体内五行的和谐。

肺气清肃下降，可以抑制肝阳上亢，即金克木；肝气条达，可以疏泄脾土的瘀滞，即木克土；脾的运化，可以避免肾水的泛滥，即土克水；肾水的滋润，能够防止心火的亢烈，即水克火；而心火的阳热，可以制约肺金清肃的太过，即火克金。

正常情况下，这种相互约束就是一种良性循环的状态。

但是，在身体有了某些病变的时候，这种相克的关系，往往表现为制约得太过而使得坏的影响顺着这个循环圈，相互传染。

木克土，对应到五脏，就是肝克脾，也就是说如果肝受伤了，就会影响到脾，你就不想吃东西，觉得胃胀、腹胀等，这就是肝对脾产生了一个坏影响。所以，胃不舒服的时候，其实应该先去调肝。

在生活中，有很多人跟心脏病斗争了几十年，最后还是没治好。其实这是忽视了五行养生里面水克火的道理，也就是说肾克心，为什么很多心脏病人的肾都不太好，肾不好就会影响到心。所以，心脏病人如果能在养心的同时，再好好地保养自己的肾，心脏病就能得到很大的缓解。

还有，当心有火时人会出现胸闷气短，前胸痛等症状，因为心克肺。肺有火时，肝火更旺，这就是肺克肝。

人体本身其实就是最和谐的整体，五脏之间的关系是相互滋生、相互制约的，它们共同维持整体的内环境稳定状态，脏腑功能正常协调，化生精、气、血、津液充足，脏腑形神得以充养，是身体健康的基本保障。五脏六腑间的协调，是通过相互依赖、相互制约、生克制化的关系来实现的。有生有制，就可以保持一种动态平衡，以保证生理活动顺利进行。

中医养生，五行五脏相应

五行、五季、五脏、五色、五官、五情、五味彼此之间是相互对应的，这是中医的重要理论。下面具体介绍一下：

1.五行与五脏

中医学认为，人的有机整体是以五脏为核心构成的一个极为复杂的统一体，它以五脏为主，配合六腑，以经络作为网络，联系躯体组织器官，形成五大系统。这是中医学系统论的一部分。所以要说中医养生就不得不说五脏之间内在的联系和相互滋生的关系。

木→火→土→金→水

肝→心→脾→肺→肾

如木生火，即肝木济心火，肝藏血，心主血脉，肝藏血的功能有助于心主血脉功能正常发挥。火生土，即心火温脾土，心主血脉、主神志，脾主运化、主生血统血，心主血脉功能正常，血能营脾，脾才能发挥主运化、生血、统血的功能。土生金，即脾土助肺金，脾能益气，化生气血，转输精微以充肺，促进肺主气的功能，使之宣肃正常。金生水，即肺金养肾水，肺主清肃，肾主藏精，肺气肃降有助于肾藏精、纳气、主水之功。水生木，即肾水滋肝木，肾藏精，肝藏血，肾精可化肝血，以助肝功能的正常发挥。这种五脏相互滋生的关系，就是用五行相生理论来阐明的。

用五行相克说明五脏间的相互制约关系：如心属火，肾属水，水克火，即肾水能制约心火，如肾水上济于心，可以防止心火之亢烈。肺属金，心属火，火克金，即心火能制约肺金，如心火之阳热，可抑制肺气清肃之太过。肝属木，肺属金，金克木，即肺金能制约肝木，如肺气清肃太过，可抑制肝阳的上亢。脾属土，肝属木，木克土，即肝木能制约脾土。如肝气条达，可疏泄脾气之壅滞。肾属水，脾属土，土克水，即脾土能制约肾水，如脾土的运化，能防止肾水的泛滥。这种五脏之间的相互制约关系，就是用五行相克理论来说明的。

2.五味与五脏

（1）酸生肝：酸味食物有增强消化功能和保护肝脏的作用。常吃不仅可以帮助消化，杀灭胃肠道内的病菌，还有防感冒、降血压、软化血管之功效。以酸味为主的酸梅、石榴、西红柿、山楂、橙子，均含有维生素C，可防癌、抗衰老、防治动脉硬化。

（2）苦生心：中医认为苦味食物能泄、能燥、能坚阴，具有除湿和利尿的作用。如橘皮、苦杏仁、苦瓜、百合等，常吃能防止毒素的积累，防治各种疮症。

（3）甘入脾：性甘的食物可以补养气血、补充热量、解除疲劳、调胃解毒，还具有缓解痉挛等作用。如红糖、桂圆肉、蜂蜜、米面食品等，都是补甘食物的不错选择。

（4）辛入肺：中医认为辛味食物有发汗、理气之功效。人们常吃的葱、姜、蒜、辣椒、胡椒，均是以辛味为主的食物，这些食物既能保护血管，又可调理气血、疏通经络，经常食用，可预防风寒感冒，但患有痔疮便秘、肾经衰弱者不可食用。

（5）咸入肾：咸为五味之冠，百吃不厌。中医认为咸味食物有调节人体细胞和血液渗透压、保持正常代谢的功效。咸味有泄下、软坚、散结和补益阴血等作用。如盐、海带、紫菜、海蜇等属于优质的咸味食品。

3.五色、五谷与五脏

（1）肝色青：宜食糙米、牛肉、枣、葵；青色应肝，所以想要面色红润，不宜以素食为主。

（2）心色赤：宜食赤小豆、狗肉、李、韭；赤色应心，故而想要面若桃花，可补以维生素C丰富的食物，如西红柿、橘子、红苹果。

（3）肺色白：宜食麦、羊肉、杏、韭；白色应肺，想肌肤美白，可常食富含蛋白质的食物，如豆浆、牛奶。

（4）脾色黄：宜食大豆、栗；黄色应脾，所以面色暗沉的人，可辅以黄色、味甘的食物，如胡萝卜、蛋黄等。

（5）肾色黑：宜食桃、葱；黑色应肾，所以肤色较深的人宜少吃色素添加过多的食物。

4.五官与五脏

（1）鼻为肺之官

鼻子的外形为胃气所主，鼻孔为肺气所主，所以肺开窍于鼻，鼻是肺之官，只要人的肺有病首先就会表现在鼻子上。这里讲的鼻子主要指的是鼻孔里边；肺热则鼻孔出气粗、热，肺寒则鼻孔冒凉气。比如当人得肺病的时候，就会出现喘息鼻张的症状。

（2）目为肝之官

肝开窍于目，得了肝病会在眼睛上有所表现，一般得肝病的人两个眼角会发青。孩子如果受到惊吓，鼻梁处常会出现青筋或者青痕，这也与肝有关联。

在中医的五色和五脏的配属里，肝主青色。肝是从肾水里面生发出来的，苍这个颜色是黑色与青色的一个过渡之色。所以，了解颜色和脏腑的对应关系对养生保健是有裨益的。

（3）口唇为脾之官

脾开窍于口，口唇是脾之官。得脾病的人会出现唇黄或者嘴唇四周发黄，嘴唇脱皮、流血等症状，这些都是阳明燥火太盛造成的。

（4）舌为心之官

心脏有病一般会出现舌头不灵活、舌卷缩等症状。口误，经常说错话，也是心气不足的征象。

《黄帝内经》曰："心病者，舌卷缩，颧赤。"颧赤是说心脏有病的话，颧骨这个部位会发红。除了颧骨，我们日常生活中还要留心印堂，因为心病还会表现在印堂处。印堂位于两眉之间，此处如果突然地发红，而且图案如灯花状，是心神将散的征象，就要当心，这叫"祸福在旦夕间"，可能会有重病突发。印堂发黑也不是件好事，从中医的角度讲，这相当于水气凌心，就是肾水太多，心火太弱，肾水上来使心火的功能发挥不了。这也是一个很危险的信号。

（5）耳为肾之官

耳朵的病都会跟肾相关。《黄帝内经》里有"肾开窍于耳"的说法。得肾病的人会有耳聋、耳鸣的症状。

五官通利则五味、五色、五音方能俱辨。中医认为五官与脏腑器官的关系极为密切，通过了解五官的病变就可以发现隐藏在身体内的五脏的病变，所以我们要时刻留心五官的变化，才能留意到相关联的五脏的情况。

具体到五官的养生方法很简单：常闭眼，养神；少说话，养心；平稳呼吸，养肺；多食美味，养口；少惹繁杂，非礼勿听，养耳。

养肝篇

肝好不生病，保肝保健康

第一章 了解你的肝，同"肝"共苦

中医养肝之道

《黄帝内经》把肝比喻为"将军之官"，用将军刚强急躁的性格来形容肝的生理特性。

事实上，脾气急躁的人往往都是肝火旺。因此一个人发脾气时，你不要和他计较。为什么呢？因为他的肝气过旺而化为火气，他是克制不住的。易怒的人，常会拍着桌子叫，他一定要把这股气发出来，心里才会好受，否则憋在心里会害病的。等到这个气散了，自然而然也就心平气和了。但是如果一个人老是发怒，轻则血压偏高，重则促使肝纤维化。三国时的周瑜大怒之下剑伤迸裂，倒地而亡，就是"大怒伤肝"的典型案例。用宽容的态度对待别人和自己，在生活中保持心态平和对于健康是非常重要的。

肝藏血，我们可以从指甲与眼睛的状况来判断肝血的盛衰。人手上的指甲是肝血盛衰的晴雨表，如果指甲比一般人要薄、脆、白，那就是肝血不足。肝开窍于目，如果眼睛经常干涩，易迎风流泪，就表明肝阴血不够。

肝木系统功能异常，常会出现口苦、头晕目眩、眼干涩、目赤肿痛、两肋胀痛、烦躁易怒、肝病、血压高、血脂高、指甲干枯等症状。

那么我们如何调养呢？酸味、青色、呼（hu）这个发音都与肝相关，归属肝木系统。因此乌梅、醋、山楂等酸味的食品，薄荷、芹菜等青色的食品，都是养肝佳品。此外菊花、洋葱、荔枝、木瓜、桃、鲤鱼等食物也是养肝食物的代表。生活中多发"呼（hu）"这个音对肝功能也有帮助。

很多人发怒时，会感觉两肋位置胀痛。这是由于肝经从两肋经过。在中医养生文化中，拍打两肋有助于肝经气血运行，是养肝简便易行的好方法。对于肝火旺的人，常拍打两肋或者胆经，有助于泄肝火。

在众多的养肝仙草中，枸杞益肝明目第一，灵芝保肝解毒最佳，天麻平肝阳功效最显。

中医肝，西医肝——肝病伤不起

说到肝，大家可能都会想到很多疾病，乙肝、脂肪肝、酒精肝、肝硬化、肝癌等，这是西医对肝脏疾病的命名，这些病的表现症状都在肝脏上面，从字面上就可以看出来。在西医看来，肝是人体一个大的消化腺，它具有分泌胆汁、参与代谢解毒以及储存能量的作用。

中医所谓的"肝"，虽然名称与西医相同，但在生理功能与疾病的定义上却并不一致。中医中所讲的"肝"是指生理系统，包含消化系统、血液系统、神经系统、内分泌系统等。

如果肝出了问题，"旗下"的气血就会无所适从，四处乱撞，引发各种问题。这就是肝主疏泄的功能，肝主疏泄是说肝有调畅全身气机的作用，人体气机的"升降出入"与肝的关系最为密切，如果气血不能正常疏泄，就会发生逆乱。

如果不够沉稳，藏不住，就很容易因为怒而引发各种问题，肝一旦受伤，人体的气血就会紊乱，会发生血压上升、脑出血等可怕的后果。生活中，因为发怒而导致昏厥，甚至死亡的人也不少。

可以发现，中医比西医理解的肝更有灵性，涵盖的内容更多更广，除了各种肝系疾病和肝相关外，其他的包括胸胁胀满，头晕目眩等也离不开肝，甚至包括一些心理上的问题，包括失眠多梦、多疑、抑郁、急躁易怒等也要找肝来解决。

肝为刚脏——体阴而用阳

肝"体阴而用阳"是中医学对肝脏生理、病理的概括。"体"指肝脏的本体，"用"则为肝脏的功能活动。从五行看，肝属木，居五行之首，其母为水，属阳；其子为火，属阴。肝居水火之中，阴阳之间。以阴阳论，肝经为厥阴，肝脏通于春气，为阴中之少阳，是阴阳变化的转折点。因此五脏之肝，实为阴尽而阳生、阴阳合一之脏。

阴阳是相对而言的，上与下、动与静、藏与泄、左与右，皆可分阴阳。"肝体阴而用阳"，也是相对而言，其主要表现为：其一，肝属五脏之一，肝居体内，属于五脏，故肝体为阴；然肝的功能以主管疏泄、调畅气血津液运行为主，故肝用为阳。其二，肝之本体内藏有形之阴血，因"阳化气，阴成形"，故肝体为阴；但肝为刚脏，为"将军之官"，性喜条达而恶抑郁，内寄相火，主升主动，因"阴静阳躁"，故其用为阳。其三，肝居右侧，其体为阴；肝从左侧升发，与肺之右降相应，故其用为阳。其四，肝居腹中，"腹为阴，背为阳"，其体为阴；但肝性主升、主动，故其用为阳。

1.肝体阴与用阳的关系

肝体阴为肝用之物质基础，而肝用则是体阴的功能活动。肝体喜润、喜柔，以阴为生，而其用则喜温、喜疏、喜达，以阳为用。只有体阴柔润才能升发正常之肝用，内舍相火并不易妄动；只有肝用温和条达，方能血藏阴充、肝体得柔顺。二者相互为用，以共同维系肝之生理功能。在病理方面二者更是相互影响，如体阴失润、失柔，可致用阳偏亢；用阳失温、失达或相火亢盛更易损及体阴而失柔润。

2.肝体阴用阳的临床意义

掌握了肝的生理、病理特点，对指导临床实践有着极其重要的作用。常见肝病，有体阴不足者，亦有因体阴不足而致用阳偏亢并见者；有用阳偏亢者，亦有因用阳偏亢而致体阴不足同现者。根据体阴喜润喜柔、用阳喜温升喜达，肝体阴易损、用阳易亢之特点，故治疗该脏疾患时，不仅要时时注意体阴之不足，也要观察其用阳偏亢。

体阴常以滋阴、柔润为主，用阳则以疏达、镇清为先。前者即为养肝体，后者称为制肝用。养肝要防寒凉滋腻伤用阳，亦可适当配合疏达、温和用阳之品，可谓益体阴以生肝用，并防用阳偏亢。制肝用要防辛燥、苦寒凝阴耗血损体阴，也可佐以柔润体阴之药，可谓抑阳须从阴充、阴生则阳降。

肝属木，木郁化火——"水曰曲直"

五行之木，古人称"水曰曲直"，"曲直"实际上是指树木的生长形态都是枝干曲直，向上向外周舒展，因而引申为具有生长、升发、条达舒畅等作用或性质的事物，均归属于木。五行归类中，肝属木，木郁即肝郁。

肝脏在五脏中属于木，所以肝脏拥有木的特性。故肝脏系统喜欢条达顺通，不喜欢压抑、抑郁。那么肝气不舒会发生什么呢？

（1）肝气抑郁。临床常见肝气抑郁的人群，喜欢叹气者，多因为肝气不顺，通过叹息来调节肝气的顺畅。

（2）木郁化火。由于肝郁引起肝阴亏损或素有内热而出现肝火症状。临床表现有头痛、眩晕、面赤、呕血、咯血，甚或发狂等。

在日常生活中很多人都会有唉声叹气的时候，这是人们缓解自身压抑的自我调节，但是很多人并没有意识到这是肝、胃肠、脾胃病变的前兆。长期的肝郁气滞会导致脾胃功能的失调，轻者会出现胃口不佳、胃胀、口味发黏发甜，或者出现轻微的口臭而不能治愈。严重者出现糜烂性胃炎、口角火疮经久不愈，或者胃痛、便秘、腹痛等。严重者会导致肝脏的实质性病变，如胃食管静脉曲张、肝硬化、肝囊肿等病变。

同时，一些轻微的病变也会引起肝气抑郁，这些情况比肝气致病，更需要引起关注。如胃部疾病导致的胃气上逆，这会影响肝气在中膈自右向左的运行，而随胃气上冲人体的上焦，轻者抑郁多叹息，重者出现肝气抑郁化火的症状。如头痛、眩晕、面赤、呕血、咯血，甚或发狂等。

肝主疏泄——人体气机"升降出入"

疏泄，疏，是疏通、畅达；泄，是排泄、宣泄。肝主疏泄，是古人对肝性柔和、条达、不郁不亢生理状态的概括，它直接关系着人体气机"升降出入"的调畅。肝主疏泄的功能，反映了肝主升、主动的生理特点，是调畅全身气机，推动血和津液运行的重要环节。肝的疏泄功能有以下几个方面的作用：调畅气机，进而调节血和津液的运行和输布；促进脾胃运化功能；调畅情志；调节男子排精，女子月经；调节胆汁的分泌与排泄。其中对全身气机的调畅是最根本的作用。具体的功能表现可以概括为以下几方面：

1.疏通气机

气机即气的升降出入运动。机体的脏腑、经络、器官等活动，全赖于气的升降出入运动。而肝的生理特点又是主升、主动的，所以，这对于气机的疏通、畅达、升发无疑是一个重要的因素。因此，肝的疏泄功能是否正常，对于气的升降出入之间的平衡协调起着调节的作用。肝的疏泄功能正常，则气机调畅，升降适宜，气血和调，经络通利，脏腑器官功能正常。

2.疏利血行

血液的运行和津液的输布代谢，有赖于气机的调畅。气能运血，气行则血行，故说肝气的疏泄作用能促进血液的运行；使之畅达而无瘀滞。若气机郁结，则血行障碍，血运不畅，血液瘀滞停积而为瘀血，或为症瘕，或为肿块，在女子可出现经行不畅、经迟、经闭等。若肝气上逆，迫血上涌，又可使血不循经，出现呕血、咯血等出血，或女子月经过多、崩漏不止等症。气能行津，气行则津布，故说肝的疏泄作用能促进津液的输布代谢，使之无聚湿成水或生痰化饮之患。若肝气疏泄功能失常，气机郁结，亦会导致津液的输布代谢障碍，形成水湿痰饮等病理产物，出现水肿、痰核等病症。

3.调畅情志

肝气的疏泄功能，能调畅气机，因而能使人心情舒畅，既无亢奋，也无抑郁。情志活动，指人的情绪变化，是精神活动的一部分。情志活动分属五脏，由心所主，与肝的疏泄功能有关。心所主神志的功能的物质基础是血液，而血的生成和运行，又要依赖于气机的调畅，因肝主疏泄，调畅气机，所以肝具有调畅情志的功能。肝气的疏泄功能正常，则气机调畅，气血和调，心情舒畅，情志活动正常；若肝气的疏泄功能不及，肝气郁结，可见心情抑郁不乐，稍受刺激即抑郁难解，或悲忧善虑，患得患失；若肝气郁而化火，或大怒伤肝，"怒则气上"，肝气上逆，肝的升泄太过，可见烦躁易怒、亢奋激动的表现。

4.促进脾胃的运化功能

脾气以升为健，胃气以降为和。脾胃的运化功能，体现在脾胃之气的升降相因，平衡协调，这与肝气的疏泄功能有密切的关系。因为肝气疏泄，调畅气机，有助于脾胃之气的升降，从而促进脾胃的运化功能。另一方面，食物的消化吸收还要借助于胆汁的分泌和排泄，因为胆汁是参与食物消化和吸收的"精汁"。胆汁乃肝之余气所化，其分泌和排泄受肝气疏泄功能的影响。肝气的疏泄功能发挥正常，全身气机调畅，胆汁才能正常地分泌与排泄。

5.分泌排泄胆汁

胆与肝相连，内贮胆汁，注于肠中，助小肠化物。胆汁来源于肝，为肝之余气所化。胆汁泄注于小肠，有赖于气机的调畅。因此，肝的疏泄功能正常，胆汁的泌泄也就正常。若肝失疏泄，就可影响到胆汁的分泌与排泄，使胆汁排泄不畅，临床上易出现胁下胀痛、口苦、纳食不化，甚至黄疸等症。

6.疏利三焦水道

水液的运行是肺、脾、肾、三焦以及膀胱共同活动的结果，但也离不开肝的疏泄功能。因水之运行，全赖于气，气行则水行，气滞则水停。肝主疏泄是气机升降的重要环节，气机畅则津液输布也随之畅通无阻。肝失疏泄，水液不能正常代谢，出现小便不利、水肿、痰饮等。

7.调节生殖系统的功能

女子的排卵与月经来潮、男子的排精等，与肝气的疏泄功能有密切的关系。肝气的疏泄功能正常，则精液排泄通畅有度；肝失疏泄，则排精不畅。肝气的疏泄功能正常，则月经周期正常，经行通畅；若肝失疏泄，气机失调，则见月经周期紊乱，经行不畅，甚或痛经。由于肝气的疏泄功能对女子的生殖功能尤为重要，因此有"女子以肝为先天"之说。

肝主藏血——人体的"血海"

肝主藏血，是指肝脏具有贮藏血液、调节血量的生理功能。人体的血液由脾胃消化吸收来的水谷精微所化生。血液生成后，一部分被各脏腑组织器官直接利用，另一部分则流入到肝脏等组织贮藏起来，以备应急的情况下使用。人体各脏腑组织器官的血流量，常随人的功能状态及外环境的影响而发生改变。如体力劳动时，四肢血液的分布量较多，进行脑力劳动时，大脑的血流量增加，而人在进食时，则胃肠道的血流量显著增加。人体血量的这种分布，保证了处于工作中的脏腑组织器官得到充足的血液供应，又防止处于相对抑制的脏腑器官消耗大量的血液，而肝脏在这方面具有重要的调节功能，主要表现在血液的贮藏及排放上。

由于肝具有藏血功能，中医称之为"肝为血海"。各个脏腑组织器官得到了肝血的滋养才能发挥正常的生理功能，如两目得到肝血的滋养才能发挥视觉功能，筋脉得到肝血的滋养，才能强健有力、活动自如。所以《黄帝内经·素问》曰："目受血而能视，足受血而能步，掌受血而能握，指受血而能摄。"肝藏血的功能对防止出血、制约和涵养肝阳及女性月经的排泄也有重要意义。

1.肝主藏血

肝有贮藏血液和调节血量的功能。当人体在休息或情绪稳定时，机体的需血量减少，大量血液贮藏于肝；当劳动或情绪激动时，机体的需血量增加，肝就排出其所储藏的血液，以供应机体活动的需要。如肝藏血的功能异常，则会引起血虚或出血的病变。若肝血不足，不能濡养于目，则两目干涩昏花，或为夜盲；若失于对筋脉的濡养，则筋脉拘急，肢体麻木，屈伸不利等。

2.肝藏血生血

（1）肝主藏血：肝藏血是指肝脏具有贮藏血液、防止出血和调节血量的功能。因此有"血海"之称。

①贮藏血液：血液来源于水谷精微，生化于脾而藏受于肝。肝内贮存一定的血液，既可以濡养自身，以制约肝的阳气而维持肝的阴阳平衡、气血和调，又可以防止出血。因此，肝不藏血，不仅会出现肝血不足，阳气升腾太过，而且还会导致出血。

②调节血量：在正常生理情况下，人体各部分的血液量是相对恒定的。但是，人体各部分的血液，常随着不同的生理情况而改变其血量。当机体活动剧烈或情绪激动时，人体各部分的血液需要量也就相应地增加，于是肝脏所贮藏的血液向机体的外周输布，以供机体活动的需要。当人们在安静休息及情绪稳定时，由于全身各部分的活动量减少，机体外周的血液需要量也相应减少，部分血液归藏于肝。所谓"人动则血运于诸经，人静则血归于肝脏"。因肝脏具有贮藏血液和调节血量的作用，因此肝有"血海"之称。

肝藏血功能发生障碍时，可出现两种情况：一是血液亏虚。肝血不足，则分布到全身各处的血液不能满足生理活动的需要，可出现血虚失养的病理变化。如目失血养，则两目干涩昏花，或为夜盲；筋失所养，则筋脉拘急，肢体麻木，屈伸不利，以及妇女月经量少，甚至闭经等。二是血液妄行。肝不藏血可发生出血倾向的病理变化，如吐血、衄血、月经过多、崩漏。

③肝的疏泄与藏血之间的关系：肝主疏泄又主藏血。藏血是疏泄的物质基础，疏泄是藏血的功能表现。肝的疏泄全赖血之濡养作用，又赖肝之功能正常才能发挥其作用。所以肝的疏泄与藏血功能之间有着相辅相成的密切关系。就肝之疏泄对藏血而言，在生理上，肝主疏泄，气机调畅，则血能正常地归藏和调节。血液的运行不仅需要心肺之气的推动和脾气的统摄，而且还需要肝气的调节才能保证气机的调畅而使血行不致瘀滞。

（2）肝主生血：肝主生血是指肝参与血液生成的作用。肝不仅藏血，而且还能生血。

（3）肝主疏泄与肝主生血：肝以血为体，以气为用。肝生血，血足则肝体自充。刚劲之质得为柔和之体，通其条达畅茂之性，则无升动之害。疏泄与生血，肝气与肝血，相互为用，动静有常。

在体合筋——血足则运动强

筋，即筋膜，包括肌腱、韧带等组织结构。筋膜附于骨而聚于关节，是联结关节、肌肉，专司运动的组织。肝主筋，是说全身筋膜的弛张收缩活动与肝有关。中医学认为，人体筋膜的营养来源于肝脏。如《黄帝内经·素问》曰："食气入胃，散精于肝，淫气于筋。"因此，肝的血液充盈，筋膜得养，功能才能正常，从而使筋力强健，运动有力，关节活动灵活自如。故又说：足受血而能步，掌受血而能握，指受血而能摄。若肝有病变，肝血不足，筋膜失养，可引起肢体麻木，运动不利，关节活动不灵或肢体屈伸不利，筋脉拘急，手足震颤等症。在热性病中，若邪热劫伤阴津、血液，筋膜失其滋养，则可引起四肢抽搐，角弓反张，颈项强直等，中医学称为肝风内动。故《黄帝内经·素问》曰："诸风掉眩，皆属于肝；诸病强直，皆属于风。"正因为风证与肝的关系最为密切，所以又有肝为风木之脏的说法。

由于肝主筋，与运动有关，因此，又有肝为罢极之本的说法。罢极，即指耐受疲劳之意。人的运动能力属于筋，又称之为筋力。因肝藏血，主筋，所以肝为人体运动能力的发源地。

其华在爪——反映肝血的盛衰

爪，包括指甲和趾甲。中医学认为，爪甲是筋延续到体外的部分，故又称爪为筋之余。肝血的盛衰，常反映于爪甲。肝的阴血充足，筋膜得养，则爪甲坚韧，光泽红润，富有华色。若肝血不足，爪甲失其滋养，则爪甲苍白、软薄，或枯而色夭，容易变形、脆裂。故《黄帝内经·素问》曰："肝之合筋也，其华在爪。"在临床上可根据爪甲色泽的荣枯等变化，来推论肝的气血盛衰。而爪甲的病变，也多从肝脏辨证论治。

在志为怒——戒怒，否则伤己又伤人

怒是人们受到外界刺激时的一种强烈的情绪反应，是一种不良的情志刺激。怒与肝的关系最为密切，故称"肝在志为怒"。一方面，大怒可以伤肝，导致疏泄失常，肝气亢奋，血随气涌，可见面红目赤、心烦易怒，甚则可见吐血、衄血、猝然昏倒、不省人事。另一方面，如肝失疏泄，也可致情志失常，表现为情绪不稳、心烦易怒。

中医认为，肝主怒，怒伤肝，肝血太重，就容易造成面红耳赤、头晕、头疼，这种就是肝火旺的表现。中医认为，人卧血归肝，肝藏血，充足睡眠能养血的同时又可以使肝气得到一个疏泄，长期睡眠不足，会造成肝火越来越旺，表现为情绪暴躁、爱发脾气，所以说人的睡眠充足可以养肝，可以使情绪达到非常好的境界。反过来调整好自己的情绪，也利于养肝。

在液为泪——眼好肝也好

目为眼睛，又称"精明"。目的视觉功能，依赖于五脏六腑之精的濡养，但与肝关系最密切。肝的经脉上连目系，肝之精血气循此经脉上注于目，使其发挥视觉作用。如《灵枢·脉度》说："肝气通于目，肝和则目能辨五色矣。"若肝精肝血不足，则会导致两目干涩、视物不清、目眩、目眶疼痛等症；肝经风热则目赤痒痛；肝风内动则目睛上吊、两目斜视；因情志不畅，致肝气郁结，久而火动痰生，蒙阻清窍，可致二目昏蒙，视物不清。

眼睛经常发花、眼角干涩、看不清东西，除了视力下降引起的问题，也是肝脏功能衰弱的先兆。凡非外伤引起的视力下降均与肝气血虚有关，如果肝脏湿热重，眼睛表现浑浊发黄；如果肝火很旺，眼睛表现红甚至发炎；如果肝气亏，看书稍久就容易疲劳，进一步亏下去，便成近视眼了。反过来眼睛太过疲劳，用眼不当也会影响到肝脏。肝是明目的源泉，肝养好了，眼睛自然好使。

与春气相通应——阳气生发宜养肝

肝主春，肝与春气相通应，是因为春季为一年之始，阳气始生，自然界生机勃发，一派欣欣向荣的景象。而在人体之肝则主疏泄，恶抑郁而喜条达，为"阴中之少阳"，故肝与春气相通应。

春天阳气生发，万物生发。自然界呈现出一派生机勃勃的景象。因此，春季养生应顺应阳气自然生发舒畅的特点，以养肝为要务。

注重调理情志，人有七情变化，七情不畅，会影响肝的疏泄和阳气的生发，导致脏腑功能紊乱，疾病丛生。因此，春季养生又要注重精神调理，保持心胸开阔，情绪乐观，以使肝气顺达，气血调畅，达到防病保健康之目的。

中医认为人的健康跟自然界四季是相关联的，中医在这个问题上叫作天人合一，春天跟肝是对应的。春天是万物复苏的季节，人的肝正好是这个特点，肝也主生发，它也是一个向上的、疏泄的、生长的过程。

从中医讲五脏和五行还有自然界是对应的，所以说春天养肝应该是最首要的问题，当然还有五色，中医认为青色跟肝是对应的，所以说青色属肝。

同时，春季也是肝病比较活跃的季节。这个还跟春季的特点有关系，春季万物复苏，气温逐渐升高了，外界属于这种生发向上的环境，所以人体的肝脏在这个时候也容易出现这种情况，此时如果不适当地调养，恐怕就会出现一系列的表现。

春天肝功能的这种波动也会比较大，健康人会肝火比较大，真正慢性肝病患者，这时候情绪波动和症状会更加严重，所以，肝病患者在春季更应该注意调养，正确地配合医生的治疗，这样对养肝非常有帮助。

下面介绍一些养肝的方法。

1.调情志

中医讲"肝主情志"，肝异常会影响人的情绪；反之，心情的好坏也会影响到肝。所以，保持一个良好的心情是养肝血的一个好方法。当情绪不舒畅时，尽量能够找一个可以诉说的人，或找一种可以发泄心中郁闷的方式来疏泄这种坏的情绪，不要硬憋在心里。据相关数据统计，癌症和一些肿瘤患者中，无法疏泄心中郁闷的人数是其他人群数量的2～4倍。所以，老百姓常说："万病气上来。"

2.养肝血

现在，有很多人由于经常熬夜，或长期在电脑前工作，或睡眠质量不好，常常会有肝血亏虚的现象。如缺钙、眩晕、便秘、容易抽筋、月经量少或色淡、眼睛干涩等，这些毛病并不是什么特别明显的大病，常常不被人们重视。可是，它们又时时困扰着人们，或多或少地影响人们的生活。如何才能解决这些问题呢？

1.要早睡觉，最晚是23时

中医认为，肝胆在23时至3时最兴盛。中医有句话"人卧则血归肝"，当人躺下时，各个脏腑的血液都经过肝来完成解毒的任务。如果23时至3时人们还在忙于工作和学习，就会使其他脏腑也处于相对兴奋状态，不能使各个脏腑的血液及时地进入肝解毒。

2.适当地休息

"累"是身体对你发出的求救信号，养肝最好的方式，就是每天找时间休息。平时工作很累，要有十分钟稍微休息一下，活动活动眼睛，舒展舒展筋骨；中午小睡一下，晚上吃完饭也小小休息一下；随时调节，抓空当休息，让肝能发挥其解毒的作用，以消除疲劳的感觉。

3.慎劳心

多休息，会休息，有节奏地工作和生活，不能劳累。"淡泊以明志，宁静而致远"，知足常乐，用平和的心态为人处世。

总之，生活正常、饮食有节、恰到好处的生活方式是人体健康的最基本的条件。

4.节饮食

多吃时令果蔬，多喝果汁。清淡、青色的饮食，天然原味的绿色蔬菜有利于肝脏，中医讲："肝主青色，青色入肝经。"青色的食物可以起到养肝的作用，而刺激、辛辣、厚腻、油炸的食物会增加肝的负担，人干的活多了会被累倒，肝也是一样，也会出问题。

同时，清淡的食物也可以减少肠胃负担，增加食物中有效成分的利用率。养肝血首选的食物为谷类，其次为桂圆、栗子、大枣、核桃；蔬菜有绿豆芽、黄豆芽、菠菜、芹菜、莴笋、香椿、香菜、春笋等。

在窍为目——五轮学说，看目知五脏

目，即眼睛，又称为"精明"，是视觉器官，具有视物之功能。《素问·脉要精微论》曰："夫精明者，所以视万物、别白黑、审短长。"肝的经脉上联于目系，目的视力正常与否，有赖于肝气之疏泄和肝血之荣养，故说："肝开窍于目。"

1.目为肝窍的生理病理

目为视觉器官，具有视物功能，又名"精明"。目的生理病理与肝的功能息息相关。在生理上，通过经脉的联系，肝气上通于目，"肝气通于目，肝和则目能辨五色也"。目的视物功能正常与否，还依赖于肝血的濡养。肝藏血，血随肝经上注于目，目得血养，则能发挥视万物、别白黑、审短长的功能。

生理上，肝气调和，肝血充足，目得所养，则能发挥正常的视物、辨色功能；病理上，肝脏病变则可反映于目：若肝阴不足，则两目干涩；肝血亏虚，则视物昏花，甚至夜盲；肝经风热，肝火上炎，则目赤肿痛；肝阳上亢，则目眩头晕；肝风内动，则目睛上视。若肝郁化火生痰，蒙蔽清窍，则见两目昏蒙，视物不清。因此在临床上，通过观察目的形态、色泽、视物功能，便可推知肝脏的病变；而眼目的疾患，也多从肝论治而获痊愈。

2.五轮说

五轮即肉轮（眼睑）、血轮（目眦）、气轮（白睛）、风轮（黑睛）、水轮（瞳神）。五轮为眼的不同部位，分别与人体五脏六腑息息相关：黑睛为风轮，属肝，白睛为气轮，属肺，目眦为血轮，属心，瞳神为水轮，属肾，眼睑为肉轮，属脾。

五轮内应五脏，主要表现在：其一，五脏六腑通过经脉直接或间接与目相连。其二，五脏六腑之精气，皆通过经脉上荣于目。筋骨血气肌肉与五脏相关，筋骨血气肌肉之精即指五脏之精，后世据此发展成五轮学说。

（1）五轮说认为，目的变化不仅反映肝的生理病理，而且能够反映五脏六腑气血的盛衰变化。

上下眼睑由肌肉构成，脾主肌肉，与胃相表里，故眼睑为肉轮，其病变多与脾胃用有关。如眼睑水肿、皮色光亮，不红不痛，多属脾虚有湿；若红肿热痛，多为脾胃湿热；若红肿痒痛、湿烂，多为脾经风热夹湿；若皮下生硬结，皮色不变，不痛不动者，为脾经痰湿互结；若上睑下垂，无力上举，多属脾虚下陷；若瞬目频频，或胞轮振跳，阵阵发作，则为脾虚有风。

（2）两目眦血络较多，心主血脉，与小肠相表里，故目眦名血轮，其疾患多与心及小肠有关。如两眦赤脉如缕，根生胬肉，多为心肺风热、经络瘀滞。

（3）白睛色白，肺主气，主白色，与大肠相表里，故白睛为气轮，其病变与肺及大肠有关。如白睛赤脉弥漫，色鲜红，多属肺经实火；若赤脉细小密布，色淡红，则为肺经虚火；若白睛暴赤，弥漫水肿，状若鱼泡，泪热刺痛，为风热邪毒，侵犯肺经；如白睛溢血，色如胭脂，多属肺热伤络，血溢络外。

（4）黑睛属肝，肝为风木之脏，与胆相表里，故黑睛为风轮，其病变多与肝胆有关。如黑睛星翳，初起色嫩，多主肝经风热；若时隐时现，经久反复，多为肝阴不足兼痰火湿邪；若翳在黑睛深层，一片混浊，赤脉满布，行经如梳，多为肝经风热毒邪、瘀热郁积。

（5）瞳神属肾，肾主水，与膀胱相表里，故瞳神名水轮，其病变多与肾与膀胱有关。如瞳神变形，或瞳神稍大，头昏脑涨，或瞳神缩小，微红隐痛，反复发作者，均为肾阴不足，虚火上炎所致；若瞳仁内色白，视力减退，多为肾精亏虚，目失濡养。

综上所述，五轮与五脏，在生理、病理上密切相关。因此，观察目之轮位与轮病变化，即可推知五脏病变；而目部五轮相应的病变，亦可通过调整相应脏腑的功能获得痊愈。

第二章　自我诊断，你的肝还好吗

肝病自我诊断方法

生活中得了肝炎，肝细胞就会肿胀、坏死，吃进的食物不能正常"加工"，会出现恶心、呕吐及食欲不振等症状。同时，患者会腹泻、腹胀、厌油腻；小便发黄，甚至深如浓茶；出现黄疸，可感觉皮肤瘙痒；大便颜色变浅，甚至变成灰白色；肝脏的神经分布在肝脏外面的肝包膜，肝炎时肝脏肿大、肝包膜与炎症组织发生粘连，所以出现肝区疼痛，在劳累后更加明显。

肝脏是制造凝血因子的场所，肝病严重时，凝血因子减少，病人可表现凝血困难和出血。慢性肝炎患者，肝脏的纤维组织过度增生，形成肝脏假小叶、结节、逐渐发生肝硬化。

肝炎时，免疫功能会下降或紊乱，易发生各种感染（如感冒、带状疱疹、腹泻等）或并发免疫系统疾病（如干燥综合征、牛皮癣等）。同时，受病毒和免疫影响的脾脏会伴随肿大。

慢性肝炎和肝硬化的患者可出现"肝掌"和"蜘蛛痣"。它们的形成是由于肝脏灭活雌激素的功能下降。体内雌激素的水平升高，女性会出现月经紊乱，男性可能出现乳房女性化。由于病人的肝脏对黑色素的灭活减少，可引起皮肤色素沉着。

重型肝炎和肝硬化患者可出现腹腔积液、内毒素血症和血氨升高，甚至肝性脑病。晚期还可出现少尿、无尿的肝肾综合征。

这些仅仅是从患者自身有可能出现的一些临床症状中做出的初步判断，要确诊必须经过专业的检查，如发现有上述所列部分症状，应及时到正规医疗机构找专科医生做进一步的检查，以免延误病情，为后续的治疗增加难度。

肝病的种类

肝病种类按照发病机制可以分为病毒性肝病和非病毒性肝病：

1.病毒性肝病

是由多种不同肝炎病毒引起的一组以肝脏病为主的传染病，根据病原学诊断，肝炎病毒至少有5种，即甲、乙、丙、丁、戊型肝炎病毒，分别引起甲、乙、丙、丁、戊型病毒性肝炎。

2.非病毒性肝病

（1）酒精性肝病：是由于长期大量饮酒（嗜酒）所致的肝脏损伤性疾病。

（2）药物或毒物性肝病：中毒性肝炎是由化学毒物（如磷、砷、四氯化碳等）、药物或生物毒素所引起的肝炎或所致的肝脏病变。

（3）新陈代谢异常性肝病：体内对某种物质新陈代谢不良所导致的肝病。

（4）脂肪性肝病：是指由于各种原因引起的肝细胞内脂肪堆积过多的病变。导致肝细胞的脂肪含量增加，可能原因有酗酒、糖尿病、血脂肪过高、体重过重等。

指甲——肝脏的"晴雨表"

中医认为，指甲是脏腑气血的外荣，能够充分反映人体生理、病理的变化。健康人的指甲色泽粉红，质坚韧，呈弧形，平滑而有光泽。

中医认为"肝主筋"，指甲是"筋"的一部分，所以毒素在肝脏蓄积时，指甲上会有明显的信号。

肝病与指甲有什么关系呢？

正常指甲，红润含蓄，坚韧而呈现弧形，平滑而有光泽，指甲根部的甲半月呈灰白色。如果指甲形状和颜色变异，表明人体可能罹患了某种疾病。下面介绍观察指甲的一些常识：

1.从指甲的形状上看

指甲扁平、凹陷，呈匙状，脆而无光，是肝水不足或缺铁性贫血、低色素性贫血和浅色小细胞性贫血的征兆。指甲出现纵纹，缺少维生素A，是肝病的先兆。

2.从指甲的颜色上看

指甲变白，急症见于失血、休克；慢症见于贫血、钩虫并消化道出血、肺结核晚期、肺源性心脏病等；如白得像毛玻璃一样，则为肝硬化的特征；指甲变白变薄变软，多见于慢性消耗性疾病指甲变黄，是缺乏维生素E，中医认为多由湿热熏蒸所致，见于甲状腺功能减退、胡萝卜血症、肾病综合征等。指甲变灰，是患了甲癣，初期甲旁发痒，继则指甲变形，失去光泽而呈灰白色。指甲青紫伴有红色小刺，是缺氧引起的，预示心肺有玻指甲一半红色一半白色（又称阴阳甲），是肾功能不好。指甲出现白点或絮状白斑，可能是缺锌或胃肠道有病或贫血；出现黑斑或青斑是中毒的表现；指甲周围出现红斑，多见于红斑狼疮和皮肌炎患者。甲半月呈蓝色，是末梢循环不良；明显发红者，是心力衰竭的表现；甲半月明显者，肠道吸收好；没有或窄小者，消化能力差。

指甲确是观察人体健康的一个窗口，所以我们应当时常注意它的变化，特别是长期美甲者，不要忘记隔段时间给指甲放个假，让它露出本来面目，如果发现多个指甲变异，应及时就诊；如果只有一两个指甲有变化，则不必惊慌，可能是外伤所致。

3.肝病与指甲的关系

如果指甲中间呈白色，边缘呈黑色，十有八九是肝炎。如果指甲过分苍白，很有可能已经患上贫血、充血性心脏衰竭、糖尿病、肝病、营养不良等。呈微蓝色的指甲说明体内缺氧。

乙肝患者指甲出现白点和自身病情有一定的关系，感染乙肝病毒后患者可能就会出现指甲发白这一症状，但是其他因素也能导致手指甲发白，如指甲苍白，就与缺乏锌元素及维生素B_6，或贫血有关。

如果一段时间后指甲苍白的症状仍然持续存在，那么就该去医院做检查，如果确定是肝炎引起的，就要及时采取有效措施进行治疗。

睡眠不好——肝也要休息

在日常生活中，有很多因素会导致睡眠质量不好，而肝功能异常的人，睡眠不好的现象更为常见，这与肝脏也有一定的关系，肝脏（肝细胞）的修复时间是在晚上，若患者肝功能异常很有可能导致失眠。

肝细胞需要在晚上修复和休息，夜里11点到凌晨2点是人体肝脏排毒的最佳时机，而排毒最好是在人体熟睡的状态下进行。如果人在熬夜，会影肝脏的排毒和代谢能力，另外熬夜还会大量损耗人的心血，这又加重了患者的肝脏负担。

睡眠和肝脏两者是相互作用的，睡眠质量不好对肝脏的影响很大，特别是对肝病患者，睡眠质量差不仅会加重肝脏的负担，而且不利于肝细胞的修复和再生。因为人在深睡时，会分泌大量生长激素，这些激素能促进分泌、合成人体必需蛋白质，对肝脏的恢复是有利的。

睡眠不足会给肝脏带来什么危害呢？

肝主疏泄，过子时不睡，可引起肝疏泄不利，肝气郁结，可见易怒、头痛头晕、眼红、眼痛、耳鸣、耳聋、胸肋胀痛、女性月经不调、便秘，也可引起肝气升发不足，人会目倦神疲、腰膝酸软、晕眩、失眠、惊悸、精神恍惚，重则会晕倒在大街上，不省人事。

肝有藏血、调节血液的功能，过子时不睡，会造成肝血不足，还会引起吐血、衄血、皮下出血、牙龈出血、眼底出血、耳出血等出血症状。

肝开窍于目，过子时不睡，易引起肝虚，则出现视力模糊、夜盲、畏光、迎风流泪等症状，还会形成青光眼、白内障、眼底动脉硬化、视网膜病变等眼疾。

肝主筋，其华在爪，过子时不睡觉，会引起肝血不足，出现筋痛、麻木、屈伸困难、痉挛抽搐，易造成灰指甲、缺钙、髌骨软化、癫痫病、骨质疏松等症。

肝与心，过子时不睡觉，可引起肝血不足，由于心主一身之血脉，肝有储藏和调节血液的功能，会造成心脏供血不足，引起心慌、心颤等症状，严重的形成心脏病、高血压等心脑血管疾病。

肝与脾，过子时不睡觉，会引起肝胃不和，由于肝助脾胃消化，由于肝气太虚不能助脾胃消化，使人脾胃消化功能不好，表现为舌苔厚，长此以往会造成中气塌陷。

肝与肺，过子时不睡觉，无法滋阴潜阳，肝阴亏损，引起肝火过盛灼肺，出现干咳、咳嗽、咳痰血等木火刑金的症状，易导致牛皮癣等各种皮肤病。

肝与肾，过子时不睡觉，肝虚导致肾亏，由于肝肾同源，容易造成生殖系统疾病、不育、骨病、牙病、脱发、糖尿病、肾衰竭等疾病。

睡眠中不可忽视的疾病警告：

（1）睡眠宜早，勿过10时，老年人以8时为正，不要过9时。在11时，为阳生时，属肾，此时失眠，肾水必亏，心肾相连，水亏则火旺，最易伤神。

（2）睡时宜一切不思，鼻息调匀，自己静听其气，由粗而细，由细而微细而息。视此身如无物，或如糖入于水，化为乌有，自然睡着。

（3）如有思想，不能安枕，切勿在枕上转侧思虑，此最耗神，可坐起一时再睡。

（4）如在午时，即上午11时至下午1时，为阴生之时，属心，此时如不能睡，可静坐一刻钟，闭目养神，则心气强。

（5）夏日起宜早，冬日起宜迟。食后勿仰天睡，早起如在寅时3时至5时，此时切忌郁怒，否则必损肺伤肝，需要注意。

眼睛模糊——肝血足则目明

现代生活中，常常发现因为易于发怒，或肝脏功能障碍，或多或少表现为眼睛干涩，看东西模糊不清。

肝脏与眼睛有着密切的关系，如肝性皮层盲，主要并发于肝性脑病患者，这与患者血氨长期偏高对神经系统造成损害有关。其主要临床表现除肝性脑病外，就是双眼视物模糊，甚至失明无光感，治疗则以治疗肝病为主。

又如肝性突眼症，肝硬化患者并发突眼症的发生率约为12%，这与肝硬化患者肝功能严重受损，出现黄疸、腹腔积液、眼肌麻痹、眼睑水肿、眼睑挛缩或凸现、眼球活动迟钝等有关。眼口黏膜干燥综合征是一种泪涎腺萎缩引起的病变，表现为眼干涩痛、畏光、视物昏花、口干咽燥，许多自身免疫性肝炎患者合并有这种表现，这些患者首先出现的症状就是眼干口干。此外，还有因肝病引起的夜盲症等。

凡非外伤引起的视力下降均与肝气血虚有关。中医认为："人卧则血归于肝。"现在很多人11点还不睡觉，有的甚至到12点以后，这时正是肝胆经络运行最旺盛的时间，熬夜超过这个时间，必伤及肝胆，视力下降。

如果你的肝脏湿热重，首先便会在眼睛里表现出来：眼睛浑浊而黄；如果你的肝火很旺。首先也会在眼睛里表现出来：眼睛红甚至发炎；如果肝气亏，看书稍久就容易疲劳，进一步亏下去，便是近视眼了；如果肝气很足，视力一定很好。

对于乙肝病人来说，如果视力很好，那是好事，至少表明肝脏气足，如果同时眼睛不觉得干涩，那么表明肝脏阴也足，这种情况治疗比较容易见效快；如果眼睛很好但有些发黄，那么肝脏只湿热偏重，用些茵陈即可；如果眼睛容易疲劳或视力不好，那么肝脏气不足，治疗的时间会长些，且在治疗的过程中必须补肝气。

肝脏与眼睛四周有什么关系呢？

肝脏功能好不好，可以从眉、眼尾端至头际间域看出，该区域如果宽广、红润，则肝功能通常不错；如果严重下陷，显示交感神经太亢奋，情绪容易紧张，会影响睡眠，导致肝功能不佳。

这是因为食物经过胃部消化、小肠吸收后，将养分输送到肝脏处理，会产生很多废物，一旦代谢不良，血液中积存太多毒素时，情绪容易不稳定，连带影响肝功能。

其次，血液中每天有一千多亿个红细胞被破坏，其中的胆红素如果代谢不完全，毒素会残留在皮肤及血液里，此时在全身皮肤最薄的上、下眼睑，可显而易见泛黄情形，当整个眼白呈现蜡黄时，显示代谢严重不良，肝功能已有问题。

此外，眉尾有脱落现象，也预示有过多的烦心的事，所以古人称为"倒眉"，如眉尾至发际间容易长青春痘，也显示近来操心的事多，疲劳过度，肝火太旺，应多休息。

血脂异常——小心你的肝

肝脏是脂肪酸合成与氧化、胆固醇合成、蛋白质合成及清除异常脂蛋白的主要场所，不少肝脏疾病都可引起高血脂代谢异常。蛋氨酸是合成人体一些激素和维护表皮健康必需的氨基酸，但在一些酶类催化激活下，在热理化处理过程中的蛋氨酸，会产生一种叫同型半胱氨酸的有机物。现代医学认为：同型半胱氨酸会直接损害动脉血管壁内的内皮细胞，促使血液中的胆固醇和三酰甘油等脂质沉积并渗入动脉血管壁内，形成动脉粥样斑块，而发生动脉粥样硬化。

患肝脏疾病时，脂代谢可受几方面的影响，肝实质细胞损害通常可引起血脂水平的降低，尤其是胆固醇酯降低。患胆汁郁积症时，如阻塞性黄疸，血清胆固醇和磷脂都升高，而血脂不高。脂肪肝患者主要是血清游离脂肪酸和三酰甘油增高，患者有时发生猝死，可能因脂肪栓塞于重要部位如肺动脉等，肝内脂肪可以进入动脉窦，而后再栓塞于肺或其他脏器。砷中毒和某些药物引起的肝炎可使血清胆固醇升高，也可有极低密度脂蛋白或低密度脂蛋白增高。

高血脂异常确诊后，患者应检查血糖、肝、肾功能和有关心脑血管疾病的相关内容，并注意尽可能确定有无促发血脂异常的其他疾病。

脸色发黑——"肝病面容"要警惕

肝病面容多表现为皮肤干枯，脸色发黑、灰暗，部分人的面部及其他暴露部位的皮肤也可出现色素沉着，尤其是眼眶周围的色素沉着更为明显。多见于慢性肝炎和肝硬化患者，是肝病患者常见的乙肝症状之一。

肝病面容特点为面部皮肤色泽逐渐变暗，脸色发黑没有光泽弹性差，皮肤干燥、粗糙，甚至出现"古铜色"面容。

有的患者眼圈周围灰暗尤其明显，有点像"熊猫眼"。

有的患者颜面部或鼻尖部出现细小的毛细血管扩张，好像纤细的网络。

"肝病面容"发生的原因与下列因素有关：

（1）雌激素因肝功能损害不能在肝脏代谢灭活，血中雌激素增多，从而引起黑色素的沉着。

（2）皮肤内酪氨酸酶含量增加，使酪氨酸变成黑色素的量升高。

（3）部分慢性乙肝、肝硬化病人肾上腺皮质功能低下，使垂体中间部分泌促黑色素细胞增加，此时伴有唇、口腔黏膜等处均有色素沉着。

随着病情的好转及肝功能的改善，"肝病面容"可以减轻。

"肝病面容"多见于慢性肝炎和肝硬化患者，是肝病患者常见的临床表现之一。当然，其他疾病也可能造成类似"肝病面容"的表现。肾病也常引起面色发黑，以及过度疲倦了也会引起，还有人天生皮肤就黑。其他疾病导致的血氧含量降低等也很容易造成"肝病面容"，比如说肺炎，高海拔地区，心力衰竭、气喘、肺心病、便秘、腹痛腹泻都可以引起。

如果你发现脸色发黑，应该结合其他的临床表现和检查手段才能诊断出是不是患了肝病。如果日常生活中遇到这种情况，而且自己尚无其他明显异常表现，最好到医院检查一下肝功和B超，以查明自己是否患有肝病。

耳鸣——肝气郁积化火

中医认为，人体的肝胆互为表里，而且手足少阳经均入耳中，若外界的热邪由表入里，侵犯少阳，或是情志抑郁、暴怒导致肝气郁积化火，均可导致肝胆火热循经上扰耳窍，引起耳鸣耳聋，严重时听力可能永远无法恢复。这种肝火型的耳鸣发作时不同于药物中毒、中耳炎等引发的突发性耳鸣，一般病情发展较慢，可能影响到双耳的听力，病人常感到耳内有潮水声或雷声，病情也是时轻时重，可能会在情志抑郁或恼怒时加重。

对于这类肝火型的耳鸣、耳聋，中医的治疗原则是清肝泻火，开郁通窍，常用龙胆泻肝汤等方药来进行缓解。另外，还可以通过一些自我调理手段来缓解病情、恢复正常的听力。比如饮食上要尽量清淡，避免吃一些辛辣的、刺激性的食物或喝烈性酒及大量饮酒，否则会导致气血上升，肝火更加旺盛，可能加重耳鸣耳聋。

怎样减轻耳鸣症状呢？

（1）参加一些娱乐活动，如下棋、跳舞等。

（2）听音乐，不仅能够掩蔽耳鸣，还能使注意力转移、心情愉快、心理放松。

（3）在日常饮食中应多吃富含维生素D、铁、锌等元素的食物，主要是瘦肉，能有效预防耳鸣。

耳鸣保健手法：

（1）用拇、食、中指揉搓耳郭及耳后颈部十多次，再按揉耳门、听宫、听会、翳风等穴，每穴15～30秒。

（2）用拇、食、中指捏住耳郭做牵引法十多次，然后用中指插入耳内做快速的震颤法。与此同时，病者自己用手捏住鼻子向外鼓气，可反复做2～3次。

（3）每日早晚捏提耳郭20～30次。

耳鸣护理手法：

动作一：鼓膜按摩

将两手手掌同时堵住左右耳，挤压后迅速离开，这样可促进耳部的血液循环，对缓解耳鸣以及缓解脑部疲劳有好处。

动作二：耳部按摩

洗脸时轻轻揉搓耳朵及耳垂，或是将双手掌按住耳部，拇指置于脑后，四指敲打后脑勺，这样可以通过刺激神经末梢来促进血液、淋巴循环和组织代谢，调节人体脏腑机制，缓解耳鸣。

动作三：张嘴与闭嘴

每天早晨起来时，将嘴最大限度地张开，向外呼出一口气，然后用力吸一口气再闭合起来，这样张张合合，连续多次，不仅能使脸部的多块肌肉有节奏地运动，还能促进身体的新陈代谢，嘴巴的一张一合，可以加速血液循环，还可使咽喉部得到活动，保持耳咽管的通畅，使耳朵内外的压力保持平衡状态，对于防治耳鸣有很好的疗效。

动作四：屏气法

定息静坐，咬紧牙关，以两指捏鼻孔，怒睁双目，使空气蹿入耳道，直到感觉轰轰有声为止，这样可以增加耳部各个血管的压力，使更多的血液在此集中，对缓解耳鸣有好处。

动作五：热敷法

用温热的毛巾紧贴在耳朵上，或是摩擦双手至感觉掌心发热时，将手掌紧按在双耳上，通过温度来使耳部的血管扩张，以增加局部的供血。

胁肋胀痛——莫生气，生气伤肝

胁痛主要责之于肝胆。因为肝位居于胁下，其经脉循行两胁，胆附于肝，与肝呈表里关系，其脉亦循于两胁。肝为刚脏,主疏泄,性喜条达;主藏血,体阴而用阳。若情志不舒,饮食不节,久病耗伤,劳倦过度,或外感湿热等病因,累及于肝胆,导致气滞、血瘀、湿热蕴结,肝胆疏泄不利,或肝阴不足,络脉失养,即可引起胁痛。

中医认为,在五脏之中,肝属木,喜条达,主疏泄。中医认为"怒伤肝""怒则气上",指的是大怒导致肝气上逆,血随气而往上冲,故伤肝。所谓"怒发冲冠""肝火太旺",指的都是发怒对人体健康的不利影响。如果一个人长期处于抑郁状态,那么他体内的气机就得不到宣泄,气机运转就不通畅,肝气不得疏泄,就会对肝造成很大的危害。

研究表明,肝脏内分布着丰富的交感神经,气恼忧愁会直接导致肝细胞缺血,影响肝细胞的修复和再生。一个人每月发怒5次,肝病发病概率可增加一倍。满腹牢骚,经常发怒的人比心态平和的人易患肝病。专家指出,培养乐观、开朗、宽容、放松的心理状态对健康至关重要。

学会制怒。当要动怒时,可赶快离开现场,到别处走走;或转移视线,想想生气于事无补,对身体不利,犯不着;或张口长长地呼出胸口之气,使自己平静下来。

经常爱发怒的人,除加强修养外,还应适当吃点清肝火的药物,多吃点小麦粉、玉米面、豆制品、白萝卜、油菜、芹菜、海带、牛奶等食物。

乏力、倦怠——肝病的开始

疲劳的特点就是人感到力不从心,同时伴有劳累感、厌烦、虚弱和易怒。疲劳或许是肝病最常见和轻微的症状,普遍存在于各种类型的肝脏疾病和肝脏疾病的各个阶段。在发现这些症状与肝病有关之前,为了查明疲劳的原因,应该到医院检查。甚至因为抑郁经常与疲劳相伴,一些患者的疲劳可能由肝病本身或是与肝病相关的紊乱,如甲状腺疾病、维生素缺乏等引起的。医生必须仔细地查找所有可能引起病人感到疲劳的因素,而有些病因是容易医治的。

(1)糖代谢发生紊乱。患乙肝时,乳酸转化为肝糖原的过程比正常迟缓,体内乳酸堆积,即可感到肌肉发酸。正如我们平常做剧烈活动或劳动后,身体消耗的能量很多,糖原分解加速,产生的乳酸也增多,因而感到肌肉酸痛、疲乏无力。

(2)胆碱酯酶减少。患乙肝时,胆汁排泄受阻,胆汁中的胆盐就潴留在体内。而胆盐有抑制体内胆碱酯酶的作用,这种胆碱酯酶是人体神经与肌肉之间传导兴奋的媒介物。胆碱酯酶减少,能引起神经—肌肉传导功能紊乱,以致使人感到疲乏无力。

(3)维生素E缺乏。肝脏是维生素E的主要储存场所,乙肝患者出现肝脏疾病时肠道吸收减少,故体内维生素E含量下降。而维生素E具有调节体内酶系统的作用,能减少体内组织中氧的消耗,有利于组织增强其对低氧状态的耐受性。

恶心、食欲不佳——或许是肝病

很多人一旦有消化道方面的表现,比如恶心、胃痛、食欲不振等,就怀疑是胃出了问题,吃了胃药后却不见效果,去医院检查才发现是肝脏有问题。

哪些消化道表现是肝病常见的症状呢?

大多数肝病都会出现消化道问题,和胃病的某些症状比较相似,比如:恶心、厌油腻、食欲差等,还可出现呕吐、腹泻、脾肿大等症状。另外,慢性肝病引起的肝原性溃疡病、门静脉高压性肠病等,也会有这样的症状。

对此,肝病专家指出:"很多患者觉得恶心就是胃的问题,结果仔细检查诊断后才发现,自己患的是肝病。患者甚至因为长期把肝病当胃病治,擅自服药,结果发展到了肝硬化晚期,或是肝癌,但此时已错过最佳治疗时机。"

肝病和胃病怎么区分呢?

肝病可伴有面色萎黄、尿黄、肝区不适、恶心、厌油腻,甚至皮肤瘙痒等症状,再详细询问可能会有大量用药经历或肝病病人密切接触史。而胃病多数都曾有过刺激饮食、用药及饮酒等,常伴有泛酸、胃灼热、上腹痛,进食后症状可加重或缓解。

如果本身没有胃病史，却持续出现不明原因的疑似胃病症状，不要自行用药，应去医院确诊。除了要做胃部检查外，肝功能检查也是必须的，特别是经常喝酒、劳动强度过大的人群，以及乙肝病毒携带者，要特别注意。

将军肚——肝脏好辛苦

将军肚也称啤酒肚、罗汉肚、腹型肥胖，是指男子因发胖而形成的向前腆起的腹部，男性的腰围（围绕肚脐眼一周）大于90厘米，女性的腰围大于80厘米，即可诊断为腹型肥胖，也就是"将军肚"。

腹部肌肉松弛和腹部脂肪层过厚是导致"将军肚"的主要原因。在大多数情况下，它是饮食不节制、酗酒和缺乏锻炼的后果。特别中年肥胖者中又主要以"腹型肥胖"为主，约占70%，也就是说"将军肚"占绝大多数。究其原因，一是每日进食的脂肪等营养物质大量过剩；二是随着年龄的增长，体育运动等逐渐减少，基础代谢率降低，脂肪消耗量下降，这样多余的脂肪就只好向腹部堆积，因此"将军肚"自然突显；第三，决定一个人睡眠质量的关键是深眠阶段，深眠时间越少，决定人体生长的激素分泌也就越少，身体就容易走样。"将军肚"从某种程度上来说，也是因睡眠不足而起。另外，肥胖也可能与遗传、心理因素及内分泌失调等因素有关。

如果出现"将军肚"，说明体内存在脂肪代谢过剩的情况，而脂肪代谢一旦出现问题，就很容易沉积在肝脏中，形成脂肪肝。在脂肪肝发生的过程中，酒精起到了推波助澜的作用。这是因为酒精不像其他营养物，消耗不掉可以储存起来；它一进入人体就要马上被消耗掉，而机体消耗酒精的时候，处理脂肪的过程便会停止，等于变相增加了脂肪的堆积。

防止腹部脂肪堆积，要少吃多动。少吃，就是少吃糖、淀粉、动物脂肪等，以吃七分饱为度，这样可以促进体内脂肪的消耗。多动，就是多参加体育锻炼，如跑步、爬山、骑车、游泳、打球等，可使腹部脂肪减少。

消除"将军肚"的根本措施不外乎减肥和增强腹肌锻炼。现介绍几种消除"将军肚"的方法，实践效果很好，不妨一试。

1.节制饮食

平衡健康饮食是消除腹部脂肪的最主要方法,为此以粗粮、杂粮、蔬菜、水、脱脂牛奶及适量鸡、鱼为主，避免吃得过饱过好，尤其应严格控制晚餐。最好远离油炸食品、巧克力和饭后甜食。少食汉堡包、三明治、比萨饼、油炸土豆片等快餐，减少饮酒量。酗酒者，不论白酒还是啤酒，喝得太多都容易引起"将军肚"。

2.适当饮水

保持身体充足的水分是一个不可忽视的问题，因为它有利于控制饮食量。专家建议每天至少喝两升水，以消除毒素。

3.消耗脂肪

要经常进行有氧体育锻炼，每天至少要做15分钟较剧烈的运动，或做30分钟一般体育锻炼，如骑自行车、慢跑、游泳或做健美操等都是较理想的运动，这样才能真正达到消耗脂肪的目的。

4.合理治疗

一旦发现肥胖，特别是腹型肥胖，宜及早进行减肥治疗。适度减轻体重1%～5%是首要治疗方法。每天快步行走3公里，可"走"掉大肚子，"走"低血糖。减轻体重不宜随便选用减肥保健品，因减肥保健品成分不明确，疗效难以保证，甚至还可能加用了违禁成分。最好在医生指导下选择合适的减肥处方药。

5.强健腹部

实践证明，腹部运动只能锻炼肌肉，消除堆积的脂肪效果甚微，所以没有必要长时间进行腹部运动。以下三种练习中每天每个动作只做几分钟就足够了，关键是持之以恒。开始每个动作做20次，后增至40次，3周之后增至60次。

动作一：上腹和中腹运动。躺在有坡度的地板上，双腿放在一个板凳上，形成一个约90度的角，然后双臂交叉放在胸前，收缩身体，从地上抬颈部、双肩及上半部（同时做吸气运动），并尽量使下巴靠在胸前，以避免让颈部使劲，然后慢慢回到原来的位置（同时呼气）。

动作二：下腹运动。躺在地板上，双腿绷紧并抬高与地面形成30度角，双臂平放在地面上，双腿再抬高至与胸形成90度角（同时做吸气运动），然后双腿回到原位（同时呼气），但不要触地板。

动作三：腹部运动。躺在地板上，双手放在头后，双腿弯曲，双脚平放在地板上，慢慢抬高双肩和背的上半部，并向左稍微转动（同时吸气），然后慢慢到原来位置上（做呼吸运动），背部第二次抬起时向右转，以此类推。

泄泻——肝和脾的战争

泄泻，是指排便次数增多，粪便稀薄，甚至泻出如水样。一般以大便稀薄，时作时止，叫"泄"，大便直下，如水倾注，叫"泻"，但临床上多合称为"泄泻"。导致泄泻的原因很多，简而言之，不外乎外感和内伤两个方面。外感以风寒湿热内犯肠胃较为多见，内伤则有饮食所伤、肝脾不和、脾胃虚弱以及肾阳虚衰等多种因素。

中医讲究阴阳平衡，五行之水木金火土相生相克。肝属木，脾属土，土能生木，木反过来要克土。阴阳平衡、五脏平和协调，相安无事；一旦木气旺盛，土气衰微，肝气必然会侵犯脾胃，导致肝脾不和。

肝的疏散泄利之功能下降，脾之健运功能低下，肝脾关系失去平衡，导致肝脾功能紊乱而致肝脾不和。此多因情志不畅，郁久伤及肝脏；或者饮食不节、劳倦伤脾所引起。脾主司运化之职，依赖于肝气的疏泄，如果肝脏的功能正常，疏泄就会得以调畅，脾运就会健旺；反过来肝失疏泄也可以导致脾失健运，如果脾失健运也可以导致气滞湿阻，从而影响肝气的疏泄；所以二者是可以相互影响的。

肝脾不和容易导致腹泻，那么怎么调理呢？

保持心情的舒畅、乐观的心情，首先还要保持一个健康的心理。可以用以下方法：

1.通周辅助法

体态、呼吸、意念：采用高位撑的体态，在沙发扶手、桌子、床头等两尺高以上的地方均可以练习，开始只做简单的机械运动，不管呼吸，不加意念，待两臂感到微酸、累的时候，开始加意念并配合呼吸。身体向下时吸气，用全身的毛孔往里吸，要吸满。起身时，双手支住身体，全身放松，不要急于做连续动作。在支起的过程中休息一会儿，起身时呼气，意想体内的真气顺尾闾往上走，经督脉，百会降入下丹田、会阴。一呼呼一圈，连续撑一阵后放松站立一会儿，便可收功。

功效：增强内气，经常练这一式，会感到内气沿着后背一片片地往上运行。平时坐站的时候，也经常出现尾闾处有气往上升，且面积很大，这都是真气充足的表现。治疗督脉上的疾病，因气足时要冲击两侧腧穴，故又是对上半身的全面调理。

2.睡觉锻炼

体态、呼吸、意念：开始是仰卧，全身放松，两手置于身体两侧，进行体呼吸，吸气时，意想宇宙间真气通过全身毛细孔吸进来，呼气时，意想全身的病气、浊气通过全身的毛细孔射出去射透天边。

做一阵以后，放弃吸射的意念，一切顺其自然，只知道自己还在练就可以了，也可用侧卧方式练习，身体向右侧卧，右手心向上，置于头侧，左手放在左胯上，两腿自然弯曲，进行体呼吸，意念同上。可在练习态中入睡，睡醒时不要急于起床，可在床上闭目练习体呼吸，待全身有了气感后，再起床，这种在练习态中睡着，又在练习后起床的功法，等于一宿都在练，凡此类情况均为好现象，不必惊慌害怕，也不必欣喜，要注意保持平静，一切顺其自然。

功效：对神经衰弱、失眠、多梦的病症有特殊疗效，长期练习疗效好。

3.行走锻炼

体态、呼吸、意念：行走时脚跟先落地，要一步一个脚印地走，呼吸时采用体呼吸，即吸气时，意想宇宙中真气通过全身的毛细孔吸入体内，呼气时，意想全身的病气、浊气、疲劳之气通过全身的毛细血管射出去，射透天边，呼吸要与走路的速度相结合，不宜快行。

功效：练出自然换气的功能，脚跟先落地，可以调动肾经，故有强肾固本的作用。

4.跑步锻炼

体态：慢跑，呼吸、意念：体呼吸，即吸气时，意想宇宙中真气通过全身的毛细孔吸入体内，呼气时，意想全身的病气、浊气、疲劳之气通过全身的毛细血管射出去，射透天边，呼吸要与跑步的速度相结合，不宜太快。

注意事项：练跑时，舌尖始终抵住上齿龈，口中出现口水时，标志内分泌系统已经活跃，可将口水分几口咽入肚内。慢跑时，身体上下起伏不要太大，注意平缓。

功效：主治干燥综合征，加强内分泌系统功能，全身性调理。

5.颤抖法

体态、动作、意念：两脚踏地与肩同宽，两手自然下垂，两腿微曲，全身松立，眉心舒展，面带微笑，全身做有规律的上下颤抖。颤抖一阵以后，身体松立，意想全身的病气、浊气、疲劳之气顺着已经通畅的经络排入地下，排一阵病气之后，放弃排病气的意念，意守下丹田静养一会儿，内视真气在体内运行的情况，最后深呼吸三次，将气沉入下丹田后收功，此功可以随时随地练，不受场地限制。

呼吸：自然呼吸。

功效：排病气；主治神经衰弱、头晕、头涨，练习之后有一种形象高大的感觉，头脑清醒。尤其适合脑力劳动者练习；是一种全身性的调理，练后周身轻松。

6.以音助气立掌法

体态、呼吸：两臂向下伸直，指尖向上抬起，掌根下按，呼气时发出鼻音，同时放松两臂、两手，以音催气，沿两臂下行，体会手心感觉。也可将两手立掌向前推出，两臂平举。

功效：疏通两臂经络，帮助发放外气，按摩劳宫穴，对治疗寒证效果较好；可治疗两臂上及与手三阴、手三阳有关的脏腑疾病。

每月那几天——女子养肝很重要

中医学认为，女性以血为本，血为气之母，气为血之帅，血赖气的升降出入运动而周流。气血和调，则经来如常。酸入肝属木，肝藏血而主疏泄，"女子以肝为先天"；甘入脾归土，脾统血而主运化，为生化之源、后天之本。肝与脾在气血生成、贮藏、运行方面密切联系，相辅相成。酸甘既济，功能协同，敛阴不留浊，益气不伤阴，气血调和，则经血以时下。

肝脏是人体新陈代谢的中心站，它很像一座巨大的化工厂和营养库，可以制造和贮存人体需要的各种物质，是参与激素代谢的重要器官。人体分泌的激素种类很多，正常情况下，血液中各种激素都保持一定的含量，经肝脏处理后被灭活。女性的规律性月经来潮与机体内分泌的雌激素有关。当女性患了肝炎之后，肝功能就会受到损害，因此，雌激素在肝脏内被灭活的功能下降，致使体内雌激素相对增多，引起卵巢功能紊乱，导致性生理发生某些变化，如月经不调等症状。肝炎导致月经异常的另一种表现是月经的错后或阶段性闭经。妇女患病毒性肝炎后，除可导致月经不调外，还会出现如营养不良、贫血、出血等症状。

中医学认为，肝藏血，主疏泄，肝经与任冲二脉相连。肝脏功能失调后可以导致任冲二脉受损，肝气不和，肝郁气滞，从而引起经期紊乱；若阴血不足、血海空虚、脉道受阻、血行不畅，就会经血量少，经期后延或闭经；若肝阳上亢、湿热内蕴、热盛易迫血上行，则可引起月经周期提前，经血量过多或衄血等症状。

肝脏病变引起的月经异常是一种可逆性病症，只要肝脏病变能得到积极的治疗和控制，月经即可恢复正常。因此，患者不必过于忧虑，更不可盲目投医用药，以免加重肝脏的负担，从而导致病情恶化。

脱发——滋养肝肾是关键

脱发不是单纯的皮肤问题，其根源在于肝、肾、脾等内脏功能失调，只有好好调理，使机体达到阴阳平衡，脱发的问题才能解决。

为什么会脱发？患有系统性疾病（如甲状腺疾病、红斑狼疮、糖尿病等）可引起脱发，这些脱发，只要原发病得到控制，脱发就会得到改善。而我们日常生活中常见的脱发，主要包括斑秃和男性型脱发，这与肝、肾、脾的关系密切。

丙肝患者为什么也容易脱发呢？

丙肝患者掉头发太厉害可能是由于病毒的侵蚀或药物的刺激而引起的，临床上导致丙肝患者掉头发太厉害的原因有很多，首先丙肝患者受病痛折磨，忧思过度、情绪低落就会出现掉头发的症状。其次，由于丙肝病毒对肝脏造成损伤，并侵蚀其他器官组织等，造成患者的免疫力下降，此时患者也会出现掉头发的症状。另外，丙肝患者服用一些药物，药物对人体产生刺激，也会出现掉头发的现象。

干扰素是目前常用的丙肝治疗药物，不过也有一定的不良反应。如果丙肝患者掉头发太厉害，是由于药物刺激引起的话。此时丙肝患者千万不能盲目停药、随意换药，患者需要在专业医生的指导下来调整用药方案，降低药物的不良反应，缓解掉头发的症状。

丙肝患者如果严重地掉头发还需及时到专业正规的肝病医院进行检查，而后在专业医生的指导下及时调整治疗方案，这样才不会延误病情，进而减轻患者的痛苦。

满身酒气——肝脏代谢酒精的能力在下降

酒精对肝细胞的毒性主要是通过影响肝脏的代谢，使肝细胞膜表面的脂质成分过度氧化，从而破坏了肝细胞膜。进一步发展，会使肝细胞内的微管和线粒体等结构都受到破坏，肝细胞肿胀、坏死、对脂肪酸的分解和代谢发生障碍、引起肝内脂肪沉积，形成脂肪肝。酒精不但可以损伤肝细胞，还可造成肝脏毛细胆道的损伤，或诱导自身抗体的产生，造成肝细胞和毛细胆道的炎症，使血中的 γ-谷氨酰转肽酶明显升高。酒精对肝脏的危害随着量的增加和饮用时间的延长按照"酒精性脂肪肝→酒精性肝炎→酒精性肝硬化"三部曲逐渐发展。饮酒的量越多，时间越长，肝脏的脂肪性变就越严重。每日饮酒比间断饮酒危害性大，一次大量饮酒比一日分次小量饮酒的危害性大。据统计，慢性嗜酒者近60%发生脂肪肝，20%～30%最终将发展为肝硬化。

那么，哪些因素可能影响您发展为酒精性肝病呢？

（1）酒精摄入的剂量与时间通常与肝脏疾病的发生呈线性关系。女性酒精摄入量20克/日，男性60克/日，连续几年即可导致肝损害发生。男性酒精摄入量超过80克/日，女性酒精摄入量超过40克/日，连续10年可以导致肝硬化发生。饮酒的持续时间非常重要。因此，不要经常喝酒，而且每次控制饮酒的度数和总量非常重要。酒精摄入量的计算方法是：摄入的毫升数×酒精浓度×0.8。

（2）营养不良可促进酒精对肝脏的伤害，加快肝纤维化、肝硬化的进展。同时，酒精也可以促进营养不良，降低食欲。酒精的代谢产物作用于胃肠道和胰腺，影响营养物质的吸收。所以，吃饱了再喝酒，高蛋白饮食后再喝酒，多吃肉后再喝酒可能相对能减少酒精对肝脏的损伤。研究人员还发现，不良的饮酒方式也是酒精性肝病发生的危险因素。如空腹饮用白酒和混合饮用多种酒类可使酒精性肝病的发病率明显增加，而单纯饮用啤酒等有色酒者，酒精性肝病发病率较低。

（3）很多人也发现并非所有过量饮酒的人都会发生明显的肝损害。这就是遗传因素起了作用。酒精在肝脏代谢的过程中需要三种酶来分解：乙醇脱氢酶、乙醛脱氢酶和细胞色素P4502E1。乙醇脱氢酶的多型性与同量饮酒、个体血清中酒精浓度不同相关。乙醛脱氢酶不同基因型与是否脸红有关。P4502E1多态性与酒精性肝病的易感性差异可能关联。与对乙胺酰基酚类药物协同作用，可加重肝脏毒性。

（4）摄取酒精后20%～25%是在胃里吸收的，剩余的绝大部分都是在小肠上段到空肠段吸收。吸收的酒精90%以上都是由肝脏代谢。乙醇在肝脏内先代谢为乙醛，最后才能成为乙酸。而中间产物乙醛能导致线粒体的功能障碍，会在饮酒后15～30分钟出现脸红、心跳加速、低血压、眩晕、恶心、呕吐、头疼、乏力等症状。乙醛还可以与各种蛋白结合形成乙醛-蛋白结合物。后者具有一定的抗原性，从而可能引起机体的免疫反应。因此过量饮酒产生的乙醛与肝细胞的损害有重要的关系。同时，辅酶的消耗也导致组织耗氧，肝小叶中心缺氧病变。

除以上四种主要影响因素以外，还有一些因素增加了得酒精性肝病的风险。比如：同时存在病毒性肝炎，消瘦、营养不良或喝酒时进食量小，肥胖，铁负荷增加，女性，幽门螺杆菌检测阳性，患有胃炎。所以，有这些因素存在的人同量酒对肝脏伤害更大，更要注意少喝酒或不喝酒。

肝掌——患肝硬化的概率在增长

肝掌在慢性肝病患者中很常见，尤其以肝硬化患者发生率最高。肝掌是什么样呢？肝掌外观主要表现为：手指根部、手掌根或手掌面发红明显，或呈现粉红色成一片一片的大块或小块胭脂样斑点，压之褪色，久者可形成紫褐色。如仔细观察可见许多星星点点扩张连成片的小动脉。肝掌也随肝功能好转而减轻或消失。

当患了慢性肝病特别是肝硬化后，在大拇指和小指等手掌根部的大小鱼际处皮肤出现了片状充血，或是红色斑点、斑块，加压后变成苍白色，放开很快变红。这种与正常人不同的手掌称为肝掌。肝硬化病人中，大部分会出现肝掌。

肝掌是怎么形成的呢？其实肝掌的发生原因与蜘蛛痣一样，主要是肝硬化时，由于肝的功能减退，雌激素的代谢灭活功能发生不同程度的障碍，雌激素在体内累积，刺激毛细动脉充血、扩张，久而久之形成了肝掌。雌激素的灭活失衡还可使肝炎患者出现毛细血管扩张、月经失调、睾丸萎缩或男性乳房发育，若病程长久，可造成皮肤细胞黑色素的增加，从而引起肝性黝黑面容。

乙肝病毒携带者会出现肝掌吗？

当乙肝病毒携带者发病时，由于肝功能减退，雌激素的代谢灭活功能发生不同程度的障碍，久之，雌激素在体内积累多了，便刺激毛细动脉充血、扩张，形成了肝掌。

出现肝掌不一定都有肝病。但是乙肝病毒携带者出现肝掌一定不能疏忽大意，应及时地去医院进行检查，根据相关检查结果就医治疗。

正常男性女性的肾脏上方各有一个略呈三角形的分泌人体激素的腺体，称为肾上腺。这个腺体不断地产生雌激素，与机体产生的雄激素保持相对平衡的正常水平，从而保证机体在这方面的生理生化代谢功能正常。另外，女性卵巢也产生此种激素。这些激素随着血流周游全身，最后要在肝脏分解灭活。

然而，当肝硬化时，由于肝功能减退，雌激素的代谢灭活功能发生不同程度的障碍，久而久之，雌激素在体内积累多了，便刺激毛细动脉充血、扩张，形成了肝掌。

肝硬化和慢性肝病病人可能出现肝掌，但出现肝掌的不一定都有肝病。临床上往往见到不少健康人也有肝掌，但经过数年，甚至几十年后的观察，肝脏功能一直正常，从未出现过肝脏病变。因此对于出现肝掌者，应结合病史、体格检查、肝功、乙肝两对半、B超、扫描等多项检查后并经过综合分析判断，然后才能做出正确的结论。

蜘蛛痣——不该出现的小红花

蜘蛛痣是由皮肤小动脉末端分支性扩张所形成的血管痣，它的颜色暗红，形似蜘蛛，是由于患者体内雌激素相对增多引起的。人体内的雌激素主要来源于肾上腺皮质；此外，女性的卵巢也会分泌一些雌激素。雌激素通过血液周游全身，在肝脏内被灭除活性后，与体内的雄激素保持着动态平衡。当人们患了肝炎、肝硬化等肝病时，就会引起肝功能减退，进而导致肝脏对雌激素的灭活能力下降，久而久之，雌激素便会在体内越积越多，以致引起体内的小动脉扩张而形成蜘蛛痣。在临床上，可以通过下面的方法来确诊蜘蛛痣：多出现于面部、颈部及胸部，亦有其他部位出现者。表现为中心部直径2毫米以下的圆形小血管瘤，向四周伸出许多毛细血管，且有分支，看上去恰似一个红色的蜘蛛趴在皮肤上。若用铅笔尖压迫中心部，蜘蛛痣就会消失，因为蜘蛛痣的血流方向是从中心点流向周围毛细血管分支，若中心部受压则血流阻断，蜘蛛痣因缺血而消失。

虽然蜘蛛痣是肝病患者常见的体征之一，但它也可出现在健康人身上，特别是处于青春期、月经期以及妊娠2～5个月的女性身上常出现蜘蛛痣。随着女性体内雌激素水平的下降，蜘蛛痣可逐渐消失。此外，患有风湿性关节炎、类风湿关节炎的人及B族维生素缺乏者也可出现蜘蛛痣。

但是，男性身体上的蜘蛛痣较女性更有临床意义。据研究，如果对有蜘蛛痣的男性进行肝脏活组织检查，约有85%的人可出现肝脏的病理性改变，其中1/3的人患有肝硬化。同时，蜘蛛痣的消长往往与肝病患者病情的进展有一定的关系，即其病情好转时蜘蛛痣会缩小、减少甚至消失；其病情加重时蜘蛛痣则会扩大或增多。

肝功能变化——肝病的因与果

肝脏的生理功能极为复杂，因此肝功能检查种类繁多，医生常选择几种有代表性的项目来了解肝功能，根据肝功能指标来判断肝脏的合成功能、代谢功能等是否正常。

1.谷丙转氨酶（ALT）

ALT：正常值0～40，当出现40～120时则提示有轻型肝炎，当出现120～400时为中型肝炎，当大于400时为重型肝炎；AST（谷草转氨酶）：正常值0～37，当AST大于ALT时则说明肝脏受损严重。而AST/ALT（谷草/谷丙）两者之间的正常比值为0.80～1.50。

2.谷氨酰转移酶（GGT）

GGT正常值为7～32，偏高则提示有肝炎的存在。ALP（碱性磷酸酶）：正常值为53～128，出现偏高则说明肝炎的存在。

3.总胆红素（TBILI）

正常范围5.1～19.0，当为17.1～34.2时则提示有轻型肝炎，当出现34.2～85.5时为中型肝炎，大于85.5则说明重型肝炎。DBILI（直接胆红素）正常范围0.0～5.1。IBILI（间接胆红素）正常范围5.0～12.0，此几项主要反映肝脏的代谢功能是否有减弱。

4.总蛋白（TP）

正常范围60～80，ALB（白蛋白）正常范围35～55。当大于35为轻型肝炎。当小于32为重型肝炎。GLB（球蛋白）正常范围15.0～35.0。ALB/GLB（白球比）正常范围1.00～2.00。1.3～1.5为轻型肝炎。1.0～1.2为中型肝炎。小于0.9则为重型肝炎。

肝功能检查的正常值

1.肝功能正常值——谷丙转氨酶（ALT）

参考值为小于50单位，是诊断肝细胞实质损害的主要项目，其高低往往与病情轻重成正比。在急性肝炎及慢性肝炎与肝硬化患者身上，ALT均可升高。但ALT缺乏特异性，许多肝疾和肝外疾患均可升高。另外，ALT活性变化与肝脏病理组织改变缺乏一致性，有的严重肝损患者ALT并不升高。

2.肝功能正常值——门冬氨酸转移酶（AST）

前者位于细胞质中，后者位于细胞线粒体中。AST升高的意义在诊断肝炎方面与ALT相似，在一般情况下，其升高幅度不及ALT，如果AST值高于ALT，说明肝细胞损伤、坏死的程度比较严重。如果测定其为同工酶则意义更大，轻型肝损时仅有AST升高，而重型损害则AST明显升高。

3.肝功能正常值——碱性磷酸酶（ALP）

正常参与值为30～90u/L。由三种以上同工酶组成，即肝脏型、肠型（含量极微）及胎盘型（仅见于中后期孕妇），还有一部分来自骨骼。ALP经由胆道排出。因此，肝脏疾患出现排泄功能障碍，胆道疾患、骨骼疾患（如成骨肉瘤、转移性骨瘤）均可使ALP上升。

引起肝功能不全的原因很多，可概括为以下几类：

（1）感染寄生虫、钩端螺旋体、细菌、病毒均可造成肝脏损害；其中尤以病毒最常见（如病毒性肝炎）。

（2）化学药品中毒如四氯化碳、氯仿、磷、锑、砷剂等，往往可破坏肝细胞的酶系统，引起代谢障碍，或使氧化磷酸化过程受到抑制，三磷腺苷（ATP）生成减少，导致肝细胞变性坏死；有些药物，如氯丙嗪、对氨柳酸、异烟肼、某些碘胺药物和抗生素，即使治疗剂量就可以引起少数人的肝脏损害，这可能与过敏有关。

（3）免疫功能异常肝病可以引起免疫反应异常，免疫反应异常又是引起肝脏损害的重要原因之一。例如乙型肝炎病毒引起的体液免疫和细胞免疫都能损害肝细胞；乙型肝炎病毒的表面抗原、核心抗原、e抗原等能结合到肝细胞表面，改变肝细胞膜的抗原性，引起自身免疫。又如原发性胆汁性肝硬化，病人血内有多种抗体（抗小胆道抗体、抗线粒体抗体、抗平滑肌抗体、抗核抗体等），也可能是一种自身免疫性疾病。

（4）营养不足缺乏胆碱、甲硫氨酸时，可以引起肝脂肪性变。这是因为肝内脂肪的运输须先转变为磷脂（主要为卵磷脂），而胆碱是卵磷脂的必需组成部分。甲硫氨酸供给合成胆碱的甲基。当这些物质缺乏时，脂肪从肝中移除受阻，造成肝的脂肪性变。

（5）胆道阻塞（如结石、肿瘤、蛔虫等）使胆汁淤积，如时间过长，可因滞留的胆汁对肝细胞的损害作用和肝内扩张的胆道对血窦压迫造成肝缺血，而引起肝细胞变性和坏死。

（6）血液循环障碍如慢性心力衰竭时，引起肝瘀血和缺氧。

（7）肿瘤如肝癌对肝组织的破坏。

（8）有些肝病是由于遗传缺陷而引起的遗传性疾病。例如由于肝脏不能合成铜蓝蛋白，使铜代谢发生障碍，而引起肝豆状核变性；肝细胞内缺少1-磷酸葡萄糖半乳糖尿苷酸转移酶，1-磷酸半乳糖不能转变为1-磷酸葡萄糖发生蓄积，损害肝细胞，引起肝硬化。

糖尿病——并非"都是胰岛惹的祸"

慢性肝炎或肝硬化而引起糖代谢紊乱，加上环境因素、病毒、化学毒物引起自身免疫反应异常，最终导致胰岛B细胞功能失调，临床上出现血糖、尿糖增高——这种继发于肝实质损害的糖尿病称为肝源性糖尿病或肝性糖尿病。

肝脏与糖代谢密切相关，它在糖异生及糖原的合成、贮存、释放等方面起着重要的调节作用，是糖类代谢的主要场所，能维持血糖的稳定。肝脏病变很容易引起糖代谢障碍。一些参与糖代谢的激素，如胰岛素、胰高血糖素、生长抑素等分泌后也直接经门静脉进入肝脏，肝脏是这些激素作用的靶器官。

肝炎并发糖尿病的发病率为5%～10%，肝硬化引起糖尿病的发病率可达30%～40%。胰岛素敏感性降低是肝源性糖尿病及慢性肝病患者葡萄糖耐量异常的主要原因。另外，肝炎病毒侵犯胰腺，也可能影响胰腺的内分泌功能，与肝源性糖尿病的发生有关。患者在治疗肝病过程中吃糖过多或输入葡萄糖过量，造成胰岛B细胞长期负担过重，发生功能障碍也会引发糖尿病。

肝脏病变为什么会得糖尿病？

（1）肝脏广泛受损，由葡萄糖合成肝糖原的能力下降，导致血糖升高。

（2）肝细胞受损，使肝细胞膜上的特异性胰岛素受体数量减少，加重胰岛素抵抗负担，致使胰岛素降糖效力下降，血糖升高。

（3）肝脏病变时，常继发高醛固酮血症，当失钾过多时，可抑制胰岛素分泌而影响糖代谢。

需要注意的是，肝脏病变对糖代谢的影响具有双向性。当肝脏发生弥漫性病变时，一方面糖原合成障碍容易引起高血糖；另一方面由于肝脏对胰岛素的灭活减少和肝糖原储存的减少，又容易发生低血糖，所以，肝脏病变容易出现空腹低血糖和餐后高血糖。

肝源性糖尿病在治疗上有何特点？

（1）不应单纯降糖，而应保肝、降糖双管齐下。

（2）饮食控制要适度。多数肝硬化的患者都存在营养不良，如果为了控制血糖而严格限制饮食，将会加重低蛋白血症和影响疾病的预后。另外，控制饮食还会导致维生素K的摄入量减少，从而引起凝血功能障碍。

（3）降糖不能选择口服降糖药，而应选择胰岛素。因为口服降糖药都要通过肝脏代谢，对于肝功能异常的患者来说，会增加肝脏的负担，使肝病加重甚至诱发肝功能衰竭。

需要说明的是，由于肝硬化患者的肝糖原贮存减少，胰升糖素刺激肝糖原分解生成葡萄糖的能力远比没有肝病的患者低，因而容易出现低血糖。在用胰岛素治疗肝源性糖尿病时，一定要充分考虑到这一点，胰岛素用量要谨慎，以应用短效胰岛素为宜，同时要加强自我血糖监测。

第三章　不同肝病的防护与治疗

脂肪肝，肥胖是罪魁祸首

脂肪肝是一种常见的慢性肝病，是由各种原因引起的肝细胞内脂肪堆积过多的病变。

脂肪肝常无自觉症状，有些类似轻症肝炎，黄疸少见，如有亦为轻度。脂肪肝患者多无自觉症状，或仅有轻度的疲乏、食欲不振、腹胀、嗳气、肝区胀满等感觉。

近年来，脂肪肝的患病率逐渐上升，上班族中检出脂肪肝的比例已达20%以上，而且有低龄化的趋向。

肥胖与脂肪肝有着密切的关系，有报道称肝内轻度脂肪浸润可见于约半数的肥胖患者，在重度肥胖者中脂肪肝的发病率为61%～94%。肝内脂肪的堆积与体重的超标程度成正比。有学者对肥胖者进行组织观察，发现12%的病例肝脏正常，80%病例有肝内脂肪变性，33%的病例兼有脂肪肝性肝炎、脂肪性肝炎和脂肪性坏死性炎性变，29%的病例兼有肝纤维化，3%的病例兼有肝硬化。肥胖患者的体形特点对脂肪肝的形成也有一定的影响。

肥胖时脂肪组织和肝细胞的胰岛素受体减少，出现胰岛素抵抗，因而有脂肪动员，进入肝的脂肪酸增加，促进中性脂肪合成，导致脂肪肝。外周组织由于胰岛素的抵抗性，耐糖能力降低，而脂肪细胞的三酰甘油蓄积达到最大限度，外周组织游离脂肪酸的动员增加，进入肝脏，引起肝脏的三酰甘油合成亢进。此外，肥胖患者常食用低蛋白和高碳水化合物的食物，食谱中蛋白质与热量的失衡，也可能是另一个因素。当摄入的碳水化合物过多时，葡萄糖可转化为游离脂肪酸。在脂肪组织中中性脂肪合成增加，因脂肪组织对胰岛的对抗，导致游离脂肪酸的动员和高游离脂肪酸血症，因而由于三酰甘油的蓄积而导致脂肪肝。

随着脂肪肝的不断加重，身体也会慢慢胖起来，形成肥胖症几乎是必然的。尽管肥胖症的形成原因有很多，脂肪肝无疑是其中最主要的一个。

一般正常人的肝内总脂肪量，约占肝总重的5%，脂肪量超过5%为轻度脂肪肝，超过10%为中度脂肪肝，超过25%为重度脂肪肝。肝内脂肪的堆积量其实是和体重成正比的。

正因为脂肪肝是肥胖的重要诱因之一，因此，及时调理、预防脂肪肝是减少肥胖症的方法之一。脂肪肝所引起的肥胖人群首先要注意饮食上的调养，以低脂饮食为宜，并且以植物性脂肪为主。

脂肪肝是仅次于病毒性肝炎的第二大肝病，已被公认为隐蔽性肝硬化的常见原因。脂肪肝是可逆性病变，只要注意合理饮食、增加体育锻炼、早期适当治疗即可。

酒精肝，摒弃有害生活方式是关键

酒精肝，是酒精性肝病中最早出现、最为常见的病变，全称为酒精性脂肪肝。酒精肝是由于长期大量饮酒所致的肝脏损伤性疾病，那么酒精肝的症状有哪些？对人体的危害有哪些？怎么治疗酒精肝？

酒精肝有什么症状呢？轻度的酒精肝表现为肝区有不适、肝大的感觉，少数还会有脾大的症状，会觉得腹胀，容易乏力，还会有厌食的情况，水肿、蜘蛛痣、腹腔积液、发热、面色灰暗、白细胞增多类似细菌性感染。中重度的酒精肝患者的一般表现为AST和ALT中度升高、AST/ALT比值接近3等指标的情况，除了有轻度酒精肝患者的症状外，还会有腹泻、恶心呕吐、四肢麻木，甚至会有性功能减退的情况发生。这些是临床表现，酒精肝还有病理症状表现：酒精肝只是一个早期的疾病，如果处理不当，就会导致肝脏纤维化，肝细胞坏死等变化，肝脏释放蛋白质不及时，就会抑制糖原异生作用，阻碍维生素的利用，脂肪肝就产生了，酒精引起的高乳酸血症，通过刺激脯氨酸羟化酶的活性和抑制脯氨酸的氧化，可使脯氨酸增加，从而使肝内胶原形成增加，一些炎性细胞因子和乙醇、乙醛的不良反应可使肝星状细胞、肝细胞、枯否氏细胞活化，分泌一些细胞外基质，就会促使和加速肝硬化形成。

酒精肝，顾名思义，是由于饮酒引起的。有10%左右的酒精在进入身体后从肠胃排出，剩下的90%左右的酒精则在肝脏中进行代谢，酒精的主要成分是乙醇，而乙醇在进入肝细胞以后会受到氧化，最后变成乙醛。不管是乙醇还是乙醛，都对肝脏细胞具有刺激和伤害的作用，在这种刺激和伤害作用之下，肝脏细胞会发生脂肪变性，更严重的话甚至会坏死，久而久之就会发展为酒精肝。那么酒精肝对人体有哪些危害呢？

酒精肝会引起门脉高压症，多发生上消化道出血，还可能由于急性胃糜烂、溃疡病或食管静脉曲张破裂出血，如果不能及时有效地处理和应对，会出现休克等情况，死亡的概率较高。酒精肝还会引起肝昏迷，在发生肝昏迷时如果抢救不当或不及时，死亡率极高。酒精肝容易导致酒精性肝硬化，发展到肝硬化时，对肝脏的损害已经是不可逆转。酒精肝不但影响蛋白质和维生素的合成吸收（营养不良），而营养不良又成为肝细胞进一步损害的继发性因素，相互影响最终导致肝细胞的脂肪浸润、炎症、坏死，如果任其发展，肝纤维化、肝硬化的出现是必然的，而且还可发生很多并发症，这些并发症往往是导致酒精肝死亡的危险因素所在。

酒精肝如果恶化加重，就会出现酒精性肝炎、肝纤维化以及肝硬化，酒精肝的危害如此的大，患上酒精肝应该怎么办呢？

1.预防酒精肝首先应忌酒

酒精对肝细胞有较强的毒性，且95%的酒精直接影响蛋白、脂肪的代谢功能，从而降低肝脏的解毒能力，导致酒精肝、脂肪肝等，所以预防酒精肝首先应绝对忌酒。

2.注意休息，做到起居有节、劳逸适度

根据病情的不同阶段掌握动静结合的关系，急性期应采取"以静为主，静中有动"的原则，以休息为主，限制过多的活动。稳定期应采取"动静结合，动静适度"的原则，做到生活自理、适当休息。

3.预防酒精肝应保证机体营养充足

调查发现营养不良者饮酒后，对肝脏造成的损伤较大，发生酒精肝的概率也较大，所以预防酒精肝可多食用些高蛋白、高纤维素的食物，同时还要富含维生素A、B族维生素、维生素C、维生素K及叶酸等。

4.保持愉悦心情

肝胆之病，易于瘀滞，应以疏泄条畅为佳。若情恋不畅、精神抑郁，则使气机逆乱、阴阳失调。诱发或加重疾病症状。应帮助病人克服和消除恼怒、忧郁、疑虑、悲伤、恐惧等不良情绪，树立与疾病治疗的信心，促进疾病的康复。

5.预防酒精肝应坚持定期复查

早期发现和治疗酒精中毒病人可预防酒精肝的发生，所以预防酒精肝应定期（每3～5年或更短时间，项目主要有B超、肝功能等）到医院做肝功能以及身体检查，尤其是对于长期饮酒和素有肝脏或者消化系统疾病的人而言，更应如此。

除此之外酒精肝患者治疗首先是终身戒酒，包括含酒精的饮料，如啤酒、果酒以及药酒等。摒弃有害的生活方式，合理饮食，适量运动，合理保肝治疗。

甲肝，起病类似"感冒"症状

甲肝主要症状临床上表现为急性起病，有畏寒、发热、腹痛、腹泻、消化不良、食欲减退、恶心、疲乏、肝大及肝功能异常等。甲肝主要症状初起时往往被误认为感冒，容易被人忽视，延误病情，继而引起暴发或散发流行。83%左右的甲肝患者有发热（大多在38～39℃之间），平均发热3天，但也有15%的患者发热超过5天。

黄疸也是常见的甲肝症状之一，主要表现为尿色发黄和皮肤巩膜黄染，这种为急性典型甲型肝炎。而一部分人感染后没有任何症状，甚至肝功能检查也正常，而到恢复期却可产生抗甲型肝炎病毒抗体。有些人则症状很轻，不出现黄疸，只是在检查肝功时发现转氨酶升高，称为亚临床型。

甲肝的预防措施有哪些？甲肝病毒对各种外界因素有较强的抵抗力而能长期在外界环境中存活，可通过各种污染物品（手、日常用品、衣物、被单等）以及水和食物传播，也可经苍蝇携带而传播。

那么甲肝怎么预防呢？

（1）40岁以上的人应该检测甲肝抗体水平，低者应该接受免疫球蛋白预防注射。

（2）注意个人卫生，勤换衣服，勤洗澡，勤晒被褥，特别是加强饮食卫生，如从街上买来的肉类熟食，必须加热后再吃，不喝生水，饭前便后洗手，预防病从口入。

（3）生活规律，情绪愉快乐观，不生气发怒，适当活动，如散步、打太极拳、跳迪斯科舞等，以利于新陈代谢，增强体质，提高机体非特异性免疫功能。

（4）中老年人平时要采取保护措施，讲究平衡膳食和劳逸结合，慎用对肝脏有损害的药物，如氯丙嗪、四环素族抗生素、辛可芬、氯霉素及长效磺胺等。同时要戒烟、不喝烈性酒，以保护肝脏功能，提高肝脏的抗病能力。

甲肝主要是经由不洁饮食以及喝生水等途径而感染的，甲肝病毒主要以人体、猕猴、人猿等灵长类动物为宿主，潜伏期为2~6个星期：在感染一个星期内，还可以在粪便中找到病毒的颗粒；而受感染个体就好像得了一场感冒似的，某些个体可能出现高热，或者食欲不振，全身倦怠等非特异性的症状；少数可能出现茶色尿或被告知有黄疸的现象。

（1）管理好传染源，早期发现患者，特别是在甲肝流行区，不仅隔离现症患者，更重要的是早期发现并隔离。

（2）保护易感染者，包括被动免疫和主动免疫两种方式。

①被动免疫：对家庭内密切接触者，尤其是婴幼儿，应于接触后一周内肌肉注射丙种球蛋白，剂量为每千克体重0.02～0.05毫升，有一定预防作用。

②主动免疫：甲肝减毒活疫苗及灭活疫苗已研制成功，动物实验和人体应用，证明能产生保护性抗体，可以广泛应用。

（3）切断传播途径，是预防本病的重要环节，加强饮食、水源及粪便的管理，养成良好的卫生习惯，饭前便后洗手，共用餐具消毒，最好实行分餐，生食与熟食切菜板、刀具和贮藏容器均应严格分开，防止污染。

乙肝，流行最广泛的传染病

乙型肝炎是由乙肝病毒（HBV）引起的，是以肝脏炎性病变为主并可引起多器官损害的一种传染病，是具有潜在致死性的慢性疾病之一。

乙肝广泛流行于世界各国，主要侵犯儿童及青壮年，少数患者可转化为肝硬化或肝癌。因此，它已成为严重威胁人类健康的世界性疾病，也是我国当前流行最为广泛、危害性最严重的一种传染病。医学上肝炎可分为甲、乙、丙、丁、戊、己、庚七种类型，其中乙肝是流行最广泛、危害最严重的一种传染性肝炎。

乙肝的临床表现一般有恶心、肝区疼痛等；医生看得见、摸得着的称体征，如肝脏肿大、腹腔积液等。跟许多疾病一样，乙肝的临床表现相差很大。

根据临床表现的不同，感染乙型肝炎病毒后常分为以下几种类型：

1.乙型肝炎病毒携带者

如果没有症状和体征。肝功能正常，仅仅是表面抗原阳性，不论是"大三阳"或是"小三阳"；也不论HBV-DNA阳性或阴性，均称乙型肝炎病毒携带者。它占乙肝感染者中的大多数。值得注意的是，有的人虽然没有症状，甚至肝功能也正常，但是肝脏存在慢性炎症，如果不治疗，最终可以发展为肝硬化，这些人其实不是真正的携带者。因此，如果没有肝组织学检查的证据，要进行长期的、动态的观察，才能做出准确的诊断。

2.急性乙肝

病程在半年内称急性乙肝，一般起病较急，有轻重不等的症状，多数人表面抗原多在半年内消失，少数可变成慢性乙肝。

3.慢性乙肝

病程超过半年称慢性乙肝，可有轻重不同的症状，迁延不愈，反复发作。如果没有乙肝病史，也没有近期的化验结果，首次发病有时很难判断是急性乙肝还是慢性乙肝。

4.重型乙肝病情发展迅猛，症状很重，如不积极抢救，可危及生命。

除了乙型肝炎病毒携带者外，其他各型乙肝均有轻重不同的症状和体征，归纳起来，包括以下几个方面：

1.全身症状

乙肝患者常感到体力不支，容易疲劳，打不起精神，其原因可能是肝功能受损，进食减少，食物消化吸收障碍，营养物质摄入不足。一方面是由于炎症，消耗增加，已摄入的物质因肝功能受损，不能充分代谢，满足机体的需要。此外，乙肝患者造成精神上和心理上的压力，影响休息和睡眠，如失眠、多梦等都可能与此有关。

2.消化道症状

肝脏是重要的消化器官，肝脏分泌的胆汁是食物消化所必需的。肝炎时，胆汁分泌减少，影响食物的消化和吸收。肝脏的炎症还可能引起肝窦的血流障碍，导致胃肠道的充血水肿，影响食物的消化和吸收。因此，乙肝常出现食欲不振、恶心、厌油、上腹部不适等。

3.黄疸

肝脏是胆红素代谢的中枢，病情较重时，由于胆红素的摄取、结合、分泌、排泄等障碍，血液中胆红素浓度增高。当血中胆红素浓度增高以后，胆红素从尿液排出，使尿液颜色变深，它是黄疸最早的表现。但是天热出汗饮水不足、一些药物等也可引起尿液颜色的改变，应注意区别。当血液中胆红素浓度继续增加可引起眼睛、皮肤黄疸。由于胆汁酸的排出障碍，血液中胆汁酸浓度增高，过多的胆汁酸沉积于皮肤。刺激末梢神经，引起皮肤瘙痒。

4.肝区疼痛

肝脏内部缺乏痛觉神经，乙肝一般没有剧烈的疼痛。但肝的表面有一层很薄的膜，称肝包膜。肝包膜上有痛觉神经分布，当肝脏发炎肿大时，肝包膜紧张，痛觉神经受刺激，因而部分患者可有右上腹、右季肋部不适、隐痛。如果疼痛剧烈，还要注意胆道疾病、肝癌、胃肠疾病的可能性，以免误诊。

5.肝大、脾大

由于炎症、充血、水肿、胆汁淤积，乙肝常有肝大。如果慢性炎症不愈，反复发作，肝内纤维结缔组织增生，肝脏质地变硬。晚期由于大量肝细胞破坏，纤维组织收缩，肝脏可缩小。急性肝炎或慢性肝炎早期，脾脏多无明显肿大，以后可因脾脏网状内皮系统增生，以及门静脉高压。脾脏瘀血，引起脾大。

6.肝外表现

不少慢性肝炎特别是肝硬化患者面色黝黑晦暗，称肝病面容，这可能是由于内分泌失调，皮肤色素沉着或者是由于持续或反复黄疸，胆绿素在皮肤沉着所致。手掌大、小鱼际显著充血称肝掌。皮肤上一簇呈放射状扩张的毛细血管称蜘蛛痣，直径数毫米至数厘米，压之褪色，常见于面部、颈部、前胸和手背。蜘蛛痣偶尔也可分布于全身。男性可出现勃起功能障碍，对称或不对称性的乳腺增生、肿痛，甚至可误诊为乳腺癌，施行乳腺切除术；女性可出现月经失调、闭经、性欲减退等。这些可能与肝功能减退，雌激素灭活减少，体内雌激素增多有关。

乙肝的预防措施有哪些？

首先母婴传播是我国乙肝最主要的传播途径，国内十分重视，自20世纪80年代起，HBsAg阳性孕妇产下的婴儿普遍注射乙肝疫苗。其次，严格筛选献血员，确保医用血液及血制品不被污染。

防止血源传播：不输入未经严格检验血液和血制品；不去街头拔牙、穿耳孔、文身等。医生、护士打针要一人一管一消毒。

防止性传播：乙型肝炎可以通过性传播，因此用避孕套可以在最大限度上减少感染乙肝的机会。

积极注射乙型肝炎疫苗是预防乙型肝炎最有效的措施。新生儿接种疫苗一般按照0、1、6个月免疫程序进行。3针免疫后，可保证15年内不得乙型肝炎。因为到目前为止，只有15年的追踪，所以此疫苗也有可能保护时间更长，甚至终身受益。

最后要加强对乙肝病人的治疗，慢性活动性乙肝首选α-干扰素抗病毒治疗。应加强卫生常识普及宣传，养成良好的卫生习惯。

丙肝，病毒性肝炎家族另一成员

丙肝分布较广，更容易演变为慢性、肝硬化和肝癌，对人类健康危害极大，并且丙肝的症状多数并不明显，很多丙肝患者通常没有症状，人们不易发现，症状明显了再去医院检查，已经发展成了肝硬化、肝癌等，所以一定要提早了解丙肝的症状，早发现早治疗对疾病的恢复才比较有利。下面就介绍一些急性丙肝和慢性丙肝症状：

（1）急性期：专家介绍丙肝的急性期往往不容易被发现，因为大多数患者的症状往往不明显，即使有也不特异，一般表现为感冒样症状，如食欲不振、疲乏无力、恶心、呕吐等，严重会发生黄疸。有极少的急性丙肝会引起严重致命的肝功能衰竭症状。

（2）慢性丙肝：慢性丙肝患者的症状也不明显，患者可无症状地发展数年。事实上，人们往往在偶然情况下知道自己得了丙肝，如在对高危人群进行普查时，也可是在输血前的常规检查时，也可在申请医疗保险体检时。慢性丙肝患者常有轻重不一的乏力，有时可影响患者的工作和日常生活。其次可表现为右上腹不适，患者常自诉右上腹有沉重感。其他一些症状包括恶心和关节痛，黄疸很少发生。

慢性丙肝的症状：急性丙型肝炎病程超过半年，或原有丙型肝炎或HBsAg携带史而因同一病原再次出现肝炎症状、体征及肝功能异常者。发病不明确或虽无肝炎病史，但根据肝组织病理学或根据症状、体征、化验及B超检查综合分析符合慢性丙型肝炎表现者。

（1）丙型肝炎轻度：病情较轻，可反复出现乏力、头晕、食欲有所减退、厌油、尿黄、肝区不适、睡眠不佳、肝少大有轻触痛，可有轻度脾大。

（2）丙型肝炎中度：症状、体征、实验室检查居于轻度和重度之间。

（3）丙型肝炎重度：有明显或持续的肝炎症状，如乏力、腹胀、尿黄、便溏等，伴肝病面容、肝掌、蜘蛛痣、脾大。

护理丙肝患者都要注意哪些要点呢？丙肝是一种比较严重的肝脏疾病，对丙肝的治疗及护理是至关重要的。我们不但要选择有效的方法进行治疗，同时还需要遵循丙肝护理的要点：

（1）丙肝护理主要靠切断传染途径。由于丙肝病毒亚型众多，病毒变异现象十分突出，尚难以研究出有效的丙肝疫苗和丙肝免疫球蛋白。所以，需要输血者采用正规血站供应的血液和血制品，使用一次性注射器；接受牙科治疗应到正规医院口腔科；不要随意扎耳朵眼、文身；要远离毒品，杜绝静脉吸毒；避免交叉使用注射器和针灸针；避免性乱和不洁性交。

（2）少"糖"、少"脂"、忌酒、少吃药。糖可以转变为脂肪在体内蓄积，吃糖过多，久而久之就会形成脂肪肝。酒是肝病大忌，过多的酒精可以在体内转化为乙醛，伤害肝脏。丙肝护理滥用药物同样可以伤肝，各种中西药物都可以造成药物性肝炎，丙肝患者用药一定要在专家指导下进行。

（3）少"铁"。丙肝患者有时存在铁代谢紊乱，体内过多的铁，对于肝脏非常有害，对于干扰素治疗也有干扰作用。因此丙肝护理要限制含铁食物，如动物肝脏等，并避免使用铁质炊具。

肝炎，滥用药物是罪魁祸首

提到肝炎，人们很自然会想到"乙肝""大、小三阳"。其实，乙肝（乙型病毒性肝炎）仅是病毒性肝炎这一类中最常见的一种类型而已。在肝炎大家族里，还有酒精性肝炎、免疫性肝炎、药物性肝炎等几大类。其中，危害甚广、却不为人们所重视，而患病人数不亚于乙型肝炎的还有药物性肝炎。

吃药也能吃出肝炎来吗？每当药物进入人体后，最主要的代谢、解毒场所就是肝脏，假如药物具有不良反应，首当其冲受到损害的必然是肝脏。具体到每个人用药后是否发生肝损害，除了药物本身的作用外，与个体的差异也有很大关系，即与个人体内肝药酶的情况有关。

1.爆发性"药肝"发病快

药物性肝炎的表现依程度轻重，有慢性肝炎、肝纤维化、肝硬化、急性肝炎等，轻者没有明显的病状，仅血中转氨酶升高而已。最危险的是爆发性肝炎，肝脏细胞突然大量死亡，肝脏修复速度赶不上破坏的速度，病情急转直下，病人在一两周内就有可能死亡。

药物性肝炎多有2～8周的潜伏期，早期症状可有发热、食欲缺乏、乏力、皮肤瘙痒、黄疸、皮疹等。实验室检查肝功能以血清转氨酶、碱性磷酸酶升高为本病特点。

2.中草药也会引发药物性肝炎

很多人以为中草药安全性高，不良反应少，很少引起肝损害。可近年来中草药所致的不良反应逐年增多，引起肝损害的病例也随之逐年增多。从国内外大量资料中已经发现，大约有600多种常用药物程度不同地具有不良反应。包括：

（1）金属类药物如锑、汞、砷等。

（2）麻醉镇静药如乙醚、氯仿、吗啡、氯丙嗪、巴比妥类安眠药，以及苯妥英钠等抗癫痫药。

（3）解热镇痛药如保太松、复方阿司匹林、对乙酰氨基酚，及吲哚美辛等。

（4）抗菌药物如磺胺类、呋喃类、四环素、氯霉素、红霉素、氨苄西林、先锋霉素等。

（5）抗结核药如异烟肼、对氨基水杨酸钠、利福平等。

（6）其他如驱虫药、抗癌药、利尿药（如氢氯噻嗪、依他尼酸等），中药。总而言之，避免药物性肝炎最好的方式就是少用药、慎用药（包括中、草、补药）；用以前自己已用过的药；不要自己随便购药服用。

肝硬化，并非不治之症

肝硬化是一种常见的慢性肝病，是由一种或多种病因长期或反复作用而引起的肝脏弥漫性损害。

肝硬化的病因很多，诸如病毒性肝炎、慢性酒精中毒、营养缺乏、毒物中毒等因素均可引发肝硬化。肝硬化按病理形态和病因可分为多种不同类型，在我国，乙型肝炎病毒长期慢性感染引起的肝硬化比较常见。

肝硬化的起病与病程发展一般较缓慢，可隐伏3～5年或十余年之久。肝硬化按其病情轻重程度可分为代偿期和失代偿期，在前一个时期，由于肝脏功能代偿较强，可无明显症状，或者症状较轻，常缺乏特异性，以疲倦乏力、食欲减退及消化不良为主，亦可有恶心、厌油、腹部胀气、上腹不适、隐痛及腹泻。后一个阶段，则有多系统受累，以肝功能损害和门脉高压为主要表现，并常出现消化道出血、肝性脑病、继发感染、癌变等严重并发症。肝硬化患者往往因并发症而死亡，上消化道出血为肝硬化最常见的并发症，而肝性脑病是肝硬化最常见的死亡原因。

肝硬化虽然对人体健康有严重的危害，但早期经过积极防治，可以逆转或不再进展。即使到了中晚期，也不完全像人们误以为的是不治之症，还是可以控制，甚至可以临床治愈。

由于肝硬化早期症状表现不明显，所以在预防上主要依靠体检，尤其是乙型肝炎患者，一定要定期体检。肝硬化可通过化验和影像学检查以及症状体征进行确诊。

肝硬化患者在日常生活中怎么养生呢？

1.积极预防

肝硬化是由不同原因引起的肝脏实质性变性而逐渐发展的后果，因而要重视对各种原发病的防治，积极预防和治疗慢性肝炎、胃肠道感染，避免接触和应用对肝脏有毒的物质，减少致病因素。

2.情绪稳定

肝脏与精神情志的关系非常密切，情绪不佳、精神抑郁、暴怒激动均可影响肝的功能，加速病变的发展。患者要树立坚强意志，保持心情开朗，振作精神，消除思想负担，以有益于病情改善。

3.动静结合

肝硬化代偿功能减退，并发腹腔积液或感染时应绝对卧床休息。在代偿功能充沛、病情稳定期可做些轻松工作或适当活动，进行有益的体育锻炼，如散步，做保健操、太极拳、气功等。活动量以不感觉到疲劳为宜。

4.用药从简

盲目过多地滥用一般性药物，会加重肝脏负担，不利于肝脏恢复。对肝脏有害的药物如异烟肼、巴比妥类应慎用或忌用。

5.戒烟忌酒

酒能助火动血，长期饮酒，尤其是烈性酒，可导致酒精性肝硬化。因此，饮酒可使肝硬化患者病情加重，并容易引起出血。长期吸烟不利于肝病的稳定和恢复，可加快肝硬化的进程，有促发肝癌的危险。

6.饮食调护

以低脂肪、高蛋白、高维生素和易于消化饮食为宜。做到定时、定量、有节制。早期可多吃豆制品、水果、新鲜蔬菜，适当进食糖类、鸡蛋、鱼类、瘦肉；当肝功能显著减退并有肝昏迷先兆时，应对蛋白质摄入进行适当控制，提倡低盐饮食或忌盐饮食。食盐每日摄入量不超过1.5克，饮水量在2000毫升内，严重腹腔积液时，食盐摄入量应控制在500毫克以内，水摄入量在1000毫升以内。应忌辛辣刺激之品和坚硬生冷食物，不宜进食过热食物以防并发出血。

肝癌，早期预防最重要

肝癌分原发性和继发性。原发性肝癌是指在肝细胞或肝内胆道细胞发生的癌肿。我国肝癌的发病率位居全球首位，在各种癌症的病死率中，肝癌排列第二位（仅次于胃癌），而且大多肝癌病例发现较晚，治疗成本高昂且效果差。

肝癌早期预防显得格外重要。目前公认的肝癌预防措施分为预防发病（一级预防）、早期诊治（二级预防）和提高疗效（三级预防）。其中，预防发病与每个人息息相关，这就需要人们在生活中学习和掌握肝癌的预防知识，防癌于未然。

1.饮食要营养、丰富

应注意饮食中营养物质的平衡，不可偏食，平时要多吃蔬菜、水果、粗粮，少吃精米、精面、动物性脂肪和低纤维素食物。因为粗粮、蔬菜、水果中含有丰富的矿物质、维生素，对预防肝癌有利。

2.忌食霉变食物

在生活中，一旦发现食物发霉，切不可再食用。如果食用发霉的花生来下酒，诱发肝癌的概率会更大。此外，腐烂的鱼、肉中含有大量的胺，腐烂的蔬菜、水果以及反复煮开的水中，含有大量的亚硝酸盐。亚硝酸盐极易与胺结合生成致癌物亚硝胺。

陈腐油类中含丙二醛，它可生成聚合物，并与人体内的蛋白质和去氧核糖核酸（DNA）发生反应，促进蛋白质结构变异，细胞失去正常功能并向初期癌细胞转化。此外，丙二醛聚合物还可阻碍DNA的复制，并使人的老化速度加快。因此，动植物油切勿存放太久，已经变质的（可有哈喇味）不宜食用。

硒被科学家称为人体微量元素中的"抗癌之王"，可针对低硒人群采用富硒酵母、硒多糖、富硒盐补充硒元素，提高血硒水平。

3.别让药物毒害你的肝

激素类免疫抑制剂以及避孕药物是导致肝损害甚至肝癌的主要毒性药物，大家不能乱用，更不能长期服用。

4.戒烟限酒，让肝休息

烟中含有的致癌物对肺癌的发生有直接作用，与肝癌等其他肿瘤的产生也有一定关联，因此最好戒烟。

过多饮酒可导致酒精性肝炎、肝硬化，其中肝硬化是肝癌的高危因素，因酒精性肝硬化发展成肝癌的病例也并非少见。尤其是有慢性肝炎病史的朋友，更应该彻底戒酒。酒进入人体后，90%以上要经过肝脏代谢，大量饮酒使肝脏"超负荷工作"，长此以往将造成肝细胞受损，肝功能异常。同时，酒精可以促使乙肝病毒和丙肝病毒整合到肝细胞里面去，使正常的肝细胞发生变异而变成肝癌细胞。

5.勤锻炼，放宽心

除在特殊情况下不宜运动外，每个人都应该适时进行体育锻炼，以有效提高各器官的免疫功能，进而避免肝细胞的癌变，预防肝癌。

第四章 养肝吃对比吃好更重要

主食粥菜茶酒，养肝各有所长

主食：肝脏爱吃糖，边享美食边护肝

主食是指传统餐桌上的主要食物，所需能量的主要来源。由于主食是碳水化合物特别是淀粉的主要摄入源，因此以淀粉为主要成分的稻米、小麦、玉米等谷物，以及土豆、甘薯等块茎类食物被不同地域的人当作主食。一般来说，主食中多含有碳水化合物。

常常只吃菜饮酒不吃主食，对肝脏、心血管损害很大，而碳水化合物有加强肝脏解毒的功能，适量摄入主食可以起到保肝的作用。

每克葡萄糖能提供人体所需要能量的70%左右，如果一个人长时间处于缺乏能量的状态，就会影响肝脏功能。糖还能合成一种叫肝糖原的物质，储存在肝脏中，可以防止摄入体内的毒素对肝细胞的损害。除糖尿病患者外，普通人可以按体重计算每天应该吃多少糖。每千克体重摄取1克糖，60千克重的成年人每天可摄取的糖不应超过60克。按照这样的标准，不但不会减寿，还会对健康有益。一般来说，糖类的主要来源有米饭、面食、白糖、蜂蜜、果汁、水果等。一大勺果酱约含糖15克，1罐可乐约含糖37克，3小块巧克力约含糖9克，1个蛋卷冰激凌约含糖10克。

粥：早晚一碗粥，保肝健康无忧

肝与心脏一样，是支撑生命大厦的重要支柱之一，因为它拥有生命离不开的生理功能，可以

说是人体内的"化工厂"。

肝脏有哪些功能呢?

1.代谢功能

我们每天吃进大量食物,食物中的蛋白质、脂肪、糖类以及维生素,必须先到肝脏进行化学处理,变成人体需要的养分,再供生命活动所需。如果没有肝脏的辛劳,人体内的几百个大大小小的器官就会"饿死"。

2.解毒功能

人体代谢过程中要产生部分有害废物,加上混入水与食物中的毒物与毒素,必须经过肝脏解毒。可以说,肝脏是人体最大的解毒器官,只要肝脏功能正常,就不必忧虑会有毒素在体内残留或中毒。时下不是流行种种排毒法吗?其实,保护好肝脏,维护其功能于正常状态,才是真正的排毒之道。如果没有肝脏的把关,人体组织与器官就会被毒素所淹没而丧命。

3.免疫功能

肝脏是人体内最大的防御系统,拥有一支强大的"健康卫士"队伍,通过吞噬、隔离和消除入侵、内生的种种致病原,从而保障健康。肝功能不好的人之所以易与多种疾病结缘,道理就在于此。

此外,肝脏还有胆汁生成和排泄、凝结血液以及调节水盐代谢等生理作用。总之,生命离不开肝脏,肝健康则生命昌盛。

从中医上来说春季养肝,适宜采取喝粥等比较温和的滋补方式,以免补过头导致肝火过旺。

菜:吃对保肝菜,营养多多防"肝害"

随着生活水平的日益提高,日常生活中每个人摄取的脂肪量日渐增多,所以高血脂、脂肪肝的患者也越来越多。吃蔬菜对保护肝脏和减肥去脂均具有积极作用。国外统计表明,多吃蔬菜的人比不爱吃蔬菜的人,肝细胞癌的发生率低20%。对于肝病特别是脂肪肝的患者,有益的蔬菜非常多。那么,多吃蔬菜对预防脂肪肝有哪些好处呢?

(1)空心菜,又名蕹菜,性甘、平,含蛋白、脂肪、无机盐、烟酸、胡萝卜素等,具有解毒、清热凉血等作用。

(2)荠菜,为十字花科植物,性平、味甘,含B族维生素、维生素C、胡萝卜素、烟酸及无机盐。动物实验表明,荠菜可缩短凝血时间,具有止血功效,适合慢性肝病有衄血、齿龈出血等症。

(3)包菜,即圆白菜、卷心菜、甘蓝,性平、味甘,富含维生素C、维生素B_1、维生素B_2,还含有胡萝卜素、维生素E,生用对胃及十二指肠溃疡和疼痛有效。

(4)木耳,有黑色与白色之分,性平而味甘,含脂肪、蛋白质、多糖。可益胃养血,具有滋养作用。

(5)海藻,性寒、味咸,含大量碘、藻酸、维生素、蛋白和脂肪等。具有化痰散结之功效。据研究,其提取物能较好地抑制血小板凝集和脂质氧化以及抗溃疡。

(6)百合,性平、味甘,含蛋白质、脂肪、脱甲秋水仙碱。具有益气补中、益肺止咳的作用,并可软坚安神。秋水仙碱具有抗肝纤维化和肝硬化作用,常食百合可防治肝硬化。

(7)胡萝卜,性微温,味甘、辛,富含维生素A原(胡萝卜素),亦含挥发油。本品富有营养,健胃消食,生熟均可食,对于提高肝病病人维生素A水平、间接预防癌变的发生具有较好作用。

(8)冬瓜,性微寒,味甘,含蛋白质、维生素、腺嘌呤、烟酸,瓜皮可利水消肿;瓜子可消痈肿,化痰止咳;瓜肉可清热止渴,并可解鱼蟹毒。

(9)黄瓜,性寒、味甘,含戊糖、维生素B_1、维生素B_2、烟酸、蛋白质。其细纤维具有促进肠道毒素排泄和降胆固醇作用,其所含丙醇二酸可以抑制糖类物质转化为脂肪,尤其适合脂肪肝的防治。

过去在蔬菜的保健研究中,往往只强调单一化合物的保养肝肾和滋脾强身作用,如新鲜蔬菜受关注的维生素C、黄色蔬菜饱含的胡萝卜素以及坚果类植物中维生素E、维生素A等。无疑这些维生素A、维生素C、维生素E在人体内具有明显抗氧化作用和抗癌之效，对保肝明目修复肝细胞，增进糖、脂肪代谢均不可缺少。

研究发现：蔬菜的保肝、抗癌和抗氧化防衰老作用，不在于单一维生素的催化、促进之效，而是由一系列的植物类化合物互补协调所产生的综合结果。如大蒜中的蒜素，谷类中的玉米黄质，茄科西红柿里的番茄红素，生姜里的姜醇，各种颜色蔬菜中所内含的三羟基异黄酮、儿茶酚、类胡萝卜素，还有各种菇藻植物中的多糖。每天交替轮换着吃多种蔬菜、各不相同的化合物，在保肝、抗癌中常常是协同起效的。

茶：日饮一杯茶，肝病防治不复发

喝茶也是养肝的一种好习惯，尤其是绿茶对于防治脂肪肝、酒精肝等肝病均有一定的疗效。喝茶可祛除肝病，然而不恰当地喝茶也可能加重肝病病情，如何喝茶才能养肝祛肝病呢？

虽然有人懂得喝茶养生，但是，并不太明白其中的原理。喝茶具有祛病、养生的神奇疗效。普洱茶、金银花茶、枸杞茶、菊花茶，是绿色健康的好产品，喝这些茶养生护肝，效果特别好。喝茶能够养肝护肝，保护肠胃，清除肠胃细菌、脂肪肝、酒精肝，只要通过日常的饮茶就能祛除疾病，就能养肝护胃，享受健康人生。

中医理论当中的喝茶养肝指的是养肝茶，就是运用茶疗的方式来养肝护肝。养肝茶不是我们日常生活中常喝的绿茶、红茶，而是用纯中草药萃取而成的。饮用养肝茶，可以达到补气养血、生津止渴、降低血糖和胆固醇、软化血管、润肺除痰、疏肝理气、清热解毒、护肝保肝的功效。

如果您是常年饮酒的人，常常酒不离身，是个酒君子，然而如今老了，身体越来越差劲，特别是肝功能急速地变弱，肝脏越来越不好，可以适当喝茶；如果您是商务人员，为了工作不得不经常周旋在酒桌上，劝酒，被劝酒，无奈地恶性循环，其结果终究是您的身体逐渐虚弱，特别是肝功能的衰退时时刻刻都困扰着您，长喝保健茶可保肝养肝。绿茶对于直接或者是间接地饮酒所造成的肝病、肝硬化、肝功能下降等患者均适用，它能够有效地消灭酒精所带来的各种问题、降低血压、消除胆固醇的存在，还您健康。

如何喝茶才能养肝祛肝病？

1.实证喝菊花茶

那些平时性情比较急躁、爱发火，或是特别容易目赤肿痛的人，都是肝火太旺了，这属于实证，建议每天喝些菊花茶，因为菊花属辛凉解表药，味甘苦，性微寒，是以清肝热、去肝火为主的。此外，当感到眼睛疲劳时，可以沏上一杯热气腾腾的菊花茶，伏在杯口上用菊花茶的水蒸气熏眼，两三分钟即可消除眼部疲劳。

2.虚证喝枸杞茶

如果总觉得自己的两眼干涩，看东西还有些模糊，这说明您的肝阴不足了，属于虚证，此时，可以尝试每天喝些枸杞茶。枸杞性味甘平，具有滋肾、养肝、润肺、明目、强壮筋骨、改善疲劳的作用。

3.适合脂肪肝与酒精肝的茶

脂肪肝患者喝茶在品种的选择上宜选择：红茶、绿茶、白茶、黑茶、乌龙茶、普洱茶等。这些茶叶均有降脂的效果，因其含有茶多酚、食物纤维、维生素、氨基酸等，可起到降脂、减肥、饱腹及调节机体内环境的功效，因此从理论上讲适时适量喝茶对脂肪肝是有益的。饭后不可立刻喝茶，因为茶叶中含有大量鞣酸，能与蛋白质合成具有吸敛性的靶酸蛋白质，这种蛋白质能使肠道蠕动减慢，容易造成便秘，增加了有毒物质对肝脏的毒害作用，从而引起脂肪肝。

日常护肝预防酒精肝、脂肪肝可以试试白菊花茶和枸杞茶，白菊花和枸杞都有清肝保肝的作用。佛手花和玫瑰花则能疏肝理气，对于肝病的预防有一定疗效。

酒：过犹不及，恰到好处能护肝

喝酒伤肝，想要拥有健康的肝脏就需要适度饮酒。如果工作上真的有避免不了的应酬，需要"饮酒过度"，也应该在事后马上为肝脏"解酒消毒"。

经常在外喝酒应酬该如何护肝呢？

首先，在饮酒之前要及时进食一些主食，如米饭、馒头、面条等，避免空腹饮酒。其次，勿将酒与碳酸饮料如可乐、汽水等混在一起喝，因为饮料中的成分能加快身体吸收酒精。更不能将各种酒混在一起喝，因为各种酒成分、含量各不相同，相互混杂，发生化学反应，使人饮后易醉、头痛。

饮酒的时候，牢记慢、少、多的原则。慢是指慢慢下肚，不能大口猛喝。少是指每次喝的分量少，不能每次一杯斟满。多是指食饮结合。在饮酒的同时，吃点主食、豆制品等保护胃和肝脏。喝酒时应多吃绿叶蔬菜，其中的抗氧化剂和维生素可防止酒精对肝脏的损害。还可吃点豆制品，其中的卵磷脂能保护肝脏。

饮酒之后，尽量饮用热汤如用姜丝炖的鱼汤，解酒效果较佳。酒后切勿以浓茶醒酒，因为浓茶中的茶碱可使血管收缩，血压上升，反而会加剧头疼。可以吃水果或者喝果汁，因为水果和果汁中的酸性成分可以中和酒精，也可以多喝清水，促进酒精快点排出体外。

饮酒过量，头痛、肠胃不适的人则可以洗个热水澡，吃顿清淡的早餐，补充大量的水，然后充分睡眠休息。

最后，喝酒多的人，平时应多吃青菜，多运动增强体质，尽量减小酒精对身体的伤害，当然，能少喝最好不过了。

益肝食物，肝心情愿

丝瓜——肝硬化患者的好选择

对于肝硬化病人来说，饮食调理十分重要，患者要多吃新鲜蔬菜，蔬菜含有丰富的维生素和矿物质，能补充人体需要的微量元素，患者吃了对于肝脏的修复和再生有很大的帮助。那么，对肝硬化患者来说吃丝瓜就是很好的选择。

丝瓜中含有蛋白质、脂肪、碳水化合物、粗纤维、钙、磷、铁、瓜氨酸以及维生素B_2等B族维生素、维生素C，还含有人参中所含的成分——皂苷。丝瓜有通经络、行血脉、凉血解毒的功效。所以，肝硬化患者应该多吃丝瓜，因为丝瓜有很好的活血化瘀的作用，而肝硬化正是由于瘀血阻络引起的。

那怎么选择丝瓜呢？

丝瓜的种类较多，常见的丝瓜有两种：线丝瓜和胖丝瓜。

线丝瓜细而长，购买时应挑选瓜形挺直、大小适中、表面无皱、水嫩饱满、皮色翠绿、不蔫不伤者为好。

胖丝瓜相对较短，两端大致粗细一致，购买时应挑选皮色新鲜、大小适中、表面有细皱，并附有一层白色绒状物、无外伤者为佳。

丝瓜爽滑鲜甜、香嫩爽口，并且有通经络、凉血解毒的功效，不仅可以用来炒，还能用来滚汤，是做家常菜的选择。不过，如果没有选到好的丝瓜，吃起来可能会有点苦，菜农解释说这是因为丝瓜还没有被摘下来之前，丝瓜与丝瓜的藤连在一起生长，光照不足。丝瓜会变苦，是因为丝瓜在生长期间没有充分的光合作用。因此，选择丝瓜时要注意，尽量避免选到苦丝瓜，一般来说，很硬的丝瓜就会苦。

首先，看丝瓜外观，不要选择瓜形不周正、有突起的丝瓜。然后，摸摸丝瓜的外皮，挑外皮细嫩些的，不要太粗，不然丝瓜很可能已老，有一颗颗的种子。

接着，把丝瓜拿在手里掂量掂量，感觉整条瓜要有弹性；手指稍微用力捏一捏，如果感觉到硬硬的，就千万不要买，硬硬的丝瓜就非常有可能是苦的。

好的丝瓜，粗细均匀，用手捏一下，很结实，这是新鲜的；如果软塌塌的，是放久了。皮的颜色发暗，不青翠且较粗就是老了，丝瓜一定要去皮吃，即使很嫩，也要削掉皮，不然很难吃。

佛手——养肝护肝功效好

佛手又名九爪木、五指橘、佛手柑，为芸香科常绿小乔木，主产于闽、粤、川、江浙等省，其中浙江金华佛手最为著名，被称为"果中之仙品，世上之奇卉"，雅称"金佛手"。

佛手具有珍贵的药用价值、经济价值。具有理气化痰、止咳消胀、疏肝健脾和胃等多种药用功效。有治疗呕吐、咳嗽以及神经性胃痛、肝胃气痛等作用。

佛手是形、色、香俱美的佳木。佛手的花有白、红、紫三色。白花素洁，红花沉稳，紫花淡雅。佛手的叶色泽苍翠，四季常青。佛手的果实色泽金黄，香气浓郁，形状奇特似手，千姿百态，让人感到妙趣横生。有诗赞曰："果实金黄花浓郁，多福多寿两相宜，观果花卉唯有它，独占鳌头人欢喜。"佛手的名也由此而来。

佛手不仅有较高的观赏价值，而且具有珍贵的药用价值、经济价值。佛手全身都是宝，其根、茎、叶、花、果均可入药，辛、苦、甘、温、无毒，入肝、脾、胃三经，有理气化痰、止咳消胀、疏肝健脾和胃等多种药用功能。据史料记载，佛手的根可治男人下消、四肢酸软；花、果可泡茶，有消气作用；果可治胃病、呕吐、噎嗝、高血压、气管炎、哮喘等病症。

佛手的果实还能提炼佛手柑精油，是良好的美容护肤品。佛手的花与果实均可食用，可做佛手花粥、佛手笋尖、佛手炖猪肠等；有理气化痰、疏肝和胃、解酒之功效。

山楂——脂肪肝患者宜多吃

山楂，又名山里红、红果、酸查、猴楂等，为蔷薇科落叶乔木山里红、山楂、野山楂的干燥成熟果实。前两种习称"北山楂"，主产于山东、河南、辽宁等地；后一种习称"南山楂"，主产于江苏、浙江、云南、四川等地。

山楂，可食用植物，核果类水果，质硬，果肉薄，味微酸涩。落叶灌木。枝密生，有细刺，幼枝有柔毛。小枝紫褐色，老枝灰褐色。能防治心血管疾病。山楂是我国特有的药果兼用树种。含有维生素C、胡萝卜素等物质能阻断并减少自由基的生成，能增强机体的免疫力，有防衰老、抗癌的作用；女性多吃山楂能消除体内脂肪、减少脂肪吸收的功效，对于爱美的女性可以达到美颜瘦身的效果。

山楂能显著降低血清胆固醇及三酰甘油，有效防治动脉粥样硬化；能通过增强心肌收缩力、增加心输出量、扩张冠状动脉血管、增加冠脉血流量、降低心肌耗氧量等起到强心和预防心绞痛的作用。此外，山楂中的总黄酮有扩张血管和持久降压的作用，可以降压、降脂、抗氧化、增强免疫力、清除胃肠道有害细菌等，还可预防肝癌。养肝护肝，首推山楂。山楂，能助消化，具有养肝去脂的功效。

山楂红似玛瑙，颗颗滚圆，令人喜爱，每100克可食部分中含有水分73克、蛋白质0.5克、脂肪0.6克、膳食纤维3.1克、糖类22克、钙52毫克、磷24毫克、铁0.9毫克、锌0.28毫克。此外，它还含有胡萝卜素0.1毫克、维生素$B_1$0.02毫克、维生素$B_2$0.02毫克、烟酸0.4毫克、维生素C 53毫克，以及山楂酸、酒石酸、柠檬酸、黄酮类等。

现代医学研究表明，山楂含有金丝桃苷、槲皮素、牡荆素、芦丁、表儿茶精、黄烷聚合物等黄酮类成分；还含有柠檬酸及其甲酯、绿原酸、熊果酸、草酸、苹果酸、齐墩果酸、棕榈酸、硬脂酸、油酸、亚油酸、亚麻酸和琥珀酸等有机酸类。北山楂果肉和果核均以亚油酸含量为高，为29.01%～38.23%和60.48%～75.25%；其不饱和脂肪酸占总脂肪酸含量的75.63%～77.02%和86.70%～93.96%，总酸量为4.5%。

此外，山楂还含糖类14.5%，鞣质0.56%，蛋白质以及维生素C，并含有微量元素铁、锌、硒、铜等。值得一提的是，山楂含钾量很高，而含钠量相对较低，其钾因子值高，新鲜大山楂的钾因子>55，山楂干品的钾因子>44，均为优质高钾食品。

山楂采摘后应尽快加工，或采用沙藏法、坑藏法，并控制温度、湿度和通风条件，以减少山楂营养成分的损失。山楂可制成各种食品，如山楂糕、山楂酒、山楂酱，还可以制成罐头、蜜饯、菜肴等风味食品。

山楂虽是佳果良药，但不宜过多食用。《随息居饮食谱》中记载："多食耗气，损齿，易饥，空腹及羸弱人或虚病后忌之。"此外，下列几种人不宜多食山楂：

（1）孕妇，山楂有破血散瘀作用，能加速子宫的收缩，孕妇过食山楂易导致流产。

（2）儿童，小儿脾胃较弱，过食山楂会损伤胃，降低消化功能，导致消化不良而引起消瘦等症。

（3）胃溃疡患者，胃中经常保持较高的酸度，会损伤胃黏膜，不利于溃疡的修复。

（4）低脂肪者，因为山楂具有降血脂作用，血脂过低的人多食山楂会影响健康。

（5）服用人参等补品时不宜吃山楂及其制品，以防止其抵消人参的补气作用。

橘皮——疏肝化痰的"圣药"

橘皮所含营养丰富，尤其富含维生素B_1、维生素C、维生素P和挥发油，挥发油中主要含柠檬烯等物质。

橘皮中含有的维生素C远高于果肉，维生素C为抗坏血酸，在体内起着抗氧化的作用，能降低胆固醇，预防血管破裂或渗血；维生素C、维生素P配合，可以增强对坏血病的治疗效果；经常饮用橘皮茶，对患有动脉硬化或维生素C缺乏症者有益。

橘皮如药，以陈者为佳，故又名陈皮。中医学认为，陈皮性味辛、苦、温，具有理气健胃、燥湿化痰之功。明代医药家李时珍指出："橘皮苦能泻燥，辛能散，温能和。其治百病，总是取其理气燥湿之功。"古代名医李东垣曾说："夫人以脾胃为主，而治病以调气为先，如欲调气健脾者，橘皮之功居首焉。"

橘皮中所含挥发油的药用功能，能增强心脏的收缩力，但大剂量则有抑制作用；能扩张冠状动脉，可增加冠状动脉血流量；能降低毛细血管通透性，具有类似维生素P的作用；能扩张支气管，具有平喘作用；有刺激性，能促使消化液分泌与排出肠内积气。

乌梅——改善肝脏功能的奇果

乌梅呈类球形或扁球形，直径1.5～3厘米，表面乌黑色或棕黑色，皱缩不平，基部有圆形果梗痕。果肉柔软或略硬。果核坚硬，呈椭圆形，棕黄色，表面有凹点，种子扁卵形，淡卵形，淡黄色，气微，味极酸而涩。以个大、肉厚、柔润、味极酸者为佳。

乌梅中含多种有机酸，有改善肝脏功能的作用，故肝病患者宜食之。梅子中的梅酸可软化血管，推迟血管硬化，具有防老抗衰作用。

由于乌梅具有味酸的特点，而酸在中医看来是收敛的，所以其固涩养阴的作用就非常显著了。酸、苦、甘、辛、咸这五种味道分别对应五脏，与人体健康息息相关。《黄帝内经》中就记载："酸入肝，苦入心，甘入脾，辛入肺，咸入肾。""酸入肝"是指吃乌梅这样的酸味食物或药物可以养肝。所以乌梅特别适合失眠的人，中医认为肝是藏魂的，人卧则血归于肝。肝藏魂，如果伤到肝之后，肝血就不足以养魂魄，所以肝病患者很容易失眠。而且只有肝阴、肝血充足了，肝脏的各项生理功能才可正常发挥。

乌梅还有哪些作用呢？

（1）促进食欲。乌梅中的酸性物质能够刺激唾液腺、胃腺分泌消化液，从而促进食欲、帮助消化。

（2）杀菌抑菌。乌梅能够抑制多种致病菌，如痢疾杆菌、大肠杆菌、伤寒杆菌、副伤寒杆菌、百日咳杆菌、脑膜炎双球菌等。同时乌梅还能增加胆汁的分泌，预防胆道感染和胆结石。

（3）防治便秘。乌梅中富含儿茶酸，它能够润滑肠道，促进肠蠕动，有效防治便秘。

（4）抗老抗衰。乌梅中的梅酸可软化血管，延缓血管的老化、硬化，从而抗老抗衰。

大枣——养血补肝少不了

大枣是养肝佳品。大枣性温、味甘，具有补脾益气、养血安神、生津液、解药毒、缓和药性的功效。研究表明，由于大枣内含有某类特殊化合物成分刚好可抑制肝炎病毒的活性。此外，大枣还有保护肝脏、增强免疫力的作用。另外，一些慢性肝病患者的体内蛋白相对偏低，而大枣富含氨基酸，它们有利于蛋白质的合成，可以防治低蛋白症状，达到健脾养肝的目的。所以对慢性肝病患者而言，平日可以多吃天然大枣保护肝脏。

大枣味甘性温，归脾胃经，有补中益气、养血安神、缓和药性的功能；而现代的药理学则发现，大枣含有蛋白质、脂肪、糖类、有机酸、维生素A、维生素C、微量钙等。

在中药学里，大枣的应用可分为以下几种：

（1）健脾益胃。脾胃虚弱、腹泻、倦怠无力的人，每日吃大枣七颗，或与党参、白术共用，能补中益气、健脾胃，达到增加食欲、止泻的功效；大枣和生姜、半夏同用，可治疗饮食不慎所引起的胃炎如胃胀、呕吐等症状。

（2）补气养血。大枣为补养佳品，食疗药膳中常加入大枣补养身体、滋润气血。平时多吃大枣、黄芪、枸杞，能提升身体的元气，增强免疫力。

（3）养血安神。女性躁郁症、哭泣不安、心神不宁等，用大枣和甘草、小麦同用，可起到养血安神、疏肝解郁的功效。

（4）缓和药性。大枣常被用于药性剧烈的药方中，以减少烈性药的不良反应，并保护正气。用大枣缓解甘遂、大戟、芫花等泻药的毒性，保护脾胃不受伤害。

大枣含有蛋白质、多种氨基酸、胡萝卜素、维生素、铁、钙、磷物质，不仅能促进女性激素的分泌，加强胸部发育，还有补益脾胃、调和药性、养血宁神的功效。

大枣是补气养血的圣品，同时又物美价廉，用大枣即可达到养生保健的功效。

枸杞——滋阴养肝的红果

枸杞作为一味传统常用中药，临床使用历史已相当久远。在倡导中药现代化的今天，它作为主要活性成分亦得到重视。现代医学研究充分表明，枸杞具有较强的细胞保护作用和免疫活性作用。

枸杞素有"宝树""药树"的美称，嫩茎和叶作为蔬菜，而以枸杞果实（枸杞）、根皮（地骨皮）入药。尤其是枸杞的果实营养丰富，鲜枸杞每100克含蛋白质4克，碳水化合物19.3克，脂肪0.8克，热量为100千卡。枸杞含有18种氨基酸，其中8种氨基酸是人体必需氨基酸。矿物质除含有钙、磷、铁外，还含有一定数量的有机物。含维生素也较全面和丰富，包括维生素B_1、维生素B_2、维生素C和胡萝卜素等。

药理研究证实枸杞能养肝益精、保护肝细胞的新生、改善肝脏功能，对慢性肝炎的治疗有一定效果，用于因肾阴亏损、肝气不足引起的下肢无力、头晕耳鸣、遗精不孕、视力减退、萎黄无华、阴血亏虚等诸多表现的治疗也有显著效果。

枸杞味甘质润，可滋阴、益精、养血，为肝肾亏虚者之要药，可长久服用。

（1）治肝肾阴亏、虚阳上僭、头晕目眩，常与清肝、潜阳之桑叶、菊花、牡蛎等同用。

（2）治肝肾阴虚、目失所养、两目干涩疼痛、畏光流泪、视物不清，常与清肝、滋肾之菊花、地黄等同用。如《医级》的杞菊地黄丸。

（3）治肝肾阴亏、肝体失养、疏泄失常、胁肋隐痛、咽干口燥、舌红少津，常与滋阴、养血之沙参、麦冬、当归以及疏肝止痛之川楝子同用。

（4）治肝肾两亏、筋骨失养、腰膝酸软无力，常与补肝肾，强筋骨之杜仲、续断、桑寄生、金毛狗脊、补骨脂、川牛膝等同用。

（5）治肾阳不足、阳痿遗精等症，常与附子、肉桂、肉苁蓉、阳起石及熟地、菟丝子、蛇床子等同用。在《景岳全书》中说："善补阳者必于阴中求阳"之法，用附子、肉桂配以熟地及枸杞子等滋补阴血之品同用。

（6）用于消渴，可单独用枸杞蒸熟嚼食，更可加用滋阴生津止渴的生地、天花粉、山药、玄参等同用。黄芪具有补气降糖作用，与其一起配伍使用，效果更佳。

用枸杞配膳和药用吃法颇多，蒸煮和水煎均可，事先应将枸杞洗净，药膳配方应注意剂量，一般应以少量长期服用为佳，不可过量。下面介绍一些枸杞的使用方法：

（1）直接嚼服。把洗净的枸杞放在蒸锅里蒸数分钟或用微波炉烘烤数秒，每日早晚直接嚼服。

（2）煮粥或蒸米饭。在煮粥或蒸米饭时，待水开后，将洗净的枸杞放入，煮熟后即可食用，色、香、味非常独特。

（3）泡水。将洗净的枸杞放入杯中，沸水浸泡2～5分钟后即可喝水吃果。

（4）泡酒。枸杞可浸泡于黄酒或白酒内，七天后即可服用。

（5）煲汤、炖肉煲汤，炖肉时加入适量枸杞，既增加了色、香、味，又有食补的作用。

陈醋——降血脂好处多

在日常生活中，醋是一种十分常见的调味品。食醋对人的健康是非常有益处的，那么醋的具体功效是什么呢？

醋对医学的贡献很大，一些中药饮片加米醋拌炒的方法称醋炙法，增加了药性。一些通肝经的中药如柴胡、香附、玄胡等多用醋炙，相传战国时名医扁鹊已主张用醋来解诸药之毒，有些中药外敷剂也用醋调。近年发现醋对降血脂、降血压有益，于是有人吃醋泡的鸡蛋、花生米用以保健，有人患顽固的指甲癣症也用老陈醋浸泡。有人主张对慢性肝炎患者酌情用醋，有一定治疗作用，并且米醋酸涩入肝，起到"引经"作用。民间还用米醋解酒，酒为乙醇，与醋酸结合可形成酯类以降低酒性。

现代医学研究，米醋含有醋酸、琥珀酸、B族维生素等多种对人体有益的成分。产地不同，其成分也有差异，山西老陈醋、绵竹双头醋、镇江香醋在全国很有名望。

下面介绍一些降血脂的菜谱：

1.泡花生米

将带红衣的生花生米半碗用米醋浸泡约一周后，每日早、晚各吃10粒。在服用过程中，注意观察血压下降情况。血压比较稳定后，可每隔2～3日服用一次。此方对降血脂、防止血栓形成都有一定作用。

2.醋泡香菇

将洗净的香菇放入盛器内，倒入醋放冰箱冷藏，一个月后即可食用。醋浸香菇能降低人体内胆固醇的含量，改善高血压和动脉硬化患者的症状。

甜食——肝的艰难选择

甜食易吸收，可给肝炎患者补充一定的热量，促进肝细胞的再生，有利于肝病的恢复。肝糖原不足时，肝脏对四氯化碳、酒精、砷等有害物质的解毒作用明显下降。

但是，常吃甜食也会给我们带来很多不良影响，尤其是对身体造成很大的伤害。导致人患脂肪肝的重要原因就是多坐少动、爱喝甜味饮料等不良生活习惯。现在，低龄化非肥胖型脂肪肝患者越来越多。

许多人都喜欢喝可乐等甜味饮料，尤其在夏天更是成倍地饮用。饮料中的果糖在人体内代谢过程中不受磷酸果糖激酶控制，便可以直接转化为合成脂肪所需的甘油，当人体大量摄入果糖时，果糖将会成为合成脂肪的原料。

研究表明，果糖能降低人体内胰岛素的敏感度以及处理脂肪的能力，同时使肝脏中的脂肪产生过氧化反应，引发细胞衰亡、肝纤维化等病变。

果糖因其生产成本低且甜度高，被广泛应用于饮料产品中。而年轻人是饮料的主要消费群，因此，过度饮用甜饮将成为年轻人患脂肪肝的元凶。

长期过度吃甜食给我们带来身体危害，不但引发身体肥胖，还会对身体健康造成很大的影响。因此为了保证身体健康就要减少甜食的摄入。

酸奶——补肝健脾又节省

日常生活少不了喝酒应酬，酒喝多了对于肝脏很不利，很多人平时会用一些保健品来保肝护肝。

益生菌是指有益于人类生命和健康的一类肠道生理细菌，如双歧杆菌、嗜酸乳杆菌、干酪乳杆菌等乳酸菌。目前市面上各种酸奶制品品种繁多，有凝固型的、搅拌型的，还有加入不同的果汁，酸甜可口，适合各人不同口味的果汁型酸奶。不管是何种酸奶，其共同的特点都是含有乳酸菌。这些乳酸菌在人体的肠道内繁殖时会分泌对人体健康有益的物质，因此酸奶对人体有较多的好处，如减肥，保健等。

研究人员让一些嗜酒者连续5天饮用酸奶，结果发现，在短短5天之后，这些人的转氨酶水平就已有所降低。酸奶中的有益细菌可以降低肝脏中引起肝损伤的酶的水平，从而减轻酒精带给肝脏的伤害。

蘑菇——滋养肝脏好处多

研究发现，微量元素硒对肝癌细胞具有选择性杀伤和抑制作用，对正常肝细胞却没有明显影响。显然，补硒可成为人们预防肝癌、防治肝病的有效措施。人体内存储硒的能力很弱，因此需要经常食用含硒较高的食品才能获得足够的硒。

蘑菇就是摄取硒的好来源。蘑菇中所含的硒元素，不但数量高，而且容易被人体所吸收，所以应多吃一些，尤其是喜欢喝酒的人，蘑菇能够帮你远离肝病。

蘑菇富含B族维生素，多食可以抗疲劳，保持身体能量，有助于降低胆固醇、稳定血糖、调节神经肌肉活动、促进神经细胞发育、保持良好心情及心脏功能。关键矿物质硒的作用包括：帮助治疗男性不育、防止帕金森氏症、修复受损DNA和阻止癌细胞扩散和刺激癌细胞凋亡等。

另外，蘑菇还是一种较好的减肥美容食品。蘑菇含有大量无机质、维生素及蛋白质等成分，作为减肥食品最优秀之处，在于它含有高于所有植物的纤维素，具有防止便秘、降低血液中胆固醇含量的作用。而且蘑菇属于低热量食品，几乎没什么热量，不用担心食用过量的问题。蘑菇还有解毒作用，帮助将各种有害物质排出体外，使身形轻盈苗条。

西红柿——减肥又调脂

西红柿，又名番茄，是一种既可当作水果，又可作为蔬菜的果实。它营养丰富，酸甜可口，具有健脾开胃、解热生津、补益肝肾、利尿降压以及防癌抗癌等功用。

番茄中含果糖、葡萄糖、维生素、矿物质等，尤其烟酸含量位居果品之冠。其营养成分在烹调时遇热、酸、碱不易被破坏，是肝病患者理想的蔬菜，对肝脏、心脏等器官都具有营养保健功效。番茄中的大量纤维素，有利于各种毒素排出，可以减轻肝脏排毒代谢的负担。

番茄有哪些作用呢？

1.护心保肝

番茄中的果糖、葡萄糖及维生素等，对肝脏、心脏等器官都具有营养保健效能。所以常吃番茄，能起保肝护心的作用。

2.防治癌症

番茄的防癌抗癌作用应引起我们的足够重视。番茄中的番茄红素，是一种类胡萝卜素，它在番茄中的含量最高。番茄的颜色越深，其含量越高。

番茄红素能够缩小肿瘤体积，延缓癌细胞扩散进程，因而番茄被称为"抗癌能手"。它可用来防治前列腺癌、肺癌、胃癌、乳腺癌、子宫颈癌以及皮肤癌等。

3.排毒养颜

番茄中的大量纤维素，能够促进肠道内容物的及时排空，有利于各种毒素的排出，以发挥养颜美容的作用。此外，番茄中丰富的维生素C，也具有祛除皮肤色素及美白肌肤的作用。故常吃番茄可以排毒养颜、祛斑美容。

菠菜——疏肝益气养肝阴

中医认为，菠菜性甘凉，入肠、胃经。有补血止血、利五脏、通血脉、止渴润肠、滋阴平肝、助消化、清理肠胃热毒的功效，对肝气不舒并发胃病的辅助治疗常有良效。对春季里因为肝阴不足引起的高血压、头痛目眩和贫血等都有较好的治疗作用。

菠菜含水分、碳水化合物、蛋白质、脂肪、膳食纤维、胡萝卜素、维生素B_1、维生素B_2、维生素C、钾、钠、钙、磷、铣、镁等营养元素。有润燥滑肠、清热除烦、洁肤抗老的功效。菠菜中含有的大量维生素和膳食纤维，能促进人体新陈代谢。菠菜对治疗便秘、痔疮有一定的疗效。此外，菠菜还能防治缺铁性贫血。

菠菜作为常见的保肝护肝食物，在吃的时候要注意做法。菠菜含草酸较多，有碍机体对钙的吸收，故吃菠菜时宜先用沸水烫软，捞出再炒。菠菜不宜与豆腐等含钙量较多的食品混合做菜，如菠菜煮豆腐等，因为草酸与钙反应生成草酸钙，草酸钙会影响人的肾功能，且可形成结晶物潴留于泌尿道，引起结石。

洋葱——防治动脉硬化

洋葱，性温，味辛，具有杀虫除湿、温中散寒、行气消食、提神健体、化瘀通络、利尿祛痰及降血压、降血脂等功效，适用于腹中冷痛、宿食不消、食欲不振、创伤溃疡、伤风感冒、滴虫性阴道炎、高血压、高血脂、糖尿病等症，并有一定的抗癌作用。

洋葱被称之为"蔬菜皇后"，其中的营养成分相当丰富，不仅富含钾、维生素C、叶酸、锌、硒、纤维质等营养素，更有两种特殊的营养物质——槲皮素和前列腺素A。结合这两种特殊营养物质，下面介绍洋葱具有的功效：

1.维护心血管健康

洋葱是目前所知唯一含前列腺素A的蔬菜。前列腺素A能扩张血管、降低血液黏度，因而具有降血压、增加冠状动脉的血流量和预防血栓形成的作用。洋葱中含量丰富的槲皮素，其生物的可利用率很高，科学家研究报告指出，槲皮素可防止低密度脂蛋白（LDL）的氧化，有效预防动脉粥样硬化，为人体提供重要的保护作用。

2.预防癌症

科研人员的研究还发现，洋葱和其家族成员可以帮助预防和控制各种癌症。在法国，一个针对女性所做的研究显示，那些摄取较多洋葱和大蒜的女性，其罹患乳腺癌的概率较低。

洋葱的防癌功效来自于它富含的硒元素和槲皮素。硒是一种抗氧化剂，能刺激人体免疫反应，从而抑制癌细胞的分裂和生长，同时还可降低致癌物的毒性。而槲皮素则能抑制致癌细胞活性，阻止癌细胞生长。一份调查显示，常吃洋葱比不吃的人患胃癌的概率少25%，因胃癌致死者少30%。

3.刺激食欲，帮助消化

洋葱含有葱蒜辣素，有浓郁的香气，加工时因气味刺鼻而常使人流泪。正是这特殊的气味可刺激胃酸分泌，增进食欲。动物实验也证明，洋葱能提高胃肠道张力，促进胃肠蠕动，从而起到开胃作用，对萎缩性胃炎、胃动力不足、消化不良等引起的食欲不振有明显的改善效果。

4.杀菌、抗感冒

洋葱中含有植物杀菌素如大蒜素等，有很强的杀菌能力，能有效地抵御流感病毒、预防感冒。这种植物杀菌素经由呼吸道、泌尿道、汗腺排出时，能刺激这些位置的细胞管道壁分泌，所以又有祛痰、利尿、发汗以及抑菌防腐等作用。

玉米——降低血清没商量

玉米有开胃、利胆、通便、利尿、软化血管、延缓细胞衰老、防癌抗癌等功效，适用于高血压、高血脂、动脉硬化等疾患的食疗保健。

1.含有大量纤维素

鲜玉米中的纤维素多，其量为精米、精面的6～8倍。

（1）植物纤维能使胆盐和胆固醇保持正常比例，从而减少胆固醇在胆道系统的沉积，防止胆结石的形成和发生。

（2）植物纤维还能与肠道内的胆汁酸结合，形成一种不能被吸收的复合物，加速胆汁酸的排泄，促进胆固醇在肝内降解，从而可降低血中胆固醇的浓度，避免因血中胆固醇浓度较高（血脂异常），不断沉积在血管壁上，使动脉血管壁增厚、管腔变窄，发生粥样硬化，引起高血压、脑梗死和冠心病等心脑血管疾病。

（3）纤维素还能使大便通畅，含植物纤维多的食物能使大便体积增加，并刺激肠壁产生蠕动，使大便较快排出体外，这就减少了毒物对肠壁的毒害，因而常吃玉米，可防治便秘和痔疮、直肠癌，还能减少胃肠病的发生。

2.富含赖氨酸

鲜玉米中富含的赖氨酸，是人体必需的营养成分。研究发现，多吃鲜玉米还可抑制抗癌药物对人体产生的不良反应。吃新鲜玉米时须用力咀嚼，可使牙齿得到锻炼，并促进唾液分泌和齿龈坚固。老年人若牙齿不好，可以做些鲜玉米粥喝。

3.含有大量维生素E

鲜玉米中含有大量天然维生素E，有促进细胞分裂、延缓细胞衰老、降低血清胆固醇、防止皮肤病变的功能，还能减轻动脉硬化和脑功能衰退出现的症状。鲜玉米中的维生素A，对防治中老年常见的眼干燥症、气管炎、皮肤干燥及神经麻痹等也都有一定的辅助疗效。鲜玉米中富含的赖氨酸，是人体必需的营养成分。研究发现，多吃鲜玉米还可抑制抗癌药物对人体产生的不良反应。

蜂蜜——养肝消炎好处多

蜂蜜，又叫蜂糖、蜜糖。中医认为，蜂蜜性味甘、微寒，具有润肺止咳、润肠通便和解毒之功效。现代药理学研究证实，蜂蜜主要含葡萄糖和果糖，以及少量蔗糖、挥发油、蜡质、有机酸和花粉；此外，还含有微量泛酸、烟酸、乙酰胆碱、酶类、雌激素和维生素A、维生素D、维生素E等。蜂蜜主要用于治疗肺燥干咳、咽干音哑、肠燥便秘，解乌头毒，以及烧伤、痈疮肿毒等。近期有研究发现，蜂蜜除上述作用外，还对消化系统疾病有很好的辅助治疗作用。

蜂蜜对各种慢性肝病（尤其是慢性肝炎）的作用：蜂蜜中的葡萄糖和果糖，能促进肝糖原的合成、储存及利用，增强肝脏的解毒功能，增强肝细胞的再生、修复能力，从而间接起到增强肝脏功能及抗感染能力。蜂蜜中的微量雌激素，可抑制肝脏的过度免疫反应，从而使炎症及其引起的临床症状减轻。采用喝蜂蜜之法辅助治疗慢性肝病，最佳时间为早晨空腹时和晚上睡前，此时胃肠道的吸收能力较强。如能在蜂蜜中加入蜂王浆，则效果更佳。

蜂蜜对慢性胃炎的作用：蜂蜜对胃液（尤其是胃酸）分泌具有双向调节作用，饭前一个半小时左右喝，可抑制胃液分泌，中和胃酸，保护胃黏膜；如果喝完蜂蜜立即吃饭，或在饭后立即喝蜂蜜，则可增加胃酸分泌。因此，对于胃及十二指肠球部溃疡患者，应在饭前一个半小时左右喝蜂蜜；而对于患慢性胃炎，尤其是胃酸缺乏性胃炎（如萎缩性胃炎）的人，则应在喝完蜂蜜后立即吃饭，或在饭后立即喝蜂蜜，以增加胃液分泌。此外，研究还发现，蜂蜜稍加热（至40℃左右）后喝，可抑制胃液分泌；而凉喝可促进胃液分泌。故慢性胃炎患者喝蜂蜜不必加热；而胃及十二指肠球部溃疡患者，则应喝加热的蜂蜜。

蜂蜜不宜加入沸水，以免使蜂蜜的有效成分被破坏，失去作用；糖尿病患者应慎喝蜂蜜，或于喝前咨询医生，以免血糖水平波动过大；过敏体质者尤其是对花粉过敏者，应尽量避免进食蜂蜜。

大蒜——肝脏的最佳选择

提起大蒜，有人爱，有人恨。很多人，特别是小孩子是非常讨厌大蒜的，吃过大蒜后人的口腔内会有一股强烈刺鼻的味道，很多人说是"臭味"。这并不能成为我们拒绝大蒜的理由，相反，大蒜有很好的保健作用，特别是对肝脏有很好的保护作用。对于大蒜的保健功效，老百姓有一句话说："四季不离蒜，不用去医院。"

中医认为：大蒜气熏烈，能通五脏，达诸窍，祛寒湿，辟邪恶，消痈肿，化症积肉食，此其功也。充分说明了大蒜祛除五脏毒邪淤积的功效。经现代医学证明，大蒜对肝脏有很好的保护作用。这是因为大蒜能诱导肝细胞脱毒酶的活性，可以阻断亚硝胺致癌物质的合成，从而预防癌症的发生。同时大蒜中的锗和硒等元素还有良好的抑制癌瘤或抗癌作用；大蒜有效成分具有明显的降血脂及预防冠心病和动脉硬化的作用，并可防止血栓的形成。

中医研究发现，用大蒜3～5瓣捣烂开水送服或取独头蒜以炭火烧熟，每次服3克，可治痢疾、急性肠炎；每日服数瓣醋浸蒜治心腹冷痛，3日可愈。口服大蒜汁加奶油可治高脂血症。大蒜4头切片煎水趁热熏洗外阴可治阴部瘙痒；生吃大蒜配合温盐水漱口是预防流行性乙型脑炎的好方法。

另外，紫皮大蒜挥发油中所含的大蒜辣素等具有明显的抗炎灭菌作用，特别对上呼吸道和消化道感染、霉菌性角膜炎、隐孢子菌感染有显著的功效。另据研究表明，大蒜中含有一种叫硫化丙烯的辣素，其杀菌能力可达到青霉素的1/10，对病原菌和寄生虫都有良好的杀灭作用，可以起到预防流感、防止伤口感染、治疗感染性疾病和驱虫的功效。

但要注意大蒜也不能多吃，李时珍就曾告诫："大蒜味辛性温，辛能散气，热能助火，伤肺、损目、昏神、伐性。"《本草经疏》告诫人们："凡脾胃有热，肝肾有火，气虚血虚之人，切勿沾唇。"

总之，大蒜对人体健康的利远远大于害。春天吃蒜祛风寒，夏季食蒜解暑气，秋天吃蒜避时疫，冬天食蒜可以暖胃肠，长期坚持食蒜就会增强人体免疫力，减少生病机会，自然就可以少去医院了。

大葱——祛除肝脏邪气

在人们的饮食中，葱是常见的调味品和食品，它的主要特点就是发散，能有效驱除五脏的邪气，对人体十分有益。

《名医别录》说："葱可除肝中邪气，安中利五脏，杀百药毒。"《药品化义》进一步指出："葱辛温通窍、专主发散。凡一切表邪之病，大都能发汗逐邪，疏通关节。盖风寒湿之气，感于皮肤经络之间，而未深入脏腑之内，宜速去之，开发毛窍，放邪气出去，则营卫通畅。"

大葱中含有植物杀菌素即葱素，具有较强的杀菌作用。中医认为，大葱性味辛平、甘温，能治寒热外感和肝中邪气，其葱叶、葱白、葱汁、葱须、葱花均可入药。葱叶能利五脏，益眼睛，疗水病足肿；葱白连叶捣烂与蜂蜜调和敷下腹部，可通小便；葱叶煎汤洗渍可消湿气足肿；葱白可除风湿身痛麻痹、虫积、心痛、妇人妊娠溺血；葱汁能散瘀血、止衄、止痛、治头痛耳聋、消痔漏、解药毒；葱须有治疗便血等功效。大葱生食熟吃，做蔬、入药均可。

所以人们在一些凉拌菜中喜欢放入葱片，是很合理的。不过要注意：生葱不可与蜂蜜一起吃，吃多了会对人体有害。

葱的种子味辛，性大温，无毒，也有使眼睛明亮、补中气不足、温中益精、养肺、养发的功效。

此外，葱还能散瘀止血止疼痛，比如喝葱汁就能治疗便血，葱白和葱叶煨熟捣烂涂在流血的伤口处，有利于止血止痛。

但要注意的是，并不是所有人都适合天天吃葱。对于一些贫血、低血压、怕冷的人来说，他们只能在农历的正月才能吃葱，只有那个时节的葱可以帮助他们充分补充热量，有利于身体功能的恢复。对于眼睛容易疲劳、出血、失眠和神经衰弱不安定的人，也只有正月可以吃葱，过了正月，葱因为刺激性强，会消除体内的营养素。

蚌肉——清肝热很有效

蚌肉性味甘咸，冷，无毒，归入肝、肾二经，在养肝凉血、清肝热明目、止消渴、除烦解热毒等方面有较好的功效。

河蚌，又名河歪、河蛤蜊、鸟贝等，常见的有角背无齿蚌、褶纹冠蚌、三角帆蚌等数种，我国大部分地区的河湖水泊中有出产。

河蚌烹制前取肉洗净，须摘去其灰黄色的鳃和背后的黑色泥肠；斧足部分要用木棍（或刀把）拍松，否则煮熟后不易嚼动。洗涤时可加点盐和明矾，去其黏液。

蚌肉入厨大多用于制汤，但也可用烧、烩、炖、煮等烹饪方法。在家常菜肴中肉质细嫩，咸鲜香美的"河蚌炒韭芽"；色洁白，质脆嫩，咸鲜适口的"春笋炒蚌丝"；色泽红润，滑嫩爽口，咸鲜微辣的"鱼香蚌丝"；汤色清淡，蚌肉脆嫩，菜心清爽的"佘蚌肉菜心"等多种菜式。这些菜肴不仅味道鲜美、营养丰富，而且还具有滋补保健的功效。

据测定，每100克蚌肉中含蛋白质6.8克、脂肪0.6克、维生素A 0.202毫克、维生素$B_1$0.13毫克、维生素E 1.4毫克、钙39毫克、铁11.4毫克、磷127毫克、硒29.79毫克。

下面介绍民间至今仍流行着的一些蚌肉的食疗方法：

蚌肉粥：新鲜蚌肉100克，用开水煮洗干净，下锅用麻油炒熟，加料酒、盐、葱、姜等，盛入碗内。粳米淘净下锅，加清水1000毫升煮沸，转小火熬煮成粥，倒入炒熟的蚌肉，稍煮片刻即成。经常食用，有清热止渴、明目解毒、凉血养肝的功效。

蚌肉汤：新鲜蚌肉150克，洗净，先用花生油适量下锅，待油煎香后放入蚌肉，然后加入米酒

2～3汤匙及姜汁1汤匙，清水适量同煮，用盐少许调味，食蚌肉饮汤。功能和血、除湿、滋阴。适用于妇女体虚、白带过多及月经期出血过多。

河蚌白果：新鲜蚌肉100毫升，白果肉24克，黄芪20克，当归15克，加水适量炖熟，入少许细盐，吃肉及白果，喝汤，每日1剂，连服5日。功能益气止崩。适用于气虚崩漏。

河蚌玉米须：蚌肉150克（洗净切片），鲜玉米须100克（洗净切碎装袋），加水适量，在砂锅里炖熟，加少许调味料，每日1剂，食肉喝汤，连服10日为一疗程。功能滋阴清热利水。适用于高血压、黄疸型肝炎、胆囊炎、急性肾炎水肿、尿路感染、糖尿病等。

由于蚌肉质硬性寒，不易消化吸收，因此脾胃虚寒、便溏者不宜食用。

玉米须——清湿热、理肝胆的良药

中医认为，玉米味甘性平，具有调中开胃、益肺宁心、清湿热、利肝胆、延缓衰老等功能。玉米须对肾病、糖尿病有很好的治疗效果。

新鲜玉米的前端，总是垂着一绺长长的须，通常被称作玉米须。玉米须是中医常用的一味药材。有医家说，慢性肾炎患者每天用60克玉米须煎汤服用，早晚两次，持续半年，有很好的疗效。

用玉米须煮汤，有一种淡淡的清甜味道，可滋养身心。另外，《岭南采药录》中还记载了一个方子，即用玉米须和猪肉一起炖汤服用，可以防治糖尿病。玉米是有待开发的健脑食品。

肝炎患者的养肝方

砂仁瘦肉汤

原料：砂仁5克，黄豆芽280克，猪瘦肉80克，鸡蛋1个，姜片、葱段各5克，盐3克，干淀粉10克，植物油10毫升，酱油5毫升。

做法：

（1）砂仁去壳，磨成细粉；黄豆芽洗净；猪瘦肉洗净，切薄片。

（2）鸡蛋磕入碗中打散，加入干淀粉、酱油、盐、砂仁粉、适量水搅拌均匀，放入猪肉上浆。

（3）炒锅置火上，入油烧热，下入姜片、葱段爆香，加水适量，大火烧沸后放入猪瘦肉，改小火煮20分钟，再改大火烧沸，加入黄豆芽煮断生即可。

功效：清热解毒，补中益气，行气化湿。适宜急性病毒性肝炎患者食用。

玉竹肝腰混炒

原料：玉竹40克，猪腰2个，鸡蛋1个，猪肝、西芹各80克，料酒10毫升，干淀粉10克，酱油5毫升，盐3克，白砂糖5克，蒜片、姜丝、葱段各3克，植物油20毫升。

做法：

（1）玉竹洗净；猪肝洗净，切薄片；猪腰去臊腺，切块，表面切花刀；西芹去叶，洗净，切段。

（2）鸡蛋磕入碗中打散，加入白砂糖、干淀粉拌匀，放入腰花、猪肝片略腌，锅中加水烧沸，下入玉竹煮熟，捞出切段。

（3）炒锅置火上，入油烧热，放入葱段、姜丝、蒜片煸香，放入猪肝、腰花、玉竹、料酒翻炒片刻，放入西芹炒熟，加酱油、盐炒匀即可。

功效：滋阴降压、补肝补肾、疏肝解郁。可用于辅助治疗肝炎、高血压等症。

茄子烧荸荠

原料：茄子150克，荸荠70克，猪瘦肉40克，酱油5毫升，白砂糖5克，姜丝、葱丝各3克，盐2克，植物油10毫升。

做法：

（1）茄子洗净，去皮，切成丝；猪瘦肉洗净，切成5厘米长的细丝；荸荠洗净，去皮，切块，备用。

（2）炒锅置大火上烧热，加入植物油烧至六成热时，下入姜丝、葱丝爆香，加入猪瘦肉丝翻炒片刻，加入荸荠、茄子、酱油、盐、白砂糖、适量沸水，用小火烧煮30分钟即可。

功效：适合急性黄疸性肝炎患者。

草根肉蛋汤

原料：鸡骨草、山栀根各25克，猪瘦肉40克，红皮鸡蛋1个，大料、花椒各2克，葱末3克，白砂糖5克。

做法：

（1）山栀根、鸡骨草洗净；猪肉洗净，切片，入沸水汆烫去腥味，捞出沥水；大料、花椒用纱布包好；鸡蛋煮熟，去壳备用。

（2）砂锅置火上，入水适量，放入山栀根、鸡骨草、猪肉片、鸡蛋、调料包、葱末，大火煮沸后转小火炖煮60分钟，加入白砂糖稍煮即可。

功效：适合慢性肝炎，有肝区隐痛、烦热、尿黄、乏力、纳呆、黄疸、胁肋不舒、急慢性肝炎、乳腺炎等症。

枸杞鲤鱼汤

原料：枸杞15克，新鲜鲤鱼1条，料酒5毫升，盐3克，葱、姜各5克，胡椒粉2克，味精1克，香菜10克。

做法：

（1）葱、姜、香菜清洗干净，切成末；枸杞洗净，润透；鲤鱼洗净，去掉鱼鳃及内脏，放入盆中，加入葱末、姜末、料酒、盐、胡椒粉腌30分钟。

（2）锅置火上，入水适量，放入鲤鱼、枸杞、料酒、盐、葱、姜，大火煮沸后用小火炖45分钟，加胡椒粉、香菜末、味精调味即可。

功效：尤其适用于体质虚寒、肝肾疾病、水肿小便不利、产妇乳汁不通等人群。亦可作为肝硬化腹腔积液患者的辅助食疗汤。

枸杞炖母鸡

原料：枸杞30克，母鸡1只，清汤适量，料酒10毫升，葱、姜各5克，盐5克，胡椒粉2克。

做法：

（1）母鸡处理好洗净；葱、姜洗净，葱切段、姜切片。

（2）枸杞洗净，装入鸡腹，然后放入钵内，鸡腹部向上，在鸡肚子内外分别摆上葱、姜，注入清汤，加盐、料酒、胡椒粉，隔水蒸2小时取出，拣去姜、葱，加盐调味即可。

功效：适用于体质虚寒、性冷淡、肝肾疾病、肺结核、便秘、失眠、低血压、贫血、近视眼、口腔炎、皮肤粗糙、慢性肝炎、早期肝硬化、贫血等症。

脂肪肝患者的养肝方

金钱草煲鲫鱼

原料：金钱草、车前草各60克，砂仁10克，鲤鱼1尾，盐3克，醋5毫升，味精1克，胡椒粉2克。

做法：

（1）鲤鱼洗净，除去鱼鳞、鳃及内脏，切片；金钱草、砂仁、车前草均洗净，润透。

（2）汤煲置火上，入水适量，放入鱼片、金钱草、砂仁和车前草，大火煮沸后转小火煮30分钟，熬至鱼肉烂熟，加盐、醋、味精、胡椒粉调味即可。

功效：清热解毒，散瘀消肿。适用于补充营养、防治脂肪肝，脂肪肝患者可以长期食用。

浮小麦粥

原料：浮小麦50克，大米100克，冰糖末10克。

做法：

（1）浮小麦、大米分别淘净，用清水浸泡30分钟，捞出沥干。

（2）砂锅置火上，入水适量，放入浮小麦、大米，大火煮沸后转用小火熬煮成粥，调入冰糖末，搅匀即可。

功效：加强营养代谢，增强免疫力，降脂减肥。适用于防治脂肪肝。

赤小豆燕麦粥

原料：赤小豆50克，燕麦片100克。

做法：

赤小豆淘净，放入砂锅中，入水适量，大火煮沸后转小火煮至赤小豆熟烂，下入燕麦片搅匀即可。

功效：健脾利水，降糖减肥。适用于脂肪肝、肥胖症、糖尿病、高脂血症、高血压等。

泽泻香菇木耳汤

原料：泽泻15克，香菇150克，水发木耳50克，姜片、葱段各5克，料酒5毫升，盐3克，鸡精1克，鸡油适量。

做法：

（1）泽泻研成细粉；香菇洗净，切成薄片；木耳去蒂，撕成瓣状。

（2）汤煲置火上，入水适量，放入泽泻粉、香菇、木耳、姜片、葱段、料酒，大火煮沸，转小火炖煮30分钟，加入盐、鸡精、鸡油，搅匀即可。

功效：渗湿利水，开胃止血，祛脂减肥。适用于脂肪肝、麻疹、癌症、肠风、血淋、痔疮等症。

枸杞冬葵子赤小豆汤

原料：枸杞10克，玉米须60克，冬葵子15克，赤小豆100克，白砂糖8克。

做法：

（1）赤小豆淘洗干净，提前用水浸泡2小时；玉米须、冬葵子、枸杞洗净，放入锅中，加水煎取汁备用。

（2）砂煲置火上，倒入药汁，兑入赤小豆及浸泡的水，大火煮沸后转小火熬煮至红豆烂熟，加白砂糖调味，盛出即可。

功效：消脂利水。适用脂肪肝、肥胖症、高血压、高血糖等。

山楂荷叶粥

原料：山楂、陈皮各5克，荷叶2克，竹茹3克，小米50克。

做法：

（1）山楂、荷叶、竹茹、陈皮洗净后加水煎煮，滤渣取汁备用；小米淘洗干净。

（2）砂锅置火上，入水适量，兑入药汁，下入小米，大火煮沸后转小火熬煮成粥即可。

功效：祛湿化痰，疏肝健脾。适宜思睡乏力、形体肥胖、痰湿型的脂肪肝患者食用。

山楂薏米燕麦粥

原料：山楂25克，薏米、赤小豆各20克，燕麦片15克，大米50克。

做法：

（1）薏米、赤小豆分别洗净，用清水浸泡4小时。

（2）砂锅置火上，入水适量，下入薏米、赤小豆大火煮沸，转小火熬煮至粥八成熟，下入大米、山楂，熬煮至粥成，加入燕麦片，续煮15分钟即可。

功效：降低血压、血脂，促使胆固醇排泄。适用于肥胖、脂肪肝患者辅助食疗。

芹菜炒豆干

原料：芹菜250克，豆腐干50克，红椒10克，盐3克，植物油适量。

做法：

（1）芹菜洗净切斜段，焯水备用；豆腐干切条；红椒洗净，去蒂、子，切片。

（2）炒锅置火上，入油烧热后，倒入芹菜翻炒至菜色变绿，放入豆腐条、红椒片，加盐炒熟即可。

功效：适用于脂肪肝、高血压、动脉硬化、高血糖等症。

猪骨海带汤

原料：海带丝250克，猪脊骨250克，盐3克，味精1克，醋5毫升，胡椒粉2克。

做法：

（1）海带丝、猪脊骨分别清洗干净，猪脊骨剁碎；

（2）蒸锅置火上，入水少许，放上海带丝，大火煮至水沸后续蒸15分钟备用。

（3）炖锅置火上，入水适量，放入猪脊骨，大火煮沸后撇去浮沫，投入海带丝转小火炖烂，加入盐、醋、味精、胡椒粉，烧煮片刻即可。

功效：降血脂，预防脂肪肝，提高机体免疫力。适用于脂肪肝、带浊、水肿、脚气、高血压、肿瘤等症。

肝调养的食疗方

猪肝胡萝卜汤

原料：胡萝卜200克，猪肝100克，盐3克，生姜5克。

做法：

（1）胡萝卜和猪肝分别洗净，切片。

（2）砂锅置火上，入水适量，放入生姜、盐，煮沸后下猪肝和胡萝卜，煮熟即可。

功效：补血、养肝、明目。适用于肝血不足引起的两眼昏花，还有维生素A缺乏所致的夜盲症。

玄参猪肝汤

原料：玄参10克，猪肝400克，植物油15毫升，淀粉20克，白砂糖10克，酱油5毫升，料酒10毫升，葱、姜各5克，盐5克，味精1克。

做法：

（1）玄参片洗净，装入纱布包；猪肝洗净备用。

（2）砂锅置火上，入水适量，放入纱布包和猪肝，煮1小时后，取出猪肝切片。

（3）锅入油烧热，下姜、葱煸炒，再放入猪肝片，加酱油、糖、料酒少许，加入猪肝原汤，用水淀粉勾芡，加盐、味精调味即可。

功效：滋阴补血，养肝明目。适用于阴虚火旺所致的目涩昏花、红赤、畏光等症。

菟丝子鸡肝汤

原料：菟丝子10克，雄鸡肝2副。

做法：

（1）鸡肝洗净，切半；菟丝子略洗，装入纱布包内，扎紧袋口。

（2）砂锅置火上，入水适量，放入鸡肝和纱布包，大火煮沸，改小火煮40分钟；捞出纱布包即可。

功效：补肝养血，益肾固精。适用于肝血亏虚、肾精不固所致的阳痿、早泄、滑精、遗尿等症。

补血羊肝汤

原料：熟地10克，川芎3克，当归6克，白芍8克，枸杞10克，旱莲草6克，炒酸枣仁6克，羊肝200克，胡椒粉1克，味精2克，水发木耳20克，料酒2毫升，黄花菜10克，水淀粉20克，鸡汤400毫升，盐6克，酱油3毫升，熟植物油适量。

做法：

（1）中药去净灰渣，入砂锅，加清水煎成药汁，澄清后去沉淀；羊肝洗净，切成薄片，盛入碗内，加盐2克、酱油、料酒、水淀粉调匀。

（2）炒锅置大火上，加药汁、鸡汤、木耳、黄花、木耳、黄花煮开后捞入汤碗内。

（3）肝片抖散下锅，汤开时，撇去浮沫，肝片煮熟时，加入盐、胡椒粉、熟植物油、味精，盛入碗内即可。

功效：养肝补血，明目安神。用于肝血不足所致的夜盲症、两目昏花、青盲，心血不足所致之心悸、失眠、健忘，以及妇女月经失调等。

枸杞炖羊脑

原料：枸杞20克，羊脑1具，料酒15毫升，盐5克，味精2克，葱、姜各10克。

做法：

（1）葱、姜切片备用；羊脑洗净，注意不要碰破。

（2）羊脑放入炖锅，加水、盐、葱、姜、料酒，隔水炖熟，最后加盐和味精调味即可。

功效：补肝养肾、益脑强身。适用于肝血虚所致的头痛头晕、眼涩眼花、癫痫等，也适用于健康人补脑养生。

续断杜仲猪尾汤

原料：续断20克，杜仲25克，猪尾2条，盐5克。

做法：

（1）续断、杜仲洗净，装入纱布包，扎紧袋口；猪尾去毛洗净。

（2）砂锅置火上，入水适量，放入纱布包，大火煮沸，小火熬40分钟，至猪尾熟烂，加盐调味即可。

功效：补益肝肾，壮骨填髓。适用于肝肾亏虚所致的腰背酸痛、阳痿遗精、陈旧性腰部损伤、腰腿痛等症。

巴戟天炖大肠

原料：巴戟天40克，猪大肠200克，葱、生姜各5克，味精2克，盐3克。

做法：

（1）猪大肠翻洗干净，再翻还原；巴戟天洗净，装入猪大肠内。

（2）砂锅置火上，入水适量，放入猪大肠，加葱、生姜，大火煮沸，小火炖煮，以猪大肠熟烂为度。最后加味精和盐调味即可。

功效：温肾助阳，补肝强筋。适用于肝肾亏虚所致的阳痿、滑精、尿多、腰痛膝软等症。

强身牛尾汤

原料：枸杞40克，带皮牛尾700克。

做法：

（1）牛尾刮洗干净，剁成段，沸水氽烫后，立即取出洗净；枸杞洗净。

（2）枸杞平均分成两份，一份加水煎煮，提取浓缩汁30毫升，另一份备用。

（3）瓦罐内加水，放入牛尾、枸杞，加清汤、料酒、味精、酱油、葱、盐，先大火煮沸，倒入枸杞浓缩汁，再小火炖煮，至牛尾酥烂，拣去葱、姜即可。

功效：补肝益肾，强筋健骨。适用于肝肾亏虚所致的阳痿、早泄、腰膝酸痛等症。

枸杞黄精鸽汤

原料：黄精15克，枸杞10克，白鸽1只，盐3克，料酒10毫升，味精1克。

做法：

（1）鸽子溺死，去毛及内脏，热水洗净；枸杞、黄精洗净备用。

（2）枸杞、黄精用纱布包好，塞入鸽腹中，放进砂锅，加水后大火煮开，撇去浮沫，改小火煨1小时，加料酒、盐、味精，再煮5分钟即可。

功效：补肝肾，益气填精。适用于有肝肾不足症状者。

枸杞花生炒肉丁

原料：枸杞80克，瘦猪肉400克，花生米40克，盐10克，白砂糖5克，味精2克，绍酒3毫升，麻油10克，干淀粉8克，酱油5毫升，植物油适量。

做法：

（1）猪瘦肉洗净，去筋膜，切成肉丁；花生米用油炸酥；枸杞洗净备用。

（2）锅入植物油，烧热后下肉丁滑散，入绍酒、白砂糖、酱油、盐、味精搅匀，投入枸杞、花生米颠簸几下，淋麻油拌匀，起锅即可。

功效：阴血双补，明目健身。适用于体虚乏力、疲劳、血虚眩晕、心悸、肾虚阳痿、腰痛虚弱、贫血、性功能低下、神经衰弱及糖尿病等症。

杜仲枸杞腰花

原料：杜仲15克，枸杞15克，鲜猪腰80克，冬笋20克，水发黑木耳20克，葱末、姜末各2克，蒜瓣3克，八角1瓣，绍酒10毫升，清汤20毫升，水淀粉15毫升，酱油10毫升，醋8毫升，盐3克，白砂糖5克，味精1克，香油3毫升，植物油适量。

做法：

（1）猪腰洗净，切开，刮去膜腺，切成麦穗花刀，大约手指长短，加酱油腌入味，用水淀粉抓匀；冬笋切成手指长短的薄片，黑木耳焯水备用。

（2）杜仲和枸杞放入砂锅，加清水煮30分钟，去渣留汁。

（3）锅入植物油，烧至九成热时，下腰花炸至卷缩，捞出沥干。锅留底油，再下腰花和以上各材料，大火翻炒后，下入药汁，小火炖至汤汁快干时，下水淀粉勾芡，加调料调味即可。

功效：补肝益肾，滋阴养血。

清蒸小母鸡

原料：枸杞10克，小母鸡500克，盐3克，料酒10毫升，胡椒粉2克，味精1克，葱、姜各10克。

做法：

（1）小母鸡宰杀后去毛及内脏，洗净。放入锅内，倒水烧沸后，氽透捞出。枸杞洗净。

（2）枸杞装入鸡腹内，腹部朝上放入盆内，放入葱、姜，加入水、盐、料酒、味精、胡椒粉各适量，将盆盖好，用湿绵纸封住盆口，上笼用沸水大火蒸熟。将盆口绵纸揭去，拣去姜、葱即可。

功效：滋补肝肾，益气壮阳。适于阳痿、遗精、肾虚腰痛等症。

功效：补肝肾，益五脏，祛瘀血。

三豆鸭汤

原料：绿豆15克，赤小豆、蚕豆各30克，白条白鸭1300克，姜片、葱段各10克，盐5克，蒜片3克，料酒15毫升。

做法：

（1）以上三种豆分别淘洗干净，冷水浸泡2小时。

（2）三种豆和鸭子放入锅里，加入姜片、葱段、蒜片、料酒、盐，倒入水，大火烧沸，撇去浮沫，小火炖煮1小时即可。

功效：清肝利水。

芝麻酱炒茄子

原料：新鲜茄子350克，黑芝麻酱20克，蒜末3克，味精1克，植物油15毫升，酱油5毫升，姜末2克，醋5毫升，白砂糖10克，盐3克。

做法：

（1）茄子洗净，切小块。

（2）锅入油，烧热后放入姜末，倒入茄子煸透，加水、酱油、白砂糖、盐、醋、蒜末略烧，加黑芝麻酱、味精烧透入味即可。

功效：益肝肾，润五脏，利水消肿。适合肝病患者食用。

荸荠猪肝

原料：荸荠80克，猪肝180克，料酒10毫升，姜片、葱段各5克，盐3克，干淀粉10克，白砂糖3克，植物油15毫升。

做法：

（1）猪肝洗净，切片；荸荠洗净，去皮，切片。

（2）猪肝片放碗里，加干淀粉、清水、料酒、盐拌匀，腌渍5分钟。

（3）锅入油，烧至六成热，加入姜片、葱段爆香，下猪肝、荸荠翻炒至断生，加白砂糖、盐，炒匀即可。

功效：滋补肝肾，清利湿热，利水消肿。适合肝病患者食用。

知母旗鱼汤

原料：天花粉10克，知母8克，旗鱼肉片120克，香菇120克，绿花椰菜60克，棉布袋1个，嫩姜丝、盐各适量。

做法：

（1）天花粉和知母洗净，装入棉布袋；香菇和绿花椰菜洗净，剥成小朵备用。

（2）砂锅内加水，放入棉布袋和旗鱼肉，加入香菇和绿花椰菜，煮沸，取出棉布袋，加嫩姜丝和盐调味即可。

功效：舒筋止痛、养胃抗癌。适用于腰腿疼痛、手足麻木、筋络不舒服等症。

桑寄生杜仲鸡汤

原料：炒杜仲20克，桑寄生15克，鸡腿1只，盐3克。

做法：

（1）鸡腿剁成块，洗净，沸水余烫后备用。

（2）炒杜仲、桑寄生一起放入砂锅，加水没过所有材料，大火煮沸转小火续煮30分钟，将熟时，加盐调味即可。

功效：补益肝肾，强壮筋骨。适用于肾虚乏力，腰腿酸痛、耳鸣心悸、头痛眩晕等症。

山药鸡汤

原料：山药200克，胡萝卜1根，鸡腿1只，盐3克。

做法：

（1）山药削皮，洗净，切滚刀块；胡萝卜削皮，洗净，切滚刀块；鸡腿剁块，余烫后捞出洗净。

（2）砂锅置火上，入水适量，放入鸡肉、胡萝卜，大火煮开后转小火慢炖20分钟。

（3）放入山药转大火煮沸，再小火续煮15分钟，加盐调味即可。

功效：健脾、益肠胃、补肺益肾、补虚祛邪。适用于治疗脾虚腹泻、久痢、虚劳咳嗽、遗精带下、尿频等症。

第五章　生活细节中的保肝养肝法

哪些生活方式最伤肝

1.用眼过度

"肝藏血"，肝脏贮藏着极为丰富的血液。肝血的主要作用为营养眼睛，保证视力，供养并牵制肝气疏泄升发，濡养滑利关节、肌腱、韧带，肝木生心火、可补充心血。长期使用电脑、看电视，或者高考长时间看书，都是久视，会造成用眼过度。"肝开窍于目"，久视很容易使肝血不足。只要肝"将军"饿着肚子吃不饱，七情要么郁结，要么过度，肝气疏泄条达无力而郁结。

2.七情郁结

肝脏最讨厌经常郁闷压抑，心结难解，这些在肝脏疏泄条达时碍手碍脚，令肝脏不能舒展，憋屈难受。现代社会的人际关系紧张，五脏中肝脏最受此影响而活得最累，七情感而不敢发、不能发、不会发，所以闷在里边，这是肝最不喜欢的。尤其是那些站在社会大舞台上，与男性一决高低、心高气盛的女强人，以及冰雪聪明、敏感能干、不甘人后的女能人，她们的七情不是因为人心险恶不能外露而压抑不展，就是忍无可忍而怒发冲冠，这种过度的情绪一放一收，很伤肝。

肝气郁结或快或慢会反映出一系列躯体疾病：胃痛、腹痛、便烂、头痛、胸闷、月经不调、乳腺增生、子宫肌瘤、色斑、高血脂、脂肪肝、高血压等。一般人往往经不起多次大怒激愤的情绪冲击，会导致肝气横逆、肝阳暴涨，太伤肝太伤人了。想想暴盲、暴聋、暴哑、消化道大出血、脑出血、心肌梗死吧，这些就是常见的大怒激愤的后果。

3.久坐不动

关节、肌腱、韧带属于肝系统，是肝脏赖以疏泄条达的结构基础、重要通道。电脑、电视、汽车让人久坐不动，令许多人关节肌腱韧带僵硬，失去柔韧灵活，使肝疏泄条达系统内的通道不畅通。所以，我们经常会觉得，越是坐着，越是不运动，人就会越是郁闷或脾气暴躁。

4.滥用药物

五脏中，肝脏新陈代谢最为旺盛，这使其具有强大的解毒功能。污染物、毒物、药物、酒精、各种食品添加剂进入人体，全凭肝脏代谢以解毒、降毒、减毒。大量吃药、食品不安全、饮酒、熬夜会让肝脏总是干活，不能休息，令其疲劳。

是药三分毒，可是现在盛行有病吃药、防病吃药、保健吃药，完全忘记人体自身还有强大的自我调节能力，忘记了还有很好的非药物疗法，比如针灸、推拿、物理疗法等。

5.过度饮酒

酒性大湿大热，经常少量饮酒有活血提神消除疲劳之功；而经常豪饮却会乱心性、乱肝性，湿热伤肝胆。酒的热量很高，不怎么增加营养，却足以扰乱能量代谢。

喝酒莫贪杯——伤肝又伤神

喝酒造成的肝损害，主要取决于两个因素：一是饮酒年限，一是每次所饮酒量的多少，如一次喝白酒超过250毫升，可能会出现急性肝损害。但以上两种因素中，更重要的是饮酒年限的长短。不过，有的人由于肝脏解毒能力很强，喝得多问题也不大。所以是否会造成严重肝损害，并不是绝对的，这个问题因人而异。

1.定期关注你的肝

经常应酬、经常大量饮酒的人，应该定期做相关体检，半年左右应该查一次，查什么呢？肝功能检查，尤其是谷草转氨酶，谷氨酰转肽酶、胆红素等必不可少。

细致的B超检查很有价值，配合CT最佳。若之前患有乙肝等肝脏疾病，那检查得可能就要勤一点。大量长期饮酒对肝脏造成的影响往往比单纯的喝酒造成的肝损严重得多。若要了解是否到了肝纤维化、肝硬化的程度，则要挑选其他反映肝纤维化程度的指标，如层黏蛋白等，肝活检测是最可靠的判断病情方法，必要时可行之。

2.改变不健康的饮酒习惯

改变不健康的饮酒习惯，首先要认识到饮酒本是一件快乐的事情，推杯换盏的目的是为了增进感情、增加友谊、相互理解、相互尊重、使社会行为更加圆滑，因此要以低度酒或饮料为主，酒量适可而止。

3.绝对节制饮酒

一些研究者认为安全饮酒的界限为每周不超过3瓶啤酒，并给肝一个休息日。但这种所谓安全饮酒也有不少弊病：

（1）饮酒有个体差异性，对某些人来说饮酒量并没有减少。

（2）少量饮酒者随着饮酒量的增加危险性也在增加。

（3）女性即使饮少量的酒，也可能会产生各种损害，妊娠时危险性更大。

（4）饮酒的影响不仅是饮酒量，还有很多其他因素，如体重、个人体质、酒精扩散速度、饮酒类型、有无进食、酒的种类等，因而事情不是那么简单的。所以许多学者提出最好不使用安全饮酒量这一名词，即尽可能不要饮酒。

此外，在改变生活习惯的同时，在专家的指导下用一些药物是有一定作用的，某些中药如桃仁、丹参、当归、赤芍、丹参等，多烯磷脂酰胆碱可以有效地修复肝细胞膜，在饮酒时和饮酒后可以给肝脏良好的保护和修复。

罐头食品宜少吃——多含亚硝酸盐

尽管已知亚硝酸盐能与蛋白质分解后所产生的胺类结合成具有强烈致癌作用的亚硝胺，但因亚硝酸盐对肉毒杆菌有特别强大的抑制作用，停止使用亚硝酸盐以后，肉毒杆菌中毒的事件屡有发生。因此，国内外的食品工业仍然在使用亚硝酸盐。此外，为了保证有足够长的保质期，几乎所有的罐头食品中都要添加防腐剂，如苯甲酸钠、山梨酸钾等，这些添加剂往往会增加肝脏的负担，对健康不利。

目前罐头食品大多数还是采用焊锡封口，焊条中的铅含量颇高，在储存过程中可污染食品。小儿消化道的通透性较大，这些添加剂和重金属均可被吸收，并影响小儿健康，故儿童应尽量少吃罐头食品。

当食品煮熟、装罐、排气、密封后，常常还要采用超高温消毒灭菌。这样一来，将会使食物中的维生素受到很大的损失。

如今由于温室育种技术的广泛应用，蔬菜供应的季节性已经大大淡化，几乎随时都可以买到各种新鲜的蔬菜、水果。从实用的角度出发，罐头食品的价格往往偏贵一些，因此它的性能价格比也较低。所以如果条件许可，还是应该多吃新鲜食物，少吃罐头食品为好。

另外，很多人一旦忙碌起来，喜欢下班买半成品甚至速食食品打发晚餐，但久而久之容易造成营养失衡，从而导致肝脏负担越来越大。因为不少速食食品，为了保鲜会含有不少剂量的防腐剂，尤其是熏制、腌制过的香肠、腊肉、烤鸭等，对于本身肝脏就不太好的人群而言是沉重的负担。

不乱用药——就是最好的保肝

目前国内外对慢性肝病的治疗没有一个好办法，不能治愈。病毒彻底转阴既然不可能，那么，只有针对病人的病情、体质做合适的调理和治疗，既不要麻痹大意造成病情失控，也不要过度紧张造成过度治疗，多花了钱，反而伤害了身体。

"是药三分毒"，目前由于服药引起的肝损害已经上升至各类肝病的第四位，在50岁以上的肝病患者中的比例超过40%。据世界卫生组织统计，药物性肝损害已上升为全球死亡原因的第五位。

什么是药物性肝炎？肝脏是药物浓集、转化、代谢的主要器官，尤其是口服药物。肝脏负责解毒，但本身也会中毒，由于药物及代谢产物的不良反应或机体对药物产生过敏反应，对肝脏造成损害引起肝组织发炎，即所谓的药物性肝炎。

药物性肝炎多在服药1～4周内发生，具体表现与其他肝炎大致相同，如肝区不适、腹胀、食欲减退、恶心呕吐、乏力、尿黄等，肝脏肿大伴有压痛、转氨酶升高。严重的药物性肝损害甚至会引起肝细胞坏死，如果诊治不及时，可危及生命。

肝病患者更需警惕药物损害。我国现有各类肝病患者近2亿，肝病患者都想积极治疗，早日康复，但错误的用药行为高达30%以上，有相当一部分患者并非死于原有的肝病，而是死于乱用药物。很多人以为肝不好就需"补肝"，拼命吃药，结果越补越麻烦，反而补出了药物性肝炎。

肝病患者迷信保肝药的功效，对于自称有"保肝"作用的药物不加节制地服用，以为多多益善，这种治病心切而产生多吃药、吃好药的心理可以理解，但其实是错误的。再好的药，如果不对症，和毒药没有两样。

保肝药不是保健品，长期不合理地使用，只能加重肝脏负担，使病情加重，有的还会扰乱人体正常的免疫机能，使病情恶化。

市场上保肝药品种类很多。这些药物有数百种之多，应选择那些针对发病机制而发挥作用的，且临床证明确有效果的。常用的保肝药有维生素类药物、促进肝脏解毒的药物、促进能量代谢的药物、促进蛋白质合成的药物、抗脂肪肝的药物及抗纤维化的药物等。

实际上，真正需要服用保肝药的患者并不像广告上宣传的那么多，保肝药也有适应证。有些人甚至没有任何症状，仅仅体检查出是肝炎病毒携带者，就自作主张地长期服用保肝药是不合适的。

一般以下四种情况最好不要应用保肝药：

（1）有病毒复制活跃的慢性乙肝、丙肝，患者的转氨酶升高幅度不大，应及时给予抗病毒药，病毒被抑制，转氨酶会自然下降，肝脏炎症也会好转。

（2）自身免疫性肝病，包括原发性胆汁性肝硬化、自身免疫性肝炎等，一般的保肝药没有治疗价值。

（3）失代偿肝硬化，保肝药难以起效。

（4）脂肪肝，除抗脂肪肝药物外，其他保肝药基本无效，或疗效不确切。

所以，不乱用药，就是最好的保肝方法。

爱美容的人易传染乙型肝炎

有些人在美容的同时，如没有用正确的方法处理的话，就会很容易得乙肝疾病，那么爱美容的人用哪些不当的处理方法会使乙肝疾病缠上身呢？

1.不当洗牙、镶牙、补牙

如一些患者喜欢去私人小诊所去洗牙、镶牙和补牙。在这些小的私人诊所，去做完洗牙、镶牙和补牙后不久，患者就会有发热、厌食、恶心、呕吐等症状出现。到医院去做检查才知道是得了急性乙肝疾病。这就有可能是不规范地操作，而使患者感染了乙肝病毒的。

2.不规范的文眉、文身、美甲、穿耳洞

我们在日常的生活中随时都有可能会做一些对皮肤有损害的行为，只是自己不知道而已，这些伤害皮肤的行为都有可能会使自己感染乙肝、丙肝或者艾滋病等疾病。人类的皮肤是人体的一道天然的防线，能抵御外界的机械性、物理性和化学性刺激的伤害，以及病原微生物的侵袭。而文眉、文身、美甲、穿耳洞等侵入性的美容项目，就是破坏人类皮肤的这道天然的防线，很容易使人体受到病微生物的侵袭。在做文眉、文眼线、文身、穿耳洞、舌洞、脐洞等穿刺类美容时，有很多美容店是缺乏高温消毒设施的，只是用酒精、碘酒或在消毒柜里消毒，这样的消毒并不能保证杀死病毒。

3.在不规范的按摩店进行修脚、扦脚

在很多的不规范的保健按摩店里，修脚师傅和扦脚师傅通常对他们常用的工具是没有做到严格消毒的，甚至还有个别的师傅不能严格地做到"一客一消毒"的规范操作。如有客人的脚被工具划破，可能会出现血液交叉感染，这也有可能会传播疾病。

以上这些用来进行美容的工具，都有可能会给患者的身体带来乙肝疾病病毒，所以如果想美容，那就得去一些正规的美容机构，否则伤害的就是自己的身体了。

警惕输血感染肝炎

输血是传播乙肝病毒的一个重要途径。由于人体感染乙肝病毒有一个窗口期，因此献血前并不能检查出来。所以，当需要输血的人输入了这些感染了乙肝病毒的血液，同时也会感染乙肝。那么，怎样预防输血后感染乙肝呢？

（1）严格掌握输血或使用血制品的指征，凡可用可不用者尽量不用。

（2）严格筛查和管理献血人员：采用稳定可靠的试剂和最敏感的检测法，如用放免法筛查乙肝表面抗原（HBsAg）；如条件许可，最好再查核心抗体以及肝功能。丙型肝炎则检测丙肝病毒抗体。有条件时可加用聚合酶链反应（PCR）检测丙肝病毒核糖核酸（HCV.RNA）。此外，还应检测献血人员的血清转氨酶，严格禁止不合格的献血者供血。加强对献血人员的管理至关重要，否则还有可能出现冒名顶替现象。

（3）对血制品进行严格的灭活处理。切忌使用污染的或用过多次的针筒及污染的输血器械。定期（输血后3个月内）去医院检查肝功能。因为输血后肝炎患者中80%～90%是在输血后3个月内发生的。

（4）给受血者使用高效价乙肝免疫球蛋白（HBIG），使其与体内的乙肝病毒（I.IBV）结合，并激活机体免疫系统清除血中病毒，从而起快速预防作用。

方法是：在输血的同时肌注5毫升乙肝免疫球蛋白，输血后1个月再注射5毫升。反复多次输血治疗的患者可使用乙肝疫苗全程接种，以促使机体产生免疫力。

每天睡眠香，肝脏不受"伤"

晚上9点到凌晨3点是养肝护胆的最佳时间。人如果长时间过子时（23～1点）不睡，就会伤胆伤肝。初期表现为眼圈黑，眼睛干涩、疲倦、内凹，头晕、头痛，精神疲倦以及注意力不集中等，严重的还会出现脏腑失衡和各种疾病。

肝主疏泄，过子时不睡，可引起肝疏泄不利，肝气郁结，可见易怒、头痛头晕、眼红、眼痛、耳鸣、耳聋、胸肋胀痛、女性月经不调、便秘，也可引起肝气升发不足，人会目倦神疲、腰膝酸软、晕眩、失眠、惊悸、精神恍惚，重则会晕倒在大街上不省人事。

肝有藏血、调节血液的功能，过子时不睡，会造成肝血不足，还会引起吐血、衄血、皮下出血、牙龈出血、眼底出血、耳出血等出血症状。

肝开窍于目，过子时不睡，易引起肝虚，则出现视力模糊、夜盲、畏光、迎风流泪等症状，还会形成青光眼、白内障、眼底动脉硬化、视网膜病变等眼疾。

肝主筋，其华在爪，过子时不睡觉，会引起肝血不足，出现筋痛、麻木、屈伸困难、痉挛抽搐，易造成灰指甲、缺钙、髌骨软化、癫痫病、骨质疏松等症。

肝与心，过子时不睡觉，可引起肝血不足。由于心主一身之血脉，肝有储藏和调节血液的功能，会造成心脏供血不足，引起心慌、心颤等症状，严重的形成心脏病、高血压等心脑血管疾病。

肝与脾，过子时不睡觉，会引起肝胃不和。由于肝助脾胃消化，如果肝气太虚则不能助脾胃消化，使人脾胃消化功能不好，表现为舌苔厚，长此以往会造成中气塌陷。

肝与肺，过子时不睡觉，无法滋阴潜阳，肝阴亏损，引起肝火过盛灼肺，出现干咳、咳嗽、咯血等木火刑金的症状，易导致牛皮癣等各种皮肤病。

肝与肾，过子时不睡觉，肝虚导致肾亏，由于肝肾同源，容易造成生殖系统疾病，不育、骨病、牙病、脱发、糖尿病、肾衰竭等疾病。

睡眠法因人而异，下面介绍3种做法：

（1）睡觉前简单的压腿，然后在床上自然盘坐，两手重叠放于腿上，自然呼吸，感觉全身毛孔随呼吸一张一合，若能流泪打哈欠效果最佳，到了想睡觉时倒下便睡。

（2）仰卧，自然呼吸，感觉呼吸像春风，先融化大脚趾，然后是其他脚趾，接着脚、小腿、大腿逐渐融化。如还醒着，再重新做。

（3）入睡快的人可右侧卧，右手掌托右耳。右掌心为火，耳为水，二者形成水火即济，在人体中形成心肾相交。久之，养心滋肾。

怎样才能保证良好的睡眠呢？

引起失眠的原因多种多样，但其根本在于物质与身体的失衡。为了保证良好的睡眠，睡前需要做到"五不"：

（1）不过饱：中医讲"胃不和则寝不安"，因为晚上人要休息，脾胃也需要休息，晚餐吃得过饱会加重脾胃的负担，扰动脾胃的阳气，从而影响睡眠。因此，晚餐宜吃七八分饱，并且尽量清淡，以顾护脾胃清阳之气。

（2）不过动：睡前不宜剧烈运动而扰动阳气，包括睡前看电视、说话聊天等扰动心阳的活动。而且电视、音响等电器本身的辐射会干扰人体的自律神经。因此，睡前半小时不宜做剧烈运动、看电视、聊天等。

（3）不过思：脾主思，多思伤脾，且多思易扰动心神。思、动为阳，静、眠为阴。因此，睡前宜静养心神，做到"先睡心后睡眠"，助阳入阴以利于睡眠。

（4）不过点：晚上11点后胆经开阳气动，人容易精神而睡不着，且极易耗散肝胆之气，引动外邪侵入体内。因此最好在21点、最晚不要超过22点半睡觉。

（5）不受风：风为百病之始，无孔不入。晚上睡觉开窗、开空调等会吹散卫护体表的阳气，吹散以后阳气再生，再生以后又被风吹散，这样一夜过去就会把人的阳气掏干，第二天反而更加疲惫。因此睡前应关门窗和空调，以保护体表的阳气。

肝病患者的黄金睡眠时间

睡眠对每一个人来说都是非常重要的，对肝病患者来说，睡眠的意义更重要。充足而适量的睡眠可以保证机体内环境的调节和稳定，提高肝病患者的抗病能力，使病情日趋康复。

睡眠不足可使免疫功能下降，充足的睡眠有利于肝病的康复。多数肝病患者伴有失眠、情绪不稳定、倦怠、乏力等症状。因此，对于肝病尤其是重度肝病患者除了进行积极有效的治疗外，还应强调睡眠的重要性。

睡眠是人体的基本生理需要。为什么一定要卧床休息呢？因为休息能减少机体体力的消耗，而且能减少活动后的糖原分解、蛋白质分解及乳酸的产生，减轻肝脏的生理负担。因为卧床休息可以增加肝脏的血流量，使肝脏得到更多的血液、氧气及营养的供给，促进肝细胞的康复。

据日本学者观察，肝脏的血流量在立位时比卧位时减少40%，立位伴有运动时，肝血流量比卧位时减少80%~85%。肝血流量减少，可直接影响肝脏的营养及氧气的供给。

肝病患者睡眠不足，身体就会处于疲劳、乏顿的状态，机体免疫系统功能自然下降，就会引起乙肝病毒复制，形成肝功能损害，从而诱导肝病复发，所以，对于肝病患者只有充足适量的睡眠才能保证机体内环境的调节和稳定，睡觉可以增加肝脏的血流量，使肝脏得到更多的血液、氧气及营养的供给，肝脏只有得到充足的血液、氧气及营养，才能够促使肝细胞的修复和再生，提高抗病能力，使病情日趋康复。

数据显示，每晚睡眠不足4小时者，免疫系统功能要下降50%，42名乙肝病毒携带者早晨3~7点不睡觉，白天检查这些受试者，发现他们体内的免疫细胞的活动能力减弱31%，当这些志愿者获得充足的睡眠，他们的免疫力就能完全恢复。因此可以说，好睡眠是护肝的良药。

不过，并非睡眠越多越好，过分强调卧床休息与睡眠反而会加重脂肪肝患者的精神负担，影响大脑的调节功能和内脏功能的协调，也不利于机体的新陈代谢。

肝病患者提高睡眠质量的注意事项：

（1）日常生活中肝病患者不要熬夜和过于劳累，制订一份起居作息时间表，晚上10点准时睡觉，保证7~8小时的睡眠时间，如果晚上少于7~8小时，中午最好进行午休补充睡眠，让肝脏得到充分休息，这样才能有助于病情恢复。

（2）保证充足睡眠的同时，肝病患者应注意与之有关的一些事项：晚上睡觉前不要喝浓茶、咖啡、刺激性饮料。晚饭宜清淡，切勿过饱。入睡前用温热水泡脚，做一做保健按摩操都有利于入睡。

睡眠姿势一般以右侧卧位为佳，可使心脏不受压迫，促进胃肠蠕动排空，加上全身肌肉放松，可使睡眠安稳、舒适、自然。

肝病患者怎么护理

因为肝病会影响到患者的肝功能，然后损害患者的肝脏，所以患者做好肝病的护理是至关重要的。那么在生活中如何做好肝病的护理呢？

1.按时作息

感染肝病的患者应特别注意休息，因肝脏具有贮藏血液和调节血量的作用。活动量越大，其肝脏的血流量越小，故到达肝脏的营养成分就越少，恢复就越慢，所以休息对肝病患者非常重要。活动量以不引起疲劳为原则。由于肝病患者机体免疫力低下，易引起感染，如感冒、支气管炎、泌尿系感染等，要根据气温变化，增减衣服。要养成早睡早起有规律的生活习惯，忌熬夜、加班、打麻将等。

2.饮食合理，注重忌宜

肝病患者的饮食要注意以下几点：

（1）不宜饮酒

酒精的90%要在肝脏内代谢，酒精可以使肝细胞的正常酶系统受到干扰破坏，所以能直接损害肝细胞，使肝细胞坏死。

（2）不宜高蛋白饮食

对于病情严重的肝炎病人来说，由于胃黏膜水肿，小肠绒毛变粗变短，胆汁分泌失调等，使人消化吸收功能降低。如果多吃蛋、甲鱼、瘦肉等高蛋白食物，会引起消化不良和腹胀等病症。

（3）不宜高铜饮食

肝功能不全时不能很好地调节体内铜的平衡，而铜易在肝脏内积聚。研究表明，肝病患者的肝脏内铜的储存量是正常人的5～10倍，患胆汁性肝硬化者的肝脏内铜的含量要比正常人高60～80倍。

（4）不宜过多食糖

肝炎病人每日补充一定量的葡萄糖等营养素，这种肝病的护理措施有利于促进肝细胞的修复。但研究证实，过多的葡萄糖在体内可转变为磷酸丙糖，该物质在肝内合成低密度脂类物质，使血中三酰甘油等脂类物质增多，进而诱发心血管系统的器质性病变。

3.保持乐观

健康心态肝炎患者应调整好自己的情绪，正确对待疾病。保持乐观、平常、健康的心态，坚定战胜疾病的信心，才有利于身体康复。情感的变化对肝炎患者的病情影响极大，常言道，"怒伤肝""思伤脾"。暴怒和忧思过度会诱发或加重肝病，所以肝病患者遇事要调整好自己的心态，及时化解不良情感的影响。

4.勿乱用药

对肝脏有害的药尽可能少用，对滋补品、保健药要慎用。因为许多药物都要经过肝脏代谢，乱用药势必加重肝脏负担。要定期到医院复查肝功能，必要时做B超检查，及时了解自己肝脏的状况。

5.适当锻炼

根据身体状况，加强身体锻炼，如散步、打太极拳、游泳等，有利于增强体质，提高免疫力。进行适当的锻炼，以不疲劳为宜，使自身免疫力逐步增强，对机体和肝脏能起到保护作用。

肝病患者的夫妻生活

性生活是夫妻生活中的重要部分，并不是所有肝病都会影响患者的性功能和性生活，只有重型肝炎、肝硬化失代偿而致严重肝损害和激素失调等方可引起性功能减退和性生活障碍。但由于肝病对人体功能有着很大的影响，因此肝病患者在性生活方面应注意些什么呢？

一般说来，当一方患急性肝炎或慢性肝炎时，都不宜过性生活；急性肝炎恢复期、慢性肝炎和肝硬化相对稳定期也应暂停性生活，因为性生活会造成血压升高，呼吸急促，脉搏加快，体力消耗，并引起肝脏缺氧，这对患病一方无疑会影响肝病的康复，有时还会使病情急剧恶化。

在此情况下，肝病患者应如何过性生活呢？

病毒性肝炎在肝炎急性期由于肝细胞破坏，体力不支，性欲降低，所以急性肝炎应禁止一切性活动，以减少体力消耗，促进肝细胞恢复，否则会加重病情。

肝炎恢复期，可适当进行性生活，以不感疲乏为度。慢性肝炎及肝硬化患者可能性欲低下，不应勉强过性生活；当急性肝炎达到临床治愈，慢性肝炎基本达治愈标准、病情稳定半年以上可过性生活；急性肝炎临床治愈后随诊1年无异常、慢性肝炎观察2年无异常者能胜任工作，可过正常性生活；HBsAg携带者可过有节制的性生活，自觉控制性生活的频度，不可放纵。

性生活频度一般为青年每周1~2次，中年人每1~2周一次，中年后期每月1~2次，但在肝功能不良期，特别是转氨酶不稳定或出现黄疸持续升高时应停止。

另外，应注意的是性生活时的隔离和防护。唾液、精液和阴道分泌物可传播某些肝炎病毒，患者在性交时应戴避孕套；乙肝病毒可垂直传播，父母中有HBsAg阳性者应采取适当措施阻断传播，最简单有效的方法是注射乙肝疫苗。

酒精性和脂肪性肝病患者大多没有明显症状，半数有肝区不适、腹胀、食欲减退、阳痿、月经不调、乳房发育异常等，少数人肝功能轻度异常，完全不必禁止性生活，在肝功能异常时应暂时禁止一段时间，待肝功能恢复后可恢复性生活。

适度的性生活有助于缓解性紧张和达到全身心的高度松弛，同时也有助于消耗过多的脂肪，以减轻脂肪在体内的堆积，起到减肥和降脂的作用。

肝病妈妈照样生出健康宝宝

妊娠是女性一生中一个很重要的生理过程。妊娠期女性除身体各部位发生变化外，在这个过程中肝脏的大小、血流及代谢方面可能出现许多生理变化。妊娠期孕妇体内的营养不仅要满足孕妇自身的需要，还要提供胎儿的发育所需，所以导致了孕妇自身所需能量的不足，自身肝脏得到的营养相对减少。而此时肝脏不仅要维持孕妇的正常代谢和功能，还要为胎儿的生长贡献力量，肝脏要为两个人工作，负担必然加重。

怀孕对肝病女性有影响：肝脏负担加重，抵抗外来病毒、毒物，有害因子的能力便随之下降。

（1）患有慢性肝炎或肝硬化的妇女一旦怀孕，使肝脏得到的营养更为减少，特别是白蛋白减少更多，影响肝细胞的修复，还有可能加速肝细胞的坏死，引发重症肝炎。

（2）怀孕期间血糖和糖耐量降低，肝糖原的储备量减少，使肝病加重。

（3）孕妇脂肪代谢和激素代谢发生变化，特别是血浆蛋白和白蛋白的减少，在并发肝病时发生黄疸和腹腔积液。

（4）孕妇体内胆固醇和三酰甘油的含量增加，使孕妇易发生妊娠脂肪肝，腹内压增高及血流瘀滞，使孕妇易发生血栓。

（5）孕妇免疫功能也将发生改变，表现在细胞免疫功能降低，对病毒、细菌抵抗力降低；也可以使孕妇体内原有的、潜在的病毒活化，增加了感染的机会。

妊娠影响肝病的发展和预后：

（1）肝炎可加重早期妊娠反应，妊娠晚期并发肝炎可诱发妊娠高血压综合征。反之，妊娠高血压综合征又加重了原有的肝病。

（2）重症肝炎可产生腹腔积液而影响宫缩，肝脏凝血机制发生障碍使孕妇易发生孕中及产后大出血。

（3）易发生流产、早产、死胎或新生儿窒息。

如果孕妇并发急性无黄疸型肝炎或慢性肝炎并发妊娠，就要及时就医。肝炎活动期或肝硬化并发妊娠的患者，要根据孕妇的具体情况来决定是否继续妊娠，要在医生的密切观察下进行治疗。对于妊娠并发急性黄疸型肝炎的患者，应住院治疗，妊娠并发重症肝炎的患者，就应终止妊娠。

已婚慢性乙肝患者以及无症状乙肝病毒携带者应该做好有计划的妊娠，慢性乙肝妇女应该积极治疗，肝功能恢复正常后再进行妊娠；而病毒携带者应做肝活检病理检查，在证明肝脏无明显病变的情况下妊娠，这样可以避免对孕期以及分娩期的不良反应。

作为有肝病病史的女性，在孕育新生命前，一定要权衡一下妊娠能否继续。如果身体状况不允许，病毒复制活跃，肝功能不正常，就应该请产科和传染科大夫共同会诊，以免因怀孕造成病情恶化。

患有肝病的女性怀孕后，其妊娠期保健非常重要，应注意以下问题：

（1）要定期复查肝功能及全面评估肝脏功能，密切注意肝病有无加重的迹象。

（2）加强孕期保健，包括自我保健和定期产前检查，及时发现有无胎儿异常和产科异常情况，有无并发症，如妊娠高血压综合征、贫血等。

（3）不要盲目进补，食量要适当，避免体重增加过快。在医生的指导下服用保肝药物，出现疲乏、无力、食欲减退、尿色加深、巩膜发黄及发热等症状时要及时就诊。

如何阻断乙肝病毒的母婴传播呢？

阻断乙肝病毒的母婴传播至关重要。而孕期肝炎妈妈和新生儿如果能多次接种免疫球蛋白与疫苗，就可以有效预防乙型肝炎的垂直感染与水平感染的发生。接种方法如下：

孕妇：从怀孕三个月起，每月注射一支乙肝免疫球蛋白，可有效保护胎儿。

新生儿：将乙肝疫苗和乙肝免疫球蛋白（HBIG）按0、1、6方案完成全程共三次注射，即出生24小时内，1个月、6个月各注射一次，可使95%以上的新生儿避免感染乙肝病毒。

电脑族护眼先养肝

电脑族常常会有眼睛干涩，视物不清，浑身疲倦，情绪不稳定，月经不调等症状。这些是什么原因造成的呢？

中医理论对血的阐述"目受血而能视，足受血而能步，皮受血而能润，骨受血而能固——如果因某种原因血液运行发生了障碍，肢体得不到足够的血液，便会麻木不仁，四肢得不到足够的血液，就会手足不温；皮肤得不到足够的血液，就会干枯"。可见血对人体多么的重要。

中医学又指出"久视伤肝，久坐伤骨"，经常看电脑、读书的人就具备了久视和久坐这两个条件。"肝藏血，主情志的疏泄"，肝就像人体的一个血库，如果伤及肝脏，则血库里的血就不够充足，相继就会出现眼睛干涩、酸痛、流眼泪、近视、模糊、小腿抽筋、腰膝酸软、手无力、手指不灵活，皮肤出现斑点，情绪不稳定，月经不调等一系列症状。

"肾主骨、生髓、通脑"，如果伤及肾脏，就会出现手脚凉、颈椎痛、腰椎痛、关节痛、记忆力减退、尿频、大便不正常、内分泌失调等一系列疾病。

中医讲"胆有多清，脑有多清"。而电脑族往往晚上过12点才睡，所以头脑不清醒，也会影响工作质量，长此以往，将会出现头昏、头涨、头痛的现象，尤其是太阳穴及头两侧，有的则为偏头痛。

中医讲"肝在面色表现为青色。""肝是人体最大的解毒器官。""人卧则血归肝。"而23～3点是人体的胆和肝脏腑最旺盛的阶段，此时，是肝发挥其藏血、解毒作用的最佳阶段，肝胆在睡眠状态下将血液进行解毒后输送到人体，而电脑族熬夜过零点，血液不能归于肝胆，就没有经过解毒而重新输送到全身，使毒素回流。因此，第二天，人的脸色会有灰青色出现。

因此，电脑族养生应从养肝开始。养肝要从以下几个方面进行：

（1）早睡觉，在23点之前必须睡觉，使血液回肝解毒。

（2）多吃绿色的食物。因为，青色入肝经，可以起到养肝护肝的作用。

（3）保持良好的情绪。"肝在志为怒。"也就是在情志上表现为怒，肝失衡会影响情绪，使人烦躁；反之，情绪烦躁也会影响到肝。

（4）不要长时间在电视、电脑前。要适当换个姿势，按摩按摩眼睛。"肝开窍于目"，眼睛过分疲劳也会影响到肝。

酒精肝患者不宜过度劳累

随着人们生活水平的改善，酒精肝患者越来越多。酒精肝是中性脂肪在肝内蓄积过多所致，是一种常见而可逆的弥漫性肝病。酒精肝危害很大，因此，酒精肝的治疗很重要。酒精肝患者是如何养生的？做好酒精肝的日常保健工作对于酒精肝患者病情的康复是具有重要意义的，那么酒精肝患者该如何保健养生呢？

酒精肝患者怎样养生，关系到酒精肝能否康复，关系到酒精肝是否会恶化为酒精性肝硬化，需要酒精肝患者注意。现在酒文化已经深入渗透到人们的生活中，不论是各种场合聚餐喝酒都是免不了的，由于酒精的泛滥，酒精肝已经成为继病毒性肝炎之后的第二大肝脏疾病，因此掌握酒精肝的养生方法就十分重要了。

酒精肝患者养生保健首先要从饮食起居做起，酒精肝患者饮食应该忌油腻辛辣之物，宜饮食清淡，保证营养，容易消化，少食多餐，应严格控制肉食，供应新鲜流质食物。同时注意休息，做到起居有节、劳逸适度。

酒精肝患者养生最重要的一点，那就是戒酒，饮酒是导致酒精性肝病的根本原因，故而在疾病的治疗过程中及疾病康复后，必须绝对禁止饮酒。若能彻底戒酒，消除病因，则可提高治疗效果，促进疾病康复，防止疾病的复发、恶化，导致酒精性肝硬化的发生。

酒精肝患者养生还应该注意情志舒畅，若情志不畅，精神抑郁，则使气机逆乱，阴阳失调，诱发或加重疾病症状。应帮助病人克服和消除恼怒、忧郁、疑虑、悲伤、恐惧等不良情绪，树立治疗疾病的信心，促进疾病的康复。

酒精肝患者可以适当锻炼，能够增强体质，减少或防止疾病的发生。根据酒精肝病情的不同阶段掌握动静结合的关系，急性期应采取"以静为主，静中有动"的原则，以休息为主，限制过多的活动。稳定期应采取"动静结合，动静适度"的原则，做到生活自理，适当休息。恢复期应采用"以动为主，动中有静"的原则，活动量循序渐进，以无疲乏感为度，避免劳累过度，耗伤气血。在疾病过程中，应根据病情的缓急轻重以及体质强弱不同，选择适当的锻炼方法。

好心情，肝病才能远离你

很多患者由于对乙肝的慢性化、肝硬化和肝癌过分忧虑恐惧，加之来自社会、家庭、亲朋好友的疏远、歧视令他们自卑，一旦患上乙肝，或查出两对半有问题，便情绪低落、忧愁焦虑，并且有苦不敢对人言，本来身体感觉还蛮好的也变得这儿也难受，那儿也不舒服。为此，有些人轻信广告，四处求医，乱治疗，乱用药，不但疗效不好，花费钱财，而且越治越重，进而增加心理压力，"包袱"越背越重，严重影响了康复。情绪影响肝功能，负面情绪会加剧乙肝的慢性化和恶化，良好心态有利于慢活肝向慢迁肝逆转，这是细心的临床医生不难见到的事实。

1.乙肝预后多良好

乙肝人群总感染率较高，这是不容回避的事实，但许多急性乙肝患者可望自愈。慢迁肝的预后多良好，部分病人还可望彻底清除HBV。重症肝炎的生存率在提高，虽然乙肝表面抗原转阴并非易事，但感染者也可望与病毒长期"和平共处"，可以照常工作和学习。

2.让乙肝患者心情好起来

实践证明，忧愁焦虑，乙肝难治，良好情绪，肝病自退。我们在治疗乙肝时，不仅应当避免滥用无可靠疗效的药物，而且应当在"善治者必先治其心"上多下一些功夫。因为乙肝病人，尤其是久治不愈者都有自己的苦处。希波克拉底说："医生治病，一靠药物，二靠语言。"既然治乙肝无特效药物，一个有责任心和爱心的医生就更应当千方百计用优美的语言艺术让病人心情好起来，因为一种美好的心情胜过许多"保肝"良药。

3.不良情绪，肝癌元凶之一

精神因素与人体免疫功能密切相关。人体免疫系统受神经和内分泌的双重调控。精神抑郁等消极情绪作用于中枢神经系统，引起自主神经功能和内分泌功能的失调，使机体免疫功能受到了抑制。由于机体平衡被打破，使细胞失去正常的状态和功能，不断变异，产生了癌细胞。另一方面，减少体内抗体的产生，阻碍了淋巴细胞对癌细胞的识别和消灭，使癌细胞突破免疫系统的防御，过度地增殖，无限制地生长，形成癌肿。

乙肝疫苗，预防乙肝的有效方法

乙肝疫苗是用于预防乙肝的特殊药物。疫苗接种后，可刺激免疫系统产生保护性抗体，这种抗体存在于人的体液之中，乙肝病毒一旦出现，抗体会立即起作用，将其清除，阻止感染，并不会伤害肝脏，从而使人体具有了预防乙肝的免疫力，从而达到预防乙肝感染的目的。接种乙肝疫苗是预防乙肝病毒感染的最有效方法。

中国大多数乙肝病毒携带者来源于新生儿及儿童期的感染。第一，新生儿的预防尤为重要，所有新生儿都应当接种乙肝疫苗。这是因为新生儿对乙肝病毒最没有免疫力，而且免疫功能尚不健全，一旦受染，很难清除病毒而成为乙肝病毒携带者。第二，学龄前儿童也应进行接种。第三，是HBsAg阳性者的配偶及其他从事有感染乙肝危险职业的人，如密切接触血液的人员、医护人员、血液透析患者等。第四，是意外暴露于乙肝病毒的人，如意外地被HBsAg阳性血液污染的针头刺伤，或被HBsAg阳性血液溅于眼结膜或口腔黏膜，输入HBsAg阳性的血液等，均应接种乙肝疫苗。

乙型肝炎疫苗全程接种共3针，按照0、1、6个月程序，即接种第1针疫苗后，间隔1及6个月注射第2及第3针疫苗。新生儿接种乙型肝炎疫苗越早越好，要求在出生后24小时内接种。新生儿的接种部位为大腿前部外侧肌肉内，儿童和成人为上臂三角肌中部肌肉内注射。单用乙型肝炎疫苗阻断母婴传播的保护率为87.8%。

乙肝疫苗自1979年问世以来，经过近20年的大规模应用和观察，至今尚未见有关于注射后引起严重不良反应的报道。只有少数人出现接种部位红肿、硬结、疼痛，手臂酸重或发热、恶心、呕吐、乏力、皮疹等与一般疫苗接种大致相仿的轻微反应，多于1~3天不治自愈。

由于乙肝疫苗属血源性的，在制备过程中纯化与灭活程序十分严密，故不会产生像破伤风等动物血清疫苗可能造成的过敏反应，也不会感染上乙肝、艾滋病及其他传染性疾病。与其他疫苗同时接种亦未出现相互干扰作用；因此，可以说，乙肝疫苗是安全可靠的预防疫苗，注射前也不必皮试。

至于注射时应当注意的事项大致有以下几个方面：

（1）凡发热、严重感染及其他严重的全身性疾病者，应暂缓接种。

（2）新生儿第一针必须在出生后24小时内注射，若超过48小时后注射，则预防效果降低。出生后一个月仍未行注射者，则应先检测有关乙肝指标，证实未被感染者，可与乙肝高效价免疫球蛋白，（HBIG）合用。

（3）乙肝疫苗与其他疫苗如白百破、卡介苗、乙脑疫苗等同时接种，互相之间无干扰作用；但有人认为若与麻疹疫苗同时接种，有可能降低麻疹疫苗的免疫效果，故二者最好分开接种。

（4）注射后局部应保持卫生，最好三天内不要擦洗，以免抓破引起局部感染。

（5）注射第3针疫苗后的1~3个月，应到医院检测保护性抗体水平，以判断免疫效果。若无效者，需行加强注射一次。

（6）成人注射前需先检测乙肝病毒（HBV）指标，已有感染，或感染后已痊愈并产生保护性抗体者，不需注射疫苗。

（7）凡对福尔马林或硫柳汞及其他药物过敏者禁用。

养肝早睡早起勤梳头

1.早起早睡以养肝

《黄帝内经》曰："春三月，此谓发陈，天地俱生，万物以荣，夜卧早起，广步于庭，被发缓形，以使志生，生而勿杀，予而勿夺，赏而勿罚，此春气之应，养生之道也。逆之则伤肝……"意思是说立春开始后自然界生机勃勃，万物欣欣向荣，这时人们应当顺应自然界生机勃发之景，早睡早起，早晨去散散步，放松形体，使情志随着春天生发之气而不可违背它，这就是适应春天的养生方法。违背了这种方法，就会损伤肝，这是因为春天是生养的基础。因此，春季以舒畅身体，调达情志为养生方法。

2.不要过早减衣

"春不减衣，秋不戴帽。"立春气温还未转暖，不要过早减掉冬衣。冬季穿了几个月的棉衣，身体产热散热的调节与冬季的环境温度处于相对平衡的状态。由冬季转入初春，乍暖还寒，气温变化又大，过早减掉冬衣，一旦气温下降，就难以适应，会使身体抵抗力下降。病菌乘虚袭击机体，容易引发各种呼吸系统疾病及冬春季传染病。

3.每天梳头百下

《养生论》说："春三月，每朝梳头一二百下。"春季每天梳头是很好的养生保健方法。因为春天是自然阳气萌生升发的季节，这时人体的阳气也顺应自然，有向上向外升发的特点，表现为毛孔逐渐舒展，代谢旺盛，生长迅速。故春天梳头，正符合这一春季养生的要求，有宣行瘀滞、疏利气血、通达阳气的重要作用。

每晚泡泡脚，养肝又健脑

活动了一天，晚上身体会较为疲累，特别是肝肾急需得到休息和调养。此时最好的调养方式就是泡脚。泡脚时，水的热量可以通过脚底进入人体全身，使体内肾经、肝经都得到养护。为何九点泡脚最补肾呢？是因为此时是肾经气血比较衰弱的时辰，在此时泡脚，身体热量增加后，体内血管会扩张，有利于活血，从而促进体内血液循环。特别是脚底的涌泉穴，是肾经的首穴，晚上在得到热水的刺激后，能够很好地消除一天的疲劳，补充肾气。

中医认为，足部是足三阴经、足三阳经的起止点，与全身所有脏腑经络均有密切关系，用热水泡脚，可以起到调整脏腑功能，驱散寒气，温暖全身，促进周身血液循环，及时消除疲劳的作用。早上运动后用热水洗脚可以健脑强身；夜晚就寝以前用热水泡脚可改善睡眠，有助于提高睡眠质量；用热水泡脚足还有利于治疗脚癣。因此，热水泡脚一直是中医里推崇的养生之道。

其具体做法是，先用脸盆准备半盆热水，旁边再准备一个热水瓶，双足入盆浸泡，水温宜高一些，但必须忍受得了，以不烫伤为原则。每次泡脚最好在20分钟以上，水温低了就从热水瓶中倒入一些热水，使水温始终保持热烫。泡脚水的温度要控制在42℃左右，水量以没过脚踝部为好。

泡脚时间不宜过长，以30分钟左右为宜，其间加入热水2~4次。

在泡脚过程中，人体血液循环加快，心率加快，如时间过长，易增加心脏负担。心脑血管疾病患者、老年人应格外注意，如果有胸闷、头晕的感觉，应暂时停止泡脚，马上躺在床上休息。晚饭后1个小时才可泡脚。因为饭后人体内大部分血液都流向消化道，如果立即用热水泡脚，日久会影响消化吸收。

驱除便秘，就是给肝脏减负

便秘是肝脏之大敌。长期便秘会使肠内积聚的有害物质氨、硫化氢、吲哚等随血液运送到肝脏，给肝功能下降的肝脏加重负担。有害物质还会通过血管到达脑部引发肝性脑病，使患者出现头晕、嗜睡、口臭、胃肠不适、心烦易怒等症状；还会诱发心绞痛、脑出血、痔疮、癌症等疾病；并造成性生活障碍。所以要保护肝脏、预防脂肪肝，一定要消除便秘的消极影响。

提高肝功能要大量食用富含维生素的食物，并控制食量防止肥胖。防止便秘需摄取适量膳食纤维。富含膳食纤维的食物有：全麦类、糙米、五谷杂粮、魔芋等。肝脏是人体的"维生素仓库"，一旦肝功能下降，极易导致维生素不足，所以肝脏病患者最好每天食用富含维生素和膳食纤维的柑、苹果等水果。除改善饮食习惯外，还提倡步行，因为步行能推动腹肌运动，刺激肠道增加肠蠕动，促使通便。

特别强调，酒虽有刺激肠道促进排便的作用，但不是解决便秘的良策。饮酒过量反而会加重便秘，同时酒精会加重肝脏负担，导致肝功能下降，所以要保护肝脏，提高肝脏功能，最好禁酒。

静坐闭目调呼吸，便可养肝

中医认为，春季，体内的肝胆经脉旺盛活跃，如果人们能够在此时好好调养肝脏，可增强免疫力，让身体一年都保持在最佳状态。春季养生以养肝、护肝为先，专家提示几种简单的养肝方法。

1.饭后静坐10～30分钟

肝脏作为人体最大的腺体，在新陈代谢、胆汁生成、解毒、凝血、免疫及水与电解质的调节等多方面起着非常重要的作用。同时肝脏各项功能的正常发挥都有赖于肝脏充足的血液供应。

吃完饭尤其是午饭后，身体内的血液都集中到消化道内，参与食物的消化活动，此时如果立即行走或运动，就会有一部分血液流向手、腿、足等处，导致流入肝脏内的血液相应减少，从而影响正常的新陈代谢。所以，饭后静坐10～30分钟再去干其他事情，对肝脏的保养，尤其是有肝病的人来说是非常必要的。

2.闭目晒眼15分钟

当人们过于劳累或心情抑郁时，可伤及肝脏，使眼睛出现干涩、困乏、酸胀等表现，这时不妨让眼睛晒晒温和的阳光，可起到补充肝阳、疏泄肝气的作用。

晒眼睛时，要全身放松，仰头对着太阳，闭上眼睛，把意念集中到眼周，想象太阳的热量像热水一样注入身体，一般15分钟左右即可，晒眼睛的时间最好选择在早晨或傍晚，以免被阳光灼伤。

3.练习呼吸调节法

晨起运动、舒筋活络也是养护肝脏的重要方法之一，如呼吸调节法就是静静坐下或站立，全神贯注在呼吸调节中，慢慢地，一点一点用鼻子吸气、再吐气，并重复数次。

4.睡眠充足

中医认为，肝主谋虑，熬夜会伤肝。现代医学研究表明，人直立时，流到肝脏中的血液非常少，而人在躺着的时候，流到肝脏中的血液会明显增多，肝脏得到的氧分也充足，这时解毒能力就强。因此，充足的睡眠对肝脏保健尤为重要。

定期检查——肝脏有问题早发现

肝脏具有分泌胆汁、代谢、凝血、解毒、免疫等多种功能，是人体中非常重要的器官。肝脏一旦生病，就会打乱人体多项生理功能。但是，很多肝病都不具有明显的症状，患者不注意，就有可能忽略，最后酿成大病。

病毒性肝炎分为五型，即甲型、乙型、丙型、丁型及戊型。其中甲型、戊型肝炎为消化道传播，当人们接触被甲肝、戊肝病毒污染的食具、用具和玩具等后，再污染食物，经口传入，即可导致人体发病。目前的医学发现，通常能导致肝癌的疾病是乙肝和丙肝。

乙肝病毒携带者其症状不明显，患者和健康人没有什么区别，也可以正常地生活、学习和工作。乙肝病毒携带者如果病毒是阴性的，肝功能也正常的话是可以不用治疗的，但是定期检查是乙肝病毒携带者必须要做的。很多乙肝病毒携带者就是因为忽略了这一点，发病了也不知道，病情持续恶化，直至发展为肝癌。这是因为患者体内毕竟还是携带有乙肝病毒，之所以没有出现肝炎症状，病情稳定，主要是乙肝机体的免疫系统不完善，不能主动攻击乙肝病毒。但是这种情况并不是永久的，因为机体的免疫系统是可以改变的。

大量的临床研究表明，乙肝病毒携带者看似无声无息，发病时往往都比较凶险，让人措手不及甚至是难以应对，此时的病情并不亚于肝炎发作期的危害。其潜伏期不确定，爆发期也不能确定，因此，乙肝病毒携带者是一个随时可能爆发的炸弹，如果不及时监测病情的发展，有可能延误治疗的最佳时机，导致病情恶化成肝硬化甚至肝癌。

为了减低肝脏纤维化、肝衰竭及肝癌的可能，乙肝病毒携带者应每3至6个月接受一次血液检验，以免病情恶化。另外通过乙肝定期检查、定期验血，可以详细了解病情发展，长期控制病毒，但有关治疗必须持续一年或一年以上，以减低肝硬化、肝衰竭及肝癌的可能。尤其是对于35岁以上携带病毒时间较长者，更应重视定期检查。对于检查中发现病毒复制且伴有转氨酶升高的，一定要积极进行抗病毒治疗。

乙肝病毒携带者做定期检查的作用不仅仅体现在及时发现病情上，其作用还在于通过了解患者病情变化，能够及时控制患者的发展，这样就有利于在治疗的最佳时机实施治疗，这对乙肝病毒携带者的治疗有着非常重要的意义。

第六章　应景应时，应心应身——四季养肝

春季养生先养肝

春主升发，重在调肝

春天要晚睡早起，否则伤肝。所谓"春者，天气始开，地气始滞，冻解冰释，水行经通，故人气在脉。"春天是四季的开始，所以有"一年四季在于春"的说法。春季从立春开始，经过雨水、惊蛰、春分、清明、谷雨，到立夏的前一天为止。春季是冬寒褪去，冰雪消融的时节。在春天，万物复苏，蛰虫活动，阳气升发，是一派推陈出新的气象。人的生命也不例外，春天的到来唤醒了生命，早起则利于阳气升发。

按中医养生家所论，五脏六腑之中，肝脏具有春季"木"的属性。肝开窍于眼睛，其味为酸，其表现在爪，其液为泪，功能为藏血、疏泄。春天树木发芽，草木新生。人的肝脏像树木一样开始升发，功能活动旺盛，从而让人精神焕发，眼睛明亮，四肢活动灵活。只是若疏泄太过，则面红目赤，害燥不安，口干舌苦，四肢抽动；肝气不足则两眼昏花，思维不清，毛骨不丰，四肢筋脉挛缩不灵活。

特别是老年人，肝脏的养护尤其重要。因为在人体的所有器官中，肝脏是新陈代谢最旺盛的，担负着非常重要的作用。人到老年，肝脏也渐渐"硬化"，远不如年轻时那么柔软，而功能也随之下降许多。春季是肝阳亢盛之时，情绪易急躁，要做到心胸开阔，身心和谐。心情舒畅有助于养肝，因为心情抑郁会导致肝气郁滞，影响肝的疏泄功能，也使功能紊乱，免疫力下降，容易引发精神病、肝病、心脑血管疾病等。

中医学认为，肝的功能是滋养筋脉、生养气血。所以，调肝的第一步就是补充肝脏的血液，通过养血来实现滋补肝脏的作用。

有养血作用的食物很多，比如大麦、芝麻、枸杞、桑葚、何首乌等。以肝补肝是中医的一种做法，现在已经被公认为有效的补肝途径。而且，肝脏还具有明目的效果，可以治疗夜盲症和青盲等。尤其是羊肝，含有丰富的维生素A，补肝效果特别显著。

其他的一些补肝食物，就没有什么特别的了。调肝不光要靠食物，也要靠身体的适当运动。只有身体适应了这个节气的特点，五脏六腑才能充分发挥作用。

晚睡早起，春捂秋冻

所谓"春天孩儿脸，一天变三变"。春天正是寒暖不定的时节，气温反复无常，变化剧烈。而此时，正是人的机体恢复时期，还在适应由寒到暖的变化，所以很容易被疾病乘虚而入。当春时节，正是"春日融和，当眺园林亭阁虚敞之处，用抒滞怀，以畅生机，不可兀坐，以生他郁"。所以，对所有人来说，都应该到莺飞草长、桃红柳绿、青山秀水中多多吸取春天的阳刚和生发之气，接受自然的微风、日光、融融春意。并且要通过户外运动的方式，包括练拳、体操、散步和登山等，让身体适应这个变化的季节，给整个寒冬禁锢的躯体最好的充实。

在春天这个乍暖还寒的时候，必须要小心应对。所以，"春捂秋冻"就是最好的养生方法。详细说来，不要过早地脱掉棉衣，以防春寒料峭，在不经意间伤风感冒，从而再导致其他病症。

毕竟，春天是白昼时间变长的时候，天黑较冬天来说会渐渐变晚。晚睡早起，可以帮助老人在春天更多地活动，吸取大地的阳气，更好地调节身体各方面的机制，延年益寿。

具体的做法如下：首先要把握时机。春天的气候变化反复，许多疾病的发病高峰与冷空气到来和降温持续的时间密切相关。比如感冒、消化不良，在冷空气到来之前便捷足先登。而青光眼、心肌梗死、脑卒中等，在冷空气过境时也会骤然增加。因此，捂的最佳时机，应该在气象台预报的冷空气到来之前24~48小时。

注意这样一个温度临界点15℃。常年的经验表明，对多数人或体弱多病而需要春捂者来说，15℃可以作为春捂的临界点。也就是说，一旦气温下降到15℃以下，而且长时间不能回升，那么春捂就非常必要了。

另外就是小心温差，当昼夜温差大于8℃时，春捂就是必不可少的。春天的气温，前一天还是春风和煦，春暖花开，刹那间则可能寒流涌动，让你回味冬日的肃杀。面对"孩儿脸"似的春天，你得随天气变化加减衣服。而何时加衣呢？现在认为，昼夜温差大于8℃是该捂的信号。

而捂着的衣衫，随着气温回升总要减下来。但减得太快，就可能出现"一向单衫耐得冻，乍脱棉衣冻成病"的情况。这是因为你没捂到位。怎样才算到位？中医发现，因为气温骤降需要加衣御寒，此后气温回升了，也得再捂7天左右。减得过快有可能冻出病来。所以春捂7~14天比较合适。

古代养生者非常重视"夜卧早起，广步于庭"，但喜季风气当令，气候变化较大，多出现乍暖乍寒的情况，再加上人体的皮肤腠理已打开，对寒邪的抗御能力有所减弱，年老体弱之人春季往往容易受到风寒邪气的侵袭，并因此诱发宿疾。有资料表明，心肌梗死有两个发病高峰，其中之一是在三、四月间（阳历），正值春季，其道理就在这里，所以养生者特别强调春季不可马上脱掉棉衣，尤其是老人气弱骨疏，体怯风冷，易伤腠里，所以应常备夹衣，天气暖和了才换下棉衣，疲乏时应逐渐减少，不可一下减得太多。一旦感觉到有点凉意，就马上加衣，切不勉强忍受。"春捂秋冻"这句古老的生活谚语是非常适合春季养生的。

春困是春天的一个普遍问题，老年人因为时间充裕，所以能在春困的时候休息。不过春天正是大好时光，睡得太多，对于养生未必是好事。那么如何才能解决春困的问题呢？

（1）运动刺激解春困。春日环境优美，一派生机。多去室外活动，进行一些适合自己的体育锻炼，可使人体呼吸代谢功能增强，加快机体对需氧量较高要求的调适，春困便会自动解除。

（2）温度刺激消春困。春暖乍寒，可适时洗冷水浴，提高人体神经系统的兴奋性，增强物质代谢和各器官系统的活动。特别是它可通过刺激全身皮肤血管的急剧收缩使血液循环加快，增加体温调节机能，并减少患感冒和其他并发症的概率。有些老年人常年冬泳，所以对洗冷水澡就比较能适应。那些没有冬泳经历的老人，应该循序渐进地学洗冷水澡。最好开始用冷水洗脸，然后再扩展到全身。

（3）补阳刺激解春困。这是治春困的根本方法。春季人体阳气升发，气血渐渐升腾，走向皮肤表面，形成阳盛于外而虚于内的生理特征。此时可摄食适当的养阳之品，如羊肉、狗肉、黑枣等，使阳虚体质得以纠正，恢复人体阴阳的动态平衡。与自然界四时阴阳协调，人体精力充沛，便不会再春困。

（4）视觉刺激减春困。应该尽量使自己生活的地方明亮清爽，还可增添些艳丽和富有生机的饰物，以刺激视觉神经。休闲时去郊游踏青，生气勃勃的大自然有各种桃红柳绿、莺飞草长，能充分刺激视神经和心情，加快身体的调节能力，以适应春季气温上升的气候。

（5）味觉刺激去春困。春天适时多吃一些酸、甜、苦、辣的食物或调味品，日常多吃一些蔬菜、水果及豆制品，能刺激人体神经，增加食欲，并及时补充人体新陈代谢趋旺所需的能量。另外，春茶味正香，多喝些清淡的香茶也能减轻春困，还可帮助消化，增加微量营养物质，促进身体健康。

（6）听觉刺激缓春困。人在独自一人时最易困倦，老年人也是如此。春天要多交际，可与其他的老年朋友一起谈天说地，会有很好的解困效果。经常听些曲调优美明快、有刺激振奋人心作用的音乐或歌曲，或多听一些相声、笑话，都会使人听觉兴奋而缓解困意。

减酸增甘，以养脾气

春季，肝属木，而木在春天生发，最为旺盛，正应春季阳气生发、生机益然、草木条达之象，所以肝属木、主春季。一般来说，五脏气血在本脏所主的季节最为旺盛，春季肝之气血旺盛。木旺克土，肝气过旺就会直接损害属土的脾，此时养生需抑肝补脾。而要抑制过旺的肝气却又不能使它受损，最佳途径就是进行饮食调理。

而饮食也是五味皆如五脏，正是酸味入肝、苦味入心、甘味入脾、辛味入肺、咸味入肾。"阴之所生，本在五味；阴之五宫，伤在五味。是故味过于酸，肝气以津，脾气乃绝。"这里的"阴"是指五脏的阴精，"五宫"是指五脏。这句话的意思是说，五脏阴精的产生来源于饮食五味，但饮食五味太过，会伤及藏精的五脏。过食酸味食物，则肝气太盛，脾气就要衰竭。而春季肝气本就旺盛，不能"火上浇油"，再过多进食酸味食物助长肝气。所以，春季饮食，首先要少酸；其次要增加甘味，因为脾胃是人体后天之本、气血生化之源，春季肝旺脾弱，会影响五脏功能，而甘味入脾，要帮助脾土来抵御春季旺盛的肝气，饮食上自然要增加甘味来补土健脾。

酸味食物有助于肝气旺盛，所以吃多了酸味食物容易出现"肝木乘脾"的病症，如精神抑郁，胸胁胀满，腹胀腹痛，大便泄泻等，慢性消化道溃疡及慢性胃炎亦多发作。而甘味食物大多有补脾的作用，所以提倡当春之时，食味宜减酸益甘，以养脾气。饮酒不可过多，米面团饼不可多食，致伤脾胃，难以消化。

需要注意的是，这里所说的"酸"与现在常说的酸性食物（如鸡、鱼、肉、蛋、大米等）不同；而"甘"也不仅仅是指食物的味道有点甜。除了味道的酸甜，中医将具有收敛、涩滞作用的食物与药物归入酸味；具有补益、和缓作用的食物和药物归入甘味。比如，石榴虽很甜，但其性属收涩，所以归入酸味食物，具有收敛补血的作用；而山药、扁豆、核桃、菜花、莴笋、白菜及黑米、高粱、黍米、燕麦等五谷杂粮，虽然味淡不甘，但却归入了甘味食物。

"减酸增甘"不是简单地少吃醋多吃糖。"减酸增甘"是要通过饮食调理起到抑肝健脾的作用。在春季，可以多选用黄豆芽、绿豆芽、豆腐、豆豉、大麦、小麦、大枣、瘦肉、鱼类、蛋类、花生、芝麻、柑橘、香蕉、蜂蜜、姜、葱、蒜等食物，具有生发补益的作用，也可吃一些新鲜蔬菜，如春笋、韭菜、油菜、菠菜、芹菜、荠菜、马兰菜、枸杞头、香椿头等，具有清热平肝、增进食欲等作用。平素脾胃虚弱、气血两虚者，晚餐可添加大枣枸杞糯米粥，以健脾和胃、补益气血。因春季火热上炎所致的皮肤干燥、大便秘结者，可用胡萝卜、菠菜、粳米煮粥，晨起服，具有清热疏肝、润肠通便的作用。用时令野菜，如荠菜，煮粥、包饺子、做汤等，更是春季养生之佳品。

春季六节气养生

四季养生虽各有不同，但总体看来太笼统。下面就把四季再细分至二十四节气，帮助人们依据节气的变化调养身体。

1.立春——养肝明目，清补养肝

立春过后，雨水未至，我们已经迎来了真正意义上的春天。在传统中医理念中，春季对应五行中的木，五脏中的肝，而"肝开窍于目"。所以，养肝明目在春季养生是最重要的。

为什么春季要养肝明目呢？

临床资料证明，大多数疾病的发病都与季节有着明显的关系。临床统计表明，春季肝炎感染者数量比冬季明显增多，一年四季中，因肝病死亡的人数也以春季为最高。其主要原因是，春天气候转暖，各种细菌和病毒的活性增强，繁殖和复制加快，所以，春天是各种肝炎的高发季节。而患者机体也在春天代谢加速，人体感染肝炎病毒后，由于肝脏功能或多或少地受损，致使体内病毒排解困难，累积体内，从而危及身体健康。此外，其他病菌的入侵也会导致人体抵抗力下降，为肝炎病毒入侵提供可乘之机。

与此同时，春季也是肝病治疗的上佳时机，人的机体在春天会进入一个兴奋期，各种脏器运行加速，此段时间如果调理得当，营养供给充足和全面，那么机体免疫力就会得到提高。所以，

春季养肝治疗肝病都会收到事半功倍的效果。

同样，进入春季，人的眼睛更容易发涩、发干、肿胀、视物不清，急性结膜炎、干眼症、青光眼等眼病很容易在春季发生或复发。所以，春季注意眼部健康、进行眼部保健也相当重要。

春季阳气初升，天气由寒转暖，万物复苏，人体阳气得以升发，肝脏得以疏泄，气血趋向体表，人体新陈代谢最为活跃。而人体肠胃经过冬季的长期进补和正月的肥甘美食，积滞较重，因此不宜再吃油腻辛辣之物，以免助阳外泄。比如热性的肉类食物，如羊肉等，多吃很可能会上火，导致胃疼、大便干结、咯血、咳嗽、黄痰、烦躁、失眠、乳房胀痛等症状。

正月立春以后，到底该多吃哪些食物呢？其实，只要遵循养肝明目、减酸增甘、清补养肝、通利肠胃的原则来选择食物即可达到保健的目的。

春气通于肝，天人相应，春季养生重在养肝。养肝要考虑到阳气开始生发的特点，在饮食上要多吃韭菜、葱、蒜、蘑菇、茄子、莴笋等辛甘之物，以助春阳的酸味入肝，但酸性的食物具有收敛的作用，不利于阳气的生发、肝气的疏泄，所以春季炒菜时要少放醋或不放醋，平时也要少喝酸梅汁、橙汁、柠檬汁等酸性饮料。立春后，还是口角炎、痔疮等疾病的高发期，要注意从饮食上加以调理、预防。怎样通过饮食调理呢？

中医认为"肝主青色"，青色的食物可以起到养肝的作用，即清淡的绿色蔬菜应该就是"青色"的养生好食品，如菠菜、豆芽、春笋、莴笋、香椿、芹菜等，都有利于肝脏养护。而辛辣、刺激、大鱼大肉、油炸的食物会增加肝的负担。此外，谷物类的食品也有利于养肝血，其次，适当进食大枣、桂圆、核桃、栗子等食物也有利于补充身体营养。

李时珍的《本草纲目》中，提到一个对春季养生非常好的菜肴——韭菜。"韭叶热根温，功用相同，生则辛而散血，熟则甘而补中，乃肝之菜也。"韭菜不但是"青色"的，还有些温补的作用，且又不会像狗羊肉之类的食物过于热气，非常适合春天养生。此外，日常我们餐桌上常见的"葱"一身都是药，也是适合春天的"青色"食物：其叶能利五脏，消水肿；葱白可通阳发汗、解毒消肿；葱汁可解毒，活血止痛；葱根能治痔疮及便血。

此外，养肝保健要注意多喝水，饮水可增加循环血容量，有利于养肝和代谢废物的排泄，可降低毒物对肝的损害。此外，补水还有利于腺体分泌，特别是胆汁等消化液的分泌。春季饮香气浓郁的花茶，可有助于散发冬天积在体内的寒邪，促进人体阳气生发，瘀滞疏散。而适量饮茶，还可提神解困。

立春适合进补的食物：

高粱粥

原料：高粱米100克，桑螵蛸20克。

做法：先将高粱米淘洗干净，用温水浸泡半小时左右；将桑螵蛸煎取浓汁，去渣将药汁与高粱米同入砂锅，再加水适量，以小火煮粥，至米熟烂粥稠为度。

功效：益气健脾、补肾固涩。脾胃气虚所致的食欲不振、食后欲呕、便溏腹泻、面色无华；肾气不固所致的遗尿、夜尿多、遗精阳痿等病皆可食用。

首乌粥

原料：制首乌15克，粳米50克，白砂糖15克。

做法：先将制首乌入砂锅，加水适量煮取药汁，再用药汁与粳米以小火共煮至粥熟烂后，调入白糖搅匀即成。

功效：益精血、补肝肾。治疗肝肾精血亏虚所致的面色萎黄、形体消瘦、腰膝酸软无力、头晕耳鸣、头发早白、肢体麻木等。

生脉茶

原料：人参9克，麦冬15克，五味子6克。

做法：将上3味水煎取汁，代茶饮用，每日一剂。

功效：益气敛阴。

2.雨水——和肝养胃，健脾益气

从雨水这一天开始，雨量会逐渐增加，湿邪之气也会随之而来。春寒料峭，湿气一般夹"寒"而来，因此雨水前后必须注意保暖，不要过早减少衣物以免受凉。同时少食生冷之物，以顾护脾胃阳气。

另外，雨水时节，人体血液循环系统开始处于旺盛时期，故易发生高血压、痔疮出血等疾病。所以雨水节气的养生重点是：摄养精神；继续进行春捂防春寒，并防止风湿；作适当的体育运动，提高身体免疫力；适当对脾胃进行补益。

由于春季为万物生发之始，阳气发越之季，应少食油腻之物，可多食大枣、山药、莲子、韭菜、菠菜、柑橘、蜂蜜、甘蔗等；以免助阳外泄，否则肝木生发太过，则克伤脾土。此节气时北方以粥为好，如莲子粥、山药粥、大枣粥等；而南方多以汤为好，如猴头菇煲鲜鸡汤、云苓山药煲瘦猪肉汤、菠菜滚牛肉片汤、山药北芪猪横脷汤等；也宜气温湿冷时以炖汤养脾胃，如冬虫夏草炖水鸭、眉豆花生炖鸡爪等。

调养时要考虑脾胃功能的特点，如用生发阳气之法来调补脾胃，可选用西洋参、沙参、决明子、白菊花等。雨水时节，人体的肝阳、肝火、肝风会随着春季的阳气升发而上升，所以更应特别注意肝气的疏泄条达。

雨水适合进补的食物：

山莲葡萄粥

原料：山药50克，莲子肉50克，葡萄干50克，粳米50克，白砂糖15克。

做法：将山药、莲肉、葡萄干洗干净，与粳米同入锅，加水适量，以小火煮粥，粥熟后即可放入白糖。

功效：益气健脾、补血养心。

西洋参粥

原料：西洋参3克，麦冬10克，淡竹叶5克，粳米30克。

做法：先将麦冬、淡竹叶煎取药汁，后用药汁与粳米小火煮粥，待粥将熟时，加入西洋参，再稍煮片刻即成。

功效：益气养阴、生津止渴、宁心安神。

雨水感冒的药膳：

白菜根汤

原料：香菜50克，黄豆15克。

做法：将香菜洗净，切碎，与黄豆同放入锅内，加水，煎煮10～15分钟，即可。

功效：三风祛寒、发汗、健脾益气宽中。

3.惊蛰——养阳养肝，省酸增甘

惊蛰，天气转暖，渐有雷声，大地生机勃勃，桃红杏白。此节气，忽冷忽热，时风时雨，变化无常。

因此，惊蛰既是一个春暖花开的节气，又是一个传染病多发的时期，是流行性感冒、流行性脑脊髓膜炎、流行性出血热、风疹、麻疹、水痘、皮炎、花粉过敏症、甲型肝炎等疾病多发且易旧病复发的节气，所以，此节气期间，依旧要"春捂"，根据天气冷暖适当增减衣服。

惊蛰时节，日常饮食要根据养阳养肝、省酸增甘的原则，多吃新鲜蔬菜，多喝粥，同时还要坚持保阴潜阳的原则，多吃一些清淡食物，如豆制品、乳品、蜂蜜、芝麻、鱼类、甘蔗、橘子、雪梨等。

还要适当食用一些具有健脾补肾、调血补气的、养肺补脑的食物，以提高人体的免疫能力，如大枣、银耳、番茄、荸荠、苦菜、鹌鹑、蟹肉、海参、冬虫夏草、黄芪、枸杞、五味子、杜仲等，多吃一些扁豆粥、鹌鹑汤、枸杞杜仲汤、荸荠萝卜汁、黄芪猴头汤、清炖海鳗等，以强身健体。

惊蛰适合进补的食物：

首乌丹参蜂蜜汁

原料：制首乌20克，丹参15克，蜂蜜15毫升。

做法：将制首乌、丹参洗干净，以清水小火慢煎，去渣取汁，调入蜂蜜搅匀即成。

功效：补血滋阴活血。适用于动脉硬化、高血压、慢性肝炎等属血虚兼有瘀血者。

炖桂圆党参鸽肉汤

原料：桂圆肉30克，党参30克，白鸽肉150克。

做法：先将鸽肉洗干净，切成小块，与桂圆肉、党参同入砂锅，加水适量炖汤，鸽肉熟后饮汤，吃肉。

功效：滋肝肾，益脾气。

珍珠草猪肝汤

原料：珍珠草（干品）30克，猪肝100克。

做法：按常法加水煎汤，调味，吃肝喝汤。每日1剂，连服5～7剂。

功效：平肝清热、利水解毒。

4.春分——疏肝解郁，适血调经

春分这天因南北两半球昼夜相等，也是春季90天的中分点，所以叫"春分"。《春秋繁露》说："春分者，阴阳相半也。故昼夜均而寒暑平。"这天以后，北半球昼长夜短，所以春分是北半球春季的正式开始。

由于阳气是从立春开始生发的，所以此时阳气已经生发得十分强壮。节令和气候使所有的生物已经生长强壮，细菌和病毒也繁殖传播得很快，因此这时是流行性传染病的高发季节。节令交替之间，温度和湿度往往相差很大，因此体弱者易得病，旧病者易复发。如：春季流感病毒引发的鼻塞、咽痛、发热等。

就日常饮食而言，根据春分阴阳相半的特点，要遵循《内经》中"谨察阴阳所在而调之，以平为期"的原则，饮食上协调、平衡膳食。此时，可以吃些菜花，它具有强壮身体，预防流感的作用；莲子能够固精气，强筋骨，补虚损，除寒湿；具有补中益气，养脾胃，解毒功效的牛肚也是此时不错的选择。

春分节气平分了昼夜、寒暑。所以，在保健上应注意保持体内的阴阳平衡，饮食上要禁忌大热、大寒的饮食，保持寒热均衡。可根据个人的体质选择搭配饮食，如吃寒性食物鱼、虾佐以温热散寒的葱、姜、酒等，食用韭菜、大蒜等助阳之物时，配以滋阴之蛋类，以达阴阳平衡之目的。

春分适合进补的食物：

银花生地绿豆汤

原料：银花、生地黄各20克，绿豆30克，白糖15克。

做法：将银花、生地黄，加水煎汤，去渣，再入洗净的绿豆煮汤，熟后调入白糖即成。每日1剂，2～3次分服。

功效：滋阴清热、凉血解毒。

枇杷叶汤

用料：鲜枇杷叶15克，白糖10克。

做法：将枇杷叶洗净，用纱布包好，放入砂锅内，加水煎沸15～20分钟，弃枇杷叶，调入白糖即成。每日1剂，连服3日。

功效：清热止咳、降气化痰、和胃止呕。

5.清明——柔肝养肺，滋阴凉血

4月4日，是清明节，按照传统的说法"清明"有天清地明之意，这个节气过后，天气将不再寒冷。但是，天气日渐回暖的清明是病毒、细菌开始活动频繁的时节，因此中医认为清明来临时应根据节气特点，适量吃一些性味清凉的寒性食品，以便柔肝养肺、增强体质。

清明节以后，应当多吃些柔肝养肺、滋阴凉血的食物。可多食荠菜，荠菜能养肝活胃、菠菜能养血、山药能健胃补肺、淡菜能养阴养肝、银耳能养阴柔肝，日常不妨适量进食。

同时，菊花茶具有疏风清肝、预防感冒的功效，银耳茶（银耳、茶叶、冰糖同煮）具有润肺清火的功效，百合粥（百合、大米、白糖同煮）具有润肺宁心安神的功效，银花茶（金银花、甘草、生姜同煮）具有预防感冒和治疗轻度感冒的功效，因此，这些也可作为日常饮品经常服用。

清明节处于仲春和晚春相接之时，很多人容易有头晕、头疼、耳鸣、失眠、多梦、脸红、眼干等肝肾阴虚阳亢的症状，缓解以上症状除了应对症滋肾阴清肝火外，还应多吃些香蕉、橘子等性味清凉的食品，并减少甜食和热量大的食物的摄入。

清明适合进补的食物：

玄参炖猪肝

原料：猪肝500克，玄参15克，菜籽油25克，大葱10克，姜5克，酱油10克，白砂糖2克，料酒10毫升，淀粉（蚕豆）10克。

做法：

（1）将猪肝洗净与玄参同放入铝锅内，加水适量，煮1小时。

（2）捞出猪肝，切成小片备用。

（3）锅内加菜籽油，放葱、姜，稍炒一下。

（4）再放入猪肝片。

（5）将酱油、白砂糖、料酒放入，兑加原汤少许。

（6）收汁，勾入水淀粉（汤汁明透）。

（7）将明透汤汁倒入猪肝片中，拌匀即成。

功效：养肝明目。

豆腐炒青蒜

原料：豆腐干400克，蒜苗100克，胡萝卜50克，白砂糖2克，生抽15克，沙茶酱20克，盐3克，植物油50克。

做法：

（1）豆腐干洗净后切片；蒜苗洗净后切斜段。

（2）胡萝卜去皮后洗净，切片待用。

（3）锅内倒油烧至四成热，放入切好的豆腐干。

（4）将其两边煎成金黄色后捞出，沥干油分。

（5）锅内留适量油继续烧热，放入蒜苗、胡萝卜，翻炒片刻加入白砂糖、生抽、沙茶酱、盐、炸好的豆腐干，翻炒均匀盛出即可。

功效：温补脾胃，宽中行滞。

6.谷雨——补血益气，行气散瘀

谷雨以后，雨量开始增多，空气湿度逐渐增大。待空气潮湿到一定程度就会引起人体的不适反应。此时的养生重点要放在调节人体内部环境以适应外部环境方面，从而保持人体各脏腑功能的正常。

在饮食当面，应食用一些益肝补肾的食物，适当吃一些含B族维生素较多的食物，如小麦胚粉、标准面粉、荞麦粉、莜麦面、小米、大麦、黄豆及其他豆类、黑芝麻等，以顺应阴阳的变化，为安然度过盛夏打下基础。古人有"四季不食脾"的说法。而应适当食用一些具有补血益气功效的食物。这样不仅可以提高身体素质，抵抗春瘟，而且还可为安度盛夏打下基础。如果饮食不当，极易使肠胃受损。从这个意义上来说，这一时期又是胃病的易发期。消除病因是治疗的关键，如戒烟、戒酒、不暴饮暴食、饥饿无度，少吃多餐和避免食用对胃有刺激的食物和药物等。

谷雨适合进补的食物：

鸡肝草决明蛋汤

原料：鸡肝50克，草决明10克，鸡蛋1个，味精1克，盐3克。

做法：将鸡肝洗干净，切成片；草决明入砂锅，加水适量，煎取药汁。以药汁为汤，烧开后，下入鸡肝片，打入鸡蛋，加入味精、盐调味即成。

功效：补血、养肝、明目。

当归杞子汤

原料：鸡肉250克，制首乌15克，当归15克，枸杞15克，味精2克，盐4克。

做法：将鸡肉洗干净，切成小块；制首乌、当归、枸杞用纱布袋装好，扎紧口与鸡块同入砂锅，加水适量，先以武火烧开，后用小火慢炖，至鸡熟烂时，除去药袋，加入味精、盐调味即成。

功效：补益精血。

薏仁鲫鱼汤

原料：鲫鱼一尾、竹笋250克、薏仁100克、植物油20克，姜10克，料酒15毫升。

做法：薏仁洗净后泡水一小时，放入砂锅内；竹笋去皮后切成薄片余水；鲫鱼去鳞和内脏晾干，在鱼身上切小口后，放热锅内用植物油炸至皮略焦黄。将煎后的鲫鱼及笋片放入砂锅中，注入开水，放入生姜和料酒，盖上锅用大火煮制半小时后小火煨制半小时即可调味食用。味道极为鲜美。

功效：补脾益气、健脾利湿。

春应肝而养生，宜升发肝气

传统中医学认为，从立春至立夏前一天为春三月。春三月是生发的季节，天气由寒转暖，东风解冻，春阳上升，自然界各种生物萌生发育，弃故从新。春生夏长，秋收冬藏。春种一粒粟，秋成万颗籽。所以春天是一年中最关键的时刻。按照中医理论的"五行学说"，四季之中的"春"归类于"木"；而"脏腑学说"，则把五脏之中的"肝"亦归类于"木"。五行中的"木行"，是用来形容具有生长、开发、条达、舒畅等特性的事物及现象。依据"人与天地相应"的中医养生理论，春季养生宜顺应自然阳气生发舒畅的特点而调养肝气。

中医养生学认为"春应肝而养生"。万木吐翠的春天，正是采纳自然阳气调养肝气的好时节。将身心融入大自然之中，尽情享受春光的沐浴，春风的吹拂，踏青问柳，赏花悦目，天人合一。大自然的博大清新，不仅使人神清气爽，心旷神怡，也使人肝气舒畅条达，气血经脉调和，无形之中增强了身心健康。

此外，春天随着气温的上升，人的活动量亦随之增加，新陈代谢加快，身体所需营养供应增加，这时要保证肝脏有旺盛的生理机能，还应注意合理搭配营养膳食。建议多吃新鲜蔬菜，特别是具有芳香理气的果蔬，如茴香、芹菜、香椿、香菜、春笋、萝卜、柑橘等，也可适量饮用菊花茶，以食补调养肝气。对于平素肝气抑郁，情绪郁闷低沉或肝阳上亢，肝火亢盛，情绪急躁易怒之人，春季尤其要调养肝气。宜选用解郁疏肝理气，或滋阴清肝降火之法。可在医生的指导下，服用一些舒肝调气丸，或加味逍遥丸等中药，以预防疾病的发生，安然度过美好的春天。

春季食补养肝要把握三个原则：

1. "减酸益甘，补脾以养肝"

中医认为，肝禀风木，外合于春，故春天人体肝气易亢。肝旺可伤脾，影响脾胃对饮食的消化和吸收。所以，"甘味补脾"就是春季最好的养生方法。在春季可以适当进食大枣粥、蜂蜜、花生、山药、土豆之类滋补脾胃的食物以及具有清肝养脾功用的黄绿蔬菜、豆制品和各种瘦肉。要少吃过酸的食品，少吃过于油腻的肥肉及糯米团饼等不易消化的食品，以免酸腻碍脾而伤肝。

2. "辛疏温润，进补以养肝"

从中医的角度来讲："肝喜疏散，血需温润。"为了满足机体春季阳气升发的新陈代谢需要，以抵御尚未尽退的春寒，饮食上要适当摄入如生姜、蒜、韭、当归等辛疏温润的药膳，以及牛肉、动物肝脏、鱼肉、禽肉、蛋、山药、核桃、芝麻等滋补肝肾精血的食物。此外，饮食营养要合理搭配，易于消化，可采取肉丝、碎肉、烩肉末羹、肉丸子等制法，或一些富有营养的食物共同炖煮、烩炒，如猪脊骨炖海带、青辣烩猪肝、莴笋炒肉片、紫菜汤等。

3.“温凉适宜，早春偏暖晚春带凉”

早春乍暖还寒，饮食宜微于辛温，可适当吃些葱、姜、蓼、蒿、芥，祛散阴寒，帮助肝中的阳气升发，与充满蓬勃生机的大自然保持协调一致。此时应少吃寒性瓜类果蔬和冷饮冷食。晚春气温日渐升高。饮食又宜稍偏清补，如进补白参、生地、黄精、枸杞、山药、麦冬，并可适饮绿豆汤、赤豆汤以及绿茶，防止肝胆滋生湿热，要注意不宜进食羊肉、狗肉、麻辣火锅及辣椒、花椒、胡椒等大辛大热之品，以免耗伤肝血肾精。

养肝从春天开始

《黄帝内经》曰："春三月，此谓发陈。"意思是说，春季的几个月，是推陈出新、生命萌发的时节。天地自然界万物生机勃勃，欣欣向荣。春季，人体的新陈代谢与肝脏关系极大，中医认为，春季肝气旺盛而升发，人的精神焕发，只有保持肝脏旺盛的生理机能，才能适应自然界生机勃发的变化。一些肝病患者，在春季常有不适感，肝病加重或复发，这都是季节对机体影响的一种反应，因此春季要注重养肝。

1.运动锻炼

春天多锻炼，能够增强免疫力与抗病能力。

根据天人合一的理论，春季人们应该进行适当的运动，如散步、慢跑、体操、太极拳等，保持体内的生机。有预防医学专家研究发现，晨间锻炼最好室内进行，因为晨间的人们易吸入有毒空气和污染尘埃，特别是吸入含臭氧的空气和烟雾后，加上肝炎病人免疫力下降，极易引起咽炎、咳嗽和胸部不适等症状。晨练可选择附近社区的健身房、文化宫及其他文化活动室。

2.调养精神

春季养生，情绪上要乐观，不宜抑郁或发怒，不要过分劳累，以免加重肝脏负担。有肝脏疾患的人，要做到心宽、心静。在繁忙浮躁和充满诱惑的尘世纷扰下，要做到"恬然不动其心"，就能保持机体内环境的稳定，防治心理疾病的发生。

3.防风御寒

春天乍寒乍暖，要特别注意防风御寒，不要随意增减衣服。每晚睡前可用温热水泡脚，促进脚部血液循环；同时可在睡前，喝一碗用生姜、花椒、大蒜熬制的保健汤，既驱散寒气、预防感冒，又有利于睡眠，让肝脏疾患病人吃得好、穿得暖、睡得足。

4.合理饮食

补充优质蛋白质：春季气温变化大，冷热刺激可使人体内的蛋白质分解加速，导致机体抵抗力降低，从而容易传染或者复发疾病，这时需要补充优质蛋白质食品，如鸡蛋、鱼类、鸡肉和豆制品等。

摄取足够的维生素和无机盐：小白菜、油菜、西红柿和柑橘、柠檬等新鲜果蔬，富含维生素C，具有抗病毒的作用；胡萝卜、苋菜等黄绿色蔬菜，富含维生素A，具有保护和增强上呼吸道黏膜和呼吸器官上皮细胞的功能；富含维生素E的芝麻、青色卷心菜、菜花等，可提高人体免疫功能，增强机体抗病能力。

5.选择清淡食物

春季肝气最旺，而肝气旺会影响脾，容易出现脾胃虚弱病症。如多吃酸味食物，就会使肝功能偏亢，所以春季饮食适宜选择辛、甘、温之品，忌酸涩食品；饮食应该清淡可口，少吃油腻、生冷及刺激性食物；肝炎病人忌吃蛋黄，因为蛋黄中含有大量的脂肪和胆固醇，这些都需要在肝脏内进行代谢，这样加重了肝脏负担，不利于肝脏功能的恢复。

春季养肝"两宜""三忌"

春暖花开，阳气蒸腾，万物复苏，肝脏功能旺盛，传统中医学认为，春季是适合养肝的季节，因此有"春宜养肝"之说。养肝应该吃什么，又有哪些禁忌呢？

中医理论认为，肝属五行之木，春木旺、肝主事，亦为肝病好发之季节，因此，春季养肝护肝尤为重要。春季养肝，饮食方面要注意全面营养，宜多吃富含蛋白质、维生素的食物，少食动物脂肪性食物，按时就餐，消化功能差时采取少食多餐的方法，保证营养的摄入。首选食物为谷类，如糯米、黑米、高粱、黍米；其次为大枣、桂圆、核桃、栗子；还有肉鱼类，如牛肉、猪肚、鲫鱼等也对肝有保健作用。

春季也是肝病好发的季节，如肝硬化患者更易发生上消化道出血。在饮食方面有两宜三忌。

1.两宜

宜酸甜：中医有五味补五脏的说法，其中，酸味养肝，因此吃些酸味的食物对滋养肝脏有一定的作用。以味补肝首选食醋，醋味酸而入肝，具有平肝散瘀，解毒杀虫等作用。肝阳偏亢的高血压老年患者，每日可食醋40毫升，加温水冲淡后饮服，也可用食醋泡鸡蛋或醋泡黄豆，疗效颇佳；平素因气闷而肝痛者，可用食醋40毫升，柴胡粉10克冲服，能迅速止痛。

此外，需要注意的是，中医五行学说认为，肝属木、脾属土，木克土，肝气过旺的话就会克制脾胃，"肝必传脾，先补未病之脾，兼治已病之肝"，因此适当地吃些甜味食物以健脾胃之气也是必要的。如：大枣性平味甘，可以滋养血脉、强健脾胃。

宜滋养：中医学理论认为，肝主疏泄，肝气易郁结，肝阳易上亢；慢性肝病患者久病失养，致使肝阴、肝血不足。因此，养肝应以柔肝疏肝、补血滋阴为主，宜食用濡润的食物或中药。可选用的食物有芹菜、芦笋、百合、山药、赤小豆、河鱼等，而一些中药如枸杞、白芍、沙参、麦冬、桂圆、黄精、黄芪等，均为药食双用之佳品。

2.三忌

忌高脂：脂肪在人体内的消化、吸收和代谢都离不开肝脏的作用，因此过多地摄入高脂肪食物会加重肝脏的负担，尤其是肝脏疾病患者。因此，在春季肝病易发的季节，应忌吃坚果、肥肉、油炸食物等。

忌煲汤：肝病患者不宜喝煲汤。这是因为煲出来的汤通常都很浓，摄入后增加人体消化系统负担，所以肝病患者饮食还是以清淡为宜。

忌辛燥：肝病患者春季忌过食芳香辛燥之品，如胡椒、八角、茴香等。因香燥之品辛香走串，易耗劫肝阴。

夏季宜生津养肝

酸味是有机酸发出的，如醋酸、乳酸、柠檬酸等，食之可增进食欲，有健脾开胃之功效，并可提高钙、磷等元素的吸收，加强肝脏功效，对防治一些疾病也有益。

夏季，气候炎热让人们感到不适，会引起人体代谢、内分泌、体温调节等一系列功效失调。吃点酸味食品对健康有利。夏季出汗多而易损失津液，需适当吃酸味食品，如番茄、柠檬、草莓、乌梅、葡萄、山楂、菠萝、杧果、猕猴桃之类，它们的酸味能敛汗止泻祛湿，可预防流汗过多而耗气伤阴，且能生津解渴，健胃消食。夏季喜食生冷，用醋调味既可增进食欲，又能够杀灭肠道细菌。

持续高温下及时补充水分很主要，饮水可坚持人体充分的血容量、下降血黏度、排泄毒物、减轻心脏和肾脏负担。但饮水多了会稀释胃液，吃些酸味食品可增加胃液酸度，健脾开胃，帮助杀菌和消化。夏天最需全面均衡养分，在高温环境里，人体养分消耗相当大，除了一日三餐外，还要留心从蔬菜、水果、饮食中额外补充维生素C、维生素B$_1$、维生素B$_2$和维生素A、维生素D，钙损失多的人还要补充优质钙制剂。多吃酸味水果和食品可以增强和帮助钙等养分的吸收。

夏日养肝五大要点

炎炎夏日，是许多疾病高发的季节，尤其是肝脏患者，如果不做好养肝护肝措施，那么肝脏很容易就"受伤"了。夏季养生如何养肝呢？

1.防止各类病毒、细菌感染

夏季各种细菌、病毒容易滋生繁殖，人们户外活动增加，客观上造成了细菌、病毒感染机会的增多。肝炎患者一旦重叠感染其他病毒或细菌，往往可以诱使已经平稳多年的肝病复发加重。

2.饮酒有度，防止醉酒

饮酒过量引起肝病复发的事例很多。肝病患者切忌在盛夏之际大量饮酒，包括冰镇啤酒。

3.讲究平衡饮食

吃什么养肝？养肝护肝的食物有讲究，对绝大多数的肝病患者来说，平衡饮食的原则非常重要，具体包括以下内容：每日进食适量的蛋白质、脂肪、碳水化合物等，饮食要均衡搭配，不能偏食。

4.保持心态平和

夏季气候炎热，人们的情绪也往往会受到影响。而情绪与肝脏疾病密切相关。中医认为，肝主疏泄，调畅气机。而气机通畅、气血畅达又依赖于人的精神状态的舒畅开朗。中医讲的"肝喜条达"理论，就是说积极乐观、舒畅开朗的情绪是肝脏功能保持正常的前提。现代医学认为，当人情绪低落时，人体的免疫力就下降，使人易患病；而暴怒、抑郁会使人处于不平静状态，使肾上腺素分泌异常而损害肝脏，从而诱发肝脏疾病或使原有的肝脏疾病加重，乃至迅速恶化。

5.做到劳逸结合

人在卧床休息时，肝血流量明显增加，有利于肝脏的新陈代谢及受损肝组织的修复。过度疲劳会让肝脏缺氧、缺血的情况加重，容易使原来已经受损的肝细胞因缺氧、缺血而坏死。在疲劳状态下，人体的免疫功能也会明显下降，乙肝病毒就会乘虚快速繁殖，使病情加重。临床上还发现，许多乙肝病毒携带者的发病与过度疲劳有关。夏季肝病患者活动多，卧床少，肝脏的负担本就较重，如果过劳，就会加重肝脏负担。但过度休息又有可能使脂肪堆积，造成脂肪肝。因此，肝病患者需要劳逸结合，尤其不能过劳。

秋季养肝宜畅气柔肝

进入秋季，肺功能开始进入旺盛时期，而此时，肝脏胃脏仍处于衰弱阶段。中医理论认为：肺盛则影响肝，而肝主情志，疏泄气血。在肝气受制的秋天，人们则容易出现情绪低落等表现。表现在生理方面，则容易引起气血失调等疾病发生。如内分泌失调、月经失调、心慌心悸、失眠、烦躁易怒、口干口苦等，因此，秋季的养肝护肝就变得尤为重要。

为什么秋季肝脏容易受到伤害呢？秋季气候由热渐寒，人体的生理活动也由外向活动转为内敛收藏，虽然秋高气爽，但气候干燥，天气变化不定，早晚温差大，根据中医五行理论，肺与秋天同属于金，而肝属于木，肺金当秋而旺，可制约肝气，导致秋天肝气多虚，易伤机体阴津，肝脏"体阴而用阳，阴亏则肝气虚"，故秋季是肝病复发的危险季节，特别是乙型肝炎和肝硬化，而且比春季持续时间更长，复发的病人数量也更多，甚至肝性脑病和腹腔感染的发生、乙型肝炎的重叠感染都多发生在秋季。

肝脏作为人体最大的解毒器官，所有体内的毒素几乎都要经过肝脏代谢，排出体外。这个过程需要大量的水，水分不够，体内的毒素不容易被稀释，较难排出体外，这对肝脏来说也是不小的负担。而秋季气候干燥，人体水分蒸发加速，身体容易缺水，所以，秋季更要补充大量水分，让体内毒素及时排出，减轻对肝脏的危害。

除了季节特有的原因，饮食不当也是秋天肝病高发的重要诱因。在酷热的夏季里，人们由于喝冷饮、吃冷冻品，脾胃功能已经减弱，肝脏也承受着一定负担。这时候如果突然大量进补，会骤然加重脾胃和肝脏的负担，特别是现在的年轻人工作非常紧张，活动量又很少，如果补充大量的牛羊肉等高脂肪含量食物或是辛辣油腻的东西，很容易使血糖堆积在肝脏，诱发肝病。

由于大部分慢性乙、丙肝复发无症状，要及时发现肝病复发，最好的方法就是在气候明显变化的秋季定期进行肝功能检查。尤其是乙肝病毒携带者或慢性乙肝长时间无症状者，更应重视肝功能复查。在乙肝高发的秋季，乙肝病毒携带者和没有症状的乙肝患者是最危险的。可能出现的是，肝病已经复发，但自己并不知道，一旦发作，必须花费很长时间治疗，甚至出现病情恶化。

因此，未发病的乙肝病毒标志阳性的特殊人群，在秋天要时刻注意调整生活习惯，不要大量饮酒，不要生气，疲劳、睡眠太少，稍感不适不要"硬扛"，更不能自己乱用药，感觉身体不适要及时到医院诊治。

秋季养肝四要素

中医认为人与自然界是有机整体，随着季节变化人体也会做出相应的改变。肺与秋天同属于金，而肝属于木，肺金当秋而旺，可制约肝气，导致秋天肝气多虚，此外秋季天气转凉，气候偏燥，易伤机体阴津，然而肝藏血，主疏泄故致肝火上炎、肝阳上亢等。因此，秋季养生在防燥润肺的同时，也应注重对肝脏的调护，尤其有病毒性肝炎、肝硬化、脂肪肝、自身免疫性肝病等患者应更为注意。那么，秋季应如何科学养肝呢？

1.秋季养肝，合理饮食

中医讲"肝为刚脏，体阴而用阳"，是指肝脏调节血液运行及脾胃消化的功能，依赖于肝阴的充足。故秋季应注重顾护肝阴，防止辛燥。依据酸甘化阴原理，首先应多吃酸味食物如柠檬、话梅、葡萄、橘子、猕猴桃、苹果（青的）、柚子、草莓、菠萝、番茄、生梨、橙子、桑葚，药食同用的有醋、枸杞、五味子、山楂等；同时多食用甘甜的食物如苹果（红的）、梨、甘蔗、香蕉、蜂蜜、红薯、土豆、胡萝卜、菠菜、藕、面粉、糯米、南瓜、莲子、芋头、绿豆等；酸能敛阴生津，甘能益气滋阴，酸甘配伍，一敛一滋，则可两济其阴，具有滋阴润燥，舒肝养血的功效。

2.秋季养肝，顺应自然

"白露秋分夜，一夜冷一夜"，秋季昼夜温差大、冷暖变化极不规律、空气干燥。因此，"秋冻"要因人而异，以注意保暖为宜。主张关注天气变化，适寒温，加衣被，以免疾病反复，不可"贪凉"。秋主收，万物肃杀，常给人体以"秋乏"之感，故秋季宜早睡早起、收神"蓄阴"，方能精神焕发。初秋气候宜人，但天气转凉，人体阴阳气血处于收敛内养阶段，故运动不宜过于剧烈。运动项目宜选择快步、跑步、太极拳、球类等。秋季气候干燥，身体容易缺水，更要补充大量水分，让体内毒素及时排出，减轻对肝脏的危害，从而起到护肝目的。

3.秋季养肝，调畅情志

秋季易引起肝阳上亢，导致脾气相对比较急躁，秋季应控制好自己情绪，保持豁达的心态，对肝脏的调节和免疫力的提高都是有益的。秋季调情志，亦应顺应季节特点，以"收"为要，做到"淡泊以明志，宁静以致远"，以减轻"肃杀之气"对人体的影响。长期精神抑郁或突然怒火中烧都会导致肝脏气血失调，影响肝的疏泄功能，因此情绪不舒畅时，应该能够找到一个途径宣泄我们的负面情绪，例如找一个知心的朋友倾诉心中的不快，切不可憋在心里，以致伤害肝脏。

4.秋季养肝，起居有常

中医的子午流注中记载：肝胆在晚上11点至凌晨3点最兴盛，各个脏腑的血液都经过肝，此刻肝脏的解毒作用也达到了最高峰。因此，人在此时也应顺应自然，保证充足的休息。此外，中医认为"人卧则血归肝"。因此，养肝的最佳方式就是好好休息。平时工作避免过度劳累，及时休息补充体能，也让肝脏能发挥其调节气血的作用，以消除疲劳的感觉。

冬季宜肝肾同养

冬季气候转寒，此时阴气已盛，阳气衰微，而人们肝气偏盛，容易气滞血瘀，养生除补理肺胃外，特别要护肝养肾。尤其是肝病患者，冬季没有做好护肝"功课"，开春后病情易加重。冬季护肝养生首先要注重精神调养，要保持良好的心情，以顺养阳气，饮食调理方面宜增苦味忌咸味。

中医认为，肝属乙木，肾属癸水，水能生木，肝肾相关，故称肝肾同源，又称为乙癸同源。肝肾同源主要体现在精血互化。肝藏血，肾藏精，精与血是互相滋生的。肾精充足肝血就可以得到滋养；肝血充盈，使血能化精，肾精才能充满。也就是说血的化生有赖于肾中精气的气化，肾中精气的充盛也赖于血的滋养。所以又称"精血同源"。我们一生当中损耗最大的是肝，所以我们一定要保肝。谁给肝供应营养? 就靠肾。所以要想肝源源不断地为我们的后天提供保障,就必须让肾功能正常,也就是让肾经的气血周流通畅。从"肝肾同源"的角度讲:只有肝肾同补才能让肝肾同时得到滋养,而始终保持在一个平衡的状态。

中医还认为,人老肾先衰,肾衰则累及肝。因为肾水和肝木既是同源,又是母子关系,二者相生容养,充和脏腑。也就是说,肝-肾之间盛则同盛,衰则同衰。所以,肝肾的衰老过程就是人体脏腑衰老的开始,其具体过程为:肾衰—肝衰—心衰—脾衰—肺衰—肾衰……循环影响,衰极而终。因此,延缓衰老应从改善脏腑的健康状态入手,而脏腑之根本就是肝肾,所以说肝肾同补、滋水涵木是延缓衰老的根本所在。

清代名医陈良夫说:"欲养其肝,必滋其肾,俾使其肾阳得充,则肝阴自不枯涸。"因此,对日常养生来说,补肾也好,养肝护肝也罢,头痛医头、脚痛医脚是解决不了根本问题的。从全局入手,肝肾同补才是走上正道的途径。

冬季如何养肝护肝

随着气温的骤降,寒冷的冬季已慢慢到来,亦可谓养生保健的好时节,不免很多肝损害的人就会问道养肝护肝的方法,那么在冬季该如何养肝护肝? 下面就此做一下介绍。

(1)合理膳食、均衡营养:在饮食上调整好饮食结构,多食用些对肝脏有益的食物,做到饮食多样化、均衡化,以及时全面地补充机体的营养所需,可谓是养生保健的基础,其对免疫力的提高、肝细胞的修复、养肝护肝等方面都是卓有成效的。

(2)不喝酒:冬季天气干冷,人们易喝酒取暖,尤其对于肝损害的患者来说是不可取的,喝酒不仅会加重本已受损的肝脏,而且可能导致疾病的复发或诱发其他疾病的发生,因此远离酒精是养肝护肝的一个前提。

(3)清淡饮食、少吃刺激性食物:在饮食上应避免过于辛辣、油腻、刺激性食物,避免各种湿热之气积蓄,造成肝气不疏;避免胃肠道的刺激造成消化道不适症状,因此在饮食上应注意对养肝护肝是很有利的。

(4)不要进补:冬季人们的户外活动相对减少,而在饮食上若又盲目进补,不仅会加重肝脏的代谢负担,而且可造成热量过多的剩余,蓄积在皮下及肝内,形成脂肪肝,因此在食补上要科学合理化,否则将有可能适得其反。

(5)适宜的身心锻炼:根据自身体质选择适宜的运动项目,加强身心锻炼不仅可强身健体、提高机体免疫功能而且有利于怡情养肝、疏肝理气,因此在养肝护肝方面也是很有益处的。

心为五脏之主，养命先养心

第一章　"爱"心就要了解它

中医养心之道

中医学说认为心藏神，心的气血充盈，神得以涵养，那么人就头脑清楚、神思敏捷、睡眠香甜。反之，如果人记忆力下降，睡眠浅而多梦，那就表明心气、心血不够用了，要赶快补充。

中医认为，大喜伤心。这就是说，过度惊喜会使心功能受损，比如范进中举就是大喜伤心的典型例子。

心开窍于舌。中医通过观察舌的形态与色泽变化，还有语言表达的流利程度来判断心的功能状况。比如舌尖经常溃疡的人，就是心火旺；讲话时频繁出现断点，就是太疲劳了，心气虚弱不够用了；舌根下的静脉色泽紫黯而曲张，说明心血管多有动脉硬化。

心火系统功能异常，常出现以下症状：心慌心悸、心前区疼、嘴唇指甲发青、口舌生疮、失眠多梦、神经衰弱、冠心病等。那么出现这些症状，中医有哪些好的办法呢？

根据天人合一的五行养生文化，大枣、红椒、赤豆、樱桃、鸡鸭血、桂圆等红色的食品和呵（he）这个发音都与心相关，归属于心火系统，故能补心。清心火最佳的食物是莲子和苦瓜，它们都是苦味的，苦味入心经也归属于心火系统，能够清泻心火。日常生活中多发"呵（he）"这个音对心功能也有帮助。

在身体内部我们可以通过敲心包经、摩内关、撞大陵、拍极泉的简易方法来推动心气、心血的运行。

在众多的仙草中，活血化瘀治疗冠心病三七功效第一，灵芝有非常好的养心安神作用，石斛养心阴补心气效果最佳，安神助眠酸枣仁效力最强。

"君主""血泵"，中西医的不同

西医说的心就像"水泵"一样，把进入人体心脏的血液"泵"出去，供给人体各个组织器官使用。而中医的心则像"皇帝"一样，日理万机，具有非常多的功能。

中医认为心最主要的权力就是主神明。《黄帝内经》讲："心者，君主之官，神明出焉。"中医认为，在十二脏腑中，心是君主，九五之尊，高高在上。心统领五脏六腑，人体全身四肢百骸都受神明的影响和指挥。

"神"，指心所主的神志而言，也就是人的精神、思维活动的总称。中医认为人的思维活动与五脏都有关联，而主要与心有关。而气血是神志活动的主要物质基础，心的气血充盈，则神志清晰，思维敏捷，精力充沛。若心血不足，心藏神就会出问题，导致心神的病变，出现失眠、多梦、健忘、神志不宁等症。如果心若扰心，还可见到昏迷、不省人事等症状。

其次，心主血脉。心脏有推动血液在脉管内运行的作用。心气旺盛，血脉充盈，则认得脉搏和缓有力，面色会显得红润而有光泽，也就是中医所说的"其华在面"。

如果心主血脉出现问题，会出现心悸心慌、心痛、胸闷气短等症。心"其华在面"，若心气不足、心血亏少，则可见面色亦白变得白而无华。所以可以通过面色情况分析心气状况如何。中医的心是功能非常强大的。不仅仅是生理疾病，一些精神上的问题，如失眠、多梦、健忘、神志不宁等西医认为的精神范畴的疾病，中医看来都和心相关。

心开窍于舌：舌是心的形象大使。心经的别络上行于舌，因而心的气血上通于舌，所以心的生理功能、病理变化都会影响舌，所以中医有"心开窍于舌""心为舌之苗"的说法。

心如果出问题，会反映到舌头上。如心血不足，会出现舌质淡白；心火上炎，则舌尖红或舌体糜烂；心血瘀阻，则舌质紫暗或出现瘀点、瘀斑；热入心包或痰迷心窍，则说话吐字不清楚。

心为君主之官，君安才能体健

《黄帝内经·灵枢》曰："心者，五脏六腑之大主也。""大主"体现了脏腑中"心"的统帅作用。"心为君主之官，主明则下安，主不明则十二官危。"也就是说只有心的功能正常了，其他器官才能正常工作。

君主，是古代国家元首，有统帅、高于一切的意思，是一个国家的最高统治者，是全体国民的主宰者。把心称为君主，就是肯定了心在五脏六腑中的重要性，心是脏腑中最重要的器官。

"神明"指精神、思维、意识活动及这些活动所反映的聪明智慧，它们都是由心所主持的。心主神明的功能正常，则精神健旺，神志清楚；反之，则神志异常，出现惊悸、健忘、失眠、癫狂等证候，也可引起其他脏腑的功能紊乱。另外，心主神明还说明，心是人的生命活动的主宰，统率各个脏器，使之相互协调，共同完成各种复杂的生理活动，以维持人的生命活动，如果心发生病变，则其他脏腑的生理活动也会出现紊乱而产生各种疾病。

在生活中，人们常用"心腹之患"形容问题的严重性，却不明白为什么古人要将心与腹部联系起来。所谓"心"，即指心脏，对应手少阴心经，属里；"腹"就是指小肠，为腑，对应手太阳小肠经，属表。"心腹之患"就是说，互为表里的小肠经与心经，它们都是一个整体，谁出现了问题都是很严重的。

正是因为心脏对人体健康起决定性的作用，我们平常要加强对心脏的养护，还要多注意自身的变化，以便尽早发现心脏疾病，中医认为"心开窍于舌""舌为心之苗"，也就是说心与舌的关系密切，心脏的情况可以从舌的色泽及形体表现出来。心的功能正常，舌红润柔软，运动灵活，味觉灵敏，语言流利；心脏气血不足，则舌质淡白，舌体胖嫩；心有瘀血，则舌质暗紫色，重者有瘀斑；心火上炎，则舌尖红或生疮。所以，心的养生保健方法要以保证心脏主血脉和主神志的功能正常为主要原则。

面子问题——"心其华在面"

脉是指血脉。心合脉，即是指全身的血脉都属于心。心气的强弱，心血的盛衰，可从脉象反映出来。心合脉，成了切脉的理论根据之一。

中医学认为，内在脏腑的精气盛衰、功能强弱，可以显露在体表组织器官上，称为荣华外露。五脏各有其华。心其华在面，是说心的生理功能是否正常以及气血的盛衰，可以显露于面部色泽的变化上。人的面部血脉丰富、皮肤薄嫩，又易于观察，所以望面色常作为推论心脏气血盛衰的指标。若心的气血旺盛，则面色红润有光泽。若心脏发生病变，气血受损，则常在面部有所表现。例如，心的气血不足，可见面色㿠白、晦滞；心血瘀阻，则面部青紫；如血分有热，则面色红赤；心血暴脱，则面色苍白或枯槁无华。

看舌识心病——心"在窍为舌"

窍原意为孔洞，即孔窍。在中医学理论中，用来说明脏腑与体表官窍之间的内在联系，亦属于中医学整体观念的一部分。窍主要指头面部五个器官，即鼻、目、口、舌、耳，包括七个孔窍。习惯上称为五官七窍。另外，前阴和后阴亦称为窍，故又有九窍的说法。五脏六腑居于体内，官窍居于头面、体表，但脏腑与官窍之间存在着密切联系。这种联系不仅表现在生理方面，而且在病理方面，也相互影响。

心开窍于舌，是指舌为心之外候，又称舌为心之苗。舌主司味觉、表达语言。心的功能正常，则舌质柔软、语言清晰，味觉灵敏。若心有病变，可以从舌上反映出来。故临床上常通过观察舌的形态、色泽的变化，来推论心的病理变化。例如，心血不足，则舌质淡白；心火上炎，则舌尖红赤，甚至舌质糜烂生疮；心血瘀阻，则舌质紫暗或有瘀斑；热入心包或痰迷心窍，则可见舌强语謇。

大汗伤心——心"在液为汗"

出汗多不仅容易导致气血两伤、心失所养，还会影响脾胃功能，导致脾胃虚寒。

很多人喜欢在炎热的夏天运动，而且动辄就是一身大汗，认为这样更健身，其实这是错误的。运动出汗以微汗为宜，尤其是在夏天。微微出汗可以调节人体的体温，调和营卫，有利于气血调畅。

心在液为汗：汗液，是人体津液经过阳气的蒸化，从汗孔排出之液体。所以《素问·阴阳别论》说："阳加于阴谓之汗。"《温病条辨》也记载："汗也者，合阳气阴精蒸化而出者也。"同时汗液的排泄，还有赖于卫气对腠理的开阖作用：腠理开，则汗出；腠理闭，则无汗。由于汗为津液所化生，血与津液又同出一源，均为水谷精气所化生，因此又有"血汗同源"说，而心主血，故又有"汗为心之液"的说法。汗与心的这种内在联系具有一定的临床意义，如心气虚损，则可见自汗；心的阳气暴脱，即可见大汗淋漓等。反之，汗出过多，也可损伤心脏阳气。

心主血脉——水到万物生，血畅百病消

心主血脉指心气推动和调控血液在脉管中运行，流注全身，发挥其营养和滋润作用。心主血的内涵，是心气推动血液运行，以输送营养物质达于全身脏腑形体官窍，维持其生理功能和生命活动。血液运行与五脏功能相关，但心地搏动泵血作用尤为重要。心脏的搏动，主要依赖心气的推动和调控。心气充沛，心阴心阳协调，搏动有力，频率适中，节律一致，血液才能正常输布全身。另外，心还有生血作用，即所谓"奉心化赤"作用。心主血脉的内涵，是指心气推动和调控心脏的搏动和脉管的舒缩，使脉道通利，血液通畅。心与脉直接相连，形成一个密闭循环的管道系统。脉为血之府，营气与血液并行于脉中，故说"壅遏营气，令无所避，是谓脉"。

心、脉、血三者密切相连，构成一个血液循环系统，其中心的搏动发挥着主要作用，故说"心主身之血脉"。

心主神志——神清气爽，以养心

神志，即指人的精神意识、思维活动。现代生理学认为，人的精神思维活动，是大脑的功能，即大脑对客观外界事物的反映。但中医学认为"心主神志"。所以，《灵枢·邪客篇》说："心者，精神之所舍也。"

心主神明的理论依据：现代医学认为，人的精神、意识和思维活动，是大脑的生理功能，即大脑对外界客观事物的反映。而中医学把神志活动归属于心脏，其理论依据有如下几个方面。

（1）神志活动分属五脏，中医学的整体观念认为，人体的各种生理功能包括神志活动，统属五脏，是脏腑功能的重要组成部分。《黄帝内经》曰："心藏神，肺藏魄，肝藏魂，脾藏意，肾藏志。"并认为人的情志活动以五脏的精气作为物质基础。《黄帝内经》曰："人有五脏化五气，以生喜怒悲忧恐。"

（2）认为心是精神活动产生的场所。中医学认为，人的神志活动虽然归属于五脏，但与心的关系最为密切。这是因为心是君主之官，神明之府，是精神活动产生和依附的脏器。《黄帝内经》云："所以任物者，谓之心。"任，是接受，担任之意。这是说明接受外界客观事物的信息并做出反应的是心。

（3）认为血液为神志活动的物质基础。《黄帝内经》云："血气者，人之神。"心主血脉，血液在脉管内循环运行，输送营养而达于周身，正因为心具有主血脉的生理功能，所以才具有主神志的功能，这亦是心主神志的重要理论依据。

总之，古人之所以把心称为，"五脏六腑之大主"是与心藏神而主神志的功能分不开的。《类经》中指出："心为脏腑之主，而总统魂魄，并该意志，故忧动于心则肺应，思动于心则脾应，怒动于心则肝应，恐动于心则肾应，此所以五脏唯心所使也。"又说："情志之伤，虽五脏各有所属，然求其所由，则无不从心而发。"可见人的精神意识、思维活动，虽可分属五脏，但

主要仍归属于心主神明的生理功能。

第二章　自我诊断，你的心还好吗

"心"变化——知人、知面、要知心

据资料统计显示，约有70%的冠心病患者就医时并无症状，甚至有30%的病人在发生急性心肌梗死时，居然不曾有任何明显症状。但实际上病人不是真正的"无痛"，而是他们忽视了与心血管疾病有关的症状。生活中出现下列情况时，可以做一次心脏检查，以便早期发现心脏病，从而采取有效的防治措施。

（1）时有心悸、疲劳、气急等不适，活动后尤甚，上楼或走路就喘、气短、憋气等；劳累或紧张时，突然出现胸骨后疼痛或胸闷压迫感。

（2）左胸部疼痛伴有出汗，或疼痛放射到肩、手臂及颈部，有的人可以有牙痛、胃痛、后背部痛、腹痛等；出现脉搏过速、过慢、短促或不规则。

（3）熟睡或做噩梦过程中突然惊醒，感心悸、胸闷、呼吸不畅，需要坐起来一会儿才好转。

（4）性生活时感到呼吸困难，胸闷或胸痛、心悸等。

（5）饱餐、寒冷、吸烟、看情节紧张的电影或电视时，感到心悸、胸闷或胸痛。

（6）在公共场所中，容易感到胸闷、呼吸不畅；上楼时比以前或比别人容易出现心悸和气急。

（7）突然出现一阵心悸、头晕、眼前发黑，有要跌倒的感觉，或有突然晕厥的情况。

（8）儿童的活动能力比同龄差，活动时感觉心悸、气急、乏力、口唇青紫，或手足发青，可能是小儿先天性心脏病。

（9）感冒后轻微劳动即感心悸、疲乏，或走路稍快就觉气急；突然胸部不适而昏倒在地上，或有马上要"死去"的感觉。

（10）晚上睡觉枕头低时感到呼吸困难，需要高枕而睡。

（11）手指或足趾末端出现肥大、变形；脸、口唇和指甲出现青紫、暗红等异常颜色；左肩痛长期不愈或肩后背疼痛。

（12）静息时自觉心跳有异常声音，或手掌触前胸壁心脏部位时有震颤感。

（13）妊娠期出现心悸、胸痛、头晕、气急、水肿。

出现上述情况之一，要及时去医院做详细检查，避免突发心脏病事件。早期发现，早期治疗是没有问题的。千万不可大意，一旦造成生命危险，是无法弥补的。

心病早知道——心病察颜观体能

心脏疾病的预防与治疗关键是"早"。那么如何在早期发现心脏病呢？察颜观体是十分简单而有效的办法之一。心脏病除常见的心悸、心前区疼痛等大家都知道的症状外，常常还有一些体表征兆。注意观察这些先兆症状，就能早发现，早治疗。

呼吸：进行轻微活动后，或者处于安静状态时，出现呼吸短促现象，但不伴咳嗽、咳痰。这种情况很可能是左心功能不全的表现。

皮肤：慢性心力衰竭、晚期肺源性心脏病患者的皮肤可呈深褐色或暗紫色，这与机体组织长期缺氧、肾上腺皮质功能下降有关。皮肤黏膜和肢端呈青紫色，说明心脏缺氧，血液中的还原血红蛋白增多。

脸色：脸色灰白而发紫，表情淡漠，是心脏病晚期的病危面容。脸色呈暗红色，是风湿性心脏病、二尖瓣狭窄的特征。面部呈苍白色，则有可能是尖瓣关闭不全的征象。

鼻子：如果鼻子硬邦邦的，这表明心脏脂肪累积太多。红鼻子也常预示心脏有病。

耳朵：心脏病人在早期都有不同程度的耳鸣症状，这是因为内耳的微细血管动力异常。如果耳垂出现一条连贯的皱褶，很有可能是冠状动脉硬化所致。

头颈：如果由锁骨上延伸到耳垂方向凸起一条表筋，如小指粗，很可能是右心功能不全。

肩膀：虽然不是阴天，左肩、左手臂内侧却有阵阵酸痛，这有可能是冠心病。

手脚：手指末端或脚趾端明显粗大，并且里面凸起如鼓槌状，常见于慢性肺源性心脏病或先天性青紫型心脏病。

下肢：中老年人下肢水肿，往往是心脏功能不全导致静脉血回流受阻的表现。

冠心病——及时发现早治疗

冠心病可防可治，不必害怕。要密切关注自己身体的微小变化，及时发现，及时就医。

1.疼痛

在劳累或精神紧张时出现胸骨后或心前区闷痛，或紧缩样疼痛，并向左肩、左上臂放射，持续3～5分钟，休息后自行缓解；体力活动时出现胸闷、心悸、气短，休息时自行缓解。也有很多时候会出现异位疼痛，这是冠心病症状的重要表现形式，因其疼痛部位远离心脏常被忽视。这类疼痛可出现在咽喉、手指、牙床、左前臂、颈项部、腹背部，甚至会放射到下肢，乍看是和心脏病不相干，实则可能是冠心病的相关症状。这类疼痛虽然部位各异，但诱因明显呈阵发性，服用硝酸甘油能缓解。对这类疼痛，中老年人不可只注意疼痛部位，而忽视做必要的专科检查，这是很危险的。

2.呼吸困难

饱餐、寒冷或看惊险片时出现胸痛、心悸；夜晚睡眠枕头低时，感到胸闷憋气，需要高枕卧位方感舒适；熟睡或白天平卧时突然胸痛、心悸、呼吸困难（如果出现呼吸困难，影响睡眠，不能平卧，咳嗽，甚则咳粉红色泡沫样痰，提示是急性左心衰竭，应当立即就医），需立即坐起或站立方能缓解。有些冠心病患者尤其是老年患者，除了常见的症状外，还会在平时出现呼吸急促、呼吸拉长或呼吸困难。在静坐几分钟后，呼吸可恢复正常，但当患者重新开始走动时，喘息又立刻出现。

3.阳痿

性生活用力或用力排便时出现心慌、胸闷、气急或胸痛不适。研究发现，阳痿可能是心脏病的早期信号之一。心脏病患者中阳痿发生率比健康人高，其中完全阳痿发生率就达21%，男性如发生一两次阳痿问题时，应到医院检查一下心脏功能，以早期发现和治疗可能存在的心脏病。

4.耳鸣

听到周围的锣鼓声或其他噪声便引起心慌、胸闷；反复出现脉搏不齐，不明原因心跳过速或过缓。临床实践证明，一些中老年冠心病患者在发病前会出现进行性加重的耳鸣。可见，出现耳鸣常常预示着冠心病的发生。

5.腹痛与胃部不适

不典型心绞痛常表现为上腹痛，容易误诊为胆绞痛、胰腺炎、胃肠病，按此类病久治不愈时应当看心内科医生以及早确诊。但与一般的胃病不同的是，冠心病引起的胃部不适是一种憋闷、胀满的感觉，有时还可伴有钝痛、灼热及恶心、呕吐、打嗝。在大便后可能会有所缓解，但多不会完全消失。

6.不明原因疲乏

既往身体健康，最近体力或脑力劳动后感觉疲惫不堪，胸部发闷，提示心功能不全，可能是由冠心病引起。临床研究表明，疲乏是心肌缺血的又一表现形式。患者多表现为无任何原因可解释的疲倦、精力不足，在活动后甚至连伸直身体的力量都没有。

7.心口发热

如进餐后或劳累后心口发热频繁出现，多提示冠状动脉供血不足，需及时看心内科医生。

8.异样感觉

很多心肌梗死幸存者都曾感到，在发作前的几个小时、几天甚至几个星期，身体就有异样的感觉，主要表现为注意力分散、精神恍惚、梦中惊醒等。中老年人如果出现以上症状，应高度警惕患有冠心病的可能，必须及时去医院检查，以便及早采取防治措施。

9.角膜老年环

一些老年人的眼球角膜（俗称黑眼珠）靠近巩膜（俗称白眼球）的边缘部分有一圈灰白色或白色的混浊环，宽1～2毫米，医学称为角膜老年环，简称老年环。近年来研究发现，老年环是老年人动脉硬化的信号，可作为临床诊断动脉硬化的体征之一。老年环的有无及其程度轻重往往与动脉硬化的程度有一定的关系。

10.耳垂皱褶

国内外学者发现，罹患冠心病的人，耳垂上几乎都有一条皱褶，俗称"冠状沟"。耳垂作为末端部位，是一种既无软骨交无韧带的纤维蜂窝状组织，易受缺血缺氧的影响，产生局部收缩，导致皱褶出现。中老年人如果发现耳垂处有一条条连贯的、有明显皱褶的纹路，同时伴有胸闷、心悸、心前区疼痛等症状时，就应警惕冠心病的可能性，要及时去医院检查。

高血压的早期常见表现

高血压的危害如此严重，我们在生活中应该早发现早治疗。下面介绍高血压有哪些早期表现。

1.午后头痛

从时间上讲，人体的血压有这样一个特点，每天晨起以及上午血压较平稳，一般比下午的血压要低，而午后，人体由于疲劳、脑力活动较多等原因，血压往往比上午要高。因此早期高血压病人，由于上午血压较低，故可不出现症状，而到了下午，随着血压的上升可出现头痛、头昏等一系列症状。如果你在一段时间里，午后经常出现不明原因的头痛，那么就应当及时去医院检测一下血压，以利于早期发现，早期治疗。

2.头痛、头晕

某些头痛是高血压的早期信号。其特点是有跳动性或搏动样的头痛：疼痛的部位常在脑后部和两侧太阳穴；疼痛的时间以在白天为多，许多病人在早晨起床时常感头痛，洗完脸或吃完早饭后又好一些，当精神疲劳或活动较多及剧烈运动后头痛会加重。有的人会感到头部沉重或有压迫感，或有颈后部拉紧感，有人还可有颈后搏动感。头晕也是高血压症的早期症状，常伴有头重及耳鸣、失眠等症状。

3.肥胖、打鼾

肥胖、打鼾者要警惕高血压。如出现头昏、头痛、颈部发紧，应及时测定血压。胖人打鼾提示患高血压、高血脂、心脏病。睡眠打鼾是心脏处于紧张状态的表现，是高血压和心脏病的危险信号。

4.心悸

高血压病人在初期血压升高时，神经调节失去平衡，交感神经过度兴奋，交感神经过度兴奋会引起心率加快、心脏收缩力加强，这时可能会感到心悸。一般认为，高血压早期或轻型高血压，心律失常的发生主要是功能性的。与交感神经兴奋性有关，不必过分紧张（疾病可分为功能性和器质性。功能性是指出现症状，但靠现在的科学技术没能查出病因，查出来了就是器质性的。因科学技术有局限性，所以现在定义为功能性的，将来找到原因也就成为器质性的了）。但伴随高血压性心脏病的发展可使心脏结构改变，产生心肌肥厚和心肌缺血，从而改变心肌细胞的电活动而产生心律失常。伴有心律失常的高血压病人属于容易发生心脑血管疾病的高危人群，严重时可导致短暂性脑缺血发作或脑卒中，可诱发心绞痛甚至猝死，因此高血压病人若自觉心悸发作时应做心电图检查及早诊断，以利于及早治疗。

5.肢麻

高血压病人可出现手足麻木和僵硬的感觉，也可出现蚁行感，这些现象多数是由于高血压症血管舒缩功能紊乱或动脉硬化等原因引起的肢体局部供血不足所致，即通常人们所讲的"气血稀"。通过控制血压和对症治疗，一般均可逐步缓解和消失。

6.恶心

老年人由于动脉硬化、血管痉挛等原因，血压升高，或血压不稳，一天中的不同时候会测得忽高忽低的血压值，因而全身各处器官供血受到不同程度影响，部分病人会在血压升高时感觉头晕头痛，甚至恶心、呕吐，这是因为血压增高，引起脑血管痉挛、脑供血不足，应积极降压治疗。当然，在家也可以选择一些简便方法降压，缓解恶心呕吐症状，如双手大拇指用力按压面部攒竹穴（两眉起始处，鼻根上方），可以起到很好的止呕作用。还可应急用药：硝苯地平（心痛定）5～10毫克，在收缩压超过24.0kpa以上时，可临时舌下含服。

7.水肿

一部分老年高血压症患者，会出现下肢凹陷性水肿的现象，在小腿胫骨前缘以手指按压，会出现一个个的指坑，这就要警惕了。一种原因可能是长期高血压，外周血管压力过大，引起的高血压性心脏病，心功能受到影响，有的甚至有不同程度的心力衰竭，引起水钠潴留，导致水肿，而水往低处走，故而下肢水肿明显。还有一种是长期高血压引发的肾小动脉痉挛，肾素—血管紧张素系统过度激活，血管紧张素和醛固酮等激素在体内过度蓄积，长此以往，肾功能也会受到影响，心力衰竭和肾衰竭相互交结，病程缠绵难愈。所以，高血压的危害不容小觑，不要觉得只是头晕头痛，其他都好好的，能吃能喝，就是没问题，高血压引起的心、脑、肾并发症远比其本身更可怕。

胸闷——别错怪了肺

很多老人会时不时地出现胸口发闷，气不够用的现象，许多人都以为是肺出了毛病。其实不然，下面，我们就来区别一下肺部疾病和心脏疾病。

肺部疾病常见的有肺炎、肺结核、肺癌、气胸等。如果是肺部感染会出现发热、咳嗽、咳痰，肺部听诊有湿啰音；如果是肺癌，多有吸烟史，消瘦乏力，痰中带血丝；气胸则有疼痛、呼吸困难，这些疾病都可以通过X线明确诊断。但是如果以前没有肺部疾病史，而出现了胸闷等症状此时应警惕是否是心血管出了问题。常见的有冠心病、心力衰竭、心律失常等，这些疾病均可由一种原发病引起，那就是高血压。临床常见高血压患者初期没有什么感觉，等到一定阶段才出现胸闷、头晕、头痛等表现，这是由于高血压造成末梢血管阻力增加，心脏射血阻力增加，长期下来心脏负荷过重，引起心肌肥厚、冠状动脉供血不足，病人就会感觉胸闷，这是心功能受损的一种表现。高血压可以说是万恶之源，它可以导致心、脑、肾等重要器官的损害，平时预防和早期治疗高血压就显得尤为重要。

严重的病人由于高血压而导致心律失常（如早搏）或心力衰竭，无论在安静或活动状态都可能出现胸闷、气促和心悸，这种病人就要注意了，平时不能剧烈运动，否则很容易发生危险，但适量的轻微体力活动是有益的，因为轻微的体力活动（如散步慢走）可以提高心脏射血分数，减少静脉瘀血，一定程度上可以改善心功能。所以心衰病人每天适量步行是有益于身体的。

背痛——都是心惹的祸

冠心病即为冠状动脉粥样硬化、狭窄，血液不能很好地营养心肌而引起的心前区疼痛。一般与活动有关，活动后心肌耗氧量增加，容易发病。发病时可以舌下含服硝酸酯类药物以扩张冠状动脉。若不及时救治，可发展为心肌梗死。

冠心病患者的临床表现不一，不敢说放射痛可以发生在全身各处，但是，有时候疼痛不会只发生在心前区，还会放射到肩部、上肢，后背痛也是常见的。一般因情绪激动或者劳累诱发，患者可有胸骨后压榨性疼痛，大汗，严重的可气短，不能平卧，诱发心力衰竭。

对一些冠心病高发人群或平素心脏不好的人来说，如果情绪激动或者运动后有胸闷痛，或者放射至肩膀、手臂、后背，都应该注意是不是冠心病犯了，要及时去医院诊治。

"心悸"——别让心慌毁了好心情

心慌即中医所说的"心悸""怔忡"，发作起来心率比平时加快许多，或出现心脏偷停脉弱，脉律不整，可能会有乏力气短或者胸闷等症状。很多原因都可以引起心悸，中医辨证主要以虚为主。

有的病人心悸之后全身大汗淋漓，还有的更是胸闷胸痛，并发冠心病心绞痛等急症。很多时候心悸是冠心病心绞痛发作的前兆，如果经常有心悸现象的就要当心了，你的心脏很可能已经出了问题。中医讲心悸怔忡多属于心气虚，气虚而导致心神浮动，而心又主血脉，心主血功能受影响继而血脉不通，不通则痛。就会引发胸闷胸痛，就是西医所说的冠心病心绞痛。

还有一种情况，多是30多岁的年轻女性，她们也会有心慌的感觉，并且还会胸闷胸痛，这就需要与器质性的冠心病区别开来，这种心悸、胸痛多为一时性的，持续时间短，多在情绪激动如生气后发作，心电图显示正常，这种多是神经性的心悸胸痛，只要注意调摄身心，避免大怒大悲，是可以预防的，但是这部分人群也要注意日后的调养，因为50岁以后，她们也是冠心病的好发人群。

冠心病的发生与饮食、情志和生活习惯密切相关，其中情志是很重要的一个因素。情绪的波动可以影响多器官的功能，造成内分泌紊乱，体内毒素和代谢废物的堆积，最终产生一系列的损害。中医先贤早就提出"怒则气上，喜则气缓，思则气结，悲则气消，恐则气下"的理论，认为情志对人体全身之气机的影响是很强的，气不足或气太过，气的升降出入异常，都可以影响脏腑功能。日常生活中应注意修身养性，颐养情志，减少不良情志刺激对机体的损害，从而预防和减少冠心病的发生。

早搏——心脏偷懒谁的错

心脏就像越层阁楼一样，分上下两层，跳动的顺序是从上向下传导的，即上腔先跳之后下腔再跳。如果上下腔跳动节律紊乱，就像后面的车辆超速行驶，势必会撞到前面的车，发生交通拥塞，此时就会出现心脏"偷停感"，并有惊慌、憋闷、乏力等症状。尤见于精神焦虑的神经官能症患者，或者有严重心律失常的人，患者常形容自己的心脏好像翻出来到咽喉或者被石头坠下去一样。在医学中，这种现象称为"过早搏动"。其中以室性和房性早搏最为常见。

早搏的时候会有不适症状的产生，因为早搏会减少心脏的射血量，使脑血流量减少8%～12%，如同交通拥堵后，每分钟交通岗通过的汽车数量必然减少一样。引起这种"偷停"不适感的原因很多，除心脏疾病外，不少药物也能引起，常见的如洋地黄类药物、神经兴奋类药物等。过度饮酒、吸烟、喝咖啡、浓茶也会导致"偷停"出现。年轻患者由于精神紧张。引起的"偷停"感一般为功能性的，体检无明显异常。

对于患有器质性心脏病的早搏患者，在规律治疗的基础上，注意放松心情，切忌过焦过躁，保证充足的睡眠和休息时间，戒烟戒酒，劳逸结合。室性早搏的人，可采用短阵性咳嗽法。因为咳嗽可以产生足够的能量引起心脏除极，终止室性早搏的发作。患者要用力连续咳嗽，使室性早搏转为窦性心律，能避免猝死的发生。对于没有器质性心脏病的人来说，过早搏动发生后，不要过度紧张，有时只要精神镇定下来，早搏就可以减少或消失，解除引起"偷停"的诱因就可以了。功能性偷停只要注意情绪稳定不要生气就会好起来的。

中医对偷停的认识多认为以虚为主，多为气阴两虚，心神失常所致。这样的人一是平时注意生活起居的保养，戒烟戒酒、保证睡眠、避免劳累，以减少早搏的发生，还有就是多食用补益气血、滋阴的食物和药物，如黄芪、麦冬代茶频饮，西洋参煎水喝。西洋参性甘凉，益气又不生火，还可养阴，也可代茶饮并嚼服。同时，可以服用一些镇静安神的药物，像酸枣仁、夜交藤、五味子等。

老年人———过性眩晕怎么回事

大多数老年人在生活中都曾经有过走路不稳，自觉漂浮，一过性眩晕，伴有瞬间的眼黑症状，这些都与老年动脉硬化有关。动脉硬化即血管弹性减弱，血管变硬变脆。心脏搏动射血后，硬化的血管不能很好地输送血液至全身各组织器官，血管硬化如同铁管生锈，脂质就像附着在管壁上的铁锈，到一定程度变成血栓，阻塞血管可引起组织器官的缺血坏死。

常见的引起一过性眩晕的疾病有：脑血管性眩晕，晕厥，颈性眩晕，体位性低血压，自主神经功能紊乱以及周围前庭性眩晕，心源性眩晕等。

中医认为，眩晕主要与情志、饮食、体虚年高等有关，属虚者居多，如肝肾阴虚易肝风内动，血虚则脑失所养，精亏则髓海不足，均可导致眩晕。属实者多由于痰浊壅遏，或化火上蒙，而形成眩晕。中医提倡因人、因地、因时制宜，此药茶并不是适合所有的人，阳虚明显怕冷、腹泻的，或痰浊较盛，消化不好的人应慎用。

眼前发黑——身体拉警报

当你久坐或者长期蹲位时忽然起立，是不是一过性眼前发黑更明显呢？答案是肯定的，眼前发黑实质为一过性脑供血不足，大脑缺氧所致，生理性的眼前发黑只要平时多注意生活起居习惯就可以避免，如果是病理性的一过性黑蒙，大多是心源性的，应加以重视。

心脏就像汽车的发动机，为汽车提供动力，马力越大，动力越足，心脏也是如此。我们用射血分数来衡量心功能。如果心脏疾病影响了心脏泵血功能，射血分数降低，脑部供血供氧自然不足。导致心脏射血分数降低的疾病有很多，如心肌梗死、心力衰竭、恶性心律失常等。中老年人心源性一过性黑蒙较为常见，应该及时到医院查明原因，合理用药。

预防一过性黑蒙，良好的生活饮食习惯自然也很重要。高血压、糖尿病、高血脂、高盐饮食都是心脏病的危险因素。另外，高血压导致的头晕眼前发黑还可用菊花枕头，对女性肝阳火盛引致头晕眼前发黑、晚间烦躁、失眠亦有帮助。可将野菊花加入油柑子叶、绿豆壳或通草丝，晒干待冷装入枕袋内再密缝即可。

痘痘位置有蹊跷——心脏问题早知道

痘痘的形成大多有两个原因，其一，油性皮肤的皮脂腺发达，皮脂分泌较多，如果此时毛孔阻塞则会导致皮脂在毛孔的堆积，形成痘痘；其二，一般在青春期，由于激素的分泌失衡，导致皮脂分泌过多堆积，也会形成痘痘。中医认为，如果痘痘长在特殊部位，应该加以重视。

印堂为督脉要穴，在两眉肌中间，主治：头痛，眩晕，高血压，目赤肿痛，失眠，神经衰弱。如果印堂长了痘痘，可能阻碍督脉经气运行，引发疾病。可能会出现心悸，失眠，头晕，血压增高，此时应该注意让自己的心脏多休息，减少锻炼，增加睡眠时间，或者到心内科就诊。

额头上长痘，中医认为可能会与心肺脾有关。如果长期思虑过度必然伤脾，心理压力也比较大。喜欢计较小事，工作中虽然不缺乏细致，可是生活中易流于琐碎，这样非常容易引起心火旺盛，心火上炎。"思伤脾""忧伤肺""肺失宣降""脾失运化"，肺脾功能失调，脸部额上易长痘。心为君主之官，应该注意养心理脾，平时活动，做到"三宜"：宜时，选择清晨或傍晚天气凉爽，心情比较轻松，压力较少之时；宜地，选择公园，湖边或者树林，比较赏心悦目，心情怡然之地；宜量，主要做些轻度运动，以自身轻松为主，强度不宜过大，时间在20～30分钟即可。注意睡眠时间的充足，缓解压力。

其实额头上长痘也与休息不好、熬夜等因素有关，如果午夜丑时（1～3点）还不睡觉，则会伤肝，此时正值肝经当令，肝脏能排除人体毒素，如果人体毒素不能排除就会额上长痘痘，平时应注意早睡，保养脏器。

除此之外，还有很多痘痘与健康关系的说法，例如：左脸颊长痘影响肝脏疏泄，右脸颊长痘则肺火较旺，应注意清淡饮食，戒烟戒酒及少吃肥甘厚味。只要平时注意保持健康的饮食习惯和作息规律，就可以大大减少脸上长痘痘的可能了。

印堂发黑——注意心脏

古代看相之人认为，印堂发黑就一定是有厄运。传统医学认为，通过印堂看健康确实有一定道理。据《黄帝内经·灵枢》中所述，印堂可以反映肺部和咽喉疾病。到了现代，对于印堂的研究已不再局限于肺部，而是反映五脏的兴衰和全身的健康。

印堂发黑说明人体心脏功能不佳，脑部供血不足，心、脑缺氧，甚至有心肌坏死的情况。另外，急性腰扭伤也可以导致印堂发黑。在症状较轻时，点压、按揉印堂可以缓解心脑供血、供氧，在此基础上配合按揉内关穴，服用改善心脑血管的药物效果更好。

刺激印堂主要有调整内分泌、改善心脑血管功能、安神定志等作用。健康的印堂应该是饱满、红润、有光泽的，异常情况有过红、凹陷、发青、发黄等。印堂过红代表血脂异常、血压高、脾气大、易患脑卒中；印堂凹陷则表示先天心脏功能较差、心脏供血不足、易紧张、易患焦虑症；印堂发青说明心脏、大脑轻度缺氧；印堂发黄则说明人体气血不足、脾胃虚弱；印堂有川字纹说明心脏供血不足、易焦虑。当这些症状较轻时，均可以通过按摩印堂、内关等穴位来改善，但如有严重情况，应及时到医院就诊。

控制心率——健康长寿没问题

人的一生总的心跳次数约为25亿次至30亿次，如果静息心率在60次左右，其寿命可达93岁，静息心率偏慢，人寿命延长，而静息心率大于80次的寿命就会缩短。

心率是什么？专家介绍说，人每一次脉搏的搏动，都代表一次有效的心脏跳动，每分钟心脏跳动的次数就是心率。有研究认为，正常成年人的静息心率（安静状态下的心率）在60次左右寿命最长，其寿命可达93岁（当然是在排除其他疾病的基础上）。但一般来说，静息心率控制在55～70次都是比较理想的，如果每分钟少于45次，可能有心律失常的风险。

经常进行体育锻炼者的心率会偏慢，但精力充沛并无任何不适，这属于生理性心动过缓。

心跳快慢与心血管疾病有什么关系？心率过快易发生高血压，发生猝死的可能性也更大。

研究证明，静息心率增快可增加心血管疾病的发病率和死亡率，从而对健康造成严重危害。心率加快，反映出体内交感神经活跃。交感兴奋，会分泌出大量的肾上腺素和去甲肾上腺素等儿茶酚胺类物质，在这些激素的作用下，心率加快、血压升高、呼吸加快等。当交感神经持续活跃，肾上腺素分泌的水平持续大量的升高时，心脏的消耗也同时变大。

而交感神经活跃和高血压是互为因果的关系。心率过快，发生高血压的概率就高，而反过来，血压高也会造成心脏功能的损害。

猝死是冠心病最严重的类型，交感神经过度激活与猝死具有密切关系。很多年轻人的猝死给我们敲响了警钟，现在的年轻人生活和工作压力都很大，长期交感神经兴奋导致血压升高，所以年轻人应该更加重视心率的管理。

用运动"管理"心跳，要注意什么？

运动心率"170-年龄"，超过了为运动过度，不足则效果不佳。

如何测静息心率呢？一般自测脉搏就可以了。早上起床前，用食指和中指按压在脉搏上，测算一下1分钟内脉搏跳动多少次，也可以简单测算一下10秒钟内跳动次数，再乘以6。但是有房颤、室性早搏等病人，可能会造成脉搏和心率不一致。现在很多老年人家里都有电子血压计，上面都会显示心率，早上起床前就可以拿出来测一下。

静息心率过快不好，同样过慢也不好。若每分钟少于45次，提示可能存在缓慢性心律失常，有引起心脏停搏的危险，也需引起重视。那么有什么办法能使静息心率保持在60次左右？

首先是靠运动。一般来说，运动心率也是有讲究的，一般运动心率是"170-年龄"，比如一个50岁人，运动心率控制在120次为宜，超过说明运动量过大，达不到也起不到效果。运动前要自觉舒适、无疲劳感，一般运动不要超过1小时，而且每次最佳时间为30～60分钟，每周至少坚持3

次运动。

其次是保持适当体重。肥胖会使心脏负担加重，心率加快，因此肥胖者要通过健身运动，调节饮食来保持适宜的体重。同时还要注意戒烟与限酒。

第三章　养心护心吃对比吃好更重要

五谷杂粮——心脏的最爱

燕麦——润肠护心

燕麦又叫作雀麦、野麦等，含有丰富的维生素、膳食纤维和钙、铁、磷、锌等，被人们称为是"绿色食品新贵族"。燕麦味甘、性平，具有健胃益肝、补虚润肠和健脾止汗的功效，非常适合盗汗、体虚自汗和肺结核病人食用。

燕麦的营养价值很高，在禾谷类作物中蛋白质含量很高，且含有人体必需的8种氨基酸，其组成也平衡，维生素E的含量也高于大米和小麦，B族维生素的含量比较多；蛋白质含量平均达15.6%，高出玉米75%、小麦面粉66%、小米60%，8种氨基酸组成较平衡，赖氨酸含量还高于大米和小麦面粉；脂肪和热能都很高，脂肪是大米的5.5倍，小麦是面粉的3.7倍，燕麦面脂肪的主要成分是不饱和脂肪酸，其中的亚油酸可降低胆固醇、预防心脏病。此外，维生素和磷、铁等物质也比较丰富。莜面出粉率高，一般可达九成以上，吃水量大，0.5千克莜面可做1千克成品。

燕麦的营养价值归纳为：

（1）燕麦可以有效地降低人体中的胆固醇，经常食用，即可对中老年人的主要威胁——心脑血管病起到一定的预防作用。

（2）经常食用燕麦对糖尿病患者也有非常好的降糖的功效。

（3）燕麦粥有通大便的作用，很多老年人大便干，容易导致脑血管意外，燕麦能解便秘之忧。

（4）它还可以改善血液循环，缓解生活工作带来的压力；含有的钙、磷、铁、锌等矿物质有预防骨质疏松、促进伤口愈合、防止贫血的功效，是补钙佳品。

（5）燕麦中含有极其丰富的亚油酸，对脂肪肝、糖尿病、水肿、便秘等也有辅助疗效，对老年人增强体力，延年益寿也是大有裨益的。

燕麦是谷类中脂肪含量最高的，其脂肪中，人体重要的必需脂肪酸、亚油酸含量可达40%左右。燕麦还含较多的维生素B_1、维生素B_2、维生素E等，维生素B_2是我国膳食中较缺乏的营养素，其含量是大米的4倍。燕麦所含丰富的膳食纤维，是大米的20倍。燕麦中的功能因子首推膳食纤维，胶体状的葡聚糖是燕麦水溶性膳食纤维的主要成分。燕麦的膳食纤维能促进胃肠蠕动、防止血糖升高，还可降低胆固醇、缓解便秘、减少肠癌的发生。燕麦适合心脏病、高血压、糖尿病患者等三高人群食用。

在谷类中燕麦蛋白质含量最高，必需氨基酸组成合理，第一限制氨基酸（赖氨酸）含量高于小麦粉和稻米，有利于饮食中其他氨基酸的吸收，色氨酸含量比较丰富。燕麦含糖量比较低，而且又是果糖衍生的多糖，因而是糖尿病患者的极好的食物。

不过，燕麦虽然营养丰富，但一次不可吃得太多，否则就有可能造成胃痉挛或者腹部胀气。所以，适量进食，这一点大家也是不可以轻视的。

赤小豆——盛夏养心的佳品

中医认为，夏季在五行中属火，对应的脏腑是心，因此，夏季养生重在养心。夏日气温高，心火上炎容易长口疮疖肿；暑热伤阴，心血暗耗，往往表现为头晕、心悸、失眠、烦躁等不适症状；暑湿重，心阳不振，则易脾虚水肿。

赤小豆（又名赤小豆）性善下行，能清热祛湿，消肿解毒，清心除烦，补血安神。且赤小豆本身含热量不高，富含钾、镁、磷、锌、硒等活性成分，是典型的高钾食物。盛夏出汗多，人们胃口不好，钾离子丢失过多得不到及时补充时，严重者可导致心肌麻痹而危及生命。

赤小豆可入汤入粥或做成消暑甜品，除了可增进食欲外，还可大量补充钾离子，避免夏季低钾症。此外，夏末中医又称之为长夏，人们汗多尿少，特别是心、肾功能不好的老年人，更易发生双下肢水肿。赤小豆和鲮鱼或鲤鱼一起煲汤食用，有很好的利尿消肿的功效，也是治疗脚气、腹水、体虚困倦的食疗良方。

赤小豆养心的功效自古就得到医家的认可，五色配五脏，赤小豆颜色赤红，红入心，故李时珍把赤小豆称之为"心之谷"，强调了赤小豆的养心功效。从临床上看，赤小豆既能清心火，也能补心血。其粗纤维物质丰富，临床上有助降血脂、降血压、改善心脏活动功能等功效；同时又富含铁质，能行气补血，非常适合心血不足的女性食用。

大麦——心脏病良药

大麦，具坚果香味，碳水化合物含量较高，蛋白质、钙、磷含量中等，含少量B族维生素。因为大麦含谷蛋白（一种有弹性的蛋白质）量少，所以不能做多孔面包，可做不发酵食物，在北非及亚洲部分地区尤喜用大麦粉做麦片粥，大麦是这些地区的主要食物之一。

现代研究表明，大麦含蛋白质、脂肪、碳水化合物、钙、磷、铁、维生素B_1、维生素B_2、烟酸、尿囊素等成分；每100克所含磷及烟酸分别为400毫克和4.8毫克，是谷类中含量之冠。

大麦有哪些营养价值呢？

（1）提高免疫力：铜等矿物质形式与免疫机能有关的酵素。

（2）补充能量：含碳水化合物，能迅速为身体提供能量。

（3）安神除烦：碳水化合物可以补充大脑消耗的葡萄糖，缓解脑部葡萄糖供养不足而出现的疲惫、易怒、头晕、失眠、夜间出汗、注意力涣散、健忘、极度口渴、沮丧，甚至出现幻觉。

（4）健脑：含磷，是合成卵磷脂和脑磷脂的重要成分，可增强记忆力，延缓脑功能衰退，抑制血小板凝集，防止脑血栓形成。

（5）护发：含蛋白质的食物，经胃肠的消化吸收形成各种氨基酸，是合成头发角蛋白的必需成分。

中医认为，大麦味甘、咸，性微寒，有益气补中，利水通淋等作用。如《本草拾遗》说它能"调止中泄，令人肥健"。能平胃止渴，消食治疗腹胀。长时间食用，可使人头发不白。用它和朱砂、没石子等药物，还可以将头发染成黑色。它还能宽胸下气，凉血，消食开胃。

但是，大麦芽不可久食，特别是怀孕期间和哺乳期间的妇女忌食，否则会减少乳汁分泌；小剂量消食化滞疏肝解郁而催乳；大剂量消散之力强，耗散气血而回乳。

大豆——养颜清血管

大豆的营养价值最丰富，素有"豆中之王"之称，被人们叫作"植物肉""绿色的乳牛"。干黄豆中含高品质的蛋白质约40%，为其他粮食之冠。

大豆蛋白质含有人体所需的各种氨基酸，特别是赖氨酸、亮氨酸、苏氨酸等人体必需氨基酸比较多，仅蛋氨酸比较少。这与一般谷类食物正好相反。故大豆与粮食混吃可以互补，大大提高了大豆及粮食的营养价值。大豆含有多量脂肪并且为不饱和脂肪酸，尤其以亚麻酸含量最丰富。这对于预防动脉硬化有很大作用，大豆中还含有约1.5%的磷脂。磷脂是构成细胞的基本成分，对维持人的神经、肝脏、骨骼及皮肤的健康均有重要作用。

豆类的脂肪含量因种类不同相差很大，大豆含18%左右，故可作为食油原料。而除大豆外的其他豆类仅含脂肪1%左右。大豆脂肪多为不饱和脂肪酸组成，其熔点低。易于消化吸收，并含有丰富的亚麻油酸和磷脂，是优质脂肪，因此，黄豆和豆油可为防治冠心病、高血压、动脉粥样硬化等疾病的理想食品。

大豆，是豆类中营养价值最高的品种，在百种天然的食品中，它名列榜首，含有大量的不饱和脂肪酸、多种微量元素、维生素及优质蛋白质。大豆经加工可制作出很多种豆制品，是高血压、动脉硬化、心脏病等心血管病人的有益食品。大豆富含蛋白质，且所含氨基酸较全，尤其富含赖氨酸，正好补充了谷类赖氨酸的不足的缺陷，所以应以谷豆混食，使蛋白质互补。

现代医学研究认为，黄豆不含胆固醇，并可以降低人体胆固醇，减少动脉硬化的发生，预防心脏病，黄豆中还含有一种抑胰酶的物质，它对糖尿病有一定的疗效。因此，黄豆被营养学家推荐为防治冠心病，高血压动脉粥样硬化等疾病的理想保健品。黄豆中所含的卵磷脂的大脑细胞组成的重要部分，常吃黄豆对增加和改善大脑功能有重要的效能。

小麦——防治心脏病的首选

心脏病的发病原因很多，主要是与饮食过于油腻，情绪失调，劳逸失度，以及遭受风寒湿等外邪侵袭有关。病人一方面表现出容易疲劳、气短、心悸失眠等正气不足症状；另一方面，其体内的痰浊、气滞、血瘀等因素，导致脉络痹阻而发病。近年来研究发现，动脉粥样硬化与体内有较多的自由基有关，它们侵袭细胞膜，使得血液中的胆固醇容易黏附在血管壁上，加速动脉粥样硬化的进展。

从心脏发病的原因可知，在饮食上防治心脏疾病，所选食物既要能补益人体正气，又要能消除病因，即"驱邪"作用。因此可以选择既有助于改善心肌营养和血液供应，增强心肌功能，又能降低血脂、软化血管，使心肌保持正常兴奋性，改善血管弹性的食品。这类食品首先要富含优质蛋白质，以满足人体营养供应所需。其次是其中要富含不饱和脂肪酸如亚油酸，以帮助降低胆固醇。除了对所含蛋白质和脂肪有所要求之外，对食品中所含的维生素、纤维素、微量元素也有特殊要求。

因此，小麦可以当之无愧地作为防治心脏病的首选食物。中医认为，小麦性平味甘，入心经，有补心养肝、除热止渴之功效，为"心之谷，善补心气，心病者宜食"。小麦不仅可以作为治疗心脏病的辅助食品，还可用来治疗心神不宁、心悸失眠、神志恍惚、烦躁不安等症状。小麦内含淀粉、蛋白质、脂肪、钙、磷、铁，以及多种维生素和酶类。除了直接食用小麦之外，小麦胚芽、鲜麦芽等，也是不错的选择。小麦胚芽油富含维生素E，是一种有效的抗氧化剂，所以具有预防心、脑动脉粥样硬化的作用，可强化心脏功能，促进冠状动脉扩张，增进人体内脏的血液循环，增加心肌对疲劳的耐力。用小麦种子发芽后制成的麦芽，能增强心脏机能、治疗心脏病，是冠心病的主要保健食品之一。

与其他食物相比，麦芽所提供的蛋白质质量并不是最好的，但对防治心脏病来说，它却比其他蛋白质食品好。麦芽之所以能防治心脏病，主要是由于它含有特殊的维生素和生育酚等成分。冠心病患者的血液有趋于凝固的倾向，这种倾向妨碍了对心脏的供血，对心脏营养产生不利影响。为了预防血液凝固，保持供应心肌的血管畅通无阻，这些病人需要每天服用降低血液黏稠度的药物。而麦芽内含有的生育酚成分，则是一种天然的抗凝剂。如能坚持每天服一碗麦芽食品加脱脂牛奶，对老年心脏病人将大有裨益。麦芽可以鲜食，用来做早餐、汤类或者凉拌，也可制成麦乳精等多种食品。

研究证明，小麦的营养价值非常丰富，平均每100克小麦中，淀粉的含量为75.2克，蛋白质11.9克，脂肪1.3克，除了这三大主要成分外，一些微量元素的种类和含量也相当可观，含钙34毫克，磷325毫克，铁5.2毫克，粗纤维0.6克，维生素B₁0.4毫克，同时还含有一种淀粉酶物质。这些营养物质都对心脏病有很积极的作用。英国有医学专家经过研究发现，经常食用全麦（未经加工的小麦），能有效降低心脏病的发病率。

但要注意的是，小麦并非浮小麦（没有成熟的空瘪的小麦），二者虽看似相差不大，但药理效应却大有差别。《本草纲目》在介绍小麦的药用时就对小麦、浮小麦的差别进行了详细的阐述，李时珍认为："浮小麦益气，除热，止自汗盗汗。性凉，味甘咸，入心、脾、肾经。有益气养阴的功效。"因此，浮小麦在中医临床上常用于治疗阳虚自汗、阴虚盗汗等症状。

山药——宜心好处多

山药是我们经常吃的一种食物，也是一种营养价值很高的食物，中医认为：山药味甘、性平，入肺、脾、肾经，主治脾胃虚弱、倦怠无力等病症。那么，山药的功效到底有什么？山药的营养价值有哪些呢？

1.防治动脉硬化和冠心病

山药是防治动脉硬化和冠心病的理想食品之一，有如下理由：

（1）山药能供给人体大量的黏液蛋白。这是种多糖蛋白的混合物，对人体有特殊的保健作用，能预防心血管系统的脂肪沉积，避免出现过度肥胖。

（2）山药含有的淀粉酶，能分解成维持人体生命的重要物质蛋白质和糖类，能减肥轻身。山药所含的谷固醇，有降低血胆固醇的作用，对防治冠心病、高胆固醇血症有一定疗效。

（3）山药含有丰富的纤维素，它可以降低胆固醇。因为膳食纤维可缩短食物通过小肠的时间，从而减少胆固醇的吸收，有利于胆固醇转变为胆酸及胆汁酸而排出体外，避免了血胆固醇的含量增高，减少了多余的胆固醇和脂肪沉积在血管壁上的机会。

（4）山药中所含的黏液质、淀粉酶、氨基酸、微量元素、维生素等20多种营养素，具有对抗动脉硬化、改善心肌供血的功能。

（5）山药的重要成分之一———多巴胺，具有扩张血管、改善血液循环的功能，该成分在循环衰竭的救治中占有重要地位。

（6）山药有调节内分泌、补气通脉作用，能改善冠状动脉及微循环血流，治疗冠心病、心绞痛等。

2.滋补健身，延缓衰老

研究证实：山药能促进大脑分泌脱氢表雄酮。服用脱氢表雄酮，可使睡眠改善，心情愉快，充满活力，显得年轻，使人胃口好等，可以获得健身强体，延缓衰老的效果。

山药具有滋补细胞、强化内分泌、补益强壮、增强机体造血功能等作用，可诱生干扰素，改善机体免疫功能，提高抗病能力等，对延缓衰老进程有着重要作用。

山药富含对人体有益的微量元素，具有养血、补脑、益肾、抗衰老等功能。

3.收涩固肠止泻

山药味甘，补而不腻，香而不燥，治疗脾虚腹泻效果好。山药是缓和滋补强壮药，健脾益胃宽肠，对胃肠功能减退的久泻有较好的疗效。

山药能滋阴又能利湿，能润滑又能收涩。能治疗大便溏泻，是因为其有利小便的功能，小便利，使水分从膀胱排出，减少了肠道内的水分，所以减少了溏泻的症状。

山药健脾益胃宽肠而能止泻，因为山药可平补脾气，加强了补气运脾之功，故能止大便。

4.益智健脑

山药营养丰富，含有淀粉、蛋白质、黏液质等多种营养素，特别是所含的淀粉酶有水解淀粉为葡萄糖的作用，直接为大脑提供热量，对健脑有重要作用。

山药中含有丰富的胆碱和卵磷脂，有助于提高人的大脑的记忆力。山药营养丰富，具有增强神经细胞活性、补心气、安心神、治健忘、养心益智、增强记忆功能。

5.补虚降血糖，治疗糖尿病

山药是补虚上品，对治疗糖尿病有较好疗效，其原因如下：

（1）山药性味平和，不寒不燥，可充五脏，为治虚症要药。而糖尿病主要是阴虚燥热所致，阴虚燥热消渴，可食山药，有益阴效果，所以山药可治疗糖尿病。

（2）山药中所含的糖蛋白，在体内水解为蛋白质和糖类，有降低血糖的作用。山药所含的淀粉酶具有帮助食物消化、水解淀粉为葡萄糖的作用。因此，对糖尿病有一定疗效，且胃肠虚弱者也可食用。

（3）山药既能补气，又能养阴，补而不滞，养而不腻，补脾气而益胃阴，为平补脾胃要药，适用于糖尿病患者长期食用，对轻型糖尿病有显著疗效。

6.益气补气，止咳定喘

山药具有补肺益气、养阴止咳、调肺化痰的功效，可治疗肺虚气阴不足、气短久咳、虚喘等。山药具有营养滋补、诱生干扰素、增强机体免疫力、调节内分泌、镇咳祛痰、平喘等作用，可以治疗慢性气管炎。

7.减肥美容，护肤养颜

作为高营养食品，山药中含有大量淀粉及蛋白质、B族维生素、维生素C、维生素E、葡萄糖、粗蛋白氨基酸、胆汁碱等。其中重要的营养成分薯蓣皂，是合成女性激素的先驱物质，有滋阴补阳、增强新陈代谢的功效。山药中的多巴胺，具有扩张血管，改善血液循环的功能。改善人体消化功能，增强体质，改善皮肤的滋润感和色泽。山药对于女性而言，更是一种天然的纤体美食。它含有足够的纤维，食用后会产生饱胀感，从而控制进食欲望。其次，山药本身就是一种高营养、低热量的食品，可以放心地多加食用而不会有发胖的后顾之忧。山药对于女性而言，更是一种天然的纤体美食。它含有足够的纤维，食用后就会产生饱胀感，从而控制进食欲望。其次，山药本身就是一种高营养、低热量的食品，可以放心地多加食用而不会有发胖的后顾之忧。

当然，山药的减肥美容护肤养颜不单是对女性很有用，而且对中老年人也都有同样的作用，中老年人经常食用山药可以使自己显得年轻，使皮肤红润光泽，焕发青春容颜。对于鱼鳞皮肤病患者，长期吃山药，可以使皮肤变得白皙光滑润泽。

8.填精固肾，增强性功能

山药平补肺、脾、肾、三焦气阴，填精固肾，涩精止遗，使气血生化有源，是气阴不足、下焦不足之要药，对肾虚梦遗、滑精、早泄、阳痿有较好的疗效。对于中老年人由于肾虚引起的性功能下降有较好的疗效。

9.填精固肾，治疗小便频数

人到老年后，小便频繁的现象十分普遍，特别是夜尿频多，这主要是老年人肾气不固、肾阳衰退的缘故。严重的尿频给老年人造成极大的痛苦，影响着老年人的生活和健康。而经常食用山药，则能填精固肾，对治疗尿频有显著的疗效。尿频和尿潴留有很大的关系，老是觉得尿不净，刚尿了一次接着就又想尿。而山药不但能填精固肾，而且还有利尿作用，可以有效克服尿潴留症状，从而达到治疗尿频的效果。

10.富含有机锗，治疗癌症

山药富含许多对人体有益的微量元素，特别是富含有机锗，在锗元素具有抗癌作用。山药有温补而不骤、微香不燥的特点，所以很适合癌症患者食疗。

11.增强人体消化吸收功能，治疗食欲不振消化不良

山药能健脾益胃，使脾胃健运，增强人体的消化、吸收功能，增进食欲，增强体质，对食欲不振、小儿厌食、消化不良有很好的疗效。

12.软坚散结，治疗赤肿硬结、结核坚硬不溃等症

山药捣泥外敷有软坚散结作用，治疗赤肿硬结、结核坚硬不溃等症。而且对于乳腺炎、乳房肿痛、疖肿、冻疮等炎性病症均有较好的疗效。

总之，山药可食可药，药用价值很高，除上述功效外，还可以防治感冒、眩晕、失眠、溃疡病、肾炎、小儿疳积、带下病、阳痿、白浊等，而且也是一种很理想的保健食物。

赤色果蔬——养心补血、通利血脉

樱桃——"天然补血剂"

樱桃有"天然补血剂"的美誉，其肉厚多汁、酸酸甜甜的口味特别适合炎热夏季食用。

樱桃在众多水果中含铁量较高。每100克高达6毫克，比苹果、橘子、梨高出20倍。含维生素A比苹果、葡萄高4~5倍，此外，樱桃的蛋白质、糖、钙、磷、B族维生素、维生素C及胡萝卜素的含量也比较丰富，樱桃可以作为补铁的首选食物之一。

樱桃不仅味美，它还具有一定的药用价值。樱桃作为药用，最早见于梁陶弘景《名医别录》，谓其能"调中，益脾气"。中医认为樱桃性味甘、温、无毒，具有益气、祛风湿的功效，可以用于治疗虚证，能大补元气，滋润皮肤。樱桃生食或煎汤饮用，能补脾益气，可以治疗病后体弱，食欲不振、失眠等症。浸酒饮服，能祛风除湿，治疗四肢麻木和关节疼痛。樱桃汁外擦可治疗冻疮、烧伤和汗斑等皮肤病。

樱桃中除了含铁多以外，还含有一定量的氰苷，若食用过多会引起铁中毒或氰化物中毒。一旦吃多了樱桃发生不适，可用甘蔗汁清热解毒。

樱桃属火性，大热，平素有热性病及喘嗽者不可食用。特别是小儿，过食樱桃易发热性病、肺结核、慢性支气管炎与支气管扩张等病，见有阴虚咳嗽的症状如干咳少痰，或痰多色黄而稠、午后潮热、颧红、盗汗、舌质红，脉细软时，应忌食樱桃。因此，樱桃虽然好吃，但勿让小儿过食。

大枣——"百果之王"

大枣是一种营养佳品，被誉为"百果之王"。大枣含有丰富的维生素A、B族维生素、维生素C等人体必需的多种维生素和18种氨基酸、矿物质，其中维生素C（抗坏血酸）的含量竟高达葡萄、苹果的70～80倍，芦丁（维生素P）的含量也很高，这两种维生素对防癌和预防高血压、高血脂都有一定作用。

中医认为，大枣味甘性温，入脾、胃经，有补中益气，养血安神，缓和药性的功能。现代药理研究现，大枣能使血中含氧量增强、滋养全身细胞，是一种药效缓和的强壮剂。

在中药学里，大枣的应用可分为以下几种：

（1）健脾益胃：脾胃虚弱、腹泻、倦怠无力的人，每日吃大枣七颗，或与党参、白术共用，能补中益气、健脾胃，达到增加食欲、止泻的功效；大枣和生姜、半夏同用，可治疗饮食不慎所引起的胃炎如胃胀、呕吐等症状。

（2）补气养血：大枣为补养佳品，食疗药膳中常加入大枣补养身体、滋润气血。多吃大枣、黄芪、枸杞，能提升身体的元气，增强免疫力。

（3）养血安神：女性躁郁症、哭泣不安、心神不宁等，大枣和甘草、小麦同用（甘麦大枣汤），可起到养血安神、舒肝解郁的功效。

（4）缓和药性：大枣常被用于药性剧烈的药方中，以减少烈性药的不良反应，并保护正气。如十枣汤中，用大枣缓解甘遂、大戟、芫花等泻药的毒性，保护脾胃不受伤害。

（5）大枣性温味甘，含有蛋白质、多种氨基酸、胡萝卜素、维生素、铁、钙、磷物质，不仅能促进女性激素的分泌，加强胸部发育，还有补益脾胃、调和药性、养血宁神的功效。

大枣是补气养血的圣品，同时又物美价廉，民众无须购买民间昂贵的补品，善用大枣即可达到养生保健的功效。

大枣性温味甘，含有蛋白质、脂肪、糖、钙、磷、铁、镁及丰富的维生素A、维生素C、维生素B1、维生素B2，此外还含有胡萝卜素等，营养十分丰富，民间有"天天吃大枣，一生不显老"之说。大枣不仅是人们喜爱的果品，也是一味滋补脾胃、养血安神、治病强身的良药。产妇食用大枣，能补中益气、养血安神加速机体复原；老年体弱者食用大枣，能增强体质，延缓衰老；尤其是一些从事脑力劳动的人及神经衰弱者，用大枣煮汤代茶，能安心守神，增进食欲。素有茶癖的人，晚间过饮，难免辗转不眠，若每晚以大枣煎汤代茶，可免除失眠之苦。春秋季节，乍寒乍暖，在大枣中加几片桑叶煎汤代茶，可预防伤风感冒；夏令炎热，大枣与荷叶同煮可利气消暑；冬日严寒，大枣汤加生姜红糖，可驱寒暖胃。大枣是天然的美容食品，还可益气健脾，促进气血生化循环和抗衰老。

山楂——防癌抗癌强心脏

山楂每100克鲜山楂果肉中含有：维生素C 89毫克，在水果中仅次于鲜枣、猕猴桃位居第三位；维生素B2含量比苹果高5倍，与香蕉相当，与其并列水果首位；胡萝卜素0.82克，是苹果的10倍；钙85毫克，在群果之中仅次于橄榄。专家还表示，鲜山楂果中维生素E的含量也位居水果之冠，另外，它还含有丰富的蛋白质、氨基酸以及钠、钾、锰等矿物质。

此外，山楂中果胶含量居所有水果之首。果胶有降低胆固醇和血糖、预防胆结石的功效。而据最新研究，果胶还有防辐射的作用，可从体内带走一半的放射性元素——锶、钴、钯等。另外，山楂中还有大量的膳食纤维。而膳食纤维是肠道"清道夫"，可以促进肠道的蠕动和消化腺的分泌，有利于食物的消化和废物排泄。

山楂中因为含有多种活性物质，如三萜类物质，而具有扩张血管增加冠状动脉血流量、改善心脏机能、软化血管、降低血压等作用。山楂不仅有很高营养价值，还有很高的药用价值。

（1）强心脏：山楂富含类黄酮物质。类黄酮物质是著名的抗氧化物质，类黄酮摄入量高的话可以预防心脏病。另外，山楂中所含有的槲皮素能通过增加心肌收缩力和维持心肌细胞团搏动，从而起到改善心肌细胞功能的作用。

（2）助消化：山楂含有丰富的有机酸、膳食纤维，食后能起到促进胃液分泌和胃肠蠕动的作用，从而起到助消化、增食欲、消积食的作用；而其所含有的解脂酶则能促进脂肪类食物的消化。

（3）防癌抗癌：山楂含大量的维生素C和胡萝卜素，并富含三萜类物质，具有降血脂、防癌、抗癌的作用。另外，山楂含有牡荆素等化合物，也具有抗癌的作用。另外，据专家和专家介绍，山楂还有杀菌和收敛作用，所以医生也用山楂治疗菌痢、肠炎等疾病。

山楂为大众化的水果，几乎人人都适合吃，尤其适合小儿积食、肥胖、食后腹胀、脂肪肝、冠心病、产后瘀血、产后腹痛、消化不良、产后恶露不尽的人，也适合心血管疾病患者、高血压、高血脂患者、癌症患者，尤其是膀胱癌患者。

需要注意的是，怀孕前三个月的孕妇要少吃或不吃山楂。因为山楂有活血化瘀、刺激子宫收缩的作用，刚怀孕的孕妇本来胎盘就不牢固，再吃山楂有可能诱发流产。但将要生产的孕妇可以适当吃山楂，以刺激子宫收缩。

辣椒——改善血液循环

当辣椒的辣味刺激舌头、嘴的神经末梢，大脑会立即命令全身"戒备"：心跳加速、唾液或汗液分泌增加、肠胃加倍"工作"，同时释放出内啡肽。若再吃一口，脑部又会以为有痛苦袭来，释放出更多的内啡肽。持续不断释放出的内啡肽，会使人感到轻松兴奋，产生吃辣后的"快感"。吃辣椒上瘾的另一个因素是辣椒素的作用。当味觉感觉细胞接触到辣椒素后会更敏感，从而感觉食物的美味。

椒类一般比橙含有更丰富的维生素C、铁、钙、磷和B族维生素，如每100克新鲜的红尖辣椒中，维生素C含量为144毫克，居新鲜蔬菜的首位。丰富的维生素C可以控制心脏病及冠状动脉硬化，降低胆固醇。辣椒中的β-胡萝卜素含量为1390微克，是获得类胡萝卜素、叶黄素、玉米黄质和β-玉米黄质的最好来源之一，它们都是最有效的抗氧化剂之一，可以使呼吸道畅通，有预防风寒感冒的作用。

在人们吃辣椒时，只要不将口腔辣伤，味觉反而敏感了。此外，在食用辣椒时，口腔内的唾液、胃液分泌增多，胃肠蠕动加速，人在吃饭不香、饭量减少时，就产生吃辣椒的念头。事实上，不管吃辣成瘾与否，适量吃辣椒对人体有一定的食疗作用。

以辣椒为主要原料，配以大蒜、山楂的提取物及维生素E，制成"保健品"，食用后能改善心脏功能，促进血液循环。此外，常食辣椒可降低血脂，减少血栓形成，对心血管系统疾病有一定预防作用。

辣椒还有以下功能：

1.健胃、助消化

辣椒对口腔及胃肠有刺激作用，能增强肠胃蠕动，促进消化液分泌，改善食欲，并能抑制肠内异常发酵。由于辣椒能刺激人体前列腺素E2的释放，有利于促进胃黏膜的再生，维持胃肠细胞功能，防治胃溃疡。

2.预防胆结石

常吃青椒能预防胆结石。青椒含有丰富的维生素，尤其是维生素C，可使体内多余的胆固醇转变为胆汁酸，从而预防胆结石，已患胆结石者多吃富含维生素C的青椒，对缓解病情有一定作用。

3.降血糖

牙买加的科学家通过实验证明，辣椒素能显著降低血糖水平。

4.缓解皮肤疼痛

研究发现，辣椒素能缓解诸多疾病引起的皮肤疼痛。

5.辣椒有减肥作用

辣椒含有一种成分，能有效地燃烧体内的脂肪，促进新陈代谢，从而达到减肥的效果。

番茄——凉血平肝降血压

西红柿又名番茄、洋柿子。现在它是不少人餐桌上的美味，西红柿含有丰富的胡萝卜素、B族维生素和维生素C，尤其是维生素P的含量居蔬菜之冠。

番茄红素对心血管具有保护作用，并能减少心脏病的发作。番茄红素具有独特的抗氧能力，能清除自由基，保护细胞，使脱氧核糖核酸及基因免遭破坏，能阻止癌变进程。国内外专家经研究认为，西红柿除了对前列腺癌有预防作用外，还能有效减少胰腺癌、直肠癌、喉癌、肺癌、乳腺癌等症的发病危险。

西红柿性甘酸微寒，有生津止渴、健胃消食、凉血平肝、清热解毒、降低血压之功效，对高血压、肾脏病人有良好的辅助治疗作用。多吃西红柿具有抗衰老的作用，使皮肤保持白皙。烟酸能维持胃液的正常分泌，促进红细胞的形成，有利于保持血管壁的弹性和保护皮肤，所以食用西红柿对防治动脉硬化、高血压和冠心病也有帮助。西红柿多汁，可以利尿，肾炎病人也宜食用。西红柿含有一种叫果胶的食物纤维，有预防便秘的作用。

石榴——保护心脏好选择

石榴又叫安石榴，它是小乔木科植物石榴树的果实。据有关人员对石榴的研究，研究人员发现，石榴中含有大量的有机酸、糖类、维生素、钾等矿物质。而且中医也认为石榴的功效是非常多的且重要的。现在的医学研究又发现了另一个石榴的功效，那就是石榴有保护心脏的功效。

石榴能减慢心率，对心慌心悸的病人尤其适宜。而且石榴汁中含有多种抗氧化剂，这些抗氧化剂里的化学成分多酚和其他天然化合物都有助于减少心血管壁脂肪堆积的形成，阻碍动脉粥样硬化，从根本上防御心脏病。

另外，从干石榴种子里榨取的多聚不饱和油中石榴酸的含量高达80%，这是一种非常独特有效的抗氧化剂，可用以抵抗人体炎症和氧自由基的破坏作用。所以石榴还是增强免疫力的佳品。

石榴的药理作用是清热、解毒、平肝、补血、活血等。它良好的清热解毒功能，让黄疸性肝炎的病人，几天之内就可以退掉黄疸。石榴籽和石榴花在药店也可以买到，它们有很好的止泻作用，可以止血，还可以辅助治疗女性月经期过长。石榴清热、凉血的作用，对有哮喘疾病的人来说，也有极好的帮助。

需要注意的是，石榴是一种酸性食物，不宜空腹食用。若食用不当可引起胃酸过多。吃石榴的最佳时间是早饭与午饭之间或晚饭后。石榴不可以一次吃得太多，应以一天吃一个（含石榴粒150个左右）为宜，饮用石榴汁应以每天饮250毫升左右为宜。

桑葚——滋阴养血安心神

桑葚，又名桑葚子、桑蔗、桑枣、桑果、乌椹等，为桑科植物桑的果穗。桑葚嫩时色青，味酸，老熟时色紫黑，多汁，味甜。

成熟的桑葚果营养丰富，每100克桑葚含水分81.8克，蛋白质1.8克，脂肪0.3克。纤维素4.9克，碳水化合物10克，灰分1.2克，胡萝卜素30微克，维生素B$_1$0.02毫克、维生素B$_2$0.06毫克、维生素E6.95毫克，钾33毫克，锌0.27毫克，铜0.08毫克，硒4.8微克。此外，还含有鞣酸，苹果酸，维生素C和脂肪酸等。其脂肪主要为亚油酸、油酸、软脂酸、硬脂酸和少量辛酸、壬酸、癸酸、肉豆蔻酸、亚麻酸等。

中医学认为，桑葚补益肝肾，滋阴养血，熄风，可主治心悸失眠、头晕目眩、耳鸣、便秘盗汗、瘰疬、关节不利等病症。

1.防止血管硬化

桑葚中含有脂肪酸，主要由亚油酸。硬脂酸及油酸组成，具有分解脂肪，降低血脂，防止血管硬化等作用。

2.健脾胃，助消化

桑葚中含有鞣酸、脂肪酸、苹果酸等营养物质，能帮助脂肪、蛋白质及淀粉的消化，故有健脾胃助消化之功效，可用于治疗因消化不良而导致的腹泻。

3.补充营养

桑葚中含有大量的水分、碳水化合物、多种维生素、胡萝卜素及人体必需的微量元素等，能有效地扩充人体的血容量，且补而不腻，适宜于高血压、妇女病患者食疗。

4.乌发美容

桑葚中除含有大量人体所需要的营养物质外，还含有乌发素，能使头发变得黑而亮泽，故可用来美容。

5.防癌抗癌

桑葚中所含的芦丁、花青素、葡萄糖、果糖、苹果酸、钙质、无机盐、胡萝卜素、多种维生素及烟酸等成分，都有预防肿瘤细胞扩散、避免癌症发生的功效。

草莓——"果中皇后"

春夏吃草莓有预防"三高"的功效。草莓是十分好吃且很有营养的水果，被誉为"果中皇后"。常吃草莓，好处多多。一项新研究发现，经常吃草莓可以预防心脏病和糖尿病。中医认为，草莓性凉味酸，无毒，具有润肺生津、清热凉血、健脾解酒等功效。

早期研究表明，常吃草莓可以降低饭后血糖水平和低密度脂蛋白（LDL，坏胆固醇）水平，进而降低糖尿病和心脏病风险。但是新研究首次发现，草莓提取物可以有效刺激防病蛋白质，揭示了草莓预防糖尿病和心脏病的科学机制。吃草莓可增强人体免疫能力，保持人体细胞、器官及血管健康，降低罹患心脏病等心血管疾病及糖尿病危险。

益人干果——补心补脑

核桃——补心健脑的上品

核桃，又名核桃或胡桃，是世界四大干果之一，是一种植物性食物，由于它具有丰富的不饱和脂肪，故此是动物性蛋白质食物的极佳代替品。核桃主要含有丰富的多种不饱和脂肪、维生素E、B族维生素、钙、磷和纤维。西方很多实验都已证实核桃对降低血内胆固醇含量和保护抵抗心脏疾病非常有效。

核桃含有不饱和及饱和脂肪酸。脂肪酸能帮助减少血小板积聚，防止它们组成联盟，阻塞血管。不饱和脂肪酸已被广泛知道能有效减低胆固醇含量，而在核桃中，不饱和脂肪酸与饱和脂肪酸的含量比例是7：1。不饱和脂肪酸是制造脂肪酸的重要元素之一，但我们的身体不懂自行制造脂肪酸，只能从日常食物中吸收。

核桃除了拥有丰富的脂粉资源外，还含有大量纤维、维生素和矿物质，特别是蛋白质、硒和维生素E。纤维素是有效减少胆固醇的物质，而硒和维生素E都有抗氧化特性，能积极保护心脏，防止冠状动脉硬化等症。

中医学认为，核桃性温、味甘、无毒。入肺、肾、大肠三经。有补肾养阳、清肺止咳、润肠通便、抗老防衰、润肤黑发、养血安神的功效。对肾虚所致的腰膝冷痛、滑精、遗精、尿频、乏力、白发早生，肺虚所致的咳嗽、气短、畏寒以及肠燥便秘等症状，都有很好的防治作用；并能强身壮体，益寿延年。核桃与其他补品或补药同时使用时，有增强滋补的作用。

现代研究证明，核桃含有丰富的蛋白质、脂类、糖类、纤维素、维生素及无机盐等六大营养要素，具有极高的营养价值。

核桃有多种多样的吃法。可生吃、水煮、烧菜、糖蘸、煮粥、浸酒，生吃可以防治痰喘、咳嗽、失眠、头晕等症；加盐同煮吃可以防治肾虚腰痛、遗精、阳痿、健忘、耳鸣、尿频等；可与多种菜肴搭配，烧出多种美味菜式，有助于开胃健脾、消食理气；与芝麻、莲子同做糖蘸，能养血安神、补心健脑，还能防治盗汗；浸酒有助于活血止痛等；另外还可制成美味的核桃仁罐头、核桃粉、核桃乳、核桃仁蜜钱等，同时又是多种高级糕点和糖果的辅料。

花生——护心果

花生一直以来被誉为"植物肉""素中之荤"。营养价值比粮食高，营养专家表示，适量吃花生能控制食欲，而且花生是种好食品，含有的单脂肪酸和多不饱和脂肪酸对心脏健康有益。

花生是一种高蛋白油料作物。其蛋白质含量可高达30%左右，其营养价值可与动物性食品鸡蛋、牛奶、瘦肉等媲美，且易于被人体吸收利用。花生仁中含有人体必需的8种氨基酸，且比例适宜。还含有丰富的脂肪、卵磷脂、维生素A、B族维生素、维生素E、维生素K，以及钙、磷、铁等元素。经常食用花生确能起到滋补益寿的作用。

花生的药用价值也很高。清代赵学敏在《本草纲目拾遗》中写道，花生仁"味甘气香，能健脾胃，饮食难消运者宜之"。食之可以起到开胃、健脾、润肺、祛痰、清喉、补气等功效，适用于营养不良、脾胃失调、咳嗽痰喘、乳汁缺乏等症。据现代医学研究和临床应用，认为花生油中含有丰富的不饱和脂肪酸，可使人体肝脏内胆固醇分解为胆汁酸，并能增强其排泄功能，因而能降低胆固醇，并对预防中老年人动脉粥样硬化和冠心病的发生有明显效果。此外，花生红衣能抑制纤维蛋白的溶解，促进血小板新生，加强毛细血管的收缩功能。因此，可用以治疗血小板减少和肺结核咯血、泌尿道出血、齿龈出血等出血性疾病。用醋浸泡花生仁7天以上，每晚服7～10粒，连服7天为一疗程，可使一般高血压患者血压降至正常。将花生壳洗净，用以泡水代茶饮，对血压和血脂不正常者也有一定疗效。

花生可以炒、炸、煮食，制成花生酥或者各种糖果、糕点等，想减肥的人可以选择水煮花生、炒花生米，直接当零食来吃。而花生酱用途更是广泛，用花生酱代替黄油、奶油等，一举两得，又美味还能减少摄入的热量。面包片涂上花生酱，或者花生酱拌面也是不错的选择。

莲子——益气，除百疾

莲子甘、平、涩、无毒，食莲子能"补中养神，益气力、除百疾，久服轻身耐老，不饥延年"。

现代医学研究表明，每百克鲜莲子中含蛋白质4.9克、脂肪0.6克、碳水化合物9.2克、钙18毫克、磷54毫克、铁1.2毫克，并含有莲碱和多种维生素等成分。莲子中含量丰富的钙、磷、钾，除可以构成骨骼和牙齿的成分外，还有促进凝血、使某些酶活化、维持神经传导性、镇静神经、维持肌肉的伸缩性和心跳节律的作用。丰富的磷还是细胞核蛋白的主要组成部分，帮助机体进行蛋白质、脂肪、糖类代谢，并维持酸碱平衡，对精子的形成有重要作用。莲子还有养心安神的功效。中老年特别是脑力劳动者经常食用，可以健脑、增强记忆力、提高工作效率，预防老年痴呆的发生。

莲子心味道极苦，却有显著的强心作用，能扩张外周血管，降低血压，它还有很好的祛心火的功效，可治疗口舌生疮，有助于睡眠。莲子入脾、肾、心经，可补脾止泻、益肾涩精、养心安神、止带。要注意的是，莲子心味苦，研末后吞食较好，而变黄发霉的莲子则不宜食用。莲子属于滋补之品，便秘和脘腹胀闷者忌用。

腰果——强身益寿之物

腰果因其坚果呈肾形而得名，腰果果实成熟时香飘四溢，甘甜如蜜，清脆可口，为世界著名的四大干果之一。中医认为腰果性味甘、平，有降压、养颜、延年益寿、利尿降温之功效。腰果是一种营养丰富，味道香甜的干果，既可当零食食用，又可制成美味佳肴。

腰果营养价值：

（1）腰果中的某些维生素和微量元素成分有很好的软化血管的作用，对保护血管、防治心血管疾病大有益处。

（2）含有丰富的油脂，可以润肠通便、润肤美容、延缓衰老。

（3）经常食用腰果可以提高机体抗病能力、增进性欲，使体重增加。

对于经常加班饮食无规律的女性，建议选择腰果作为零食。腰果含有丰富的油脂，不仅可以润肠通便还有助于润肤美容，腰果中维生素B_1的含量仅次于芝麻和花生，有补充体力、消除疲劳的效果，但腰果不适合胆功能严重不良者、肠炎腹泻患者，肥胖及过敏者也要慎用。

开心果——让身体开心

开心果果仁是高营养的食品，每100克果仁含维生素A20微克，叶酸59微克，含铁3毫克，含磷440毫克，含钾970毫克，含钠270毫克，含钙120毫克，同时还含有烟酸、泛酸、矿物质等。种仁含油率高达45.1%。由于开心果中含有丰富的油脂，因此有润肠通便的作用，有助于机体排毒。开心果不仅可以缓解动脉硬化的发生，有助于降低血脂，还能降低心脏病发作的危险，降低胆固醇，缓解急性精神压力反应等。

开心果的功效：

1.心脏"保镖"

富含精氨酸，它不仅可以缓解动脉硬化的发生，有助于降低血脂，还能降低心脏病发作的危险，降低胆固醇，缓解急性精神压力反应等。

2.保护视力

开心果紫红色的果衣，含有花青素，这是一种天然抗氧化物质，而翠绿色的果仁中则含有丰富的叶黄素，它不仅可以抗氧化，而且对保护视网膜也很有好处。

3.让身体苗条

每天吃28克开心果，大概是49颗，不仅不用担心发胖，还有助于控制体重。这是因为吃饱的感觉通常需要20分钟，吃开心果可以通过剥壳延长食用时间，让人产生饱腹感和满足感，从而帮助减少食量和控制体重。

高血压患者的养心方

茯苓黄芪粥

原料：茯苓、黄芪各15克，大米200克。

做法：

（1）茯苓洗净烘干，磨成细粉；黄芪洗净，润透切片；大米淘洗干净。

（2）砂锅置火上，入水适量，放入大米、黄芪片，大火煮沸后转小火熬煮50分钟，撒入茯苓粉拌匀，煮5分钟即可。

功效：降压降脂，补气除湿。适宜气虚湿阻型高血压患者食用。

杜仲木耳炒腰花

原料：杜仲10克，水发木耳30克，猪腰250克，酱油、醋、料酒、水淀粉各5毫升，干淀粉、姜片、葱段各5克，味精1克，盐3克，白砂糖、花椒粒各2克，植物油适量。

做法：

（1）猪腰处理干净，切腰花；木耳洗净，去蒂，撕瓣；杜仲洗净，放入砂锅中小火煎熬取浓汁。

（2）取碗，放入腰花、一半杜仲汁，加入料酒、干淀粉、盐拌匀，腌渍片刻。

（3）另取一碗，放入白砂糖、味精、醋、酱油、水淀粉、余下的杜仲汁，兑成味汁。

（4）炒锅置火上，入油烧至八成热，放入花椒粒炒香，下入腰花、木耳、葱段、姜片炒匀，倒入味汁，炒熟即可。

功效：补肝肾，健筋骨，降血压。适用于高血压、肾虚腰痛、步履不坚、眩晕、尿频、老年耳聋等症。

天麻双花粥

原料：天麻、金银花各10克，白菊花、茯苓、川芎各5克。大米100克，白砂糖10克。

做法：

（1）大米淘洗干净；金银花、菊花洗净；天麻、茯苓、川芎用第二次淘米水浸泡4小时，捞出。

（2）蒸碗放入天麻，加入清水适量，上笼，大火蒸40分钟，取出切薄片。

（3）砂锅置火上，入水适量，放入大米、金银花、白菊花、天麻片、茯苓、川芎，大火烧沸转小火熬煮1小时，加入白砂糖，搅匀即可。

功效：平肝熄风，定惊潜阳。适宜肝阳上亢型高血压症患者服用。

食法：每日1次，早餐食用。

大枣蒜蓉菠菜

原料：大枣5枚，蒜15克，菠菜300克，葱末5克，姜汁、酱油、香油各5毫升，盐3克，味精1克。

做法：

（1）大枣洗净，润透，去核，切丁；蒜去皮，洗净，切末；菠菜择洗干净，入沸水焯熟。

（2）取大碗，放入菠菜、大枣、蒜末、姜汁、葱末、酱油、盐、香油、味精，拌匀即可。

功效：滋阴润肺，养血止血，降低血压。适宜风痰上逆型高血压症患者食用。

银耳炒苋菜

原料：水发银耳20克，苋菜200克，姜片、葱段、蒜片各5克，盐3克，味精1克，植物油适量。

做法：

（1）银耳洗净，去蒂，撕成瓣状；苋菜洗净，入沸水焯熟。

（2）炒锅置火上，入油烧热，下入葱段、姜片、蒜片爆香，放入银耳、苋菜炒熟，加入盐、味精，炒匀即可。

功效：滋阴止咳，降低血压。适宜风痰上逆型高血压症患者食用。

白及荸荠炖萝卜

原料：白及15克，荸荠、胡萝卜各250克，葱段、姜片5克，料酒5毫升，盐3克，味精1克，香油3毫升。

做法：

（1）白及洗净，润透，切片；胡萝卜洗净，去皮，切块；荸荠洗净，去皮，切半。

（2）炖锅置火上，入水适量，放入白及、荸荠、胡萝卜、料酒、香油、姜片、葱段，大火煮沸后转用小火煮50分钟，加盐、味精调味即可。

功效：止血健胃，可降低体内氧自由基的含量。适宜高血压、动脉硬化患者食用。

丹参枸杞蒜片粥

原料：丹参、枸杞各10克，蒜30克，大米150克，白砂糖10克。

做法：

（1）蒜去皮，洗净，切薄片；丹参洗净，润透，切薄片；枸杞洗净；大米淘洗干净。

（2）砂锅置火上，入水适量，放入蒜片、枸杞、丹参、大米，大火煮沸后转用小火熬煮50分钟，加入白砂糖调味即可。

功效：活血祛瘀，降血压，降血脂，减少氧自由基含量。适用于高血压、血瘀、气滞、高血脂、脑血栓、脑卒中等症。

荸荠烧茄子

原料：荸荠100克，茄子200克，葱段、蒜片、姜片各5克，盐3克，植物油、酱油各适量。

做法：

（1）荸荠洗净，去皮，一切两半；茄子洗净，切块。

（2）炒锅置火上，入油烧至六成热，放入姜片、葱段、蒜片爆香，加入茄子炒匀，放少许水焖烧至熟，放入荸荠、盐、酱油，稍炒即可。

功效：清热解毒，降压利水。适宜肾阴亏损型高血压症患者食用。

食法：每日1次，佐餐食用。

竹荪柳菇丝瓜汤

原料：枸杞10克，竹荪6条，丝瓜1根，柳松菇100克，葱丝5克，盐3克，鸡汤适量。

做法：

（1）竹荪洗净，去除沙子和杂质，用水浸泡使其软化，切成小块；丝瓜削皮，切成块状；枸杞、柳松菇洗净，润透。

（2）汤锅置火上，倒入鸡汤，大火煮沸后放入竹荪、丝瓜、枸杞、柳松菇，再次煮沸后，转小火炖煮50分钟，加入盐、葱丝调味即可。

功效：美肤养颜，消脂降压。适宜高血压症、高脂血症、冠心病、动脉粥样硬化者饮服。

高血脂患者的养心方

海带决明汤

原料：决明子15克，海带10克。

做法：

（1）海带洗净，切丝；决明子放入纱布袋内。

（2）砂锅置火上，入水适量，放入海带、决明子药袋，大火煮沸后转小火煎煮至汤成，拣去药袋即可。

功效：明目降压，降低胆固醇和血脂含量。适用于高脂血症、目赤肿痛、血管硬化、肥胖等症。

食法：每日1次，适量饮用。

枸杞莴笋肉丝汤

原料：枸杞100克，莴笋丝、猪瘦肉丝各150克，白砂糖2克，盐3克，味精1克，水淀粉、料酒、香油各5毫升。

做法：

（1）碗内加入盐、水淀粉，放入猪瘦肉，拌匀。

（2）炒锅置火上，入油烧热，放入肉丝滑熟，加入莴笋丝、料酒、白砂糖、盐、味精，翻炒均匀至熟，用水淀粉勾芡，下枸杞翻炒片刻，炒熟即可。

功效：补益肝肾。适用于高脂血症、高血压、冠心病、脑血管病、消化不良、营养不良等症。

食法：佐餐食用。

参归蒸鳝段

原料：丹参10克，当归5克，鳝鱼250克，熟火腿肉片50克，料酒5毫升，胡椒粉2克，姜片、葱段各5克，盐3克，鸡汤适量。

做法：

（1）丹参、当归洗净，润透；鳝鱼去头尾、略焯，切段。

（2）丹参、当归、鳝段放入蒸碗，加上火腿片、姜片、葱段、料酒、胡椒粉、盐，加少许鸡汤，上笼蒸约1小时，拣去姜片、葱段，加味精调味即可。

功效：活血化瘀，补血祛湿。适用于湿痹、脑血管病及脂肪肝、高血脂等症。

食法：佐餐食用。

芹菜拌海带

原料：芹菜梗200克，海带100克，黑木耳20克，盐3克，鸡精1克。

做法：

（1）黑木耳、海带用水洗净发透，切丝，入沸水中焯熟；嫩芹菜梗洗净，切成段，入沸水煮3分钟捞起。

（2）待芹菜梗冷却后加盐、鸡精、黑木耳、海带丝拌匀后即可。

功效：消脂降压。适宜高脂血、冠心病、高血压患者食用。

食法：可经常佐餐食用。

首乌芹菜粥

原料：何首乌30克，芹菜末100克，猪瘦肉末50克，大米100克，盐3克，味精1克。

做法：

（1）何首乌洗净，放入砂锅，加水100毫升，煎取浓汁，备用；大米淘洗干净。

（2）砂锅置火上，入水适量，下入大米，兑入首乌汁，大火煮沸后放入瘦肉末转小火熬煮至粥将成时，放入芹菜末煮至粥成，加盐、味精调味即可。

功效：乌发降压。适宜高血脂、动脉硬化、高血压症患者食用。

首乌黑豆炖甲鱼

原料：何首乌30克，黑豆60克，甲鱼1只，大枣5枚，生姜片3克，盐3克，鸡精1克，植物油适量。

做法：

（1）甲鱼洗净去内脏，切块，入五成热的油锅中略炒；黑豆、何首乌、大枣洗净，润透，大枣去核。

（2）炖锅置火上，入水适量，放入甲鱼块、黑豆、何首乌、大枣、生姜片，大火煮沸后转小火炖1小时，加盐、鸡精调味即可。

功效：补益肝肾，降脂降压。适宜高脂血症、冠心病及肝炎、肝脾肿大者饮服。

银耳山楂粥

原料：银耳5克，山楂30克，大米50克。

做法：

（1）银耳泡发，洗净后撕成小朵；山楂洗净；大米洗净，浸泡1小时备用。

（2）砂锅置火上，入水适量，下入大米、银耳与山楂，大火煮沸后转小火熬煮成粥即可。

功效：健胃消食。适用于高脂血症。

冠心病患者的养心方

归芪蒸鳗鱼

原料：当归6克，黄芪10克，鳗鱼1条，冬菇50克，料酒5毫升，盐3克，葱段、姜丝5克，酱油、香油、鱼高汤各适量。

做法：

（1）黄芪、当归均洗净，润透，切成片；鳗鱼处理干净，剁成段；冬菇泡洗干净，切成小块。

（2）鳗鱼放在蒸盆内，放入酱油、盐、葱段、姜丝、料酒、鱼高汤腌渍30分钟，再放入当归、黄芪，上笼大火蒸40分钟，淋香油即可。

功效：益气安神。适宜气血两虚之冠心病患者食用。

金针菇菠菜汁

原料：金针菇80克，菠菜4棵，葱白5根，蜂蜜适量。

做法：

（1）菠菜择洗干净，入沸水焯烫后捞出，切段；葱白洗净，切段；金针菇洗净。

（2）榨汁机中放入菠菜、金针菇、葱白，加入凉开水，搅打成汁，倒入杯中，加入蜂蜜，调匀即可。

功效：降压减脂，益智健脑，有助于降低血液中的胆固醇浓度，调节血液的酸碱平衡。适用于冠心病、动脉硬化、高血压等症。

食法：适量饮用。

山药萝卜粥

原料：山药干10克，白萝卜100克，大米50克。

做法：

（1）白萝卜洗净，切块；大米淘洗干净；山药干洗净，润透切片。

（2）砂锅置火上，入水适量，放入白萝卜、大米、山药干，大火煮沸后转小火熬煮45分钟即可。

功效：生津祛痰，活血化瘀。适宜痰瘀内滞型冠心病患者食用。

食法：每日1次，早餐食用。

鸡蛋豆腐羹

原料：豆腐150克，蛋清40克，水淀粉5毫升，盐2克，高汤适量。

做法：

（1）豆腐洗净，切丁；蛋清放碗中打散。

（2）锅置火上，倒入高汤煮沸，放入豆腐丁和盐，再次煮沸时倒入蛋清，迅速搅拌，淋入水淀粉勾芡，稍煮片刻即可。

功效：补中益气，清热润燥。适用于冠心病、高血压、高血脂、胆固醇、动脉硬化等症。

核桃扁豆泥

原料：核桃仁、黑芝麻各10克，扁豆150克，白砂糖、植物油各适量。

做法：

（1）黑芝麻、核桃仁分别炒香，研末；扁豆去皮取豆，洗净。

（2）取蒸碗，放入扁豆、适量水，上笼蒸2小时左右，取出沥干，捣成扁豆泥。

（3）炒锅置火上，入油烧至六成热，倒入扁豆泥翻炒至水分将尽，放入白砂糖少许，炒至不粘锅底，加入植物油、黑芝麻、核桃仁、白砂糖，翻炒片刻即可。

功效：健脾益肾，降脂降浊。适用于冠心病、单纯性肥胖症、高血压、高脂血症、脑血管病、消化不良、营养不良等症。

双耳鸡煲

原料：水发银耳、水发木耳各15克，鸡肉200克，西芹100克，料酒、酱油各5毫升，盐3克，姜丝、葱末各5克，白砂糖2克，植物油、鸡汤各适量。

做法：

（1）银耳、木耳分别去蒂，洗净，撕成瓣状；西芹洗净，切段；鸡肉洗净，切块，加入料酒、酱油、葱末、姜丝、盐、白砂糖，腌渍30分钟。

（2）炒锅置火上，入油烧至六成热，下入鸡块、银耳、木耳、西芹翻炒片刻，加入鸡汤，大火烧沸，改用小火煲1小时即可。

功效：养心阴，补气血。适宜心气不足型冠心病患者食用。

食法：每日1次，每次食鸡肉50克，佐餐食用。

大枣冬菇汤

原料：大枣15枚，干冬菇15个，生姜片5克，料酒5毫升，盐3克，味精1克，植物油适量。

做法：

（1）干冬菇润透，洗净泥沙；大枣洗净，润透去核。

（2）将适量清水、冬菇、大枣、盐、味精、料酒、生姜片、植物油一起放入蒸碗内，盖严，上笼蒸90分钟，出笼即可。

功效：益气活血。适用于高血压、冠心病等虚症。

首乌山甲汤

原料：何首乌30克，黑豆50克，穿山甲肉250克，盐3克，鸡精2克。

做法：

（1）穿山甲肉洗净，切碎；何首乌、黑豆洗净。

（2）砂锅置火上，入水适量，放入何首乌、黑豆、穿山甲肉，大火煮沸后转小火煎煮90分钟，煮至黑豆熟烂后加入盐、鸡精调味即可。

功效：扶正祛邪，活血化瘀。适宜于冠心病、动脉硬化症等疾病的辅助食疗。

山楂黑米粥

原料：新鲜山楂30克，黑米100克。

做法：

（1）新鲜山楂洗净，置砂锅内，加水煎煮20分钟，去渣留汁；黑米淘洗干净。

（2）砂锅置火上，入水适量，兑入山楂水，下入黑米大火煮沸后转小火熬煮成粥即可。

功效：消脂降压。适用于高血压、高脂血症、冠心病、寒性胃炎等症。

党参麦冬瘦肉汤

原料：党参10克，麦冬15克，五味子5克，猪瘦肉150克，冬菇30克，姜片5克，葱段10克，盐3克，料酒10毫升。

做法：

（1）党参洗净，润透切段；麦冬洗净轧扁；五味子洗净；冬菇洗净，一切两半；猪肉洗净，切成块。

（2）炖锅置火上，入水适量，放入猪瘦肉，加入冬菇、姜片、葱段、料酒、盐、五味子、党参、麦冬，大火煮沸后转小火炖煮1小时即可。

功效：益气和中，补益气血，宁心安神。适用于气阴两虚型冠心病，症见心悸、气短、胸闷、心前区痛、头晕、耳鸣、失眠多梦、腰膝酸软等症。

山楂桃仁饮

原料：新鲜山楂1000克，桃仁60克，蜂蜜100毫升。

做法：

（1）山楂洗净，用刀拍碎，同桃仁一起放入锅中，加水适量，煎煮15分钟，取汁，加水再煮15分钟，去渣取汁与第一次煎的汁混合。

（2）将汁盛入炖盅内，稍凉后兑入蜂蜜，加盖，隔水炖煮1小时，离火，冷却，装瓶即可。

功效：适用于心血瘀阻型冠心病，见心绞痛、固定不移、伴胸闷气短、舌质紫暗、舌边舌尖有瘀点、口唇青紫等症。

心调养的食疗方

酸枣仁粳米粥

原料：酸枣仁末10克，米80克。

做法：

（1）酸枣仁炒熟，放入铝锅，加水煎熬，取药液备用；粳米洗净。

（2）砂锅置火上，入水适量，下入粳米，倒入药液煎煮，待粥熟时即可。

功效：养心，安神，敛汗。适用于神经衰弱、心悸、失眠、多梦、黑眼圈等症。

桂圆大枣粥

原料：桂圆肉10克，大枣3枚，米50克，白砂糖5克。

做法：

（1）粳米和桂圆肉、大枣分别淘洗干净，备用。

（2）砂锅置火上，入水适量，下入粳米和桂圆、大枣，大火煮沸，小火煎熬30分钟，待粥熟，加入白砂糖调匀即可。

功效：养心安神，健脾补血。适用于心血不足引起的心悸、失眠、健忘、贫血，脾虚所致的泄泻、水肿、体质虚羸，以及神经衰弱、自汗、盗汗等。

柏子仁猪心汤

原料：柏子仁10克，猪心1具。

做法：

（1）猪心剖开，洗净血水。

（2）砂锅置火上，入水适量，放入猪心，柏子仁放在猪心内，隔水炖至猪心熟烂即可。

功效：养心安神，补血润肠。适用于心血虚、心阴虚引起的心悸怔忡、记忆力减退、失眠多梦以及老人血虚便秘等症。

竹参猪心

原料：猪心1具，玉竹参50克，生姜10克，葱10克，盐6克，花椒1克，白砂糖3克，味精1克，香油2毫升，卤汁适量。

做法：

（1）猪心剖开，洗净血水；姜、葱洗净，拍破备用；玉竹参去杂，切成节，温水润后放入砂锅，加清水煎煮2次，取滤液约500毫升备用。

（2）砂锅置火上，入水适量，下花椒、姜、葱和猪心，中火烧沸，加玉竹参药液，下猪心煮至六成熟时捞出，撇净浮沫，装入盘内。

（3）砂锅加卤汁烧沸，放入猪心，小火炖煮，熟后捞出盛盘。锅内加卤汁，放入盐、白砂糖、味精，中火加热收成浓汁，涂抹在猪心内外，冷凝后，涂抹香油即可。

功效：养阴益胃，补血安神。适用于心阴心血不足之心悸、心烦、失眠、多梦、健忘、肺阴不足之久咳、干咳、胃阴不足之烦渴、不思饮食等症，也可用于冠心病、肺心病、糖尿病、肺结核患者之膳食。

酸枣仁蛋汤

原料：酸枣仁8克，太子参8克，鸡蛋3枚，火腿3克，香菇2克，盐3克，黄酒10毫升，葱2克，味精1克，麻油3毫升，姜汁2毫升。

做法：

（1）鸡蛋煮熟，去壳及蛋黄，鸡蛋白切成丝；酸枣仁和太子参入砂锅煎煮取汁；水发香菇与火腿均洗净切丝。

（2）砂锅内加水，大火煮沸后倒入火腿及香菇丝煮12分钟，再倒入蛋白丝、药液及调料煮熟，勾芡，淋麻油即可。

功效：宁心安神，益气健脾，强身健体。适用于体虚乏力、食少、食欲缺乏、失眠、多梦等症。

山楂红花炖牛肉

原料：红花3克，山楂10克，大枣8枚，牛肉、胡萝卜各180克，料酒15毫升，葱段、姜末各10克，盐3克，高汤适量。

做法：

（1）牛肉洗净，切块后沸水氽烫，捞出备用；胡萝卜洗净，去皮切块；山楂和大枣分别洗净。

（2）砂锅内加水，入牛肉、料酒、盐、葱段、姜末，中火煮30分钟，加入高汤烧沸，下胡萝卜、山楂、红花、大枣，改小火炖煮1小时即可。

功效：养心润肺，补气血，化瘀阻。适用于面色萎黄、疲软无力等症。

当归丹参排骨汤

原料：当归、芍药、熟地、丹参各10克，川芎、三七各5克，排骨450克，米酒适量。

做法：

（1）排骨洗净，氽烫后放入冷水冲洗干净，沥干备用；三七磨成粉，其余原料洗净备用。

（2）砂锅内加水，放入当归、芍药、熟地、丹参、川芎煮沸，放入排骨、米酒，水沸后改小火煮30分钟，加三七拌匀即可。

功效：补血活血，调养气色。适用于脸色萎黄、嘴唇及指甲苍白、头晕眼花、心慌心悸、舌质淡等症，也用于妇女月经不顺、血虚经闭等症，还能用于血虚、肠燥、便秘等病。

川芎黄芪鱼头汤

原料：川芎3克，枸杞8克，黄芪2克，鱼头1个，丝瓜150克，姜、葱各5克，高汤适量。

做法：

（1）鱼头去鳞、鳃，洗净，一切两半备用；丝瓜去皮，切块；川芎、枸杞和黄芪洗净备用；姜洗净切片。

（2）砂锅内加高汤、川芎、黄芪、姜片、枸杞煮10分钟，改小火，放入鱼头和丝瓜，煮15分钟，加葱调味即可。

功效：行气活血、祛风止痛。适用于头晕、头痛等症。

山药炖鲑鱼

原料：山药15克，鲑鱼60克，胡萝卜8克，海带8克，芹菜末10克。

做法：

（1）鲑鱼洗净、切块，氽烫后备用；山药、胡萝卜削皮，洗净，切丁；海带洗净，切片。

（2）砂锅置火上，入水适量，下山药丁、胡萝卜丁、海带片，大火煮沸，中火熬到水只剩1/3，放入鲑鱼块煮熟，撒上芹菜末即可。

功效：助消化，降血糖。适用于糖尿病脾虚泄泻、小便频数等症，也可用于健康人养生。

补气参枣汤

原料：党参15克，枸杞10克，枣10枚，白砂糖10克。

做法：

（1）大枣、枸杞放入清水中浸泡5分钟，捞出备用；党参洗净切段备用。

（2）砂锅置火上，入水适量，放入以上材料，大火煮沸，小火煮20分钟，捞出党参，加白砂糖调味即可。

功效：补中益气、和脾补血，滋肾固精。适用于阳痿，早泄、滑精、体虚滑脱等症。

鸡金山药黄鳝汤

原料：鸡内金8克，药120克，黄鳝90克，生姜3片，盐3克。

做法：

（1）黄鳝宰杀，剖开洗净，去除内脏，沸水氽烫，放入冷水中，刮掉黏液，切段；生姜洗净，切片备用；鸡内金、山药洗净。

（2）砂锅置火上，入水适量，放入以上全部材料，煮沸后改用小火煮2小时，加盐调味即可。

功效：补益心肺，调节血糖，帮助消化。

百合炒黄瓜

原料：百合40克，黄瓜2根，鸡汤块1盒，盐3克，白砂糖2克，水淀粉5毫升。

做法：

（1）百合洗净后焯水备用；小黄瓜洗净切条，也焯水备用。

（2）鸡汤块倒入热水中溶解，放入百合、盐、白砂糖等调味料，水淀粉勾芡。

（3）小黄瓜盛盘，淋上百合调味汁即可。

功效：清热，解毒，解酒，利尿，安神。

当归生地羊肉汤

原料：当归、生地各10克，羊肉400克，生姜10克，盐5克，白砂糖10克，绍酒20毫升，酱油5毫升。

做法：

（1）羊肉洗净，切块备用；当归和生地分别洗净备用。

（2）砂锅置火上，入水适量，放入当归、生地、生姜、酱油、盐、白砂糖、绍酒等调味料，加入羊肉，大火煮开，改小火炖90分钟即可。

功效：养血通脉，利尿强心。

玉米鲑鱼粥

原料：枸杞10克，粳米60克，三宝米40克，鲑鱼120克，鸡胸肉50克，玉米180克，芹菜末10

克，香菜2克，盐适量。

做法：

（1）枸杞洗净，沥干备用；粳米洗净，和三宝米一起冷水浸泡1小时，沥干备用；鲢鱼肉切丁；鸡胸肉剁细后，加少许盐腌渍；玉米洗净，玉米心留用。

（2）砂锅置火上，入水适量，放入玉米心煮沸后，转为小火煮1小时，放入玉米粒及其他剩余材料，煮10分钟即可。

功效：提神醒脑，消除疲劳，帮助发育，延缓衰老，平肝清热，祛风利湿及润肺止咳。适于脑力工作者食用。

参桂猪心汤

原料：党参8克，桂圆25克，大枣10枚，猪心1个，姜片10克，盐4克，鸡精2克，香油5毫升。

做法：

（1）猪心剖开，洗净，去肥油，切小片，入沸水中余烫，去血水，捞出沥干；大枣洗净去核；党参洗净，切段备用。

（2）砂锅置火上，入水适量，放入猪心和以上的材料，大火煮开，小火煨煮2小时，加入盐和鸡精调味即可。

功效：补血安神，健脑益智，补养心脾。

红白松仁粥

原料：松仁、柏子仁各10克，枣5枚，糯米120克，鸡蛋2枚，冰糖20克。

做法：

（1）松仁、去核大枣，分别用清水洗净；柏子仁用棉布袋包起备用；糯米洗净后用冷水浸泡2小时。

（2）糯米放入砂锅，加水和松仁、红枣、柏子仁熬煮成粥状，取出棉布包后，加入冰糖拌至溶化。

（3）鸡蛋磕破，打入蛋白，搅拌均匀即可。

功效：安心宁神，养心养血，润肠通便。

胡桃炖豆腐

原料：胡桃80克，豆腐300克，高汤适量，酱油5毫升，麻油3毫升，植物油15毫升，香菜2克。

做法：

（1）豆腐切丁，温盐水浸泡20分钟；胡桃洗净备用。

（2）锅入油，烧热后放入胡桃，小火慢炒，炒熟后压碎备用；豆腐放入砂锅，加高汤炖煮20分钟，加酱油后，再煮5分钟，加入胡桃，勾芡后即可起锅，淋上麻油，撒上香菜即可。

功效：益智健脑，缓解疲劳。

莲子百合炖排骨

原料：莲子、百合各3克，枸杞2克，排骨400克，米酒10毫升，盐3克，味精1克。

做法：

（1）排骨洗净，沸水中余烫，去除血水，捞出备用；莲子洗净，去心；百合洗净，剥成块备用。

（2）砂锅置火上，入水适量，放入以上所有材料，煮熟烂后，加入盐和味精调味即可。

功效：安定心神，舒缓神经，改善睡眠，增强体力。

洋参甲鱼汤

原料：西洋参8克，大枣3枚，枸杞3克，无花果15克，甲鱼400克，盐适量。

做法：

（1）甲鱼宰杀后放血，放入砂锅内，加水煮沸备用；西洋参、无花果、大枣均洗净备用。

（2）甲鱼捞出剥去表皮，去内脏，洗净后剁成小块，余烫后备用。

（3）砂锅置火上，入水适量，放入以上所有材料，大火烧开，小火炖3小时，加盐调味即可。

功效：补气养阴，清火祛烦，养胃润肠。

第四章　生活细节中的养心保心法

现代生活方式哪些最伤心

1.信息爆炸

《黄帝内经·灵枢》中说："所以任物者谓之心。""任"是担任、接受的意思。心又主神志，神志，指人的精神意识和思维活动。中医学认为人的精神思维活动与脏腑有关，而主要是心的生理功能，故有心"藏神""主神明"的说法。整句话是说，对于外界各种信息进行接受、分析和处理的首先是"心神"，然后才由君主心调动五脏六腑、四肢百骸、经络气血统一协调行动进行应答。

现代社会是信息社会，信息的种类繁复、数量巨大，可以形容为"信息爆炸"。每天起床睁眼就开始看电视、用电脑、打手机、听MP3，耳听、眼看、嘴说个不停。扑面而来的海量信息，令心神不停"任物"，应接不暇，意乱神迷，方寸大乱，迷失自我。

表面上看，我们的生活、工作还算大致有"规律"和"章法"，但是在"规律""章法"之下，是一颗按捺不住的躁动的心。面对大量的信息或机会，反而容易做些"反被聪明误"的决策和傻事，哪怕看上去、听起来再正儿八经、冠冕堂皇。一个人，耳目过于敏感，消息太过灵通，并非好事，既"反被聪明误"，难干大事，又乱心神，影响健康。

君主可以调动全身的五脏六腑、四肢百骸、上下内外，有非常强大的力量。如果君主沉着稳重，固守君位，就可以把人引向平和、客观、理性。成就大事伟业、敬业爱岗、奉公守法、家庭美满、生活稳定都需要一颗相对安定不躁的心。

心浮气躁不称职的君主，会搅和得五脏六腑不得消停。今天工作紧张就让脾脏陷入过度思虑，明天争胜好强、七情不畅又让肝气郁结不展；刚才饱受委屈又让肺悲从中来，现在又因贪污受贿让肾恐惧不安。《黄帝内经》中有一句话："悲哀忧愁则心动，心动则五脏六腑皆摇。"现代的生活方式使心神备受干扰困惑，太难守位了。

《黄帝内经》中说："主明则下安，以此养生则寿，殁世不殆，以为天下则大昌。"过多的信息就是最大的污染源，令心神不明。

2.气候变暖

全球温室效应、城市热岛效应，导致气候变暖，气温上升，"天以常火"。地球的大气层内、生物圈中，阳气潜藏不足，很多人睡不好觉。

为什么？心为"阳中之阳"，属火，火性炎上。但是人体的阳气、心火决不可以一味炎上，一定要有所牵制，升中有降。心火既要鼓动血脉、维持循环，还要降下来温暖肾水，使肾水不寒，只有这样肾脏才能发挥生殖繁衍的功能。肾水离不开心火的温暖。水虽然是生命之源，但是，必须有一定的温度才行，冰冷的水是断不能产生高级生命的。另一方面，虽然说"水往低处流"，但是人体的肾水却一定要降中有升以抑制心火，使心火温煦而不过旺。心火下降，肾水上升，叫作心肾相交，水火既济，阴阳相抱。这是人体最重要的阴阳、寒热、痛痒、精神平衡协调机制。心肾相交功能好的人，往往比较稳定坚强，睡眠质量好，精神焕发。

心肾相交也有天道相助，那就是四季阳气的自然升降。但是现在气候变暖、夜生活增多、声光污染致使心肾相交缺乏天道相助，再加上生活、工作压力大，社会风气躁动不安，因此，睡眠质量下降、失眠多梦极为常见，简直达到了全民性缺觉少睡。缺乏天道相助的心肾不交导致睡不好，就算吃药效果也不理想，因为"树欲静而风不止"，虽然困乏想睡，但是环境不好。

3.过度依赖空调

夏季过度吹空调容易引发心肌梗死、心力衰竭、心绞痛、心律失常等多种心脏病。由冷到热的环境变化，对心血管患者是极其不利的。当温度过高时，会增加血管血流量，增加心脏压力；而当温度过冷时，会使血管相应收缩。如果忽冷忽热，血管的强力收缩会使冠状动脉内已形成的斑块被牵拉破裂，引起血栓，堵住血管，从而引发心肌梗死。

心血管病人的日常生活起居

心血管病人穿衣怕"紧"

进入冬季以后，人们穿的衣服越穿越多。心血管病患者在日常生活中如果穿衣戴帽不当，很有可能使病情加重，甚至导致严重后果。

（1）心血管病患者要注意保暖，衣着应宽松，最好选用既轻又暖的衣服。若衣着过紧过硬，会妨碍血液循环，对病情极为不利。

（2）心血管病患者怕受寒，特别是头部受到寒冷刺激，会引起血管收缩导致血压上升，因此，出门宜戴柔软、轻便、暖和的帽子。若帽子过小、紧箍头部，会影响头部血液循环，也会引起血压波动。

（3）颈部有人体最主要的血压控制器——颈动脉窦，若领子或领带系得过紧，会压迫颈动脉窦而造成血压骤降，严重的会引起晕厥，甚至猝死。因此，心血管病患者最好不要系领带，衣物领子不能过紧过硬，以防发生意外。

（4）心血管病患者如果裤带扎得过紧，会使腰部以下的血流受阻，以及负荷加重，血压增高。所以，心血管病患者，尤其是病情较重或腹部肥胖者，宜穿背带裤，用餐时要将裤带放松些，午睡时，最好将裤带解开。

（5）入冬后，心血管病患者要选择保暖效果好、轻便的棉袜或毛袜。袜口宜松不宜紧，如果袜口过紧会阻碍小腿和脚部的血液循环；另外，心血管病患者要选择稍大一些、既轻便又保暖的布鞋。小而重的鞋会妨碍脚部的血液循环。

心血管疾病病人午睡有讲究

有人曾对于睡午觉和不睡午觉的人做过调查，发现有睡午觉习惯的人患心血管疾病的概率远远小于不睡午觉的人群。主要原因是午觉会给心血管片刻的休息，让心血管能够有一个缓解。那么，心血管病人睡午觉有哪些讲究呢？

据相关报道，老年人最需要有劳有逸，而午睡正是心脑血管病人借以小憩的驿站。但是心脑血管病人的午睡也孕育着某些危险。据德国学者研究，有三种人的午睡有一定的危险：体重超过标准体重20%的人、血压很低的人、血液循环系统有严重障碍特别是因脑血管疾病而经常头晕的人。这是因为饭后午睡（特别是炎热的夏季）皮下血管扩张血流量增加，饱餐后血液涌向消化器官消化食物，皮肤、消化道纷纷与大脑争血，午睡便有诱发脑梗死的危险。对此，有关科学家建议可改在午饭前小睡30分钟，可使大脑得到休息，迅速消除疲劳。据说这30分钟小睡的保健作用，超过饭后午睡2小时的效果。

除此之外，心脑血管病人午睡时还要注意以下几点：

（1）宜采取以头高脚低侧卧睡姿，以减轻对心脏的压力，并防止打鼾，切勿坐着或伏案打盹，以免引起脑部缺血。

（2）高血压、冠心病患者睡前忌服降压药，因为人体在入睡后比睡前的血压下降20%，服降压药易使心、脑、肾等供血不足，促使血小板等凝血物质形成血栓，导致缺血性脑卒中。

（3）午睡多少才合适呢？需以1小时左右为宜，起床前在心前区和胸部做5～10分钟自我按摩。下床后立即喝一杯白开水，以补充体内水分。

午睡可以帮助缓解一上午的工作疲劳，让我们下午的工作更有精神。另外，午睡对心血管的好处也是不言而喻的，我们一定要抽出时间来小憩一会。

心血管疾病患者锻炼时间有讲究

心血管病患者不仅应当按时接受治疗，还要适当地进行锻炼。对于心血管病患者来说，运动既不要过于剧烈也不要超出限度。比如步行、太极拳都是适合心血管病人的运动。心血管病患者的锻炼时间、锻炼程度都有一番讲究，要循序渐进。

早上6～9时这段时间是心脑血管最危险的时段，因为睡眠后人体神经系统处于抑制状态，而且一夜没有喝水使血液黏稠，睡眠中血流速度减慢，若晨起突然出去大幅度运动，神经兴奋性突然增高，又被清晨室内外的温差刺激，易发生心肌梗死或脑梗死。应等太阳出来后，或者黄昏再去锻炼为宜。

在步行锻炼时应注意循序渐进，开始走10分钟，歇一下，再进行30～40分钟，再休息一阵，最后在"靶心率"的强度下持续20～30分钟。运动总量每次应在3千米或30分钟以上，一周至少运动5次，若运动间歇超过3～4天，则效果就会打折扣。一路上应避免迎着大风、上下台阶和爆发用力。

心血管病患者在锻炼的时候还要注意，要随身备好常用的药品，以防锻炼的过程中出现意外。切记不要运动过量，一定要循序渐进。

养心的作息表

最佳时间

睡觉的最佳时间是22点前后，因为在22～23点之间会出现生物钟的低潮。中医认为半夜子时23～1时肝经当令，人卧血归于肝，肝血得养、睡眠好了第二天就精神。

起床的最佳时间是6点前后，因为生物钟的高潮来到，体温上升。中医认为早晨阳气初升，锻炼能加强阳气的生发。

锻炼的最佳时间是在天亮以后1小时，平时可以在上午10点，下午3点做做健身操。

工作的最佳时间是8点，此时是大脑思考能力最强的时间，10点是精力最充沛的时间，14点是反应最敏捷的时间，20点是记忆力最强的时间。

洗澡的最佳时间是临睡前，此时洗澡可以放松全身、缓解疲劳、甜美入睡。但不要中午洗澡，这样会使自己疲劳，下午提不起精神来；清早洗澡因为机体刚刚启动，体温刚上升，机体"防御力"很低，很容易感冒。

饮茶的最佳时间是餐后1小时。因为茶叶中含有鞣酸可以和食物中的铁结合，形成不溶性的铁盐，极大地影响铁的吸收，可以诱发缺铁性贫血。餐后1小时铁基本吸收完毕。

刷牙的最佳时间是每次饭后3分钟内。因为饭后3分钟后口腔细菌开始分解口腔中的食物残渣中的酸性物质，腐蚀牙釉质。

吃水果的最佳时间是餐前1小时和餐后2小时。可餐前1小时，因为吃水果后再吃饭，体内不会有白细胞增高的反应。有利于保护人体的免疫系统，增强机体的抗癌防癌能力。

最危险时间

一天中最危险的时间段是清晨和午餐后。在清晨，血压、体温最低，血液黏稠，最易发生心脑血管意外。也是重症患者死亡率最高的时间段。午餐后血液多参与消化，人的注意力不集中，反应迟钝易疲劳，很容易出现意外。

在一个月中，阴历十五前后是最危险的时期。因为月亮的变化对人有影响。这时血压变低，血管内外压力差变大，易发生脑血管意外。

在一年中12月是死亡率最高的月份（在北半球是这样的），天气渐冷抗病能力下降，新陈代谢变慢，血管收缩。一些慢性病复发都是在12月，如我们常说的老慢支等。调查发现，心脑血管病和其他疾病的死亡时间12月份占70%，所以在冬季要注意自己的身体了，随时检查，定期就诊。

心血管病人的"五定时"

（1）定时睡觉、醒来：醒来时要先躺一会儿再起床，睡前泡脚，定时休息。

（2）定时起床：起床后喝一杯白开水，补水又加快代谢排"毒"。

（3）定时早、午、晚餐：早餐吃饱、吃好；午餐吃好；晚餐要少。每次要适度八分饱，以少吃多餐为原则。胃的每次启动都定量、定时，才能不"罢工"

（4）定时饮水：起床后、上午10点左右、下午4点左右、睡前。即使不渴也要喝。

（5）定时大便：这是防止便秘最好的方法，使机体养成习惯。因为有一句话"如有便秘，百病跟随；要想不死，肠中无屎"。

午睡是"养心"的好方法

中医阴阳五行学说将心和夏季归属到一起。炎热的季节里，在外界阳气的辅助下，心脏更能够充分发挥它的功能。

虽然天热时心脏功能强，但是此时也是心脏最易患病的时候，有心脏病的人更易发病。因此，天热时更要注意养心。长期养心还有益长寿。这是因为心为君主之官，心平静了、安静了，心气强了，五脏六腑都会随之强盛起来。

适当的午睡是很重要的。一些心脏有问题的人，比如说心脾两虚、心肾阴虚、心肝火旺等都有可能是没有午睡的习惯，是不注重养心造成的。

中医认为，午睡是养心的好方法。因为心位于胸部，是一个阳位，主血脉。心和脉管相连，脉为血之府，心气推动血液在脉管中运行，供给各个器官营养，对每一个脏腑都有温煦的作用，因此心为阳脏。心的工作也有耗伤，要消耗能量，在中午阳气偏盛的时候，需要休息来养阴，达到阴阳调和的目的，特别是患有心血管疾病的中老年人，如果不注重午休，会引起血液黏稠度增加，甚至会增加心肌梗死的危险。我们总说"心静自然凉"，就是说心要静，戒躁戒动，如果心总是"动"，或者心的功能总是处于亢进的状态，心阴就会不足，出现心烦急躁、失眠多梦等现象。

下午1点到3点是一天阳气最盛的时候，也是午睡的最佳时间。虽然午睡可以养护心脏，但是午睡不同于晚上的睡眠，不可多睡。

晚上阴气盛，适合休息，而中午要以小憩为主，睡上半小时到1小时就够了。如果睡得太久，会造成血液流动缓慢，阳气就不能振作，心气不足，感到更加困乏无力，到了下午做事就提不起精神，注意力不集中。

许多上班族中午的时候只能趴在桌子上打盹，认为这样可以得到休息。其实，这样做得不偿失。趴在桌子上或靠在椅子上的做法是不提倡的。因为这样的睡姿会使脏器"窝着"，得不到很好的保护，有时还会使颈椎出现一些问题。建议在有条件的情况下，午睡最好平躺。如果既想养心，又没有条件午睡，可以在椅子上小坐片刻，让自己安静下来。

把握心病就医时机，时间就是生命

心脏病突发一般来势凶猛而且后果严重：在正常室温下，心脏骤停3秒钟之后，人就会因脑缺氧感到头晕；10~20秒钟后，人会意识丧失；30~45秒钟后，瞳孔会散大；1分钟后呼吸停止，大小便失禁；4分钟后脑细胞就会出现不可逆转的损害或死亡。

由于心脏骤停，立刻失去知觉，人此时已处于临床死亡阶段。一般人的最佳黄金抢救时间为4~6分钟，如果在4分钟之内得不到抢救，患者随即进入生物学死亡阶段，生还希望极为渺茫。如果过了黄金时间，因心脏血管堵塞而突发心脏病的患者也必须在1小时内打通堵塞的动脉，才不致造成心肌的永久性伤害。因此，患者及照顾他们的家人必须高度警觉，掌握抢救时间，及时送患者到就近医院治疗。一定要把握心血管脑血管等疾病的就医时机，及时治疗，时间就是生命。

冠心病患者的生活细节调养

冠心病是严重危害人们身心健康的常见病，但并不是不治之症。

只要我们正确认识这种病，思想上不背包袱，及时就医，按医嘱服药，注意保健，就能带病生存，能与健康人一样延年益寿。

为什么说冠心病患者也能延年益寿呢？这主要得益于两个方面。

一方面主要是冠状动脉循环有很大的潜力，也就是说有很大的储备力。这种储备力的主要在于冠状动脉存在着侧支循环。侧支循环大多由原来就存在的细小血管扩张增粗而形成。由于心脏有这种自身保护能力，随着病程的延长，侧支循环会更加丰富，吻合的血管会变得更粗，从而使狭窄的冠状动脉远端的血液循环大大改善，冠心病患者的心肌缺血缺氧的症状也会随之改善。

1.坚持服药

冠心病患者要坚持ABC治疗方案。

A.使用抗血小板聚集药阿司匹林，该药有抗凝、预防心肌梗死、稳定斑块的作用。

B.使用降低心肌耗氧量药β受体阻滞剂，如美托洛尔，该药有降血压、防治心绞痛和心肌梗死、保护心脏的作用。

C.使用降低胆固醇药，如辛伐他汀，有防治动脉粥样硬化，稳定和减轻斑块的作用。

除此之外，若有胸闷、心绞痛等症状要加用硝酸酯类药，如异山梨酯、硝酸甘油等，也可以服用中成药丹参滴丸、麝香保心丹、速效救心丸等。

2.精神调摄

精神紧张、情绪波动可引起冠状动脉痉挛，诱发心绞痛，为此冠心病患者切忌暴怒、惊恐、思虑过度、过喜等。

3.调节饮食

饮食宜清淡易消化，不可过饱，晚餐量要少。不吃或少吃油腻和过甜的食物，比如动物内脏、肥肉、蛋黄、奶油等。而洋葱、黑木耳、芹菜、海带、紫菜、香菇等有降低血液黏度、预防心肌梗死的作用，可常吃。

要戒烟限酒，不喝烈性酒，适当饮红葡萄酒对软化血管有一定的好处。不宜喝浓茶及咖啡。

4.起居有常

冠心病患者要有充足的睡眠，做到早睡早起，防寒保暖，特别是冬天和天气突变时要减少外出，不要逆风行走。性生活要严格节制。要保持大便通畅，切勿用力排便。

5.适量运动

运动能增加冠状动脉血流，建立侧支循环，对冠心病患者有益。但运动要量力而行，持之以恒，最好选择有氧代谢运动，比如打太极拳、做体操、骑自行车、打乒乓球等，不宜做剧烈运动。

要避免重体力劳动和突然用力，走路、上楼梯、骑自行车均宜慢。

6.积极治疗并存的疾病

高血压不仅是冠心病的病因，而且会加剧冠心病的进展，应切实控制好血压，最好降到17.3/10.7kpa以下。

糖尿病不仅易并发冠心病，而且使冠心病更难控制，一定要控制好血糖。

冠心病患者运动的注意事项

运动固然对冠心病病人有好处，但运动不当，给冠心病病人带来的危害也屡见不鲜。因此，冠心病病人在参加体育运动时，必须注意以下问题：

（1）运动前后避免情绪激动。精神紧张、情绪激动均可使血中儿茶酚胺增加，降低心室颤动阈。加上运动可有诱发室颤的危险，因此，对于心绞痛发作3天之内，心肌梗死后半年之内的病人，不宜做比较剧烈的运动。

（2）运动前不宜饱餐。因为进食后人体内血液体供应需重新分配，流至胃肠帮助消化的血量增加，而心脏供血相对减少，易引起冠状动脉相对供血不足，从而发生心绞痛。

（3）运动要循序渐进，持之以恒，平时不运动者，不要突然从事剧烈的运动。

（4）运动时应避免穿得太厚，影响散热，增加心率。心率增快会使心肌耗氧量增加。

（5）运动后避免马上洗热水澡。因为全身浸在热水中，必然造成广泛的血管扩张，使心脏供血相对减少。

（6）运动后避免吸烟。有些人常把吸烟作为运动后的一种休息，这是十分有害的。因为运动后心脏有一个运动后易损期，吸烟易使血中游离脂肪酸上升和释放儿茶酚胺，加上尼古丁的作用而易诱发心脏意外。

心脏病人泡温泉，水不要过胸

适当地泡温泉是可改善大脑皮质和心血管功能，使皮肤毛细血管扩张。有数据表明，95%以上的高血压病人和70%左右高血压病人，适当泡温泉后，可使血压下降。

有高血压和心脏病的患者，在规律服药的前提下可以泡温泉，但和正常人相比，需要有所区别，具体包括：

（1）控制时间。初次入浴最好不要超过10分钟，等适应之后再慢慢延长。每次最好不超过20分钟。泡一会儿上去坐一会儿是好办法，这样可以保证心脏供血，避免胸闷、胸痛，比如总共20分钟，可以每下水一次泡5分钟。

（2）控制水温。过高的水温会增加心脏负担，易造成心悸、憋气，38～40℃之间的水温比较适合。进入温泉池前，脚先入池，先泡双脚，再用双手不停地将水泼淋全身，适应水温后才全身浸入。

（3）深不过胸。不要让水面高于胸部。

（4）不要按摩。泡温泉时不要同时按摩。因为此时身体的血液循环加速和心跳加快，如果同时按摩会加大心脏的负担。

（5）缓慢出浴。泡温泉主要是下半身泡在水中，相应部位血管扩张，如果在改变体位时（由坐位变为站位），容易导致脑供血不足，特别是老年人，轻者可出现头晕、头疼，严重者易摔倒。因此起身时应谨慎缓慢。

（6）药物随身带。泡温泉时会消耗掉身体大量的水分，要不时地喝水补充水分，以免出现脱水现象。心血管疾病患者应配一些急救药物，自己用惯的药还是要随身携带。有家人陪同最好，万一发生意外时可有人照应。

此外，避免空腹、饭后、酒后泡温泉，泡温泉与吃饭时间至少应间隔1小时。高血压病人不适宜进行温泉浴疗。高血压伴急性脑出血、心力衰竭、尿毒症和眼底出血的患者都应该禁忌温泉浴疗。

控制看电视，远离心脏病

一项研究发现，每天久坐电视机前看电视，患心脏病而过早死亡的风险会增加。其中，研究人员指出，看电视1小时可增加心脏病死亡风险7%，每天看电视4小时心脏病风险增加28%。

在英国，每年有193 000人死于心脏病，占死亡总数的1/3。医学研究委员会流行病学部的研究人员对诺福克市13197位健康的中年男女进行了近10年的研究。在研究期间，373人死于心脏病，该研究报告发表在《国际流行病学杂志》上。结果表明，看电视的时间是心脏病死亡概率的一个重要标志。

科学家估计，如果英国人的看电视时间从平均每天4小时降低到1小时，可避免8%的死亡风险，挽救30条性命。该研究报告的联合作者卡特里恩·维基达勒警告说，我们的身体不是为了长时间坐着，我们应该意识到，在我们坐在电视前看世界杯时，我们的心脏病风险可能会增加。

长时间紧盯电视不放，会加剧眼睛的疲劳。专家指出，这样眼睛容易干燥，时间长了会有异物感、流泪，甚至视物模糊。眨眼实际上是眼睛防止角膜干燥的方法，因此成年人在对着电脑工作时一定要注意1～2个小时就要休息一会儿，经常让眼睛闭一下，可以得到暂缓。眼科专家认为，在看电视用电脑时，要注意纠正这些误区，适当做做眼保健操，还有日常生活中注意饮食的搭配，就完全可以缓解眼睛疲劳。

在看电视的时候，应该开着一盏15瓦左右的灯，灯光不要直接照在电视屏幕上，应放在电视机的侧面或者远一些的地方，这样，电视图像会更加柔和清晰，也会令眼睛感觉更加舒适。

湖边垂钓，养心养性胜补药

老年人不适宜高强度的运动，于是，坐在江河边悠然垂钓，成了很多老年人喜爱的休闲方式。钓鱼于大自然中，空气清新，阳光充足，噪声小，对养生保健大有益处。

对于老年人来说，垂钓时，眼、脑、神专注于水面的动静，意识完全潜移默化在鱼漂一抖一动的意境中，起到了放松、消除疲劳的作用。此外，钓鱼讲究静，包括心静、神静、动作缓慢等。幽静的环境能消除两耳疲劳，保持良好的听觉功能。而且，静对人的心血管更有好处。在静的环境下垂钓，人的心跳最平稳，血压最正常。

当然，钓鱼也有学问，比如不同季节和温度都有讲究。春末夏初和秋季都是钓鱼的黄金季节。春天选择太阳出来时，河面有阳光的地方钓鱼。秋季无论是晴天，还是刮风下雨天都能垂钓。夏天也不错，不过天比较热，只有在下小雨或晚上才会有较好的收获，可在早晨和晚上5点以后垂钓。冬季气温低，鱼儿只有在暖阳高照的中午才会结群觅食。

垂钓要做好防护措施，一是备好雨具和防晒的衣帽；二是备好水和食物，坐久了就歇歇，钓鱼不是目的，过于疲惫反而达不到修身养性的效果，得不偿失。

心脏病发中年起，预防从少始

虽然心血管疾病大多发生在中年以后，但疾病的苗头却是从青少年时期就养成的不良的生活习惯中逐渐形成的，因此预防心血管疾病的发生，控制导致发病的危险因素要从青少年抓起。虽然现在中国与其他国家地区相比还是冠心病的低发区，但目前青少年中肥胖、吸烟的不在少数，如果不加以控制，数年之后，很可能为不良的生活习惯付出代价。

近年来，青少年糖尿病、性早熟、肥胖以及青年高血压的发病率逐年上升。缺乏劳动对身体的磨炼，从小就是高脂肪、高糖、高热量的饮食，加上繁重的功课和长辈过多关注下的焦虑和压力，他们的健康正遭受前所未有的考验。在这样的背景之下，从青少年开始的心血管疾病预防，应该从改变生活方式入手。

（1）合理饮食，注意多吃蔬菜和水果，尽量避免摄入低营养、高热量的快餐食品、垃圾食品，控制盐的摄入量。

（2）青少年应该多开展阳光下的户外活动，增加体力活动。学校和家长要给孩子提供更多的体育活动的机会，让孩子多参加以锻炼耐力为目的的有氧代谢运动，每天至少运动30分钟，并形成规律，养成习惯。

（3）控制吸烟，家长应该给孩子树立良好的榜样，不在孩子面前吸烟，给他们一个无烟的清洁环境，应该告诉孩子烟草的危害，让孩子从小就远离烟草。

心脏病的认识误区

心脏病的发病率和死亡率都排在各类疾病之首，是威胁人类健康的"头号杀手"。因此，防治心脏病就成了人们维护身体健康的头等大事。但是由于人们对心脏病还存在着一些不正确的认识，这对于心脏病患者防治该病十分不利。那么人们对心脏病有哪些不正确的认识呢？

1.瘦人不会得心脏病

一般来说，胖人的血压、血糖和血脂都偏高，因此胖人患心脏病的概率就高。但身体偏瘦的人绝对不可因此而放松警惕，如人体内高半胱氨酸过多、情绪长期抑郁或紧张、不爱运动等，这些因素与人的体形关系不大。另外，高血压、高血糖和高血脂等疾病也不是胖人的"专利"，瘦人同样会得这些疾病。

2.不吃肉就不会得心脏病

人如果长期坚持只食用蔬菜和水果等低脂肪食品，就会导致糖类的摄入量过高，使人体不得不分泌更多的胰岛素来帮助消化糖类，从而会引起人体内一连串的变化，如可导致高密度脂蛋白等对人体有益的物质含量降低、酰甘油等对人体有害的物质含量升高。这些变化会损害血管，其结果与患有高脂血症一样，都会引发心脏病。人们只有在饮食时遵循荤素菜搭配、粗细粮结合的原则才能更有效地预防心脏病。

3.预防心脏病是中老年人的事

心脏病的许多表现如心绞痛、心肌梗死等大都发生在中老年人身上，但是随着生活习惯、节奏的改变，生活压力的增大，心脏病发病年龄年轻了16岁，如今35岁以上的年轻人因心脏病突发死亡的比例明显增加。预防心脏病也是年轻人的事。

4.心脏病发病时一定有疼痛的先兆

调查发现，有近1/3的心脏病患者在发病时没有出现过胸部等部位的疼痛症状，而且这类病人的死亡率要高于发病时出现心前区疼痛的心脏病患者。专家提醒：女性、老年人和有过心衰病史的人最容易出现"无痛的"心脏病。因此这些人要高度关注心脏病发作时的非疼痛表现，如呼吸急促、不规则心跳、神经过敏、恶心、晕厥或过度虚弱等，以便尽早得到诊治。

5.健康人不必服用心脏保养品

现实生活中，好多人都死于心脏病突发，其中一部分人日常表现很健康，没有一点迹象。很多人看起来很健康，其实心脏都处于亚健康状态，提前服用心脏保养产品非常必要。

第五章 心态是最好的医生——精神养心法

良好心情的强大功用

保持积极乐观的情绪会使人长寿并且增强身体抵抗力，而近年来又有科学家从另一角度证实了情绪与健康两者之间的关联性。他们指出，如果情绪常年压抑、沮丧则会升高胆固醇和放大人的疼痛感。

科学家发现，如果你对你现在所拥有的一切心存感激，无论是拥有一个贴心的伴侣，拥有一定的成就，还是自己还活着这个事实本身，这种感激之情都可以增强免疫功能，降低血压，令整个身体的康复速度加快。

不少人都有这样的经历：当悲伤、抑郁时，会出现头疼、胃痛、失眠、血压增高等症状。最近，美国俄亥俄州立大学的研究人员发现，如果常年处于慢性压抑之下，会使血液中葡萄糖和脂肪酸升高，患糖尿病和心脏病的风险加大。另外，压力还会使人体胆固醇水平上升，更易诱发心血管病。

医学研究证明，当人处于沮丧、悲观和冷漠状态时，体内的复合胺和多巴胺都会偏低，复合胺能调节人对疼痛的感知能力，这也是为什么在有沮丧倾向的病人中，45%的人会有种种疼痛不适感的原因。

中医认为，七情和五脏的基本关系是：肺主悲、忧，过悲过忧则伤肺；心主喜，过喜则伤心，比如过年过节，经常有人因为过于高兴导致心脏病发作；肝主怒，过怒则伤肝，人们都有这样的体验，非常生气时，左右两侧胁肋也会隐隐作痛，这就是怒伤肝的表现；脾主思，过思则伤脾。

快乐是心脏疾病的最佳良药

医学家们认为，乐观、开朗、愉快、喜悦的情绪，能增加大脑皮质的功能和整个神经系统的张力，促使皮质激素与脑啡肽类物质的分泌，使机体抗病能力大大增强，并能极大地活跃体内的免疫系统，从而有利于防病治病。这就是说，用乐观的精神取代不良情绪，对人体健康十分重要。

拥有快乐，就等于拥有健康。学会与自己快乐相处，让自己的心灵时时充满快乐，就是自己要拥有一间常开着的"健心房"，常常走进去，为自己忙碌疲惫的心灵做做按摩，使心灵的各个零件经常得到维护和保养。

长寿老人的养生经验告诉我们，心胸豁达、情绪乐观是延缓心理衰老、达到健康长寿的重要秘诀之一。

乐观主义既是一种积极的处世态度，也是养生保健的秘诀。

乐观情绪可使人思想不老、精神不老、心理不老、气质不老，而精神不老是心理健康的核心，是人的生命活动的支柱和灵魂。人凭精神虎虎威，精神对人体健康的影响是巨大的。

乐观主义者抗病能力强，因为乐观情绪可以增强人体免疫力。国外一位心理学家通过调查发现：最健康的是那些在婚姻、家庭及工作上都能胜任，情绪愉快充满如意和满足情绪的人，那些在婚姻问题、人际关系方面摆脱不了烦恼，感到自己的事业前途渺茫、包袱沉重的人，将有最大的患病危机。这说明乐观的情绪、良好的心情，是全面健康的保证和必要条件。科学研究证明，乐观情绪能够调节自主神经系统功能，从而使内脏器官的活动发生良好变化，如心脏跳动均匀有力、呼吸平稳、肠胃平滑肌蠕动加快、胃液分泌增多等。

微笑是心理健康的表现。微笑有丰富的内涵，它是自信的象征，有的人即使在遇到严重困难时，也仍然能够微笑，充满着自信。把沮丧、忧郁、恐惧、苦恼的情绪一扫而光，有利于困难的解决。

培养乐观的个性

一个人能够培养出积极乐观的性格，有助于在生活及工作上有所成就，因为一个心境正面健康的人，会懂得把握正向思维，甚至自觉地坚持自己的行为表现，不与消极者为伍。

性格对于一个人的工作有着极为重要的影响，性格乐观的人总会看到工作及人生中美好的一面。对于这种正面的人来说，一旦遇上了困境和压力，他们只会感到这是一个学习和改进的机会，艰难时期只是一个过渡期，只要保持一份努力工作的心，不轻易放弃，便会成功。具有积极性格的人，眼中总是闪烁着愉快的光芒，工作上也显得愉快和朝气蓬勃；在他们的心中总是充满阳光，就算遇上不愉快的事情，也会轻松地接受现实，不会抱怨，不会忧伤，更不会因此而胡思乱想，做出不必要的傻事。

乐观性格的人能够从烦恼中找到快乐，因为烦恼的事情本身是一个事实。既然是无可逃避的，盲目地怨恨除了对自己的心灵是一种折磨外，并没有任何积极的意义。为了不让烦恼缠身，最有效的方法就是正视现实。世界上不存在令人完全满意的工作，如果有的话也是因为有了以下的想法。

（1）凡事都朝正面想。人有时变得心情焦躁，是因为遇上了无法控制的局面。在这个时候，最好承认事实，然后设法向有利的方向钻研，找出解决的方案。之后，亦要学会忘记不愉快的事情，适当的时候和友人吐露一些不顺心的经历，也可减轻压力。

（2）放弃不切实际的希望，凡事按照实际情况循序渐进。在怀有伟大理想和抱负的同时，也要制订短期目标，以便一步一步地实现理想。

清心寡欲，清静养神

恬淡虚无，出自《素问·上古天真论》。指生活淡泊质朴，心境平和宁静，外不受物欲之诱惑，内不存情虑之激扰，物我两忘的境界。

中医学认为只有人体的精气充足，神气健全，才能健康长寿。李东垣说"积气以成精，积精以全神"，历代医家都十分重视养神，如何养神呢？我们主张"静以养神"，"静则神藏，躁则消之"。《素问·上古天真论》有"恬淡虚无，真气从之；精神内守，病安从来"这句著名的养生格言，意思是，要保持内心的清静安宁，不贪求妄想，就可以精神健旺，达到预防疾病的目的。要做到真正的清静养神就应该清心寡欲，淡名利、远声色，忌膏粱厚味，知足常乐，戒妒忌、狂想，保持心态平衡。

清静养神主要是少思寡欲，私心、欲求太过就会伤神损气，使身体早衰。用现代的话来讲，就是对名、利的过度追求，利用职权中饱私囊，利欲熏心，腐败堕落。这种不正当的行为，或私利太重都是心理不平衡的表现，醉心于名利，过度思虑，暗耗心气，损伤神气，身体就衰惫，那时要这么多的名和利还有什么用呢？

医圣张仲景在《伤寒论》中有一段警世名言，高度概括了这种现象，他指出"但竞逐荣势，企踵权象，孜孜汲汲，唯名利是务，崇饰其末，忽弃其本，华其外而悴其内，皮之不存，毛将安附焉？"这物欲横流的现今社会也是一句深刻的至理名言。

社会的发展进步带来生活节奏的加快，工作压力骤增，持续的精神紧张同样劳耗心神，使人早衰，使人生病。现在的心身医学也十分强调心理调节对疾病康复的重要性，尤其是对亚健康状态或一些功能性疾病的辅助治疗，强调清静恬淡的心态是必要的。

清静养神不能片面地理解为什么都不想，任何事物都不是绝对的，人类区别于动物的最大特点就是有思想，能主观能动地去认识和改造世界，人类社会发展到今天与人类大脑越来越发达密不可分，所谓用进废退，是自然界的普遍规律。如果绝对不思、不想，我们所指的心神也会衰退，只有在用神之中，心神才能生机勃勃。神不可不用，也不可过用，清静养神，贵在一个度。静以养神则为用，只有积养为用，用中有养，方可生生不息、生机勃勃。古稀之年，才智不衰就是坚持养神又不断用神的结果。神不可不用，过劳则伤气，贵在适度。

平静心态，知足常乐

静心就是要有平静的心态，保持心情愉快。人有喜怒哀乐，碰到喜事会高兴会笑，碰到不高兴的事情会生气，眉头会皱起来，该发泄的时候就要发泄，这样才是正常的。正常的情感发泄表达也是必要的，只有这样才能真正保持平静的心态。现代社会各方面竞争的确越来越激烈，大家都不得不给自己一些压力，但是这种压力要适可而止，至少思想上要有这种意识。

一个人要有一和平静的心态，叫作"恬淡虚无"，当然也包括调节情志，或者叫作"和喜怒"。如果能保持一种平静的心态，就可能拥有健康的身体。所以，俗话说得好"要活好，心别小""房宽地宽，不如心宽"，这个对于老年人来说显得更加重要。

其实现在很多慢性病、衰老性疾病都是可以预防的，比如老年痴呆症。现在有许多研究发现，老年痴呆症形成的过程与心理素质、心态、情绪等有很密切的关系，人处在焦虑、抑郁等不良情绪中时，大脑的执行功能就会变差，人的反应相对慢、记忆力减退、认知能力下降，如果这种状态再加上老年人普遍的脑供血不足的情况，那么便加重了大脑功能的衰退，逐步发展成为老年痴呆等疾病。所以趁着现在还不是很老的时候开始保持一种良好的心态，调整自己的情绪，对于我们的健康是非常有帮助的。

微笑可以养心

微笑是一种很好的养生功—笑的时候，呼吸加深、氧气量增加，人体的管道就会相应打开、畅通。中医理论认为，"七情"和人体五脏有密切的关系，除了心主喜之外，肺主悲、忧，肝主怒，脾主思，而过悲过忧则伤肺，过怒则伤肝，过思则伤脾。以上这些"垃圾情绪"郁结在心中，就会导致血液毒素增加、身体生病。

从中医理论来看，人只要开怀一笑，便会不由自主地做一些深呼吸，同时面部表情肌和胸腹部肌肉就会抖动起来；如果"捧腹大笑"，四肢的肌肉也会一起运动起来，这无形中就使得膈、胸、腹、心、肺甚至肝脏都得到一次运动，人体内血流加快，促进全身新陈代谢。

微笑是一种健康的生活状态，也是一种积极的养生方法：微笑可以保持身心愉快、调节阴阳，有利于气血通畅；微笑可以导引平衡状态，保持心静神安的健康心态，抑制"七情六欲"的过度旺盛，从而使人体内部生理和心理保持平衡状态，进而促进人体健康长寿。

心态平衡是养心健身之根本

人在生活中都有七情的变动，但必须对情感的变动善于控制，不能让变动过度。过度了，即使是"喜"这种良性的情绪也会变成有害的因素。古人有怒伤肝、喜伤心、思伤脾、恐伤肾的说法，认为七情过度，会伤内脏。所以，控制情感活动在养生中具有重要地位。

中医认为，百病生于气。科学研究证明，人的思想情绪与其生理之间存在着密切的关系，长期的情绪紧张、焦虑、怨恨等使信息系统活动紊乱、无序，导致阴阳失调、行为失控、机体细胞受损，极易发生病变。

如果心态失去平衡，可以采取方法进行自我调理，使心态平衡，情绪稳定。

（1）在奉献中感受快乐：以德养生，才有快乐。常言道，"害人之心不可有"。不管做什么事，要处处为别人着想；别人有困难，要尽心尽力地给予帮助。在工作中，感到自己有价值，对社会有贡献，因而感到幸福与快乐。

（2）在交往中分享快乐：与人交流，化愁为喜。如今的社会发展变化很快，人作为社会的一员，要适应社会，与社会融为一体。要经常与家人、朋友、同事交流，正确分析和看待这些问题，学会知足常乐，顺其自然。心平气和了，病则无以生之。恬淡虚无，无我忘我，才是养生之道。物质上淡然，心情上安然，交往上大度，做到忍让、理解、宽容，便会喜由心生。

（3）在逆境中寻找快乐：人生一辈子，会遇到各种各样的事情，有悲有喜，有忧有愁，甚至有诬陷，有牢狱之苦。处在逆境中，容易悲伤痛苦，情绪低落。时过境迁，还对过去的事耿耿于怀，不能自拔。特别是遭人误解，更是激动、愤怒不已。这些不良情绪，都不利于养生。而在苦中寻乐，善于自我排解，自我减压，才会收到意想不到的效果。自我排解，苦中寻乐。

心理养生四要素

心理养生，就是从精神上保持良好状态，以保障机体功能的正常发挥，来达到防病健身、延年益寿的目的。

1.心存善良

心存善良，就会以他人之乐为乐，乐于扶贫帮困，心中就常有欣慰之感；心存善良，就会与人为善，乐于友好相处，心中就常有愉悦之感；心存善良，就会光明磊落，乐于对人敞开心扉，心中就常有轻松之感。总之，心存善良的人，会始终保持泰然自若的心理状态，这种心理状态能把血液的流量和神经细胞的兴奋度调至最佳状态，从而提高了机体的抗病能力。所以，善良是心理养生不可缺少的高级营养素。

2.宽容理解

人在社会交往中，吃亏、被误解、受委屈的事是不可避免地要发生的。面对这些，最明智的选择是学会宽容。宽容是一种良好的心理品质。它不仅包含着理解和原谅，更显示着气度和胸襟、坚强和力量。一个不会宽容，只知苛求别人的人，其心理往往处于紧张状态，从而导致神经兴奋、血管收缩、血压升高，使心理、生理进入恶性循环。学会宽容就会严于律己，宽以待人，这就等于给自己的心理安上了调节阀。

3.积极乐观

乐观是一种积极向上的性格和心境。它可以激发人的活力和潜力，解决矛盾，逾越困难；而悲观则是一种消极颓废的性格和心境，它使人悲伤、烦恼、痛苦，在困难面前一筹莫展，影响身心健康。

4.淡泊名利

淡泊，即恬淡寡欲，不追求名利。清末张之洞的养生名联说："无求便是安心法"；当代著名作家冰心也认为"人到无求品自高"。这说明，淡泊是一种崇高的境界和心态，是对人生追求在深层次上的定位。有了淡泊的心态，就不会在世俗中随波逐流，追逐名利；就不会对身外之物得而大喜，失而大悲；就不会对世事他人牢骚满腹，攀比嫉妒。淡泊的心态使人始终处于平和的状态，保持一颗平常心，一切有损身心健康的因素，都将被击退。

保持积极的心态

中医认为，首先，要做到生活有规律，不吸烟、少喝酒，养成一个良好的生活习惯。若是"逆于生乐、起居无节"，时间长了，健康肯定会受到影响。

其次，要"精神乐观，积德行善"。世界卫生组织提出"健康的一半是心理健康"的概念。因此，提倡民众用乐观的心态、积极的态度去看待和解决问题。因为乐观是一种开放的心态。人高兴时身体会分泌内啡肽，它能使人心情愉快，性格变得乐观、开朗，对身体健康非常有益。

再次，要"饮食有节、各取所需"。《素问·六节脏象论》中说："天食人以五气，地食人以五味。"人的盲目主观规定不符合客观规律是不行的，当你想吃什么东西的时候，就是你的身体缺乏这种东西，就应该摄入这些食物。"早上要吃好、中午要吃饱、晚上要吃少"的养生观点并不能适用于所有人，应该按照不同人群的生活习惯、工作情况而决定饮食的次数和数量。

第四，生命在运动。他说，无论哪个年龄阶段的人都应该增加散步的时间，若散步后身体能微微出汗，效果最好。正确的散步方式是，保持从容又清闲的心态，"左顾右盼，胜似闲庭散步"。另外，冬季气候寒冷，应适当减少户外运动的数量和时间。

除此以外小欲、私欲伤身，而要想节制这些欲望，达到养心之目的，必须戒除以下几种不良心理：

1.私心太重，斤斤计较，以自我为中心

世上的好处自己捞完才心甘，否则就怨天怨地。有这种心理，整天劳心伤神，寝食不安，必然危害身心健康。

2.嫉妒心理

"人比人，气死人"，任何方面都不允许别人比自己优越，这种心理所产生的行为，不但容易在同行、同事、邻里和家庭之间产生摩擦，也易使自己整天处于焦虑烦躁之中，伤心劳神，危害健康。

3.贪婪心理

重财重利，贪欲无度，劳心伤脾，则百病丛生。

4.阴险心理

心胸狭小，心机阴险，以整治他人为乐。这种品性阴险的人，不但生活不能潇洒轻松，而且最容易走上犯罪道路。

5.忧郁心理

抑郁寡欢，思绪重重，叹老悲老。殊不知，"怕老老得快，叹病病自生"。此心不除，疾病更易缠身。

6.怀疑心理

对亲朋好友和同事，缺乏起码的信任和尊重。须知疑心过重是导致家庭失和、人际关系紧张的重要原因。

7.回归心理

总沉湎于往事的回忆中，倚老卖老，看不惯一切新生事物。此心不除，就会落伍，形劳精亏，积虑成疾。

中医养生首先要做到"天人相应、道法自然"。《素问·上古天真论》中有记载："上古之人，其知道者，法于阴阳，和于术数。饮食有节，起居有常，不忘作为。故能形与神俱，而尽终其百年，度百岁乃去。"

抑郁焦虑，心脏受损

焦虑性抑郁症，是一种同时伴有焦虑和抑郁症状的抑郁症类型。这种疾病对患者正常的工作与生活会造成很多不良的影响，对患者的身心健康也有很大的危害，因而要及时进行治疗。下面就来介绍焦虑性抑郁症的危害，以期引起大家的重视。

焦虑性抑郁症的危害主要表现在四个方面。

（1）焦虑性抑郁症的出现会严重影响大脑功能，导致头昏、记忆力下降以及睡眠障碍。研究资料显示，患者中有这三种症状的比例分别高达97%、93%、99%。这是因为脑中儿茶酚胺浓度增高，导致脑血管收缩变细，致使脑组织缺血缺氧，进而影响大脑功能。

（2）严重的焦虑性抑郁症还会诱发出各种各样的躯体疾病。实践证明，一个人一旦与焦虑性抑郁症结缘，那么他患心脏病的危险性增加2倍，遭遇脑卒中的概率增加3倍。因为心情抑郁会使自主神经系统发生变化。

（3）焦虑性抑郁症可能会导致患者的寿命缩短。其证据就是，一项历经40年的研究发现，这种疾病导致功能失调而引起的死亡率，同癌症、糖尿病和心脏病人的死亡率一样高。由此可见焦虑性抑郁症的危害性很高。

（4）焦虑可能引起自杀。大量的事例证明，焦虑性抑郁症患者在症状达到某种程度之后，会出现自杀或是伤人等过激举动。这种疾病的发病率女多于男，但男性患病的后果要严重得多，因为男性自我宣泄能力差，最后可能会选择极端方式来解脱，故男性患者的自杀率几乎是女性的4倍。

心病，还要"心"来医

心理专家认为：一个人的心理状态常常直接影响他的人生观和价值观，甚至直接影响到他的某个具体行为。从某种意义上说，有时候心理卫生比生理卫生更加重要。

随着人们生活方式的变化，生活节奏的加快，竞争的加剧，很多人日常行为的盲目性加大，如果又过分追求短期成效，失败的概率就会很高；此时如果不及时进行情绪的调整，内心失去平衡，就容易产生心理问题。从理论上讲，一般的心理问题是可以自行调节解决的，提高心理素质，学会自我调节和心理适应，以正确的心态对待，在心理疾病的初级阶段，你就可以成为自己的心理医生。

据统计，目前全世界有70%的人死于恶性肿瘤、心脑血管疾病等身心疾病。今天，危害人们健康最严重的疾病已经不再是传染病等生物学意义上的疾病，而是与心理、环境和社会相关的身心疾病。

在医学上，心理卫生的概念就是指人的心理处于一种健康的状态。由于消极不良的心理状态刺激导致生理机能的失调，进而导致生理病变，这便是心身疾病；消极不良的心理状态刺激导致高级神经活动失调，从而导致各种疾病的发生，这便是精神性疾病。心理疾病和精神性疾病统称心理疾病。

心境抑郁主要是由心情引起的，心病还需心药医，解铃还须系铃人。

首先，自己要调整好心态，要正确认识到，人是不能脱离客观环境而生存的。人生不如意事十有八九，对生活中出现的不如意之事不退缩、不幻想、不逃避，把自己心灵深处的苦恼跟朋友、亲人说出来，不要憋在心里钻牛角尖。

其次，在条件允许的情况下，可以去看心理咨询师。另外，社会的支持也是十分重要的。研究发现，社会的支持可缓冲心理压力，从而减轻心境抑郁的程度。对心境抑郁的人，不要随意使用"变态""神经病""不正常"等词语刺激他们，要给予他们理解和帮助。

关注世界，更要关注自己的内心世界，当你明白心境抑郁是怎么回事的时候，但愿你能摆脱心境抑郁的罗网，做一个健康快乐的人。

心律失常，心脏有情绪了

中医认为人的喜、怒、忧、思、悲、恐、惊七种情志活动过于强烈、持久或失调，均可引起脏腑气血功能失调而致病。《黄帝内经》中说："怒则气上，喜则气缓，悲则气消，恐则气下，惊则气乱，思则气结。"这七情内伤能耗气伤神。心主血脉而藏神，神失所养则心悸、怔忡。故有"忧愁恐惧则伤心""悲哀忧愁则心动，心动则五脏六腑皆摇"之说。这就是说长期的精神刺激和突然的剧烈精神创伤都可引起心悸、怔忡的发生。西医学认为情绪激动时交感神经兴奋可使心率增快和舒张期缩短及心室内传导加速，并可激发各种类型的心律失常。情绪重度忧虑、迷走神经兴奋可使心率减慢、舒张期延长，可影响冲动的传导，出现心动过缓或停搏。临床研究表明，不论心脏有无病变，在不良的心情下都可以引起各种能要我们性命的心律失常。猝死就是各种原因所引起的最严重的心律失常。研究发现，猝死多数发生在情绪反应数小时或数天后。

有许多患有心律失常的病人到医院看病时，向医生主诉有心慌、夜间睡眠时做噩梦、失眠。这是因为患有心律失常的病人本身心肌供血不足，在夜间睡眠时因体位不正确，压迫心脏，加之睡眠时迷走神经张力增高，加重了心脏的负担，有的甚至导致脑缺血，而引起"噩梦"的发生。另外，一部分病人患有心脏病后，情绪不稳定，尤其初患病者，思想负担较重，容易引起失眠。中医则认为人的正常睡眠系由心神所主。血虚则心神失养，火盛扰乱心神均可致失眠。故有"心虚则神不守舍""神安则寐，神不安则不寐"的说法。

每个人的情绪都是有波动的，应该主动摆脱不良情绪。当有什么事使您烦恼的时候，应当畅所欲言，不要闷在心里。当事情不顺利时，不妨避开一下，改变一下生活环境，可能会使精神得到松弛。如果要办的事情较多，应先做最迫切的事，把全部精力投入其中，一次只做一件，把其余的事暂时搁在一边。如果你感到自我烦恼，试着帮助他人做些事情，你会发觉，这将使你的烦恼转化为振作，产生一种做了好事的愉快感。

口腔有病，小心心病

口腔是人体的一个敏感器官。过去对某些口腔疾病往往追查器官本身的病变，而忽视了心理因素。近年来随着心理研究的深入，发现某些口腔疾患与心理因素有着密切的关系。

临床医生们发现，有些人每当遇到不顺心的事情、精神受到不良刺激或情绪剧烈波动时，口腔黏膜上常会出现粟粒大的水疱，水疱很快破溃，并迅速形成淡黄色如黄豆或豌豆大小的溃疡点，周围绕以红晕，烧灼痛，遇冷、热、酸、甜等食物刺激时，疼痛加剧，经过7～10天后可自愈，情绪不佳时又会再发，医学上称这种现象为复发性口疮，俗称"口疳"。若调节精神和情绪后，再用药物治疗，能获得较好效果。

精神经常处于紧张状态下的人，易患龋齿。情绪紧张者，唾液往往分泌减少，不能很好地清洁牙齿，给细菌繁殖以"可乘之机"；另一方面，人的唾液能中和口腔内的酸类，如唾液减少，缓冲作用减弱，酸类作用于牙齿的机会增多，也为龋齿的发生创造了条件。

有这样一个病例，一位女同志与同事发生口角，数小时之后，右上牙开始轻微疼痛，后疼痛逐渐加重。经检查未见炎症及其他异常，诊断为心因性牙痛，经针灸和暗示治疗3次后痊愈。这种由心理因素引起的心因性牙痛的主要特点是：痛点会移动，疼痛与神经的分支不相一致，常伴有自主神经功能失调症状。患者在发病前，往往有情绪抑郁、悲伤、焦虑、愤怒、恐惧等表现。临床观察表明，情绪波动持续时间越长，心因性牙痛发病率越高，好发年龄是18～30岁。心因性牙痛患者中女性又多于男性。情绪之所以会引起牙痛，是由于消极情绪会使人的血液黏度和血中化学成分发生变化，进而影响到神经系统功能的缘故。要使口腔健康，除了注意身体保健外，还需有良好的情绪。

临床发现，冠心病患者几乎都有牙周炎。在发炎的牙周组织中，存在大量的革兰阴性杆菌和梭形螺旋体，这两种微生物可产生毒素，并随牙周血管进入血液，在血管中形成小血栓，如果心脏的冠状动脉有硬化和狭窄，小血栓就会填塞血管，从而引起心绞痛和心肌梗死。医学生理学家还发现，咀嚼活动有调节心脑血流量的作用。因此保护好牙齿有利于预防心脑血管疾病。

改变心态——平安是福，平静是寿

一项对575名百岁老人的调查表明：其长寿经验就是所有长寿的老人都不畏惧死亡，并且对生活始终保持着乐观的情绪。他们都是性格开朗、积极乐观、情绪稳定，即使遇到不如意的事也能想得开。长寿者都是心胸开阔、乐观向上的人，在生活上都是知足常乐，善于处理个人、家庭、社会三者之间的关系，善于化解三者可能造成的心理上的不平衡。

人情绪激动时很容易发生失眠、精神疾病、脑卒中、心源性猝死等疾病，而这些疾病都是可以预防的，就看我们的心态和情绪了。我们的心理屏障是一道可以抵挡所有疾病的有力防线，有了健康的心理、平静心态，再加上合理的饮食与生活习惯，长命百岁并不是梦想。

因此对心脏病易发人群或者是已经得了心脏病的人，除了系统的医学治疗之外，心理调节，控制欲望，减轻过大的心理压力，保持良好的身体和心理状态是非常重要的。

首先，不要追求太高的欲望，过多的欲望是痛苦的根源。人还是应该平实一些，甘于奉献，甘于吃亏，平平安安才是真。一切想开了，就没有烦恼了，就不得病了。

其次，我们每个人的情绪，主要受精神意志控制。保持愉快稳定的情绪，要提高道德修养，保持健康的心理状态，还要学会适应外部条件的变化，自觉运用积极情绪克服消极情绪。在生活中我们要学会欣赏一切、学会体会人世间一切美好的东西——笑对世间的一切。

再次，体育锻炼也是消除心中忧郁的好方法。体育活动一方面可使注意力集中到活动中去，减轻原来的精神压力和消极情绪；另一方面还可以加速血液循环，加深肺部呼吸，使紧张情绪得到松弛。因此应该积极参加体育活动。

养生先养心，七情六欲平衡法

情志泛指喜、怒、忧、思、悲、恐、惊七种情绪变化，简称七情，它是人们对外界客观事物的反映。中医认为情志是由五脏之气化生的，若情志失调，则容易损伤脏腑气血，影响人体健康。历代养生家非常重视情志与人体健康，主张调和七情，延年益寿。

1.去忧悲

忧郁、悲伤是对人体健康有害的又一种情志，应当注意克服。古人认为："60岁心气始衰，苦忧悲。"说明老年人由于精气亏虚心气不正常，常易生忧悲之苦，忧悲不已又会进一步损伤神气，加速衰老，所以老年人特别应当杜绝忧悲。可利用情志相克：喜克悲，去忧悲。

2.节思虑

思虑是心神的功能之一，人不可无思，唯过则有害，古人认为：思则气结……切切所思，神则败，所以思虑过度可出现头昏、心慌、失眠、多梦、痴呆等症状。可利用情志相克：怒克思，以制思虑。

3.防惊恐

遇事易惊恐亦是一种对人体十分有害的情志因素，惊恐往往导致心神失守，肾气不固，而易出现惊慌、失眠、二便失禁，甚至精神失常等方面的病症，可见突然而来的剧烈惊恐，可以使人体气机逆乱、血行失常、阴阳失衡而导致疾病发生，甚至发生生命危险。所以老年人应当注意避免惊恐。可利用情志相克：思克恐，以防惊恐。

4.和喜怒

喜怒之情人皆有之，古人认为喜贵于调和，而怒宜于戒除。喜也应适中适度，不宜太过。怒是历代养生家常忌的一种情绪，它是情志致病的魁首，对人体健康危害最大。人一旦发怒，可用制怒方法：转移、吐露、忘却、想象、让步、避免；或利用情志相克：恐克喜，悲克怒，以求平和。

防治"心病"的六条捷径

在快节奏、高压力的现代社会，遭遇"心病"困扰的人越来越多，而"心病"又是许多疾病产生的根源，所以，如何调节心理与情绪，保持心理的健康成为现代人需要关注的问题。下面介绍6种常用的方法，大家可以试试看。

1.转移思路

当扫兴、生气、苦闷和悲哀的事情临头时，可暂时回避一下，努力把不快的思路转移到高兴的思路上去。"难得糊涂"用在对待这类既烦心却又无关紧要的琐事时，是改善心情再恰当不过的好办法。

2.向人倾诉

心情不快却闷着不说是会闷出病来的，有了苦闷应学会向人倾诉。首先可以向朋友倾诉，这就需要先学会广交朋友。如果经常防范着别人的"侵害"而不交朋友，也就无愉快可谈。没有朋友，不仅遇到难事无人相助，也无法找到可一吐为快的对象。把心中的苦处和盘倒给知心人并能得到安慰，心胸自然会像打开了一扇门。

3.亲近宠物

有意饲养猫、狗、鸟、鱼等小动物及有意栽植花、草、果、菜等，有时能起到排遣烦恼的作用。遇到不如意的事时，主动与小动物亲近，小动物凭借与主人的感情基础，会使主人快乐，与小动物交流几句更可使不平静的心很快平静。

4.培养爱好

人无爱好，生活单调，而且与那些有着一两种令人羡慕的爱好的人相比，心中往往平添几分嫉妒与焦躁。除少数执着追求自己本职事业者外，许多人都可以培养自己的业余爱好。集邮、打球、钓鱼、玩牌、跳舞等都能使业余生活丰富多彩。每遇到心情不快时，完全可全身心一头扎到自己的爱好之中。

5.多舍少求

俗话说"知足者常乐"，老是抱怨自己吃亏的人，的确很难愉快起来。多奉献少索取的人，总是心胸坦荡，笑口常开。整天与别人计较工资、奖金、提成、隐性收入的人心理怎么会平衡？只有听之任之，给多少也不在意的人心情才比较稳定。至于对别人能广施仁慈之心，包括当遇到不相识的路人遭遇困难时，也能慷慨解囊、毫不吝啬的那些人也许很少出现烦心事。

6.医药干预

对于长期心情不畅、无法自拔者，可进行心理治疗和药物治疗。长期心情不快可能由隐匿性抑郁症所引起，或由其他较轻微的障碍所引起，其共同特征是体内一种叫作血清素（5-羟色胺）的神经递质减少，引起情绪低落，通过服用一些能升高体内血清素水平的抗抑郁药如百忧解、郁乐复、赛乐特等，可改善低落的心境。有心绞痛、胸闷、气短等症状者，及时去医院做心电图，及时用药治疗，防止心血管意外的发生。

第六章　应景应时，应心应身——四季护心

春季乍暖还寒，宜升发心阳

血液受寒则凝，遇热则行。在寒冷的冬季受低温影响，人体皮肤毛孔收缩以减少体内热量的散发，保持体温恒定，当进入春季气温升高，阳气开始趋向于表，皮肤腠理逐渐舒展，肌表气血供应增多，而供给大脑的血液相对减少，容易造成相对供氧量减少，使大脑的工作受到影响，引起困倦疲乏，即人们常说的"春困"。然而，睡懒觉不利于阳气生发，因此，应当克服情志上倦懒思眠的状态，通过适度的运动调动身体功能，以助阳之气升发。

春季气候乍暖还寒，常使冠心病患者的病情加重或恶化，风湿性心脏病患者也会因寒冷的气候变化而致上呼吸道感染后复发或加重。这种冷暖无常，气温、气压骤变的异常天气，也容易造成机体交感神经失调，引起毛细血管收缩、血压上升、血液黏稠度增高，易诱发心绞痛、心肌梗死、脑卒中等疾病发生。观察数据显示，脑血管病的发病率和死亡率皆在每年的初春之季。因此，春季应重视心血管系统的保健，注意防寒保暖，尤其是头部、胸背部和脚的保暖，对于体弱者和老年人来说，室温最好保持在15℃以上，衣服不要脱得太快，寒冷、多风的天气要避免室外

活动。

晚春时节，气温升高，容易导致心火上炎，饮食应以清淡为主，在适当进食优质蛋白质类食物之外，可饮用绿豆汤、赤小豆汤、绿茶等，防止体内积热。不宜进食羊肉、狗肉、辣椒、花椒等大辛大热之品，以防邪热化火，导致疮痈疖肿等疾病。

春季养四心，养好不生病

春季养生要顺应生发之气。中医认为，春气与肝脏升发、条达之气相应，肝为风木之脏，如果春季违逆了肝脏的生发条达之性，就会产生肝郁、肝风、肝火等变证，不仅影响人体的情绪，而且会损伤"肝藏血"的功能，从而损伤人体的正气，可谓"伤身又伤心"。

所以，春季养生之道，在于养身与养心并重。养身者在于四适：适居处、适饮食、适动静、适时令；养心者在于四心：用心、放心、清心、开心。

（1）用心，指春季人的注意力容易分散，这时应该多动脑思考，适当阅读书报刊物，下棋听音乐，经常保持头脑灵活、思维活跃。

（2）放心，指的是放开心事，避免为工作、生活中的事牵肠挂肚，特别是老年人，不要为儿孙事过分操劳，以免产生"肝气郁结"。

（3）清心，指清心寡欲，中医注重七情，大怒伤肝，思则气结，气血逆乱则变生百病。现代社会竞争激烈，人有太多的私心杂念，如洋房小车、美食华服，但在春天，尽量要做到"精神内守"，才能百病不侵。

（4）开心，指春天应该乐观开怀，知足常乐。道家以恬淡虚无，顺应自然为乐，佛家以行善为乐，儒家称独乐乐不如众乐乐，总之，笑口常开，则病从何来？

春季养生"先睡心，后睡眼"

春天到来，随着气温升高，气候逐渐变暖，人的皮肤松弛，毛孔放大，皮肤末梢血管的供血量增加，尤其到谷雨节气后更为明显。这些导致中枢神经系统发生镇静、催眠作用，使身体困乏。此时，调整好睡眠，对春季养生极为重要。

人的起居作息应与日起日落相吻合。虽然我们今天已进入现代文明社会，人们的活动已打破时间的限制，但是无节制的夜生活给人们的健康带来许多负面效应，亚健康已给人们带来许多麻烦。因此，当进入谷雨节气，自然界万物复苏时，人们应该做到晚睡早起，在春光中舒展你的四肢，呼吸新鲜空气，舒展阳气，以顺应春阳萌生的自然规律。

睡前保健的重点是调摄心神，即精神调摄，"先睡心，后睡眼"就是这个意思。第一，在睡前半小时应使情志平稳，心思宁静，摒弃一切杂念；第二，要稍事活动身体；第三，睡前要洗面、洗脚，按摩面部和搓脚心。脚上有多条阴阳经络经过，人体有66个通往全身的重要穴位都在足部交错汇集，所以用比体温高（40～45℃）的热水洗脚，如同用艾条熏灸穴位一样，能推动血气运行，温补脏腑，安神宁心，能消除一天的疲劳，利于入睡。

春季本来就是非常容易"上火"的季节，于是人们这一冬天在体内积存下来废物就成了导致以上疾病的罪魁祸首。因此，我们应该趁着春季及时地排出体内的毒素，才能睡好觉，养好心和眼，为自己的身体健康打下好基础。

夏季养生宜养心

夏主生长，重在养心

中医养生认为，人体的心脏具有夏季"火"的属性。火开窍于舌，其表现在面部，其液在汗，其味为苦，功能为统领全身的血脉运行，以及人的思维意识。人到了夏天心脏功能活动像火一样炽热，全身血脉运行通畅，肌肉发达，面色红润，精力旺盛，思维敏捷，心情愉快，喜爱欢笑。可是如果心脏有实热，则面色通红，头昏脑涨，口舌生疮，胡言乱语，甚则脑血管破裂而致半身不遂、言语不利；心气不足则面色苍白，气短懒言，或言多错忘，手足心发热，心神不定。

所以，概括来说，夏季是要灭虚火的。不过年龄不同，人的体质不同，那么身体里的"火"也就不一样。夏季灭"火"不可一概而论，需要针对不同的原因，对症下药。

夏天阳气旺盛，容易导致老年人肾阴亏虚，从而出现腰膝酸软，心烦、心悸汗出、失眠、入睡困难的症状。同时兼有手足心发热、阳痿、早泄、盗汗、口渴、咽干或口舌糜烂，舌质红，或仅舌尖红、少苔、脉细数。应对症用滋阴降火中药，如知柏地黄丸。饮食上应少吃刺激性及不好消化的食物，如糯米、面团等，多吃清淡滋补阴液之品，如龟板胶、六味地黄口服液等。多吃富含族B族维生素、维生素C及富含铁的食物，如动物肝、蛋黄、西红柿、胡萝卜、红薯、橘子等。

老年人在夏天不宜多运动，因为本来就天气热，身体出汗多。运动多了，会流失大量的水分和无机盐，让人产生不适。不过，运动也是养生的重要内容，所以老人也不是完全不能动，而是要注意运动的时间安排和活动内容，以及运动后的养生方法。下面就列举一些夏季的运动注意事项：

（1）运动时要注意保护皮肤。夏天气温高，阳光带来的紫外线对人的皮肤有很强的灼伤。人体只有在皮肤温度高于环境温度时，才能通过增加皮肤的辐射、传导散热起到降温的作用。而长夏时节，尤其是三伏天，最高气温一般都接近或超过37℃，皮肤不但不能散热，反而会从外界环境中吸收热量。在这个时候，若是赤膊或露背，轻的会晒黑皮肤，痛痒难耐，重的会晒伤皮肤，导致一些皮肤病。

（2）运动后不能过快降温。人体在运动后，身体流失了大量的水分，也排出了很多热量。此时假如脱掉衣服猛吹风，或是直接对着空调吹冷气，甚至在水龙头下直接用冷水冲洗身体，很容易就患上感冒等症状。因为运动后，人的皮肤毛孔是扩大状态，冷水很容易就顺着毛孔渗透到身体内部。而且，突然受冷的刺激，会让毛孔迅速收缩。这一定会让身体极度不适。老年人的身体抵抗力差，更不能受冷热的交替刺激。所以，运动后千万不可以马上受凉。

（3）运动中不能猛喝水。运动会排汗，让人体排出大量的水分。所以补水就要及时。不过，如果喝水太多太猛，会引起胃部肌肉痉挛、腹痛等症状，还会导致食欲下降。

（4）运动后要适当补充盐分。平常的白开水和纯净水中，含有的无机盐成分很少。在高温下进行剧烈运动时，人的身体大量出汗，会引起机体里水分和盐类丢失。若大量饮水而没有及时补充盐分，血液中的氯化钠浓度就会降低，肌肉兴奋性增高，易引起肌肉痉挛和疼痛。因此在运动时，适当补充水分和盐分。现在市面上到处都有卖苏打水的，比较适合夏天运动时饮用。

（5）运动要避过高温时间，清晨和黄昏是最好的锻炼时间。运动时间不宜过长，强度不宜过大，散步、太极拳是夏季的理想运动。运动时，老年人可以选择带一个保温瓶，里面装满了温水。冷水都会刺激人的胃黏膜，冲淡胃液，导致食欲下降。所以，冷水是不能喝的。

晚睡早起，不可贪凉

夏季炎热，起居最难调养，此时应该晚些睡觉，早点起床。早上起床后，先在室内梳头200次，注意不要梳着头皮。再迎着初升的太阳，进行室外锻炼。如果条件许可，最好能到海滨地区或高山森林地区休养，晒晒日光浴，放松心情，保持愉快活泼。人体就像含有苞欲放的花木一样，到了夏天，就应该怒放。所以不要厌恶夏天日长天热。这样体内阳气才能够向外开泄，符合夏天调养"长气"的道理。如果违反了这个道理，就会伤心，使秋冬季节容易得病。

盛夏炎热，昼长夜短，风速小，湿度大，日常温度一般接近或超过体温。加上现在的楼房都是钢筋水泥结构，容易吸热，空调和汽车的普及，让气温更加酷热难耐。所以夏季要特别注意避暑。之前在介绍养老居室中就已经讲到了如何避暑，不过没有细致说明。现在就要对如何避暑做全面的阐述。首先居住环境应尽量做到通风凉爽，"唯宜虚堂净室，水亭木阴、洁净空敞之处，自然清凉"。这就是要老人多亲近自然，在花草树木中寻找避暑的良方。因为树木多的地方，空气必然清新，气温也不会太高。而且，绿色能安抚人的情绪，正是"心静自然凉"的最好表现。其次，老人应避免在烈日下长时间地走动，所以夏天的午休很有必要。午休时间一般为1~2小时，有午睡习惯的老人，一个下午都精力充沛，而且还能延年益寿。最重要的是安定情志，"调息净心，常如冰雪在心"，这样就会减少炎热对人体的影响，不会因为烦躁不安而感到夏天更加难熬。另外，需要强调的是，夏天不能只图一时之快，过于避热贪凉。否则，必然会导致一些夏季常见病的发生。

现在空调普及，人们也就跟着得了空调病。那么怎么样来对付空调病呢？

研究表明，适量喝姜汤不仅能预防"空调病"，而且对吹空调受凉引起的一些症状也有很好的缓解作用。现在大多数人晚上睡觉都是开着空调，再铺着凉席。躺在上面，可以说是赛过神仙了。可是早晨起床胃部和腹部开始疼痛，伴有大便溏泻的症状，原来是昨天晚上着了凉。这个时候喝一些姜汤，能驱散脾胃中的寒气，效果非常好。而对一些平常脾胃虚寒的人，可以喝点姜枣汤（姜和大枣熬的汤），有暖胃养胃的作用。因为生姜侧重是补暖，大枣侧重的是补益，二者搭配服用可以和胃降逆止呕，对治疗由寒凉引起的胃病非常有效。

除了吹空调引起的肠胃疾病外，空调房里待久了，四肢关节和腰部最容易受风寒的侵袭，导致酸痛。这个时候，可以煮一些浓浓的热姜汤，用毛巾浸水热敷患处。如果症状严重，可以先内服一些姜汤，同时外用热姜汤洗手或者泡脚，这样能达到散风祛寒、舒筋活血的作用，最大限度上缓解疼痛。长时间吹空调加之室内外温差过大，很容易引起风寒感冒。主要体现在恶寒、头痛、发热、鼻塞、流涕、咳嗽等症状，这个时候喝上一碗姜汤，你会发现感冒症状好了许多。如果想预防"空调病"，老年朋友们可以自制一些生姜丝，用生姜丝泡水喝，这样就不用担心"空调病"的侵袭了。喜欢喝茶的朋友可以再配一些绿茶，这样不仅口味好，对身体也更有益处。

夏天除了气温高引起的冷热疾病外，因为空气湿度大，非常适宜蚊蝇的生长，室内的浊气亦难消除，人体感染病菌的机会很多，所以要搞好室内外的环境卫生。起居室内除每天扫地抹桌外，还应在室内放置一些石菖蒲、艾叶，或将石菖蒲、艾叶、苍术混合，点燃熏烟，取药物的芳香之气，辟室内的秽浊之气。室外的阴阳沟要经常疏通，洼地要填平；垃圾秽物要及时处理，不使之久积腐化；死鼠、死虫等小动物，需深埋于土中，不使腥臊臭气到处飞扬。

中医称夏末秋初为长夏时期，其气候特点是多温，所以多年的养生经验告诫人们，注意"长夏防湿"。这个季节多雨潮湿，水汽上升，空气中湿度最大，加之或因外伤雾露，或因汗出粘衣，或因涉水淋雨，或因居处潮湿，以致感受湿邪而发病者最多。现代科学研究证实，当热环境中空气相对湿度较大时，有碍于机体蒸发散热，而高温条件下蒸发是人体的主要散热形式。空气中大量水分使机体难以通过水分蒸发而保持产热和散热的平衡，出现体温调节障碍，常常有胸闷、心悸、精神萎靡、全身乏力等症状。老年人长夏防湿，主要应做到以下几点：

（1）居住环境，避免潮湿。中医上认为"伤于湿者，下先受之"。意思是湿邪伤人，最容易伤人下部。这是因为湿的形成往往与地的湿气上蒸有关，故其伤人也多从下部开始，如常见的下肢溃疡、湿性脚气、下肢关节疼痛等，往往都与湿邪有关。因此，在长夏季节，居室一定要避免潮湿，尽可能做到空气流通，清爽、干燥。现在的空调一般也具有很多功能，所以老人们不能只用空调来降温，还要学着用空调除湿。

（2）饮食清淡，易于消化。中医学认为，湿为阴邪，易伤阳气。因为人体后天之本——脾喜燥而恶湿，所以，长夏季节湿邪最易伤脾，一旦脾阳为湿邪所遏，则可导致脾气不能正常运化而气机不畅。表现出来就是脘腹胀满、食欲不振、大便稀溏、四肢不温、口甜苔腻脉濡等症。若影响到脾气升降不调，还能出现水液滞留，常见水肿形成、眼袋呈卧蚕状，甚至是下肢肿胀。因此，长夏季节最好少吃油腻食物，多吃清淡易于消化的食物，如元代著名养生家丘处机所说："温暖，不令大饱，时时进之……其于肥腻当戒。"这里还指出，饮食也不应过凉，因为寒凉饮食最能伤脾的阳气，造成脾阳不足。对于老年人来说，夏季的饮食应该以温热为好。此外，由于消化功能减弱，一定要把好"病从口入"这一关，不吃腐烂变质食物，不喝生水，生吃瓜果蔬菜一定要洗净，应多食清热利湿的食物，使体内湿热之邪从小便排出。常用清热利湿食物以绿豆粥、荷叶粥、赤小豆粥最为理想。

（3）避免外感湿邪。夏季雨水较多，尤其是阴雨连绵的日子，人们极易感受外来湿邪的侵袭，出现倦怠、身重、嗜睡等症。严重者还能伤及脾阳，造成呕吐腹泻、脘腹冷痛、大便稀薄。因此，长夏一定要避免湿邪侵袭，做到外出带伞、及时避雨。若涉水淋雨，回家后要立即服用姜糖水。有头重、身热不扬等症状者，可服藿香正气水等。此外，由于天气闷热，阴雨连绵，空气潮湿，衣物极易发霉，人也会感到不适。穿着发霉的衣物，容易感冒或诱发关节疼痛，因此，衣服要常换洗，更要经常晒一晒。

总之，夏天要注意防晒，更要注意不能着凉和避开湿气。只有保持"春夏养阳"的做法，才能保持充足的阳气。只有阳气充足，湿邪才不易侵犯。

食宜清淡，肥腻当戒

在炎热的夏季，人们的消化功能较弱，不少人都有食欲不振的感觉。所以应多吃清淡易于消化的食物，少吃油腻的食物。因为含脂肪多的食物会使胃液分泌减少，胃排空减慢，出现腹部饱胀不适，腹泻等病症。建议夏季人们要多吃点粥食，如荷叶粥、薏米粥、绿豆粥等。荷叶粥气质清芳，碧绿馨香，清热解暑，升发清阳，中老年人形体丰腴、血脂较高者，常服此粥大有益处；薏米粥味淡汁溶，养脾胃之气，祛暑热之湿，适宜小儿、老年人服用；绿豆粥可以预防中暑，也是夏日的应时食品。夏季是瓜果蔬菜的旺季，多吃营养丰富的西瓜、西红柿、黄瓜、莴苣、扁豆等，对增强体质有一定的作用。尤其是西瓜，中医把它称作"天然白虎汤"，有良好的清热解暑功效。

夏天吃东西，也不能吃得太多。因为本来就天气热没有食欲，再加上饮水多，消化能力下降，吃得多就更容易引起消化不良。

夏天的气温高，要特别注意饮食的卫生，否则很容易就染上消化道的疾病和食物中毒。因为夏天是万物生长的季节，不光是蚊蝇之类能传播疾病的昆虫在生长，更有很多肠道细菌大量繁殖。而且，夏天普遍喝水较多，人的胃里消化液被冲淡，杀菌能力下降，所以就为消化道疾病创造了条件。因此，人们夏天饮食就要格外关注卫生状况。

（1）剩饭剩菜尽量不吃。剩饭剩菜很容易受细菌污染，吃了就会得消化道疾病，拉肚子也就是常见的了。这个时候，若是不舍得扔掉，应该放在冰箱里。不过冰箱也不是一定能杀菌的，因为细菌即使在低温下也能存活。所以，吃之前就一定要高温杀菌。

（2）注意菜品的卫生。夏天凉菜比较多，而凉菜因为没有高温处理，所以容易有细菌。建议人们不要多吃，最好不吃。即便是要吃，也应该在菜里加一些蒜泥和醋，不仅能杀菌，还能增进食欲。瓜果吃之前一定要洗干净，一方面是为了杀菌，另一方面是为了防止农药残留。此外，切菜的刀要分开，不能生熟混杂。

（3）不吃冷食，常吃温食。到了夏天，很多人因为贪凉，所以都会吃冷饮之类的食物。可是夏天正是人体阳气外浮，脾胃虚弱的时候。吃了冷食，会损坏脾胃，影响消化，造成肠胃功能紊乱。而温热的食物对人的健康有利，尤其是对于老年人来说最为合适。温热的食物，一方面是指温度，另一方面也是说有辛味的食物，比如生姜、大蒜等。

除了饮食上要注意清淡和卫生之外，人们的所有起居活动都应该与安静、恬淡挂钩。

（1）头脑宜清净。盛夏烈日高温蒸灼，令人感到困倦、烦躁和闷热不安，使头脑清静，神气平和是养生的一个重要部分。古医经《养生篇》中记载，夏日宜"静养勿躁"，节嗜欲、定心气，切忌脾气火暴、一蹦三跳，情绪激越而伤神害脏腑。保持头脑清醒有一种做法，就是午休。不过午休也要注意，那就是不能睡得太久，否则一觉到黄昏，不仅人头脑昏沉，晚上还很可能睡不着。

（2）游乐宜清幽。天热不宜远途跋涉，最好是就近寻幽。清晨，曙光初露，凉风习习。老人一般醒得早，可以到溪流、园林散步、练功、打坐等，可使人心旷神怡，精神清爽；傍晚，散步徜徉在江滨湖畔，也会令人心静如水，烦闷、暑热顿消。晚上，在人少、清凉的地方，听听音乐、看看电视，陪着几个老年朋友喝茶聊天，也惬意舒心。适当过过现代城市的夜生活，去夜总会、歌舞厅、卡拉OK潇洒一回，对丰富生活大有好处，但不宜常往，特别是老人更应谨慎，否则亦会伤神害身，乐极而生悲。

（3）居室宜清凉。早晚室内气温低，应将门窗打开，通风换气。中午室外气温高于室内，宜将门窗紧闭，拉好窗帘。阴凉的环境，会使人心静神安。这一点在前面介绍卧室的部分就已经说明，所以不重复了。

夏季六节气养生

夏天是一年之中阳气最旺盛的季节，白天应该运动，而睡觉则反而能安静心情，因而动静要顺应时间变化。下面就详细说一下夏季六节气的养生方法。

1.立夏——增酸减苦，补肾助肝

每年的5月6日是立夏，立夏表示即将告别春天，是夏天的开始。在天气炎热的时候，心里会有莫名的烦躁，人也会变得暴躁易怒喜欢发脾气，这就是气温过高导致心火过旺所致，也是中医"心主神明"的表现。现代医学研究发现，人的心理、情绪与躯体可通过神经—内分泌—免疫系统来互相联系、互相影响。所以，情绪波动起伏与机体的免疫功能降低以及疾病的发生都是有关系的。特别是老年人，由生气发火引起心肌缺血、心律失常、血压升高甚至猝死的情况并不少见。

立夏过后，温度逐渐攀升，人们就会觉得烦躁上火，食欲也会有所下降。立夏饮食原则是"春夏养阳"，养阳重在养心，养心可多喝牛奶，多吃豆制品、鸡肉、瘦肉等，既能补充营养，又能起到强心的作用。宜采取"增酸减苦、补肾助肝、调养胃气"的原则，饮食应清淡，以易消化、富含维生素的食物为主，大鱼大肉和油腻辛辣的食物要少吃。平时多吃蔬菜、水果及粗粮，可增加纤维素、B族维生素、维生素C的供给，能起到预防动脉硬化的作用。清晨可食洋葱少许，晚饭宜饮红酒少量，以畅通气血。

立夏适合进补的食物：

牛肚薏米粥

原料：牛肚150克，薏米100克，盐4克。

做法：先将牛肚洗干净，切成细块，与薏米同入砂锅，加水适量，以小火煮粥，待牛肚熟烂，粥将熟时加入盐，搅匀稍煮片刻即可。

功效：益气，健脾，祛湿。

鸭肉冬瓜汤

原料：冬瓜500克，鸭肉500克，猪瘦肉100克，芡实、薏苡仁各50克，荷叶1片，陈皮5克，盐3克，味精1克。

做法：鸭肉、猪瘦肉洗净切块，冬瓜连皮洗净切块，荷叶洗净剪成小块。上四味与芡实、薏苡仁、陈皮一起放入砂锅中，加适量清水，先用大火煮沸，再用小火煮至鸭肉熟烂，调入盐、味精即成。当菜佐餐，食肉饮汤。

功效：滋阴养肝，健脾利湿。

2.小满——清凉滋阴，祛湿除热

每年的5月21日左右是小满，小满以后，气温明显升高，降雨量也有所增加，温高湿大，容易引发风疹、汗斑、风湿、脚气等病症。

日常饮食应宜以清爽清淡的素食为主，常吃具有清利湿热作用的食物，如赤小豆、薏苡仁、绿豆、冬瓜、丝瓜、黄瓜、黄花菜、水芹、荸荠、黑木耳、藕、胡萝卜、番茄、西瓜、山药、蛇肉、鲫鱼、草鱼、鸭肉等；忌食膏粱厚味，甘肥滋腻，生湿助湿的食物，如动物脂肪、海腥鱼类、酸涩辛辣、性属温热助火之品及油煎熏烤之物，如生葱、生蒜、生姜、芥末、胡椒、辣椒、茴香、桂皮、韭菜、茄子、蘑菇、海鱼、虾、蟹等各种海鲜发物，牛、羊、狗、鹅肉类等。

小满时节，万物繁茂，生长最旺盛，人体的生理活动也处于最旺盛的时期，消耗的营养物质为四季二十四节气中最多，所以，应及时适当补充，才能使身体五脏六腑不受损伤。此节气的汤品也十分重要，宜绿豆芽蛤蜊汤、苦瓜木棉花牛肉汤、山药赤小豆节瓜猪月展汤、荠菜生姜鱼头汤、胡椒粒老鸡猪肚汤、西洋参大枣生鱼汤、千斤拔鸡脚汤等，这些汤品具清热、养阴、祛湿、暖胃、温补等功效。

小满适合进补的食物：

栗肉山药粥

原料：栗子肉30克，山药30克，茯苓12克，炒扁豆10克，莲子（去心）肉10克，大枣5枚，粳米100克，白砂糖10克。

做法：将栗子肉、山药、茯苓、扁豆、大枣用清水洗干净，与粳米同入砂锅，加水适量，以小火慢熬成粥，待粥将熟时，加入白砂糖，搅匀稍煮片刻即可。

功效：益气健脾，祛湿止泻。

芹菜拌豆腐

原料：芹菜150克，豆腐1块，盐3克，味精1克，香油3毫升。

做法：芹菜切成小段，豆腐切成小方丁，均用开水焯一下，捞出后用凉开水冷却，控净水待用。将芹菜和豆腐搅拌，加入盐、味精、香油搅拌匀即成。

功效：平肝清热，利湿解毒。

冬瓜草鱼煲

原料：冬瓜500克，草鱼250克，盐3克，味精2克，植物油30毫升。

做法：冬瓜去皮，洗净切三角块，草鱼剖净，留尾洗净待用。先用油将草鱼煎至金黄色，取砂锅一个，其内放入清水适量，把鱼、冬瓜一同放入砂锅内，先大火烧开后，改用小火炖2小时左右，汤见白色，加入盐、味精调味即可食用。

功效：平肝，祛风，利湿，除热。

3.芒种——益肝补肾，养肺滋心

芒种，表明小麦、大麦等有芒作物开始成熟收割，亦表明晚谷、黍、稷等有芒作物该播种了，故名曰芒种。从芒种开始，进入典型的夏季。

从芒种开始，阳气已经达到了盛极的尽头，开始有阴气萌生了。我国长江中下游地区，气温明显升高，雨量显著增加，常常阴雨连绵不断，空气非常潮湿，天气十分闷热，而湿热使得衣物容易发霉，因此人们称之为"黄梅天"。

芒种期间，天气越来越热，蚊虫大量滋生繁殖，容易传染各种疾病。其间仍有寒冷的天气，御寒的衣服不可过早搁置，以免关节受寒。

芒种时节，饮食调养应坚持益肝补肾、养肺滋心的原则。因此其间要少吃酸味食物，多吃一些苦味的食物。此外，饮食应以清淡为主，多吃一些祛暑益气、生津止渴的食物，如瓜果、蔬菜、豆类及豆制品、奶类及奶制品，要少吃肉多吃饭，以补充蛋白质、维生素和矿物质。体质偏寒的人，可多吃一些温热性的水果，如荔枝、樱桃、桂圆、石榴、椰汁、杏等；而体质偏热的人，应多吃一些寒凉性的水果，如香蕉、西瓜、雪梨、香瓜、杧果、柚子、番茄、黄瓜、莲藕、荸荠等；一般体质的人，可多吃一些平性的水果，如菠萝、葡萄、苹果、橄榄、李子、椰肉、橙、白果等。

此外，要注意，此节气期间，要少吃咸味和甜味食品，过咸，会使血压升高，甚至导致脑血管疾病；饮食过甜，可导致高脂血症，严重的可诱发糖尿病。

芒种适合进补的食物：

番茄炒鸡蛋

原料：番茄300克，鸡蛋3个，盐4克，味精1克，白糖5克。

做法：番茄洗净切片，鸡蛋打入碗内搅匀。油锅烧热，先将鸡蛋炒熟，盛入碗内；炒锅洗净，烧热放油，白糖入锅融化，把番茄倒入锅内翻炒2分钟后，将鸡蛋、盐入锅同炒3分钟，放少许味精出锅即可。

功效：生津止渴，养心安神。

五味枸杞饮

原料：醋炙五味子5克，枸杞10克，白糖10克。

做法：五味子和剪碎的枸杞放入瓷杯中，以沸水冲泡，温浸片刻，再入白糖，搅匀即可饮入。

功效：滋肾阴，助肾阳。适用于"夏虚"之症，是养生补益的有效之剂。

4.夏至——清热凉血，健脾益胃

6月21日为夏至日。夏至，由于气温过高，很多人会出现体倦乏力以及头痛头晕的症状，严重者甚至会晕厥。发生这些病症的原因是：①夏季天气炎热，人体大量出汗导致水分过多流失，如果得不到及时补充，就会使人体血容量减少，继而大脑供血不足，引发头痛；②人体在排汗时，更多的血压流向体表，使得原本就血压偏低的人血压更低，发生头痛；也有些人是因为睡眠不足、脾胃虚弱、食欲不振导致头痛。要避免这些情况就要注意多喝水，保证体内的充足水分，另外就是应选择适合自己的降温方式避免中暑，不要一味地吃冷饮，冷饮吃多了也会引发所谓的"冷饮性头痛"，而且容易导致肠胃疾病，损害健康。

饮食调养应清热凉血、健脾益胃，应补充充足的蛋白质，这是体内供热的最重要的营养素；夏季在补充维生素方面，要比其他季节高至少一倍，因为大剂量的维生素B₁、维生素B₂、维生素C乃至维生素A、维生素E等，对提高耐热能力和体力有一定的作用；夏季要补充水和无机盐。水分的补充最好是少量、多次，可使机体排汗减慢，减少人体水分蒸发量。而无机盐，可在早餐或晚餐时喝杯淡盐水来补充；多吃清热、利湿的食物，如西瓜、苦瓜、鲜桃、乌梅、草莓、番茄、绿豆、黄瓜等。

夏至进补食疗方：

银杏叶茶

原料：银杏叶5克（鲜品15克）。

做法：将银杏放入杯内，用沸水冲泡，代茶饮用。每日2剂。

功效：益心敛肺，化湿止泻。

萝卜蜂蜜方

原料：白皮大萝卜1个，蜂蜜60克。

做法：将萝卜洗净，挖空中心，纳入蜂蜜，封紧，置大碗内，隔水蒸熟饮服，每日一剂。

功效：清热解毒，润燥止咳。

5.小暑——养心安神，减苦增咸

7月7日为廿四节气的"小暑"。"暑"是炎热的意思，小暑是反映夏日暑热程度的节气。

小暑时节，正值初伏前后，我国大部分地区开始步入炎热时期，一些地方气温最高可达40℃以上，而且会有暴雨、雷击和冰雹出现，雨量很大，雨水增多，是全年降雨量最大的一个节气。

在炎热的伏天，如果饮食不洁，或进食腐败变质的食物，可引起多种胃肠疾病，如痢疾、肠炎等，甚至导致食物中毒，引起腹痛、呕吐、腹泻，严重时可导致昏迷或死亡。

小暑时节，饮食调养应坚持益肝补肾、养肺滋心的原则。孙思邈在《摄养论》中指出："六月，肝气微，脾脏独旺，宜减苦增咸，节约肥浓，补肝助肾，益筋骨。"小暑期间心旺肾衰，因此，要少吃苦味食品，多吃些咸味食品，以滋补肝肾。

由于天气炎热，人们的食欲减退，饮食选择要以清淡芳香为主，因为清淡易于消化，芳香刺激食欲，进补要能使体内阳气向外宣泄，这与情志调节一样，才能与"夏长"之气相适当。广东特别在珠三角一带的民间，在小暑大暑的那日用荷叶、土茯苓、扁豆、薏米、猪苓、泽泻、木棉花、灯芯花等材料煲成的消暑汤或粥，或甜或咸，以应节解暑。同时此节气的汤水尤为重要，因出汗和挥发多，且胃口亦差。佐餐的汤品宜粉葛煲鱼汤、咸柠檬煲老鸭、冬瓜荷叶薏米煲排骨、昆布海藻煲猪鹦、冬瓜冬菜滚泥鳅鱼咸酸菜蚝豉干煲猪月展等，多吃水果也是有益的防暑方法。

小暑适合进补的食物：

夏枯草炖猪肉

原料：夏枯草20克，瘦猪肉100克。

做法：将夏枯草、瘦猪肉加水炖熟。

功效：滋阴润燥。

鸡冠花丁香汤

原料：鸡冠花10克，丁香3克。

做法：水煎服，每日1剂。

功效：清热收敛，凉血止血。

蚕豆炖牛肉

原料：鲜蚕豆或水发蚕豆120克，瘦牛肉250克，盐少许，味精、香油适量。

做法：牛肉切小块，先在水锅内汆一下，捞出淋水，将砂锅内放入适量的水，待水温时，牛肉入锅，炖至六成熟，将蚕豆入锅，开锅后改小火，放盐煨炖至肉、豆熟透，加味精、香油，出锅即可。

功效：健脾利湿，补虚强体。

6.大暑——消暑清热、化湿健脾

每年的7月23日左右是大暑。这个节气的养生，首先要强调预防中暑，当出现持续6天以上最高气温大于37℃时，中暑人数会急剧增加，所以无论在家也好，外出活动也好，应尽量避开中午以及午后的最高气温时间段。此节气也是心血管疾病、肾脏及泌尿系统疾病患者的一大危险关头，因此这些病症患者更要格外小心。

高温和潮湿是大暑时节的主要气候特点。大暑期间饮食要特别注意，这时可多吃消暑清热、化湿健脾的食品。

暑天，通过饮食的营养调节有益于健康长寿，是减少疾病、防止衰老的有效保证。夏季的饮食调养是以暑天的气候特点为基础，由于夏令气候炎热，易伤津耗气，因此常选用药粥滋补身体。《黄帝内经》有"药以去之，食以随之"，"谷肉果菜，食养尽之"的论点。著名医家李时珍特别推崇药粥养生，他说："每日起食粥一大碗，空腹虚，谷气便作，所补不细，又极柔腻，与肠胃相得，最为饮食之妙也。"药粥对老年人、儿童、脾胃功能虚弱者都是适宜的。所以，古人称"世间第一补人之物乃粥也""日食二合米，胜似参芪一大包"。《医药六书》赞："粳米粥为资生化育坤丹，糯米粥为温养胃气妙品。"可见粥养对人之重要。药粥虽说对人体有益，也不可通用，要根据每人的不同体质、疾病，选用适当的药物，配制成粥方可达到满意的效果。

夏季养生，水也是人体内十分重要的不可缺少的健身益寿之物。水占人体重量的70%左右，传统的养生方法十分推崇饮用冷开水。实验结果也表明。一杯普通的水烧开后，盖上盖子冷却到室温。这种冷开水在其烧开被冷却过程中，氯气比一般自然水减少了1/2，水的表面张力、密度、黏滞度、导电率等理化特性都发生了改变，很近似生物活性细胞中的水，因此容易透过细胞而具有奇妙的生物活性。根据民间经验，实验结果，每日清晨饮用一杯新鲜凉开水，几年之后，就会出现神奇的益寿之功。日本医学家曾经对460名65岁以上的老人做过调查统计，五年内坚持每天清晨喝一杯凉开水的人中，有82%的老人面色红润，精神饱满，牙齿不松，每日能步行10千米，在这些人中也从未得过大病，由此说来水对人体之重要，是千真万确的。

除水之外，酒、汤、果汁等都可称为饮品。合理选用都能对人体起到很好的强身健体的作用。

盛夏阳热下降，氤氲熏蒸，水气上腾，湿气充斥，故在此季节，感受湿邪者较多。在中医中，湿为阴邪，其性趋下，重浊黏滞，易阻遏气机，损伤阳气，食疗药膳以清热解暑为宜。

大暑适合进补的食物：

天冬拌茄子

原料：天冬15克，茄子250克，香油、生抽各10毫升，盐2克。

做法：

天冬洗净，润透；茄子洗净，切小块。锅置火上，注入适量清水，放入茄子、天冬，大火煮沸，再转小火煮25分钟，捞起，沥干水分。把煮好的茄子、天冬放进盆内，加入生抽、香油、盐，拌匀即可。

功效：养阴清热，润肺滋肾。

炝拌什锦

原料：豆腐1块，嫩豆角50克，番茄50克，木耳15克，香油3毫升，植物油10毫升，盐3克，味精1克，葱末5克。

做法：将豆腐、豆角、番茄、木耳均切成丁。锅内加水烧开，将豆腐、豆角、番茄、木耳分别焯透（番茄略烫即可），捞出淋干水分，装盘备用。炒锅烧热，入植物油，把花椒下锅，炝出香味，再将葱末、盐、番茄、味精同入锅内，搅拌均匀，倒在烫过的豆腐、豆角、木耳上，淋上香油搅匀即可。

功效：生津止渴，健脾清暑，解毒化湿。

心最勤劳，炎炎夏季别伤了"心"

"心"就像一头不知疲倦的老牛一样，自始至终为我们的身体工作。我们睡觉了，它却不能睡。随着炎热夏季的到来，心脏的负担加重，它的工作量会更加繁忙，所以，夏天养心为重点。

为什么夏季一定要注意养心呢？在中医典籍《黄帝内经》中就能找到依据："心者生之本……为阳中之阳，应于夏气。"也就是说，心为阳中之阳，与夏气相通应，因为夏季以炎热为主，在人体则心为火脏而阳气最盛，同气相求，故夏季与心相应。人体阳气随着自然界的阴阳升降而发生周期性变化。夏天属火，火气通于心，火性为阳，阳主动，再加上心为阳中之阳，属火，两火相逢，势必扰动心神，出现心神不宁、心烦易躁，增加心脏的负担。俗话说冬储夏耗，夏季是消耗的季节，稍不注意就会导致秋冬季节体质下降，影响全年的健康，因此，夏季注意养心，减少消耗，才能保障冬天的能量需要。

为什么天气炎热，心脏病患者就会多呢？因为夏季炎热的天气会导致很多心脏本来就不好的人容易出现心悸、胸闷等不舒服的感觉。而且，夏天多湿、多热的特点造成了人体出汗多，消耗比较大，容易心烦意乱。中医讲"汗为心之液"，夏天出汗多，也会"伤心"。

了解了养心的重要性，下面就告诉你一些养心的具体方法。

1.调情志

调情志对心脏来说很重要，心平则气和。炎热的夏天容易出现心烦意乱，情志如果不调好的话，心就不会静，就不会凉爽了。我们在生活、工作中难免会碰到不顺心的事情，影响我们的心情，这些都是没办法避免的。那该怎么办呢？有个最简单的方法，就是闭目养神，还可以通过深呼吸来自我调整，使心跳放缓，这样还能避免血压升高。

2.均饮食

夏季心火比较旺盛，在饮食上应该以清淡为主，少吃上火的食物，比如尽量少吃火锅，可以多吃富含水分和微量元素的蔬菜瓜果，黄瓜、苦瓜、冬瓜、生菜都是很好的选择。不过，苦瓜性寒，所以脾胃虚寒、经常腹泻、胃怕凉的人不宜多吃。适合夏季的水果首属西瓜，西瓜可以清热祛暑，含水分又比较丰富，能补充人体的水分，椰子、桃等都是夏天比较适宜的。但是荔枝在夏季应该少吃，还有杧果、菠萝，它们都偏热性，所以也不能吃太多。

另外，夏天人们喜食冷饮，要提醒大家的是，寒凉的东西要适可而止，不要一次吃得太多，否则往往容易伤脾胃，尤其是小孩。

3.适当午休

夏季天亮得早，人们起得早，而晚上相对睡得晚，易造成睡眠不足，所以老百姓常说"春困、秋乏、夏打盹"。为了防止睡眠不足的"夏打盹"，就要增加午休，尤其是老年人，往往睡眠不实，更需要午休。对中青年人来说，中午不能休息的，可以听听音乐或闭目养神，最好不要加班工作，以防过度疲劳。

午睡时间因人而异，一般以半小时到1小时为宜，时间过长会让人感觉没精神。午休时不要贪凉，避免在风口处睡觉，以防受风着凉，引发疾病。

夏季"心火"旺，调养要当心

夏天里人的阳气虽足，却容易外泄；夏天昼长夜短，容易睡眠不足；夏天人们出汗多，容易脱液；夏天太热，容易影响人的食欲；人们在夏天也容易因贪凉而染病……夏季染病，大都当即发作，故有"六月债，还得快"之说。但有一种病是有所潜伏，到秋季才发作，如延至冬季就很严重了。按中医的"五行"说，夏季是"火旺"夏主心，夏天是心火很旺的时节。在夏天，对于正处于很"旺"地位的"心"要重点养护。

1.要保持平和的心态

夏季养生的关键是使人"无怒"，"气旺"可充分地、正常地"宣泄"，但不能"乱"。心情烦躁就是"乱"，就是"逆"，就会使神志受伤，如秋天生疟疾即由此而来。

夏季天气炎热，人们很容易产生烦躁情绪，因此心理养生不可忽视，保持平和心态和愉悦心情，有利于降低交感神经的兴奋性、减缓新陈代谢、减轻燥热感。郁闷烦躁时，不妨听听舒缓的音乐、看看优美的画册，室内的窗帘和装饰也宜采用冷色系，以更好地保持心情愉悦。

充足的睡眠有利于心神的宁静。《黄帝内经》说得好，应"夜卧早起"，即夏季应晚睡早起，以顺应自然界阳盛阴虚的变化，同时适当地午睡以补充睡眠的不足，也能有效预防冠心病、心肌梗死等心脏疾病的发生。

2.平时注意多吃护心食物

夏天养心安神之品有茯苓、麦冬、小枣、莲子、百合、竹叶、柏子仁等，这些都能起到养心安神的作用。在饮食方面，应多吃小米、玉米、豆类、鱼类、洋葱、土豆、冬瓜、苦瓜、芹菜、芦笋、南瓜、香蕉、苹果等，少吃动物内脏、鸡蛋黄、肥肉、鱼子、虾等，少吃过咸的食物，如咸鱼、咸菜等。

以下四种夏日常见护心瓜果大家可以多多食用。

西瓜：除烦止渴、清热解暑。适用于热盛伤津、暑热烦渴、小便不利、喉痹、口疮等症。

黄瓜：皮绿汁多脆嫩鲜美，含水量约为97%，是生津解渴的佳品。鲜黄瓜有清热解毒的功效，对除湿、滑肠、镇痛也有明显效果，夏季便秘者宜多吃。

桃：生津、润肠、活血、消积。适用于烦渴、血瘀、大便不畅，小便不利、胀满等症。每日午、晚饭后食用两个。

苦瓜：苦瓜味甘苦性寒，老瓜逐渐变黄红色，味甘性平。它能除热邪、解劳乏、清心明目，工作劳累的人可以多吃些。

夏季养心，生活细节要注意

夏季天气炎热，很容易惹人心烦意乱，躁动不安，心情无法得到平静，夏季重在养生，我们要如何养心，养心吃什么？夏季养心的方法都有哪些呢？

（1）少吃蛋黄。一个普通大小的蛋约含胆固醇200毫克。胆固醇较高的话，一周最多只能吃两个蛋黄。

（2）每天一块巧克力。巧克力中含有十分丰富的类黄酮物质。它是很强的抗氧化剂，可以保护机体免受氧化损伤，同时还能促进血管舒张、降低炎症反应、增加血小板活性、防止形成血栓，这些就是巧克力护心行动的强大后盾。

（3）规律房事。实际上性行为和慢跑一样都是不错的运动。每周3～4次性行为的男人10年后发生重大心脏病或脑卒中的风险可以减半。

（4）多运动。每天适度运动20分钟，可使患心脏病的概率减少30%，快走的效果最好。

（5）戒烟。吸烟者患心脏病的比例是不吸烟者的两倍。研究发现，戒烟2～3年后，患心脏病的风险就会降至与不吸烟者一样的水平。

（6）适量饮酒。每周喝3～9杯酒为适量，对心脏有好处。但要注意别贪杯，因为饮酒过度会引发心脏病。

（7）定期献血。男人年过40岁，由于体力活动的减少和生活水平的提高，体内脂肪容易积存，许多人的血脂长期处于较高水平。定期献血可以降低血液的黏稠度，也就减轻了动脉硬化的隐患。中年男子每年献血550毫升，患心脏病的风险将减低86%。

（8）经常下蹲。因为重力影响，下肢血液流回心脏缺少动力，只能缓缓流淌。如果经常下蹲，把双腿肌肉力量锻炼强大，就相当于为整个身体的血液循环加了一股动力。这样远离心脏部位的血流加快了，不仅为心脏减轻负担，甚至还可以使心肌的形态结构发生变化，增强心脏功能，不再被高血压和心脏病骚扰。

（9）注意饮食。平时生活中坚持吃低脂肪食品，如瘦肉和低脂乳制品等。水果可以多吃苹果和香蕉。最近美国的研究表明：经常吃苹果或喝苹果汁的人，患心脏病的概率得以明显下降。这是因为苹果中含有大量的抗氧化剂，这种物质能够防治心脏的动脉硬化以及减少胆固醇LDL在血液中的含量，从而降低了心脏发病的危险性。而香蕉中含有大量的钾、镁离子，其中钾离子具有调节体内水和电解质平衡，利用蛋白质修复被破坏的组织，制约神经肌肉的兴奋冲动以及保护血管、降低血压和脑卒中发生率等作用。

（10）多交几个朋友，学会减压。朋友多意味着从社会上获得的支持也多。这种支持对于减轻在工作和生活中的心理压力十分有效。压力在很多时候就是心脏病的诱因，与那些没有朋友帮助必须独立支撑的人比较，朋友多的男人患心脏病的机会仅是前者的一半。同时也要注意控制情绪脾气暴躁。遇到突发事件不能控制自己，也容易诱发心脏病。

夏季睡觉不宜俯卧

时下，天气转热，传统中医认为，"暑易伤气""暑易入心"。在整个夏季的养生中要注重对心脏的特别养护。由于昼长夜短，很多老人的睡眠时间也随之缩短，因此，高质量的睡眠对于养心非常重要。特别是心律失常患者，保证好的睡眠可以预防疾病的发作。反之，如果休息不好，则会加重病情，甚至出现急性心肌梗死、急性心力衰竭等危险情况。

俯卧是最不宜采取的睡姿，因为俯卧会压迫心脏和肺部，影响呼吸。心律失常患者以及心脏病患者，应采取右侧卧的睡姿，保持身体自然屈曲，因为这种姿势有利于血液的回流，以减轻心脏的负担。如果出现胸闷、呼吸困难，可采取半卧位或30度角坡度卧位，从而减少心律失常的发生。

情绪激动和精神紧张，容易诱发心律失常。因此，在睡前不宜看令人兴奋、激动的比赛或节目，也不宜喝茶或咖啡等刺激性饮料。

由于睡眠时迷走神经兴奋，会使心率减慢，对于严重的窦性心动过缓、窦性停搏、窦房传导阻滞的患者来说，可遵医嘱服用适当的药物以控制病情。睡前把应急药品放在离床较近的地方，以便伸手就可拿到，防患于未然。

心律失常指心律起源部位、心搏频率与节律以及冲动传导等任一项异常。临床上按照心律失常时心率的快慢，可分为快速性和缓慢性心律失常。常见的缓慢性心律失常包括窦性心动过缓、房室传导阻滞、房室交界性心律等，快速性心律失常包括窦性心动过速、室上性心动过速、心房扑动、房性心动过速、室性心动过速、心房颤动等。临床上，可以作为一个独立的疾病，更常见并发其他心脏疾病。

秋燥不要紧，养生从养心开始

秋季气候的干燥，皮肤、呼吸器官及人的情绪等都会出现不适的现象。其实身体表面所呈现的状态，通过借助一些外界护肤品、食物等就能进行很好的调节，但是有关于情绪的问题，只能通过由内而外的缓解，因此秋季养生先从养心开始。

因为气候干燥，人的饮食量和睡眠均会受影响，很容易使人的大脑神经活动受到影响，引起情绪烦躁、思维凌乱、爱发脾气、注意力分散、健忘等；还有人表现出心情抑郁、心境低落、做什么事都没兴趣，觉得日子过得没劲，对工作、对同事、对亲人缺乏感情和热情；少数人还出现老年偏执性障碍一样的症状，如反复地洗澡、洗脸、洗手，要求别人也与自己一样，容不得别人反对，否则就会大发脾气，不吃饭，不睡觉等。有关专家认为，这种由秋燥引起的情感和行为异常，发生率为10%～15%，中老年人尤其是女性最容易发生。所以，为了不让这种"秋季情感症"缠绕上您，最重要的是要做好心理调节。古人曰："调息静心，尤如兆雪在心"，切不可"以燥为燥"，一味地抱怨天气。因此，一定要控制自己的情绪，对待事物宽宏大量，始终保持情志愉悦，心气和畅。"心静自然安。"

当然，越是天热或燥或天气反复无常，遇事越是要心平气和，良好的心理及情绪是非常重要的。如果确实心烦意乱或心里苦闷，可以向亲朋好友倾诉，甚至大哭一场；同时，可听一听轻音乐，培养"望梅止渴"的心境，如想象森林、大海、冰川等令人凉快的地方，以忘却热浪的袭击，降低心理"热度"；其次，尽可能地增加休息时间，注意饮食调整，增加营养，适当做一些放松身心的保健操等。

冬季寒冷，宜温阳补心

心属火，《黄帝内经》称其为"阳中之太阳"，心脏保健最忌的就是阴寒之邪，耗伤阳气。无论是汉代医学家张仲景《伤寒论》中所说的"胸痹"证，还是现代医学中的冠心病、心绞痛、心肌梗死，从中医角度，都与心气不足、心阳不振有关。中医认为保心、护心，最重要的就是补益心气，因为气不足者，就不能助心行血，就会引起机体整个血液循环的瘀滞不畅，导致营养和氧气的供应不足。冬季气候寒冷，容易导致血管收缩，冠状动脉发生痉挛，循环阻力增加，左心室负荷加重，血压升高，寒冷还可使血液中纤维蛋白含量增加，血液黏稠度增高，血凝时间缩短，易形成血栓，易诱发或加重高血压、心脑血管疾病。冬季心脏病突发事件要比其他季节高出2～3倍。因此，在冬季，老年人，尤其患有心脑血管疾病的人，一定要加强防范。起居调养上要早点睡，晚些起，户外活动最好在太阳出来后进行，这样有利于保养人体阳气。

防寒保暖是冬季养生保健的重要措施，冬季室内外温差大，出入时要随时添加衣服，还要注意手足不要受冻。俗话说："寒从脚下起。"脚离心脏最远，末梢血液循环缓，如果足部受寒，则更易导致血液循环不畅。因此，冬季要注意足部保暖，选择保暖、舒适的鞋袜，忌穿过紧的鞋袜，避免足部皮肤血管受到挤压，影响血液循环，降低足部抗寒能力，发生冻疮。每天临睡前，坚持用热水洗脚，有利于缓解疲劳，促进血液循环，安神助眠。

在饮食五味方面，宜适当减咸增苦，因为冬季阳气衰微，腠理闭塞，很少出汗，减少食盐摄入量，可以减轻肾脏的负担。对于心气不足，心血亏损的人，冬季养心，可适当选食红色食物，这是为什么呢？因为一方面中医认为，红为火，为阳，与心相通，故红色食物进入体内后，可入心、入血。另一方面红色食物大多具有温热的特性，很适合在冬季食用，可以益心气、助心阳、补心血，尤其适合偏于心气不足、心阳虚弱者。常用红色食物有西红柿、胡萝卜、桂圆肉、花生、大枣、山楂、赤小豆、苹果、樱桃、荔枝、石榴、草莓、红茶、红葡萄酒、牛肉、羊肉等。

健脾篇

脾为后天之本，养生贵在养脾

第一章　脾胃好则身体强健

中医养脾胃之道

中医所讲的脾，并不是西医解剖学中的脾脏，而是概括了胃、小肠、大肠等器官的综合功能（其余的心、肝、肺、肾四脏，也都不是西医解剖学所说的心脏、肝脏、肺脏、肾脏，而是指中医学中的心火系统、肝木系统、肺金系统、肾水系统）。

脾在五行中属土，是人体气血的"生产工厂"，生理功能为"主运化"，就是将食物消化成为营养物质（也就是气血），并将其运送到全身各处。

历代医家均非常重视脾胃的养生作用。《黄帝内经》指出："脾为后天之本，主运化，生气血。"这就是说脾胃是人体健康的"后天之本"，是五脏气血生化的源头。脾胃功能好坏与人的情志也有密切关系，过思则伤脾。

中医有一个了解人体气血盛衰状况的小窍门，就是观察口唇的色泽。因为脾开窍于口，口唇的色泽代表了气血的盛衰。如果口唇色泽苍白或者暗淡无色，就表明脾气不足，制造出的气血不足，这个人多半是气血亏虚。

脾胃系统的异常，常表现为消化不良、食欲不振、食后腹胀、恶心、呕吐、打嗝、胃灼热、腹泻便秘、胃炎、胃肠溃疡等症状。我们可以通过这些症状的有无，来判断脾胃功能是否良好。如果出现了这些症状，说明脾胃系统出了问题，那么我们该怎么办呢？

根据天人合一的五行养生文化，中医认为黄颜色、甘甜味都与脾胃相关，归属于脾土系统，能够调养、补益脾胃之气。所以脾胃不好的人，适宜穿黄颜色的衣服，居室的颜色可多用黄色。饮食上应多吃黄色和有甘甜味的食品，如小米、番薯、玉米、南瓜、黄豆等都是滋养脾胃的佳品。日常生活中多发"嘘（xu）"这个音对脾胃功能也有帮助。声音能治病，是不是太玄了呢？其实一点都不玄，中医的音韵养生与西医的音乐疗法有相似之处。《史记·乐书》中说："音乐者，动荡血脉、流通精神。"可见声音的确能反映一个人的身体状况，也能够促进疾病康复。

在我们身体里面也蕴藏着调养脾胃的力量。如民间就有"每天按摩足三里，等于吃只老母鸡"的说法，也就是说常拍足三里穴可以增强脾胃运化功能。除此之外，也可做腹式呼吸、摩腹部或者静蹲来强健脾胃系。

中医脾，西医脾——"观点"不同

西医的脾是解剖的脾脏，位于左肋区是人体最大的淋巴器官。主要功能是储血、造血、滤血、清除衰老红细胞及参与机体免疫反应等。中医的脾与西医的脾的功能相差很大。所以，很多人认为中医的脾是西医的胰。在西医看来，胰是人体第二大腺体，有内、外两个分泌部。内分泌部即胰岛，主要分泌胰岛素，参与调节糖代谢；外分泌部分泌消化酶、脂酶、淀粉酶和蛋白酶。这些消化酶通过一条小管——胰导管被输送到小肠，分别帮助消化脂肪、糖类和蛋白质。现代糖尿病，中医从脾而治，就是基于中医的脾是西医的胰的观点。

那么，中医怎么认识脾呢？《黄帝内经》曰："脾为谏议之官，知周出焉。""谏议之官"又称谏官，就是对君主的过失进行直言规，并使其改正的官吏。

但是，从脾的功能上分析，脾应该是大内总管才对，它主管君主的吃、喝、拉、撒、睡等生活问题。大内总管除了谏议之外，还有一个很重要的任务是为领导安排分配"宝物"。人体中脾这位"大内总管"整天都忙些什么事呢？它主要的工作是分配胃肠送过来的"宝物"。饮食经口进入胃之后，通过胃与脾的共同作用，将提炼出来的"宝物"，也就是水谷精微和津液，交给脾这位"大内总管"，脾负责把"宝物"分配到全身，以营养人体的五脏六腑、四肢百骸以及皮毛、筋肉等组织器官。

人体生成的水谷精微和津液，什么时候该输送到哪里，都由脾来安排。饮食是人出生之后所需营养物质的主要来源，也是生成气、血的物质基础，而脾则是运化饮食中的精华的主管。所以，脾有"后天之本"的美名。

养好脾胃——"治未病"的关键

"四季脾旺不受邪"，这说明了在一年四季中，如果我们的脾胃的功能旺盛，就不容易受到病邪的危害。可以说，养好脾胃是"治未病"的关键。

生活中，我们常看到很多患有肝病的人，他们不是面黄体瘦，就是食欲不好、全身没劲儿……这是什么原因呢？从中医五行来看，肝属木，脾属土，如果我们肝气郁结，肝火太旺，就会出现肝对脾克伐太过的现象，导致脾气亏虚，出现食欲不振、全身没劲儿等问题。因此，我们在治疗肝病时，先要养好脾。

《金匮要略》曰："见肝之病，知肝传脾，当先实脾。"意思是说，肝病最容易传脾，为了防治肝病，我们应"当先实脾"。"实脾"什么意思？就是"使脾气充实"，脾气充实，可以防肝病传给脾，也有利于肝病尽快痊愈。

其实是血不濡养肝，使气血相争所致。中医认为，月经病的发生多是肝郁气滞、气滞血瘀所致。

从"见肝之病，知肝传脾，当先实脾"中，我们可以看出，五脏之间存在相互联系、相互制约的关系，这种联系通常用五行的生克制化来说明。一脏有病，可以影响他脏，在治疗时我们应同时予以防治，这也就是中医"治未病"的思想。

中医"治未病"包括三层含义：未病先防，既病防变，病后防复。

第一层含义：未病先防。意思是说，人应该在没有得病时候积极防治疾病的产生。能治这种没有病的病才是最好的医生。生活中我们如何防病呢？《黄帝内经》中给了我们详细的介绍：一方面是"顺应天时，天人合一"，做到"春夏养阳，秋冬养阴"的原则；另一方面是"饮食有节，起居有常，不妄作劳"，以达到"精神内守，病安从来"的结果。

第二层含义：既病防变。得了病后一定要积极治疗并预防其发生传变而加重。"见肝之病，知肝传脾，当先实脾"便是这一思想的具体体现。再比如说，糖尿病是现代人常得的病，其实本身这个病没什么大不了的，它的并发症才是真正可怕的。可是很多人就是因为没有重视既病防变的思想，导致糖尿病出现了并发症。

第三层含义：病后防复。病好后得防止它再复发。生活中，很多人有点风吹草动就容易感冒，反复发作，这就是没有做好"病后防复"的工作。

脾胃作为后天之本，对中医"治未病"的思想有什么积极意义呢？

《金匮要略》在"治未病"中强调脾胃的重要作用，指出"四季脾旺不受邪"，这说明了在一年四季中，如果我们的脾胃的功能旺盛，就不容易受到病邪的危害。可以说，养好脾胃是"治未病"的关键。

生活中，如果我们每个人都能认识到脾胃的重要性，平时做到"不治已病治未病"，及早预防，这样我们就可以"尽终其天年，度百岁乃去"。

拥有好容颜——调理脾胃是根本

无论是男人还是女人，想要脸色好就要补益气血，而脾胃是气血生化之源，因此补脾胃就是补气血。

气血充足才会有好容颜。气和血是人体生命活动的动力源泉，气是血的统帅，血是气的母亲。血是物质性的，它输送到人体各处，为身体提供必要的营养；气是功能性的，它推动着血液的正常运行。

尤其是女性一过了35岁，气血亏虚得厉害，月经、怀孕、生孩子、哺乳这些时期都严重地损耗着身体的气血。看看周围那些结完婚生过孩子的女性，有几个还能像以前一样保持光鲜的。

所以，女人想要变美就要补益气血，而脾胃是气血生化之源，因此补脾胃就是补气血，是让自己变美的前提。胃是水谷之海，仓廪之官，且为多气多血之腑。《局方发挥》曰："胃为水谷之海，多血多气，清和则能受。"意思是说，胃就像大海一样，什么气啊、血啊都存在这里，只有胃的功能正常，这个大海才能变得平静。而脾是主运化的，运化营养精微，同时脾还主肌肉，这样营养精微通过脾的运化，输布于全身，包括肌肉。因此，脾胃功能正常，人就会气血旺盛，面色红润，肌肤也有很好的弹性。

脾除了运化水谷精微以化生气血外，还主运化水湿，即脾对体内水液的吸收、转输和布散起着促进的作用。如果脾运化水湿的功能失常，则会出现水湿停滞，产生痰饮等病理产物。比如说，眼睑下垂、眼袋、颜面水肿等，多是因水湿运化不利所致。水湿停聚化热上冲，熏于颜面，又会出现青春痘、酒渣鼻等皮肤病。

胖瘦不均——根源在于脾胃失和

现代人的生活条件越来越好了，可是有的人很胖，而有的人却是很瘦，为什么会出现这种情况呢？

人变肥胖的类型有很多，原因也有很多，但是对于大多数人来说，他们肥胖的根本原因是本身胃中元气旺盛，吃得多，而且吃多了也不会伤胃。李东垣在《脾胃论》中说："胃中元气盛，则能食而不伤，脾胃俱旺，则能食而肥。"可谓是一语中的，概括出了肥胖形成的根本原因。这种肥胖是现代医学里说的单纯性肥胖，很多青少年小胖子多是这种情况。对于这种情况，最根本的办法就是控制饮食，少吃肥腻食物，多进行一些减肥运动。

有的人脾胃虚弱，平时吃东西很少，这种情况下多数人会变瘦。但是也有的人吃东西少却会变胖，这种胖是虚胖，而且这种人手脚都感觉没劲儿，用手一按他们身上的肉，一按一个坑儿，平时他们也都是懒洋洋的，没什么活力。为什么会出现这种情况呢？他们的肥胖主要是因为脾气壅阻、痰湿内盛所致。

有的人可能会说我也挺能吃，不一会儿还饿，但就是不胖，反而还瘦了，是怎么回事？这种情况在中医里叫消谷善饥，是因为胃火炽盛所致。胃是主受纳的，你本身胃火大，食物消化得快，食物进入胃里就像是干柴投入烈火中，一会儿就烧没了。若此时你的脾气再亏虚，则脾运化无力，不能把营养输送于全身，而身体肌肉得不到营养，自然就瘦了。这也是胃热炽盛型糖尿病的一个典型症状。

太肥了不好，太瘦了也不好，不管是肥了，还是瘦了，我们都应该好好"审查"一下自己的脾胃是否健康。

脾胃健运——长寿的根本

脾胃健运是决定人寿命长短的重要因素。《图书编》曰："养脾者，养气也，养气者，养生之要也。"可知，脾胃健运是人们健康长寿的基础。

《黄帝内经》曰："上古之人，其知道者，法于阴阳，和于术数，食饮有节，起居有常，不妄作劳，故能形与神俱，而尽终其天年，度百岁乃去。"这其中，饮食有节对健康长寿具有非常重要的影响。现代人在饮食上特别不注意，一旦饮食失宜，就会造成脾胃受损。脾胃运化功能失常，气血化源不足，人的面色就会变得萎黄，皮肤毛发也变得没有光泽，肌肉也会变得消瘦，外邪会侵入身体，则人自然难以长寿。

人的健康长寿还与元气的盛衰有重要的联系，而元气的盛衰取决于脾胃的强弱。李东垣认为："元气之充足，皆脾胃之气所无伤，而后能滋养元气；若胃气之本弱，饮食自倍，则脾胃之气既伤，而元气亦不能充，此诸病之所由生也。"

《黄帝内经》曰："阴精所奉其人寿，阳精所降其人夭。"意思是说，阴精上奉的地方，阳气固密而不容易外泄，所以在这个地方生活的人多长寿；阳精所降的地方，阳气容易发泄而不固密，这个地方的人多短寿。

脾胃乃后天之本，是水谷之海，是气血生化的源头，脾胃健运则元气生化不绝，因此人体元气充实与否关键在于脾胃元气的盛衰。

脾主运化——脾是人体食物的加工厂

脾主运化就是将水谷消化成为精微物质并将其运输、布散到全身。这些功能需胃和小肠等的配合，但主要以脾为主。脾的运化功能可分为运化水谷和运化水湿两个方面。

1.运化水谷

水谷，泛指各种饮食物。运化水谷，即是指对饮食物进行消化和吸收。中医学认为人体的消化功能与脾、胃、小肠等脏腑都有关系。例如饮食物入胃，经过脾胃的腐熟加工，然后进入小肠，清浊分离，各走其道，再由脾输送至全身，供应各脏腑器官的营养。但中医学以五脏为中心，无论是从生理角度，还是从病理角度来说，脾是消化系统的主要脏器，人体的消化功能主要归属于脾。脾运化水谷精微，维持着五脏、六腑、四肢百骸和皮毛筋骨等脏腑组织器官生理功能。

2.运化水湿

水湿，即人体内的水液。运化水湿，是指脾对水液的吸收、转输布散和排泄的作用。说明脾在调节水液代谢、维持水液代谢平衡方面，发挥着重要作用。脾的运化水湿功能，可以概括为两个方面，一是摄入到体内的水液，需经过脾的运化转输，气化成为津液，并输布于肺，通过心肺而布达周身脏腑器官，发挥其濡养、滋润作用。二是将全身各组织器官利用后多余的水液，及时地输送到相应的器官（如肺、肾、膀胱、皮毛等），变成汗和尿液等被排出体外。因此，在水液代谢的全部过程中，脾都发挥着重要的枢纽作用，促进着水液的环流和排泄。

运化功能，主要依靠脾气的作用，若脾气健运，则饮食水谷的消化、吸收，精微物质的运输布散等功能才能旺盛，水液输布、排泄才能正常，体内的水液才能保持着相对的平衡状态。反之，若脾失健运，不但会出现腹胀、便溏、倦怠等消化失常症状，而且还会引起水液代谢失常，进而产生多种水湿停滞的病变，如水肿、痰饮、泄泻等症。

人出生以后，饮食水谷是机体所需营养的主要来源，也是化生气血的主要物质基础，是生命的根本。而饮食的消化、水谷精微的吸收、布散，主要靠脾的运化功能才能完成。

由于脾为后天之本。金元时代著名医家李东垣，其《脾胃论》中指出："内伤脾胃，百病由生。"因而在日常生活中，不仅要注意饮食营养，而且注意保护脾胃。

脾主统血——统摄血液运行的司令官

脾主统血，是指脾气有统摄、控制血液在脉中正常运行而不逸出脉外的功能。明代薛己的《薛氏医案》明确提出："心主血，肝藏血，脾能统摄于血。"

脾气是一身之气分布到脾脏的一部分，一身之气充足，脾气必然充盛；而脾气健运，一身之气自然充足。气足则能摄血，故脾统血与气摄血是统一的。脾气健旺，运化正常，气生有源，气足而固摄作用健全，血液则循脉运行而不逸出脉外。若脾气虚弱，运化无力，气生无源，气衰而固摄功能减退，血液失去统摄而导致出血。

病理上，脾不统血与气不摄血的机理是一致的。只是由于脾气有升举的特性，并与肌肉有密切的关系，所以习惯上把下部和肌肉皮下出血，如便血、尿血、崩漏及肌出血等，称为脾不统血，寓涵血随气陷而下逸出血的病机在内。脾不统血由气虚所致，属虚性出血，一般出血色淡质稀，如为便血，可呈黑色柏油样，并有气虚见症。

人体统血功能，主要是脾气对血液的统摄作用与脾主气血之源、气机升降正常的整体调节作用等有关。通过脾的统血、生血及行血而达到人体统血功能正常的目的。

脾气主升——吸收营养精微物质的运输机

脾气主升，其中"升"，即上升之意。脾气主升，即脾气的功能特点以向上升腾为主，它包括两个方面的内容：

（1）脾主升清。所说的"清"，是指水谷精微营养物质，而"升清"即指精微物质的上升布散。经过脾、胃和小肠等消化后生成的精微物质是在脾的升清作用下，上输于肺，并通过心肺，分布到周身各处。因此，脾的升清功能正常，则各脏腑组织器官得到足够的物质营养，功能活动才能强健。若脾的升清作用失职，则会出现头晕、目眩等症状。若清阳不升，清浊不分，混合下注，可发为遗精、带下、腹胀、腹泻。若久泄不愈，又常伴有身倦无力、气短、懒言等症状。

（2）对人体各内脏位置的维持。人体的脏腑，在体内都有固定的位置，如胃位于脘部，肾位于两侧腰部，子宫位于下腹部等。中医学认为，脏腑能固定于一定的部位，全赖脾气主升的生理作用。这是因为，支持和固定这些内脏的肌肉、韧带、筋膜，也要依靠脾运化生成的水谷精微的充养，才能强健有力。若脾气不升，反而下陷，则可出现胃、肾、子宫等内脏的位置下移或脱肛等。其病变基础是韧带、肌肉松弛，失去对内脏的牵引作用。实验证明，内脏下垂与脾虚的程度成正比。

脾主肌肉——胖瘦全由脾做主

脾主运化水谷精微和津液，以化生气血，并将其输送布散到全身各处之肌肉中去，以供应肌肉的营养，保持肌肉活动的充足能量，使肌肉发达丰满，壮实有力。若脾的运化功能失职，肌肉失去滋养，则肌肉逐渐消瘦，甚则痿软松弛。临床上，对某些慢性病，特别是消化系统慢性病变，使身体逐渐消瘦者，大多根据脾主肌肉这一理论，从健脾益气入手治疗，往往能改善身体虚弱状态，取得满意效果。

四肢，相对躯干而言，是人体之末，故称为四末。四肢也需要脾气输送水谷精微，以维持其正常生理活动。当然，四肢活动和肌肉的强弱也有密切的关系。所以，脾气健运，营养物质充足，则四肢肌肉丰满，活动轻劲而有力。若脾虚，运化功能失职，四肢肌肉失养，则肌肉痿软，四肢无力，甚至产生痿证。

脾喜燥恶湿——沼泽地里的鞋子

喜燥恶湿是脾的生理特性之一，与胃的喜润恶燥相对而言。脾之所以有喜燥恶湿的特性，与其运化水液的生理功能有关。脾气健旺，运化水液功能发挥正常，水精四布，自然无痰饮水湿的停聚，也不被痰饮水湿所困，如《医学求是》曰："脾燥则升。"若脾气虚衰，运化水液的功能障碍，痰饮水湿内生，即所谓"脾生湿"；水湿产生之后，又反过来困遏脾气，致使脾气不升，脾阳不振，称为"湿困脾"。外在湿邪侵入人体，困遏脾气，致脾气不得上升，也称为"湿困脾"。由于内湿、外湿皆易困遏脾气，致使脾气不升，影响正常功能的发挥，故脾欲求干燥清爽，即所谓"脾喜燥而恶湿"。临床上，对脾生湿，湿困脾的病症，一般是健脾与利湿同治，所谓"治湿不治脾，非其治也"。

脾气下陷的病机主要有二：一是脾气虚衰，无力升举，又称为中气下陷，当健脾益气治之；二是脾气被湿所困，不得上升反而下陷，治当除湿与健脾兼用。

第二章　自我诊断，你的脾胃还好吗

口中异味的困扰——脾胃疾病的信号

口臭的形成原因主要是由于饮食不节，或过多地食用辛辣食品，以及劳倦过度等不良的生活方式造成的脾功能衰竭，胃肠功能减弱，使食物在肠内得不到正常的消化，大量食物糟粕不能排出体外，越积越多，形成毒素进入肠壁血液，从而伤害脏腑引发各种疾病。而沉积在肠内的食物糟粕时间一长就会积滞生热，产生臭气，向上蒸发，通过口腔及鼻咽部位形成口臭。

胃不好引起的口臭是属于疾病引起的，因此，口臭患者不知道胃不好口臭怎么办时，可以到正规的医院确诊病情，因为疾病引起的口臭也是有很多种类型的，如消化功能紊乱、肠胃炎、腹泻、便秘的病人可有不同程度的口臭。

（1）脾胃寒湿内蕴，这类患者常常会感到腹部胀满，大便溏泄。他们多因为体内阳气不足，尤其是脾阳不足，不能温化水饮、寒饮，体内的水积多了，运化不了，日久便会散发出难闻的味道。

（2）肺中蕴热，这类口臭大多是因慢性呼吸道疾病引起的，如慢性鼻炎、扁桃体炎等，病情发作时会出现呼吸急促，口中异味，口干口渴，心肝火旺。平素就性情急躁的人，或在一段时间内精神紧张、压力大的人，容易出现口苦口臭。这样的口臭伴随着焦虑不安、心烦失眠等一些心肝火热旺盛的症状。

（3）胃肠积热，我们常会在一段时间内暴饮暴食，一旦消化不良，就会出现口臭、打嗝等现象，这是一种胃肠积热引起的气机上下不通的状态。除了针对原发病进行治疗外，长久性口臭还应根据中医的不同辨证分型区别对待。

口臭患者若不及时治疗，口腔菌群的数量将大大提高，牙周炎、牙龈炎、口腔溃疡频频发生。重度口臭患者若不及时治疗，胃炎、胃溃疡、肠炎病情往往会明显加重。

脾困人——脾胃之气不足

脾困人夜里却经常失眠；睡眠瘫痪使患者在尚未完全入睡或醒来的情况下，想活动肢体或躯体时，持续数秒到数分钟无法"动弹"；睡眠幻觉使患者入睡前或觉醒时，出现非常生动的不愉快幻觉如身处火灾现场、被人袭击等。而"猝倒症"是发作性睡病中最常见、最具特征，尤其是最危险的表现。患者通常因情绪刺激如大笑、愤怒、兴奋等引起"猝倒症"发作：突然膝盖无力而跌倒，或头部突然失去肌肉张力而向后仰、向前低，或突然面部肌肉张力丧失而导致面无表情、讲话模糊不清，发作通常少于1分钟且患者意识清醒、无记忆障碍、呼吸正常。

中医认为，发作性睡病是由中气不运所引起的，中气即是脾胃之气，中医学有"脾困人则困"之说。在人体内，因为"阳"主动、"阴"主静，所以阳气不足、阴气有余时会引起发作性睡病。

中医把发作性睡病的临床辨证分为如下五型。

（1）痰湿困脾型。多见于形体肥胖之人，表现为胸闷、纳呆、大便不爽、痰多泛呕、口中黏腻、身重嗜睡、舌苔白腻、脉濡缓，治疗原则为燥湿健脾豁痰开窍，方药用醒脾开窍汤加竹茹、半夏等。

（2）脾气不足型。多见于病后或高龄之人，表现为神疲乏力、腹胀食少、食后困倦嗜睡、少气懒言、形体消瘦或肥胖水肿、舌淡苔薄白、脉虚弱，治疗原则为益气健脾，方药用醒脾开窍汤加人参、白术、黄芪等。

（3）肝郁脾虚型。患者长期忧愁思虑、精神萎靡不振、头昏欲睡多梦、时有两胁不适、纳呆食少、大便不利或腹痛泻泄、舌苔薄白或稍腻、脉弦细或涩，治疗原则为舒肝健脾开窍，方药用醒脾开窍汤加柴胡、党参、枳壳等。

（4）气血两虚型。患者面色萎黄无华或淡白、纳呆食少、神疲乏力、心悸多梦、气短懒言、自汗、头晕目眩、舌淡嫩苔薄白、脉沉细无力，治疗原则为益气养血醒脾开窍，方药用醒脾开窍汤加黄芪、当归、人参等。

（5）湿浊蒙蔽型。患者头重如裹、口干黏不思饮水、胸闷不饥、二便不利、舌苔厚腻。《黄帝内经》曰："邪之所凑，其气必虚，正气存内，邪不可干。"头为诸阳之会，若被湿浊蒙蔽清阳不升，浊阴不降，则困倦嗜睡。治疗原则为芳香化浊醒脾开窍。方药用醒脾开窍汤加佩兰、苍术、白豆蔻等。

口水横流——脾弱才是病源

睡觉的时候，有的人就会自觉不自觉地流口水。如果是小宝宝，大家还会觉得无伤大雅，但是如果是成年人就会引起很多问题，这种睡觉时爱流口水的人是不是得病了呢？

刚出生的新生儿，由于中枢神经系统和唾液腺的功能尚未发育成熟，因此唾液很少。4～5个月后，由于辅食量逐渐增加，乳牙开始萌发，刺激牙龈上的神经，唾液腺的分泌功能开始增强，唾液量也不断增加，还有些宝宝喜欢将小拳头、奶嘴、衣角、玩具等放入嘴里吮吸，也会刺激唾液腺的分泌，使口水增多，而这时由于小儿的口腔浅，没有前牙对口水的遮拦作用，且吞咽口水的能力尚未形成，过多的唾液就会不自主地从口角边流出，即流口水。

1岁后的宝宝，随着脑发育的健全，流口水便较少发生。到小儿2～3岁时，吞咽功能及中枢神经进一步完善，就不流口水了。至于出现流口水时间的早晚，流口水量的多少等，都有一定的个体差异，只要在一定的正常范围内，都属于正常生理现象，家长不需过于担心。

当孩子患某些口腔疾病如口腔炎、舌头溃疡和咽炎时，口腔及咽部十分疼痛，甚至连咽口水也难以忍受，唾液不能正常下咽而不断外流时，小儿流口水同时常哭闹不安，拒食，进食时哭闹加重或伴有发热现象，这时家长就应该尽快带宝宝去求诊，让专业的医生来评估。

中医认为脾主肌肉开窍于口，成年人睡觉流口水与脾虚有关，即俗称脾胃虚弱。脾虚运化失常，五脏六腑和四肢百骸就得不到濡养，肌肉弹力不足，容易松弛，因此睡着后，会张开口，形成口水外流。这种情况多因饮食失调，劳逸失度，或久病体虚所引起脾胃运动功能减弱、水湿停留、脾胃湿热或胃里存食下降、胃热上蒸所致，即所谓的"胃不和则卧不安"。

睡觉的时候爱流口水，可能是一些"小问题"引起的，需要引起大家注意。

（1）不要有精神负担，先到正规医院去检查，针对流口水的原发疾病予以治疗，例如神经官能症、口腔炎症等。

（2）要养成良好的饮食习惯，饭后不要立即就寝，晚饭不要吃得过多或过多食用油腻、黏糯等不易消化的食物。

（3）养成饭后漱口、睡前刷牙等良好的卫生习惯，以减少口腔内炎症的发生。

另外，睡前也不要做剧烈的运动或过度用脑。如果你经常睡眠流口水，最好多加注意身体，及时调补。

脾胃的好坏——影响着人的胖瘦

《黄帝内经》说："圣人不治已病治未病，不治已乱治未乱。"意思是最好的医生应该是无病先防，有病早治，强调预防为主。

人的体重有一个正常的范围，超过了就是肥胖，达不到就是消瘦。所以，人分为三种类型：正常型、肥人和瘦人。平时我们一看就知道胖瘦。

世界卫生组织制订了正常人的体重指数（BMI），BMI=体重（kg）/身高^2（m），BMI的范围为18.5～23.9，小于18.5为体重过低，大于24为体重过高。

中医认为脾胃为后天气血生化之源，人的体重与脾胃关系至关重要，脾胃正常，则气血生化正常，人体就不胖不瘦。否则脾胃热盛，食欲过旺，便秘，就会产生肥胖；脾胃虚寒，食少，便稀，食欲缺乏，就会产生消瘦。因此，人的胖瘦和脾胃的关系至关重要。

肥胖与消瘦可以引起很多疾病，首先肥胖可以引起高血脂、高血压、高血糖、高黏质血症、高尿酸血症、脂肪肝、胆石症、冠心病、脑梗死、脑出血等症。消瘦可引起低血压、贫血、内脏下垂、慢性感染、闭经、结核、肿瘤、抑郁等症。如果调理好体重，这些症状就可以得到避免，可见平衡肥瘦对治未病是至关重要的。

中医认为胖人多热，瘦人多寒。治胖要用寒凉药，治瘦要用温热药。中药药性分为四气五味。四气指药的性质，即寒性、凉性、温性、热性四种。五味即五种味道，酸味、苦味、甘（甜）味、辛（辣）味、咸味。酸味药和苦味药能养阴清热，辛味药和甘味药能散寒补阳，所以胖人应服酸味药和苦味药，瘦人应服辛味药和甘味药。

中医历来是药食同源的，有的要既是食物又是药物，如生姜、大枣、萝卜、黄瓜、梨、核桃等。所以只要用好四气五味就能够保持好人体的平衡，而使身体不胖不瘦，这就是中医减肥和增重的原理。

（1）辛甘发散为阳，即辛味和甘味的药物具有发热散寒的作用，属于具有温阳作用的一类药物。临床上我们多用辛温、甘温的药物和食物增加人体的阳气，使人体肥胖起来，如大枣、干姜、黄芪、党参、桂圆等。

（2）酸苦涌泻为阴，即酸味和苦味的药物具有清热养阴的作用。这类药物能够清除热邪，通畅大便进而达到减肥的作用，如黄连、黄芩、大黄、连翘、黄瓜、西红柿、香蕉等。

中医的营养学与西医不同，中医食疗是建立在四气五味基础上的平衡营养学，只要根据自己的身体偏阴偏阳，偏寒偏热，继而用四气五味的方法去调理就可以使其达到不胖不瘦的平衡状态。

脸色发黄——脾胃虚弱的表现

现实生活中，有些人的脸色总是黄黄的，这是怎么回事呢？其实，按照中医的理论来说，脸色发黄一般是脾胃虚弱的表现。

中医学认为，脸色黄一般都跟脾胃有关系，因为脾胃属土。成语之所以把面黄肌瘦放在一起说，因为中医还有个理论，脾主肌肉，脾虚了脸色黄，肌肉也可以瘦，临床上确实也是这样，肌肉的毛病，中医首先考虑从调理脾胃入手。

脸色黄一般代表虚证或者湿证。所谓虚证说的也是脾胃虚弱，脾虚可以生湿，湿气重了反过来也可以影响脾的功能。面色淡黄，枯槁无泽，多属脾胃虚弱，化源不足，气血亏虚；面黄而虚浮，为黄胖，为脾气虚弱，水湿内停之候；黄而泛红，为湿热；淡黄而兼脘腹冷痛，多为中焦（就是说的脾胃）虚寒；黄而皮肤干枯、肌肉瘦削，多为胃阴虚。

判断自己的脸色发黄是否正常，可以通过下面两种方法：

（1）看鼻尖。实际上每个人的鼻尖不是尖的，而是有一个坑，找准这个坑，以这个坑为中心，周围的区域就是脾脏的生理功能或者病理变化最明显的区域。比方说病的特别重，比方有人脸上发黑，一点光泽都没有了，大家都知道这个病已经严重，但是他鼻尖这个范围是黄的，而且是明亮润泽的黄，说明他脾胃的功能还在，脾胃功能还在还能吃，能吃饭就能得到补充，那这个病就能好转。所以中医说有胃气则生，只要有胃气就能活，不管病得多重，无胃气则死。

（2）看嘴唇。嘴唇周围有一圈白，这一圈白一共才1毫米宽。这一圈白对于嘴唇来说是至关重要的，因为那一圈白代表能吃，所以能吃脾胃特别好。因为中医讲脾开窍于口，脾之华在唇和唇四白。如果这个地方不明显了，那脾胃功能肯定有影响，衰退了。如果这个地方颜色特别干黄，说明脾胃功能已经减退了。如果这个地方发黑了发青了，那么这个人生命就有危险了。

经常胃痛胃胀——没那么简单

为什么胃疼胃胀呢？是什么原因引起胃疼胃胀呢？要解决胃疼胃胀的问题当然先要找出原因，对症下药，自然事半功倍。那么，胃疼胃胀究竟要怎么做才能缓解胃部不适呢？

如果肚子受凉，引起胃疼胃胀，可以把生姜切成碎末，加入红糖熬开了服用，连续服用几天，能暖胃护胃，缓解因肚子受凉引起的胃疼。

还可以用热暖水袋敷在肚子上，如果太热可以缠条毛巾，热敷肚子可以缓解肚子受凉引起的不适。

如果是消化不良引起的胃疼胃胀，可以适当地吃一些山楂、健胃消食片等，能缓解胃胀等问题。

胃疼胃胀还有可能是吃了忽热忽凉的食物，比如喝完热汤又喝冰镇汽水，会让胃很难受。解决办法是喝些温开水。

如果胃不舒服，还可以吃一些生花生，能中和胃酸，护理肠胃。

其实治疗胃胀最主要的还是要在生活中注意保养，避免摄食刺激性和对身体敏感的食物，同是饮食方面要有规律，细嚼慢咽，戒烟少酒；情绪稳定，放松精神，适量运动，劳逸结合。保持生活规律，饮食定时定量，易消化，进食细嚼慢咽、不易过饱，忌生冷与刺激性食物等。另外，保持良好的情绪，放松精神，适量运动，对功能性消化不良引起的腹胀很重要。

注意不要在运动前后吃东西及喝水，要相隔半小时左右；不管什么天气，不要吃冷的或喝冷的；吃过或喝过东西后不要躺着，可以小坐一下，或慢走一会儿；千万不能喝有碳酸的饮料等。

适当地多补充一些维生素。如，B族维生素：促进消化，加速人体的新陈代谢；稳定情绪，减轻精神压力，改善睡眠。维生素C：具有抗氧化，解毒的功效，减轻精神压力；促进胶原蛋白的合成，增强胃动力。复合维生素片：补充人体所需的维生素和矿物质，促进消化，加速人体的新陈代谢；加速修复受损的组织；稳定情绪，减轻精神压力。

恶心呕吐——警惕梗阻与上消化道出血

恶心和呕吐是机体的一种防御性反射活动，可将食入胃内的有害物质排出体外，从而起到保护性作用。但实际上很多呕吐并非是由摄入有害物质引起的，而且频繁和剧烈的呕吐可引起失水、电解质紊乱、酸碱平衡失调、营养障碍等情况。

恶心是一种主观的、不能被观察到的现象。常出现在呕吐之前，从咽部到胃部感到一种特有的不适感，常伴有颜面苍白、冷汗、唾液分泌增加、脉搏改变、全身无力等自主神经症状。如进一步发展则发生呕吐。

呕吐是指胃、十二指肠和空肠内容物经食管和口腔被强力驱出体外的过程。呕吐是一个复杂的反射动作，其过程可分为三个阶段，即恶心、干呕与呕吐，但有时并无恶心或干呕的先兆。呕吐不是由于胃的主动收缩引起的，是由于横膈膜上移、腹部肌肉强有力的收缩，使胸膜腔内压突然的增加并配合着胃括约肌的放松而产生的胃内容物被排出体外的过程。呕吐发生时，首先，声门关闭，呼吸暂停在吸气阶段，以防呕吐物吸入到气管造成吸入性肺炎；其次，软腭上提，腹压增加；接着食管–贲门括约肌放松，使胃内容物进入食管；最后，食管产生逆向蠕动，胃内容物由口中吐出。

下面介绍一些恶心、呕吐的症状。

1.呕吐的伴随症状

呕吐伴发热者，须注意急性感染性疾病；呕吐伴有不洁饮食或同食者集体发病者，应考虑食物或药物中毒；呕吐伴胸痛，常见于急性心肌梗死或急性肺梗死等；呕吐伴有腹痛者，常见于腹腔脏器炎症、梗阻和破裂；腹痛于呕吐后暂时缓解者，提示消化性溃疡、急性胃炎及胃肠道梗阻性疾病；呕吐后腹痛不能缓解者，常见于胆道疾患、泌尿系疾患、急性胰腺炎等；呕吐伴头痛，除考虑颅内高压的疾患外，还应考虑偏头痛、鼻炎、青光眼及屈光不正等疾病；呕吐伴眩晕，应考虑前庭、迷路疾病，基底椎动脉供血不足，小脑后下动脉供血不足以及某些药物（氨基甙类抗生素）引起的脑神经损伤。

2.呕吐的方式和特征

喷射性呕吐多见于颅内炎症、水肿出血、占位性病变、脑膜炎症粘连等所致颅内压增高，通常不伴有恶心。呕吐不费力，餐后即发生，呕吐物量少，见于精神性呕吐。

呕吐物量大，且含有腐烂食物提示幽门梗阻伴胃潴留、胃轻瘫及小肠上段梗阻等；呕吐物为咖啡样或血性见于上消化道出血，含有未完全消化的食物则提示食管性呕吐或见于神经性呕吐；含有胆汁者，常见于频繁剧烈呕吐、十二指肠乳头以下的十二指肠或小肠梗阻、胆囊炎、胆石症及胃大部切除术后等，有时见于妊娠剧吐、晕动症；呕吐物有酸臭味者，或胃内容物有粪臭味提示小肠低位梗阻、麻痹性肠梗阻、结肠梗阻而回盲瓣关闭不全或胃结肠瘘等。

3.呕吐和进食的时相关系

进食过程或进食后早期发生呕吐，常见于幽门管溃疡或精神性呕吐；进食后期或数餐后呕吐，见于幽门梗阻、肠梗阻、胃轻瘫或肠系膜上动脉压迫导致十二指肠壅积；晨时呕吐多见于妊娠呕吐，有时亦见于尿毒症、慢性酒精中毒和颅内高压症等。

泛酸胃灼热——改变生活方式可预防

胃食管反流病是由于胃内容物异常反流到食管所引起的黏膜损伤和慢性证候群。这是一种比较常见的消化道疾病，调查表明，有胃食管反流症症状的人占全部被调查人数的9%，其中患胃食管反流症的为6%。

即使是健康人在进餐之后，有时也会出现胃灼热和泛酸的现象。所以胃食管反流病及其症状是非常普遍的，应该引起重视。当一个人每次反流症状持续的时间不超过5分钟，或全天不会超过1小时，我们可以认为还不属于胃食管反流症。但如果持续的时间超过了上面的标准，最好到医院请医生给予准确的诊断。泛酸常常是空腹时出现的，而胃灼热往往在饱餐后发生。泛酸、胃灼热很常见，可是当胃食管反流的反流物通过食管进入呼吸道，却可能导致咽痛、咳嗽、吸入性肺炎、哮喘等疾病，严重时甚至出现心绞痛样胸痛，如果不能查出真正的致病原因，长期炎症的发展，会造成局部或广泛溃疡。像有的患者出现咽部的不适，嗓子里好像有东西堵着，咳也咳不出来，就是由胃食管反流引发的。许多人却当成了耳鼻喉科的问题，去治嗓子，当然效果不好。所以在出现不明原因的咽痛、哮喘、胸痛时，不妨也考虑一下胃食管反流，免得耽误治疗。

胃食管反流可能由胃部病变引起，比如：食管下端的括约肌功能出现障碍、胃排空速度减慢、食管本身的蠕动功能下降不能迅速清除反流物、胃的一部分突入胸腔形成裂孔疝、天然的抗反流屏障遭受破坏等均易发生胃食管反流。

胃食管反流也可能与饮食有关。油腻、高脂肪、高蛋白和粗纤维等不好消化的食物摄入过多是引起反流的一个重要诱因。在一项对新疆地区和北京市的胃食管反流症的比较发现，在新疆有相关症状的人要明显多于北京，因为新疆地区传统的食物，包括羊肉、奶茶等都是比较油腻和难以消化的，所以长期吃这种食物，发生胃食管反流症的可能也比较大。除了油腻食物之外，甜食也容易让人泛酸、胃灼热，所以要尽量避免吃得过量。

改变生活方式是预防泛酸、胃灼热的最好方法，尽量少吃高脂肪餐、巧克力、咖啡、糖果、红薯、土豆、芋头；严格戒烟和停止过量饮酒；少吃多餐，餐后不宜马上躺下，睡前两到三个小时最好不要进食；如果晚上容易泛酸，最好在睡眠时抬高床头10～20厘米，都会有所帮助。另外，医生认为心理因素对消化系统的影响也很大，像焦虑、抑郁都会让消化系统出现不良反应，所以在工作紧张的时候注意舒缓压力也同样重要。

厌食与拒食——养生知之要分开

老年人也许会经常慨叹，身体大不如前了，饭量也没有以前好了。如果仅仅是食量减少，但仍有旺盛的食欲这也算不得什么，如果你真的发现食欲缺乏，身体消瘦，精神略显萎靡倒是应该引起足够的重视，到医院检查。

年轻人的厌食症多是由于怕胖或心情低落而节食、拒食，或者体内激素不平衡等原因造成消瘦、营养不良甚至拒绝维持最低体重的一种心理障碍性疾病。而老年人的厌食病因比较复杂。可能与天气变化，情志刺激，神经调节功能障碍及消化功能异常有关，再如，全身性疾病及各种器官系统的疾病，如胃癌、其他肿瘤、慢性心衰、慢性支气管炎、贫血、尿毒症、老年性精神病等均可出现厌食的表现。

同样是不能吃饭，但厌食要与拒食分开。厌食首先是不愿吃饭，能吃但吃得很少，提不起食欲，或虽然想吃，但吃一点就觉得胃部饱胀不适而终止进食；而拒食者，虽有食欲，但食后即吐，直到吐到胃内空无一物，或觉吞咽困难，进食哽噎不顺，有物如鲠在喉。若见拒食，消瘦，可尽早做胃镜检查以免延误病情。

中医学认为，厌食症的发生多与脾胃相关，胃以和为贵，脾以运为健，开胃运脾为治疗厌食症的基本法则。老年人脾胃多呈现衰败之势。由于脾气衰减，胃消磨食物功能也减退，整体代谢速度减慢，旧的食物还没有消化完，进食新的食物则更是困难，所以没有食欲是相当正常的。可以根据具体情况进行辨证：如果伴有浑身乏力、便溏的症状是脾虚的表现；如果伴有胃灼热、口干等症状则是胃阴不足的表现；如果怕凉则可能是脾胃虚寒的表现。有一些小偏方不妨一试。可用鸡内金熬水炖鸡汤口服，选用山药、沙参、玉竹、甘草等调味煮汤可起到药食同源的效果。脾胃气虚者可煮山药粥，先将党参、黄芪、白术、茯苓煎水，再以药汁加入粳米、山药熬粥，补运兼施，疗效非同凡响。

调理脾胃，固护胃气是中医养生的主要原则，所以请守住你的"脾胃之气"，为脾胃加油。

打嗝不停——中医帮你解决烦恼

嗳气，又称"打嗝"，是各种消化道疾病常见的症状之一。嗳气是胃中气体上出咽喉所发出的声响，其声长而缓，古代称为噫气。人们往往容易将嗳气与呃逆相混淆，其实二者是不同的。嗳气声音"嗝……嗝……"作响，沉闷而悠长，间隔时间也较长，是气从胃中上逆；而呃逆声音"呃、呃、呃……"作响，尖锐而急促。但从中医来讲，嗳气和呃逆均为气机上逆，胃失和降的表现。西医多见于反流性食管炎、慢性胃炎、消化性溃疡和功能性消化不良等疾病。

中医学认为，嗳气的病机主要是各种原因导致的胃气上逆，治疗方面多针对病因，或是疏肝，或是补脾或是消食，并且加上降逆止呕的药物，如丁香、柿子蒂等，除了药物还可以试试针灸、穴位按摩，如攒竹、膻中等。胃气上逆打嗝不要轻视，要随时检查以防引起大的疾病。再者要注意不要生气。

吞咽困难——想吃饭也那么难

吞咽困难是指进食时胸骨后有堵胀感，食物不能顺利通过食管；或食入即吐。正常人如果在情志郁怒或匆忙间吞咽大块食物，或进食黏腻食品（如年糕、地瓜、煮鸡蛋等）也可能发生吞咽困难的现象，但如果这种现象经常发生就应引起高度重视，即时到医院就诊。

引起吞咽困难的疾病有很多，如食管癌、反流性食管炎、贲门失迟缓症及脑血管疾病等。食管癌常表现为吞咽困难呈进行性发展，从进干食发噎发展到进软食、半流食困难，以至于进流食也困难，伴随而来的是身体的逐渐消瘦。反流性食管炎常见进食后胸骨后烧灼样疼痛，并伴有反流的症状，如泛酸、反食、嗳气，以及胸痛、胃灼热等。贲门失弛缓症是食管下段括约肌弛缓障碍的一种疾病，几乎均有吞咽困难，进食时需要饮用大量的水方能将食物送下，进餐时间明显延长，如精神紧张时吞咽困难还会加重，甚至出现反食。

吞咽困难在中医上称之为"噎膈"。噎与膈有轻重之分，噎是吞咽不顺，食物哽噎而下；膈是胸膈阻塞，食物不能下咽或食入即吐。噎是膈的前驱症状，膈常由噎发展而成。

出现吞咽困难的症状，精神调理和生活调养也是必不可少的。首先，应保持精神愉快，积极配合检查，每一种症状背后都可能隐藏着多种疾病，千万不要把问题想得狭隘了，要正确认识疾病的性质，要树立同疾病做斗争的勇气和信心；其次，要保持规律的生活和饮食，不食刺激性和霉烂食物，禁烟忌酒，不食过热及腌制类食品，鼓励患者多食新鲜水果及蔬菜。这都是缓解和稳定本病的关键。此外，还应坚持积极治疗并进行适当的体育锻炼，防止病情发展，有助于缓解症状及改善预后。

经常性腹泻——嗅味可知实

腹泻分寒热虚实，怎么分辨呢？通过分辨粪便的气味就能进行判断。如便质清稀如水，毫无气味，腹痛喜温喜按此为虚证寒证；粪便黄褐而臭，臭如败卵，便中多夹有不消化食物，腹痛拒按，此为实证热证。

腹泻分为急性与慢性两种。急性腹泻多伴有发热呕吐，多见于饮食不当、食物中毒、急性传染病、过敏性疾病及化学药品中毒等。此时需要补液、抗感染对症治疗。不要小看补液，当剧烈的腹泻、呕吐之后，再加上进食不好，发热等因素会损失大量的水分，轻则出现脱水；重则出现严重的离子紊乱。慢性腹泻病期较长，病程多在3个月以上。症状轻者，乃由急性腹泻未及时治愈而造成，且以胃肠性疾病为主。症状重者，每餐必泄，消瘦，久之出现严重的营养不良。本病一年四季均可发生，但以夏秋两季较为多见，夏秋之际中医称之为长夏，脾气主之，泻为湿邪作祟，由此可知，泄泻为病在脾，脾虚则湿盛，故治泻重在调脾。

中医学认为，腹泻主要由于湿盛与脾胃功能失调所致。运用中药调治首先要排除肠道肿瘤性疾病——长期腹泻，或伴腹痛、排便不畅、消瘦、大便色黑或有脓血，血常规提示贫血，肠道肿瘤的报警症状一旦出现，应立即采取肠镜检查以免延治误治。

便秘——脾之过，莫放过

随着人们饮食结构的改变，食物越发精细化，生活节奏加快，精神压力增大，相反体育运动明显减少，致使便秘的发病率呈上升趋势。

便秘按发病机制主要分为两大类：慢传输型和出口梗阻型。

（1）慢传输型便秘：是由于肠道收缩运动减弱，使粪便从盲肠到直肠的移动减慢，或由于左半结肠的不协调运动而引起。最常见于年轻女性，在青春期前后发生，其特征为排便次数减少（每周排便少于1次），少便意，粪质坚硬，因而排便困难；肛直肠指检时无粪便或触及坚硬粪便，而肛门外括约肌的缩肛和用力排便功能正常；全胃肠或结肠传输时间延长；缺乏出口梗阻型的证据，如气囊排出试验和肛门直肠测压正常。增加膳食纤维摄入与渗透性通便药无效。糖尿病、硬皮病并发的便秘及药物引起的便秘多是慢传输型。

（2）出口梗阻型便秘：是由于腹部、肛门直肠及骨盆底部的肌肉不协调导致粪便排出障碍。在老年患者中尤其常见，其中许多患者经常规内科治疗无效。出口梗阻型可有以下表现：排便费力、不尽感或下坠感，排便量少，有便意或缺乏便意；肛门直肠指检时直肠内存有不少泥样粪便，用力排便时肛门外括约肌可能呈矛盾性收缩；全胃肠或结肠传输时间显示正常，多数标记物可潴留在直肠内；肛门直肠测压显示，用力排便时肛门外括约肌呈矛盾性收缩或直肠壁的感觉阈值异常等。很多出口梗阻型便秘患者也合并存在慢传输型便秘。

中医学认为，导致便秘的原因有很多，肺脾肾功能异常都会出现便秘，但是生为后天之本，主司运化的脾在各种便秘中总是难辞其咎。中医对便秘的认识：肠道好像一条河流，粪便是河流里的小船，如果河流顺畅，则大便正常。各种原因导致小船在河流里搁浅，最后的表现就是便秘。小船在河中航行的动力源于气，脾为气血生化之源，当脾虚时小船的动力来源就减少了，运行速度也就降低，甚至停止，出现便秘，这种情况叫作"气虚便秘"，主要表现为排便无力，老年人、久病卧床的人多见。再如，河道的通畅与否与其平日的养护工作有关，肠道的濡润通利也是需要充足的血液供养的，因此血虚的人就会因肠失濡养而出现便秘，此时"气血生化之源"的脾便要承担主要责任，这种情况叫作"血虚便秘"，主要有便秘与血虚的表现同见。中医辨证施治，对于上述情况出现的便秘主要以补脾益气养血为主要原则，应用健脾益气、养血补脾的药物进行针对性的调理。

需要提醒大家注意的是，便秘不是只要吃泻药这样简单的。那么怎么解决便秘呢？首先是泻药强度不断升级，并且剂量在不断加大；再者，久用泻药肠道越发干燥，便秘症状逐渐加重，最终肠镜下显示为结肠黑变病；有些患者以清肠的方法口服硫酸镁或甘露醇，结果造成严重的离子紊乱；还有患者多日未排便，自服峻下之药物，不仅无排便，反而出现剧烈呕吐、腹痛等现象，结果经检查诊断为急性肠梗阻，严重者必须开腹手术治疗。

黑便、鲜血便——莫要等闲视之

便血或黑便可称为黑便、便后滴血或鲜血便，血可与粪便混或不混，主要视出血部位高低、出血量多少而定。黑便提示出血部位较高（离肛门远）。不论哪一种出血，都说明病变处血管有破裂，轻者为痔核、肛裂或黏膜损伤，重者可能是息肉、炎症、溃疡或肿瘤。

哪些原因会引起便秘呢？

（1）消化道疾病：为便血最常见原因，包括食管静脉曲张、食管异物、溃疡病、急性胃炎、胃黏膜脱垂、肠套叠、出血性坏死性小肠炎、绞窄性肠梗阻、美克耳憩室、肠息肉、肛裂等。

（2）血液疾病：新生儿出血症、血友病、白血病、再生障碍性贫血、血小板减少及过敏性紫癜等。

（3）其他全身感染性疾病：如败血症、伤寒等，新生儿吞入母亲产道血或乳头破裂的血，鼻、咽、齿龈出血的吞入等。

（4）食物或药物的影响：某些食物和药物也可引起大便颜色的变化，有时容易与便血混淆。如夏天吃大量西瓜和西红柿后可以使大便颜色变红，贫血小儿服用铁剂后大便可发黑，食用了动物的血、肝和较多的肉类或服用铁剂、碳剂后，大便颜色也可发黑。

如何辨别黑便呢？

黑便一般是指外观呈乌黑色糊状、少粪臭味而有血腥味、表面有油性光泽的大便，由于与柏油（沥青）形状相似，故也称柏油样便。黑便通常是由上消化道出血造成的。当血中的红细胞在肠道内分解时，血红蛋白铁在胃酸和肠道大肠杆菌等细菌的作用下，与粪便中的硫化物结合成为黑色的硫化铁，使粪便变黑；而且硫化铁刺激肠壁，使黏膜分泌大量黏液，大便因此呈现出像柏油似的油性光泽。

正常人大便的颜色一般为黄色、浅褐色或深褐色。不论大便稀稠，若表现为黑色，从淡墨汁黑到柏油棕黑，均称为黑便。一般说来，出现黑便表明上消化道有出血的情况，我们姑且叫"真黑便"。

但有些黑便，却不是因出血所致，如服过补血的铁剂、治疗胃病的铋剂和活性炭末（片）、某些中药，还有吃过动物血如羊血、猪血等。这些不是因出血引起的黑便，我们姑且称之为"假黑便"。

真黑便：特别在量较多时，呈亮黑色，像铺马路用的沥青，患者大多有病史，如胃痛、溃疡病、肝硬化，或服过某些伤胃的消炎药。患者可伴有心慌、心率快、晕倒、面色苍白等症状（只有重度时才出现）。但有极少数患者并无症状。

假黑便：黑色多呈暗灰、暗黑，除吃过动物血外，很少发亮，有服药或吃血制品史。拉黑便的时间多在3~4天，无其他任何症状。

第三章　健脾吃对比吃好更重要

保养脾胃，从饮食开始

掌握食物属性

"四气""五味"是中医研究药物药性的一套理论。它通过对药物寒、热、温、凉的药性和酸、甘、辛、苦、咸的药味，来分析药物的作用特性。后来又发展了药物归经学说，丰富了中医的药学理论。食物同样也有"四气"和"五味"。饮食中要学着合理搭配食物的"四气""五味"，才能吃出强壮的身体。

1.四气

所谓"四气"，即指饮食具有寒、热、温、凉四种性质。另有不寒不热、不温不凉的饮食，属于平性。

凡适用于热性体质和病症的食物，就属于凉性或寒性食物。如适用于发热、口渴、烦躁等症象的西瓜；适用于咳嗽、胸痛、痰多等症象的梨等就属于寒凉性质的食物。

温性或热性与凉性或寒性相反，凡适用于寒性体质和病症的食物，就属于温性或热性食物。如适用于风寒感冒、发热、恶寒、流涕、头痛等症象的生姜、葱白、香菜；适用于腹痛、呕吐、喜热饮等症象的干姜、红茶；适用于肢冷、畏寒、风湿性关节痛等症象的辣椒、酒等都属于温热性质的食物。

平性食物的性质介于寒凉和温热性质食物之间，适合于一般体质，寒性、热性病症的人都可选用。平性食物多为一般营养保健品。如米、面、黄豆、山芋、萝卜、苹果、牛奶等。

从历代中医食疗书籍所记载的300多种常用食物分析，平性食物居多；温、热性次之；寒、凉性居后。一般来说，各种性质的食物除具有营养保健功效之外，寒凉性食物属于阴性，有清热、祛火、凉血、解毒等功效；温热性食物属于阳性，有散寒、温经、通络、助阳等功效。

夏天宜多吃一点平、寒、凉的食物，如常见的豆类、木耳等。凉性食物中豆腐比较常见，还有冬瓜、丝瓜。寒性食物就是苦瓜、番茄、西瓜等。

平性食物有：大米、黄豆、黑芝麻、花生、土豆、白菜、圆白菜、胡萝卜、洋葱、黑木耳、柠檬、猪肉、猪蹄、鸡蛋、鱼肉中的鲤鱼、鲫鱼、黄鱼、鲳鱼。另外，我们饮用的牛奶也属于平性食物。

凉性食物有：荞麦、玉米、白萝卜、冬瓜、蘑菇、芹菜、莴笋、油菜、橙子、苹果等等。

2.五味

"五味"，即指饮食所含的酸、苦、甘、辛、咸五种味道。另外，有淡与涩两种味道，古人认为"淡味从甘，涩味从酸"，故未单独列出来，统以"五味"称之。饮食的味道不同，其作用自有区别。

（1）酸味的食物。具有收敛、固涩、安蛔等作用。例如，碧桃干（桃或山桃未成熟的果实）能收敛止汗，可以治疗自汗、盗汗；石榴皮能涩肠止泻，可以治疗慢性泄泻；酸醋、乌梅有安蛔之功，可治疗胆道蛔虫症等。

（2）苦味的食物。具有清热、祛火等作用。例如，莲子心能清心祛火、安神，可治心火旺引起的失眠、烦躁之症；茶叶味苦，能清心提神、消食止泻、解渴、利尿、轻身明目，为饮品中之佳品。

（3）甘味的食物。具有调养滋补、缓解痉挛等作用。例如，大枣能补血、养心神，配合甘草、小麦为甘麦大枣汤，可治疗悲伤欲哭、脏燥之症；蜂蜜、饴糖均为滋补之品，前者尤擅润肺、润肠，后者尤擅建中气、解痉挛，临症宜分别选用。

（4）辛味的食物。具有发散风寒、行气止痛等作用。例如，葱、姜擅散风寒、治感冒；香菜能透发麻疹；胡椒能祛寒止痛；茴香能理气、治疝痛；橘皮能化痰、和胃；金橘能疏肝、解郁等。

（5）咸味的食物。具有软坚散结、滋阴潜降等作用。例如，海蜇能软坚化痰；海带、海藻能消瘿散结气，常用对治甲状腺肿大有良好功效。早晨喝一碗淡盐水，对治疗习惯性便秘有润降之功。

食补也要根据人体阴阳偏盛、偏衰的情况，依据"四性""五味"原则，有针对性地进补，以调整脏腑功能的平衡。只有这样的食补才能相宜，达到预期的效果。

五味入五脏，五味均衡保健康

中医认为：食物的五味可以补益五脏，五味分别进入各自所亲和的脏，酸味的食物入肝，苦味入心，甘味入脾，辛味入肺，咸味入肾。从这段话可以得到两个结论：首先，五脏是食疗与食补的直接受益者，也就是说，各种味道的食物首先要通过五脏来对身体起作用；其次，中医将多种多样的食物划分为五种，即酸、苦、甘、辛、咸五味，五味分别入五脏，对应肝、心、脾、肺、肾来起作用。那怎样对应呢？

（1）酸入肝：酸味食物有增强消化功能和保护肝脏的作用。常吃不仅可以帮助消化，杀灭胃肠道内的病菌，还有防感冒、降血压、软化血管的功效。以酸味为主的酸梅、石榴、番茄、山楂、橙子，均含有维生素C，可防癌、抗衰老、防治动脉硬化。

（2）苦入心：古有良药苦口之说，中医认为苦味食物能泄、能燥、能坚阴，具有除湿和利尿的作用。像橘皮、苦杏仁、苦瓜、百合等，常吃能防止毒素的积累，防治各种疮症。

（3）甘入脾：性甘的食物可以补养气血、补充热量、解除疲劳、调胃解毒，还具有缓解痉挛等作用。如红糖、桂圆肉、蜂蜜、米面食品等，都是补甘食物的不错的选择。

（4）辛入肺：中医认为辛味食物有发汗、理气的功效。人们常吃的葱、姜、蒜、辣椒、胡椒，均是以辛味为主的食物，这些食物既能保护血管，又有调理气血、疏通经络的作用，经常食用，可预防风寒感冒，但患有痔疮便秘、肾经衰弱者不可食用。

（5）咸入肾：咸为五味之冠，百吃不厌。中医认为咸味食物有调节人体细胞和血液渗透、保持正常代谢的功效。咸味有泄下、软坚、散结和补益阴血等作用。如盐、海带、紫菜、海蜇等属于优质的咸味食品。

除了五味，中医还用五色来对食物进行分类。中医血上所说的五色，是指青、红、黄、白、黑五种颜色，黄色适应甘味、青色对应酸味、黑色对应咸味、红色对应苦味、白色对应辛味。可见，酸、苦、甘、辛、咸五味分别对应青、红、黄、白、黑五色，五种色味分别入五脏，并在人的生命活动中发挥着重要的作用。只要这五种色味分别相和，彼此相宜，便有利于人体的和谐。五色也与五脏有着特定的对应关系，我们可以通过对不同颜色食物的摄取来补养五脏。

（1）肝色青：宜食糙米、牛肉、枣、葵；青色应肝，所以想要面色红润，不宜以素食为主。

（2）心色红：宜食小豆、犬肉、李、韭；红色应心，故而想要面若桃花，可补以维生素C丰富的食物，如番茄、橘子、红苹果。

（3）肺色白：宜食麦、羊肉、杏、韭；白色应肺，想肌肤美白，可常食富含蛋白质的食物，如豆浆、牛奶一类。

（4）脾色黄：宜食大豆、栗；黄色应脾，所以面色暗沉的人，可辅以黄色、味甘的食物，如胡萝卜、蛋黄等。

（5）肾色黑：宜食肌肉、桃、葱；黑色应肾，所以肤色较深的人少吃色素添加过多的食物。

所以，五色养五脏，本味补本虚。青色、味酸的食物入肝，食之可养肝；红色、味苦的食物入心，食之可养心；黄色、味甘的食物入脾，食之可健脾胃；白色、味辛的食物入肺，食之可益肺金；黑色、味咸的食物入肾，食之可补肾精。需要注意的是，中医上所说的味甘，并不等同于甜食；味咸，也并非专指盐；青色，可泛指绿色；黑色，其实不一定要多么黑，颜色深的也可算在内。

那么我们怎样选择食物呢？

根据味道来选择食物。也就是口感的喜好，因为嘴巴的喜好通常都是身体的需要。一个体质虚寒的人，自然会喜欢喝热汤、吃生姜，为什么呢？中医认为，生姜性微温，味辛，归肺脾胃经，食之可祛湿与发散风寒，起到润肺补脾的作用。夏天天气炎热时，人们通常都懂得选择苦瓜、野菜等食物来败火，而不愿吃甜腻的食物。因为苦味入心，可降心火，而甘味温补，与夏季炎热的气候刚好相悖。也可以根据五色来选择食物。

饥饱无常，脾胃受损的导火索

饮食要讲科学，食不可求饱，也不可过饥。那究竟吃到什么程度才算正好呢？无数的事实证明，每顿饭吃七八分饱是最舒服的。口中还留有食物味道，让人回味无穷。

中医讲，脾胃有三怕：一怕生，二怕冷，三怕撑。前面我们讲过，生冷的食物，如各种冰冻饮料、雪糕、生的蔬菜水果等，会带着寒气进入身体，最容易伤及脾胃。除此之外，脾胃还最怕撑，平时你如果经常是饥一顿、饱一顿的，脾胃肯定受不了。

可以说，平时的饮食饥饱失常是我们脾胃受损的导火索。有一位白领朋友，平时工作特别忙。他常向我说起他的胃。他的胃有时特别难受，心中有一阵阵的燥热，有时还会有酸水涌出，让他有一种快窒息的感觉。平时自己也只是拿一些健胃药顶着，吃完药后还是如往常一样加班工作。我多次劝他要注意身体，他只是苦笑，没办法啊！后来我发现他的饮食也非常不规律，有时早餐不吃，有时午餐省略，只等到晚上回家后才大吃晚餐。经常是这样饥一顿，饱一顿的。我就明确对他说，如果你不改变你的饮食习惯，你这个病好不了。

像我朋友这样饥饱失常又忙于工作的人，在现实生活中太多了。而饥饱失常必然导致脾胃受伤，脾胃受损，自然疾病丛生。《素问·痹论》中有一句话极为经典："饮食自倍，肠胃乃伤。"其中的意思很明显，吃得太多了就会损伤我们的肠胃。明代医著《医学正传》一书在"胃脘痛"一节就有这样的论述："致病之由，多由纵恣口腹，喜好辛酸，恣饮热酒，复餐寒凉生冷，朝伤暮损，日积月深……故胃脘疼痛。"可以看出，饮食无节制，时饥时饱，过饥过饱，或偏食，或进食不洁食物，都是胃痛发生的重要原因。

生活中，还有一些人片面地理解食物的营养价值，认为什么食物的营养价值高，就应该多吃点，这样身体就会好，结果饮食无度反伤胃气。

中医养生学十分重视养生的尺度，养生追求的是一种"适中"，超过一定限度的东西，无论是外界的还是自身的都会出问题。如果偶尔吃得过饱，进餐半小时后，一定要进行必要的体育运动，如散散步、打打太极拳等，都是不错的选择。

吃得好才是福，脾胃最喜欢细碎的食物

想要减少脾胃的负担，就要细嚼慢咽，最好坐下来，像老奶奶一样，从容地、慢慢地吃掉桌上的食物。

周围的人常问我脾胃平时喜欢什么样的食物？脾胃最喜欢吃细碎的食物，吃东西时细嚼慢咽可以减轻脾胃的工作量，不至于把它累坏了。

现代人吃饭的速度也跟着越来越快了，不管是大鱼大肉，还是蔬菜水果，大多放到嘴里还没有嚼几口就直接进去了。用"囫囵吞枣"来形容现代人的饮食特点，一点儿都不无过。为什么会这样啊？他们急啊，急着上班，急着工作，急着喝酒，急着打麻将……所有的一切都是快节奏的。

可以说，快节奏的生活让现代人的脾胃直接受累。想要减少脾胃的负担，就要细嚼慢咽，就要坐下来，像老奶奶一样，从容地、慢慢地吃掉桌上的食物。

国外医学史上曾经有这样一段记载：有一位学者根据自己的理论亲自进行试验：他每餐不过30口，但每口食物都要反复咀嚼，直到嚼得很细很细才咽下肚。数十年过去了，他虽然变得老了，然而他的健康状况却明显好于同龄人。可以看出，细嚼慢咽于我们的身体极为有益。

《医说》中指出："食不欲急，急则伤脾，法当熟嚼令细。"《养病庸言》中也说："不论粥饭点心，皆宜嚼得极细咽下。"明朝的《昨非庵日纂》曰："吃饭须细嚼慢咽，以津液送之，然后精味散于脾，华色充于肌。粗快则只为糟粕填塞肠胃耳。"你若想进一步证实慢食的学问，还请翻开犹太教法典，书中曰："慢食者长寿。"因此，我们要养护脾胃，在食物的选择上一定要选择易消化、温度适宜、不烫不凉，可口的食物；在进食方式上，要严格遵守细嚼慢咽的原则。

此外，对于一些脾胃虚弱的人来说，平时吃一些粥汤类和细碎稀软的食物是很好的养护方法。你看，那些刚出生的小孩，脾胃的功能都是比较弱的，所以他们在刚出生时只能靠母乳喂养，然后才慢慢地去喝粥，再去吃一些细碎稀软的食物，直到生长发育到一定程度，脾胃功能健全了才能吃干饭。

养胃有良方，饭前喝口汤

常言说："饭前先喝汤，胜过良药方。"这话是有科学道理的。这是因为，从口腔、咽喉、食道到胃，犹如一条通道，是食物必经之路，吃饭前，先喝几口汤（或进一点水），等于给这段消化道加点"润滑剂"，使食物能顺利下咽，防止干硬食物刺激消化道黏膜。

吃饭时，中途不时进点汤水也是有益的。因为这有助于食物的稀释和搅拌，从而有益于胃肠对食物的消化和吸收。若饭前不喝汤，吃饭时也不进汤水，则饭后会因胃液的大量分泌使体液丧失过多而产生口渴，这时才喝水，反而会冲淡胃液，影响食物的消化和吸收。

有营养学家认为，养成饭前吃饭时不断进点汤水的习惯，还可以减少食道炎、胃炎等的发生。同时发现，那些常喝各种汤、牛奶和豆浆的人，消化道也最易保持健康状态。如果吃饭时将干饭或硬馍泡汤吃却不同了。因为我们咀嚼食物，不但要嚼碎食物，便于咽下，更重要的是要用唾液把食物润湿，而唾液会由不断的咀嚼产生，唾液中有许多消化酶，并有帮助消化吸收及解毒

等生理功能，对健康十分有益。而汤泡饭由于饱含水分，松软易吞，人们往往懒于咀嚼，未经唾液的消化过程就把食物快速吞咽下去，这就给胃的消化增加了负担，日子一久，就容易导致胃病的发作。所以，不宜常吃汤泡饭。

当然，饭前喝汤有益健康，并不是说喝得多就好，要因人而异，也要掌握进汤时间。一般中晚餐前以半碗汤为宜，而早餐前可适当多些，因一夜睡眠后，人体水分损失较多。进汤时间以饭前20分钟左右为好，吃饭时也可缓慢少量进汤。总之，进汤以胃部舒适为度，饭前饭后切忌"狂饮"。

脾易磨运，乃化精液——食物养脾

糯米——温补脾胃养正气

中医认为，糯米味甘、性温，能够补养人体正气，吃了后会周身发热，起到御寒、滋补的作用，最适合在冬天食用。

糯米是一种营养价值很高的谷类食品，除含蛋白质、脂肪、碳水化合物外，还含丰富的钙、磷、铁、维生素B_1、维生素B_2等。中医认为，糯米性味甘温、入脾肾肺经，具有益气健脾、生津止汗的作用。夏天饮食讲究调理脾胃，吃点糯米非常有好处。

对中气虚脾胃弱，甚至经常腹泻的人来说，糯米有很好的补益作用。与山药熬粥，可强健脾胃；加莲子同熬，可温中止泻；食欲不振的，可将糯米与猪肚同煮而食，方法是将糯米浸泡半小时后，装到猪肚内，炖熟后吃肉喝汤，内装的糯米取出晾干，分次食用。

糯米含钙高，有补骨健齿的作用。可将黑糯米浸泡后装入布袋，用线扎紧，然后与猪骨等一起炖煮，熟后喝汤，再将袋中糯米取出，分数次煮粥吃，有养胃的作用。

此外，常吃黑糯米还有补肾的作用。黑糯米煮枸杞，可治肝肾虚引起的头晕耳鸣、腰膝酸软等，黑糯米还可以使头发乌黑发亮，与桑葚、黑芝麻同煮效果最好。

需要注意的是，糯米不易消化，老人、小孩不宜多吃。另外，糯米有收敛作用，如吃糯米导致便秘，可以喝点萝卜汤化解。

小米——补脾胃的好选择

小米，亦称粟米，古代叫禾。我国北方通称谷子，去壳后叫小米。小米原产于中国北方黄河流域，中国古代的主要粮食作物，所以夏代和商代属于"粟文化"。粟生长耐旱，品种繁多，俗称"粟有五彩"，有白、红、黄、黑、橙、紫各种颜色的小米，也有黏性小米。中国最早的酒也是用小米酿造的。

由于小米不需精制，它极好地保存了自身营养成分。小米的营养价值很高，每100克小米含蛋白质9.7克，脂肪1.7克，碳水化合物76.1克。一般粮食中不含有的胡萝卜素，小米每100克含量达0.12毫克，维生素B_1的含量位居所有粮食之首。

小米，正如李时珍在《本草纲目》所说"治反胃热痢，补虚损，开肠胃"。实际上，无论是反胃、热痢、虚损都与脾胃功能欠佳有关，所以小米最主要的功效，就是补脾胃。

小米为什么能补脾胃。通常说甘味入脾，黄色入脾，从五色上来讲，小米是黄色的，从味觉上来讲，小米味甘而咸，因此中医说小米能"和胃温中"。

中医认为小米味甘、咸，入肾、脾、胃经，食小米有利于调理脾胃，防治呕吐；滋阴养血，安神安眠的作用。小米因富含维生素B_1、维生素B_2等，具有防止消化不良及口角生疮的功效；小米还有减轻皱纹、色斑色素沉着，防止衰老的功效。

小米被称为五谷之首，也是五谷中营养最全面的。它最重要的作用是补益脾胃。脾胃是后天之本。"人食五谷而化精"靠的是什么？就是脾胃。脾胃调和，其他的内脏才有营养来源。因此，养脏先养脾。养脾可常吃小米。

小米适合人群：一般人均可食用，特别适用于老人、病人和产妇。是老人、病人、产妇适宜的滋补品；而气滞者忌用小米；素体虚寒，小便清长者少食。

小米食疗作用：胃喜温不喜凉，因此，有温补作用的小米对脾胃虚寒的人无疑是良药。儿童大多脾虚，很容易拉肚子，用新鲜的小米煮粥，取上层米油喂食儿童，很快就能痊愈，经常食用可以健胃补脾，防止拉肚子。老人经常食用小米粥，可补中益气、益寿延年。产妇最补益的食物是小米粥而不是鸡汤。手术、病后等体虚之人，也可食用小米粥以养脾。陈小米味苦，性寒，具有健脾和胃、补益虚损、和中益肾、除热、解毒之功效；主治脾胃虚热、反胃呕吐、消渴、泄泻。

小米最常见的做法就是熬粥。小米粥营养丰富，有"代参汤"的美称。小米可单独煮熬，亦可与大枣、赤小豆、地瓜、莲子、山药、百合、南瓜等，熬成风味各异的滋补品。

粳米——健脾养胃补益气

粳米又称大米，是由稻子的籽实脱壳而成。它是我国人民特别是南方居民的主食。无论是家庭用餐还是去餐馆，米饭都是必不可少的。

大米含有人体必需的淀粉、蛋白质、脂肪、维生素B_1、维生素B_2、烟酸、维生素C及钙、磷、铁等营养成分，可以提供人体所需的营养、热量。

大米中的蛋白质主要是米精蛋白，氨基酸的组成比较完全，人体容易消化吸收，但赖氨酸含量较少，而糙米中的无机盐、膳食纤维，B族维生素（尤其是维生素B_1）含量都比精米高。

中医认为粳米性味甘平，具有健脾养胃、补血益气、益精强志、补五脏、通血脉、聪耳明目、止烦、止渴、止泻的良好功效。

米饭，尤其是糙米饭，因其所含维生素B_1、维生素E和膳食纤维等比精米要高得多，可以预防脚气病和皮肤粗糙症，故吃糙米比精米更有利于健康。

米粥和米汤能生津止渴、补脾益胃，又可增液填精，人人皆可食，尤其适宜老人、小孩、产妇、病人及身体虚弱者食用。

糖尿病患者不宜多喝大米粥，因为大米粥消化吸收得快，血糖也会随之升高。炒米香燥，里热盛者忌食。

薏米——减轻肠胃负担

薏米，又称"薏仁""苡仁""苡米""薏仁米""薏苡米""药玉米"等。薏米是我国古老的食药皆佳的粮种之一。民间对薏米早有认识，做饭食为佳馔，并视其为名贵中药，在药膳中应用很广泛，被列为宫廷膳食之一。

薏米的营养价值较高，含蛋白质13.7%、脂肪5.4%、碳水化合物64.7%。所含蛋白质远比米、面高。人体必需的8种氨基酸齐全，且比例接近人体需要。脂肪中含有丰富的亚油酸；所含B族维生素和钙、磷、铁、锌等无机盐也十分可观。而且它还具有容易被消化吸收的特点，对减轻胃肠负担、增强体质有益。此外，薏米还含有药用价值很高的薏醇，这些特殊成分，也就是薏米具有防癌作用的奥秘所在。

薏米有哪些营养功能呢？

（1）薏米因含有多种维生素和矿物质，有促进新陈代谢和减少胃肠负担的作用，可作为病中或病后体弱患者的补益食品。

（2）经常食用薏米食品对慢性肠炎、消化不良等症也有效果。

（3）增强肾功能，并有清热利尿作用，因此对水肿病人也有疗效。

（4）防癌：其抗癌的有效成分中包括硒元素，能有效抑制癌细胞的增殖，可用于胃癌、子宫颈癌的辅助治疗。

（5）减少肿瘤：健康人常吃薏米，能使身体轻捷，减少肿瘤发病概率。

（6）美容：薏米中含有一定的维生素E，含有丰富的蛋白质分解酵素，是一种美容食品，常食可以保持人体皮肤光泽细腻，消除粉刺、色斑，改善肤色，并且它对于由病毒感染引起的赘疣等有一定的治疗作用。

（7）防治脚气病：薏米中含有丰富的B族维生素，对防治脚气病十分有益。

（8）降血糖：可起到扩张血管和降低血糖的作用，特别是对高血压、高血糖有特殊功效。

（9）抑制骨骼肌的收缩：薏苡仁可抑制骨骼肌收缩，能减少肌肉之痉缩，缩短其疲劳曲线；

能抑制横纹肌之收缩。

（10）镇静、镇痛及解热：对风湿痹痛患者有良效。

（11）身体常觉疲倦没力气的人，可以多吃。

高粱——补气清胃之高手

高粱，俗称蜀黍、芦稷、荻草、荻子、芦穄、芦粟等，属于禾本科高粱属一年生草本，是古老的谷类作物之一。高粱的种类甚多，按高粱穗的外观色泽，可以分为白高粱、红高粱、黄高粱等，按品种和性质可分为黏高粱和粳高粱。高粱的果实称为高粱米，一般含淀粉60%~70%。每100克高粱米中含蛋白质8.4克，脂肪2.7克，碳水化合物75.6克，钙7毫克，粗纤维0.3克，灰分0.4克，钙17毫克，磷188毫克，铁4.1毫克，烟酸0.6毫克，维生素 B 10.4毫克、维生素B₂0.16毫克。每100克高粱米的热量为1525.7千焦。

高粱蛋白质含量略高于玉米，同样品质不佳，缺乏赖氨酸和色氨酸，蛋白质消化率低，原因是高粱醇溶蛋白质的分子间交联较多，而且蛋白质与淀粉间存在很强的结合键，致使酶难以进入分解。

脂肪含3%，略低于玉米，脂肪酸中饱和脂肪酸也略高，所以，脂肪熔点也略高些。亚油酸含量也较玉米稍低。高粱加工的副产品中粗脂肪含量较高。风干高粱糠的粗脂肪含量为9.5%左右，鲜高粱糠为8.6%左右。酒糟和醋渣中分别为4.2%和3.5%。籽粒中粗脂肪的含量较少，仅为3.6%左右，高粱秆和高粱壳中含量也较少。

无氮浸出物包括淀粉和糖类，是饲用高粱中的主要成分，也是畜禽的主要能量来源，饲用高粱中无氮浸出物的含量变化于17.4%~71.2%之间。高粱秆和高粱壳中的粗纤维较多，其含量分别为23.8%和26.4%左右。淀粉含量与玉米相当，但高粱淀粉颗粒受蛋白质覆盖程度高，故淀粉的消化率低于玉米，有效能值相当于玉米的90%~95%。高粱秆和高粱壳营养价值虽不及精料，但来源较多，价格低廉、能降低饲养成本。

矿物质与维生素矿物质中钙，磷含量与玉米相当，磷为40%~70%，为植酸磷。维生素中维生素B₁、维生素B₆含量与玉米相同，泛酸、烟酸、生物素含量多于玉米，但烟酸和生物素的利用率低。据中央卫生研究院分析，每千克高粱籽粒中含有维生素B₁1.4毫克，维生素B₂0.7毫克，烟酸6毫克。成熟前的高粱绿叶中粗蛋白质的含量约13.5%，维生素B₂的含量也较丰富。高粱的籽粒和茎叶中都含有一定数量的胡萝卜素，特别是做青饲或青贮时含量较高。

单宁属水溶性多酚化合物，也称鞣酸或单宁酸。单宁具有强烈的苦涩味，影响适口性；丹宁能与蛋白质和消化酶结合，影响蛋白质和氨基酸的利用率。

高粱有一定的药效，具有和胃、健脾、消积、温中、涩肠胃、止霍乱的功效。高粱中含有单宁，有收敛固脱的作用，患有慢性腹泻的病人常食高粱米粥有明显疗效，但大便燥结者应少食或不食高粱。高粱不仅供直接食用，还可以制糖、制酒。高粱根也可入药，平喘、利尿、止血是其特长。它的茎秆可榨汁熬糖，农民叫它"甜秫秸"。

红薯——"土人参"

红薯，又名白薯、甘薯、番薯、山芋、地瓜等。它味道甜美、营养丰富，又易于消化，可供给大量的热量，有的地区还将它作为主食。此外，它还有着"土人参"的美誉。

中医认为，红薯有"补虚乏，益气力，健脾胃，强肾阴"的功效，使人"长寿少疾"。还能补中、和血、暖胃、肥五脏等。当代《中华本草》说其："味甘，性平，归脾、肾经。""补中和血、益气生津、宽肠胃、通便秘。主治脾虚水肿、疮疡肿毒、肠燥便秘。"

红薯含有丰富的淀粉、膳食纤维、胡萝卜素、维生素A、B族维生素、维生素C、维生素E以及钾、铁、铜、硒、钙等10余种微量元素和亚油酸等，营养价值很高，被营养学家们称为营养最均衡的保健食品。这些物质能保持血管弹性，对防治老年习惯性便秘十分有效。遗憾的是，人们大多以为吃红薯会使人发胖而不敢食用。其实恰恰相反，吃红薯不仅不会发胖，相反能够减肥、健美、防治亚健康、通便排毒。每100克鲜红薯仅含0.2克脂肪，产生414千焦热量，大概为100克大米的1/3，是很好的低脂肪、低热量食品，同时又能有效地阻止糖类变为脂肪，有利于减肥、健美。

红薯含有大量膳食纤维，在肠道内无法被消化吸收，能刺激肠道、增强蠕动、通便排毒，尤其对老年性便秘有较好的疗效。

红薯的不足之处，是缺少蛋白质和脂质，但是今天人们生活富裕了，已经不再把红薯作为主食，它缺少的营养物质完全可以通过其他膳食加以补充。

红薯含有的赖氨酸，比大米、白面要高得多，还含有十分丰富的胡萝卜素，可促使上皮细胞正常成熟，抑制上皮细胞异常分化，消除有致癌作用的氧自由基，阻止致癌物与细胞核中的蛋白质结合，促进人体免疫力增强。

吃红薯要讲科学，否则吃后难以消化，还会出现腹胀、胃灼热、打嗝、泛酸、排气等不适感。

豇豆——健胃和五脏

豇豆，又称角豆、姜豆、带豆、饭豆、腰豆等，为豆科植物豇豆的种子。分为长豇豆和饭豇豆两种。长豇豆一般作为蔬菜食用，饭豇豆一般作为粮食煮粥食用，或者制成豆沙食用。

豇豆含有蛋白质、脂肪、糖类、钙、磷、铁、膳食纤维、维生素B_1、维生素B_2及烟酸等营养成分。

李时珍在《本草纲目》说道，豇豆能中益气，补肾健胃，和五脏，调营卫，生精髓，止消渴，吐逆，泻痢，小便数。

中医认为豇豆性平，味甘、咸，无毒。具有调中益气、健脾补肾之功效。对泌尿系统的一切疾病都具有一定的疗效，同时，对遗精及一些妇科疾病也有辅助疗效。

豇豆的磷脂有促进胰岛素分泌，参加糖代谢的作用，是糖尿病人的理想食品。

豇豆所含的维生素B_1能维持正常的消化腺分泌和胃肠道蠕动的功能，抑制胆碱酯酶活性，可帮助消化，增进食欲。

豇豆中所含维生素C能促进抗体的合成，提高机体抗病毒的作用。

莲子——养心补脾

中医认为莲子性平味甘、涩，入心、肺、肾经。具有补脾、益肺、养心、益肾和固肠等作用。

莲子能清心醒脾，补脾止泻，养心安神明目、补中养神，止泻固精，益肾涩精止带。滋补元气。从临床应用上看，莲子适用于轻度失眠人群，如不见效，可适当使用安定控制，但不可长期服用。长期服用安定对身体有较大伤害，如患者产生药物依赖性，另外，失眠患者应该培养起较好的生活习惯，如晚饭后多散步、平常多运动等等，这些对于睡眠的恢复均有很好的帮助。

莲子的营养价值较高，含有丰富的蛋白质、脂肪和碳水化合物，莲子中的钙、磷和钾含量非常丰富，除可以构成骨骼和牙齿的成分外，还有促进凝血，使某些酶活化，维持神经传导性，镇静神经，维持肌肉的伸缩性和心跳的节律等作用。丰富的磷还是细胞核蛋白的主要组成部分，帮助机体进行蛋白质、脂肪、糖类代谢，并维持酸碱平衡，对精子的形成也有重要作用。莲子有养心安神的功效。中老年人特别是脑力劳动者经常食用，可以健脑、增强记忆力、提高工作效率并能预防老年性痴呆的发生。

山药——健脾益胃助消化

山药别名薯药、薯蓣、土薯、山芋、玉涎、山药、野白薯、野山都、扇子薯、佛掌薯等。山药营养丰富，自古以来就被人们当作滋补佳品，它既可作为主食，也可作为菜品。

山药有哪些好处？

1.健脾益胃、助消化

山药含有淀粉酶、多酚氧化酶等物质，有利于脾胃消化吸收功能，是一味平补脾胃的药食两用之品。不论脾阳亏或胃阴虚，皆可食用。临床上常与胃肠饮同用治脾胃虚弱、食少体倦、泄泻等病症。

2.滋肾益精

山药含有多种营养素，有强健机体，滋肾益精的作用。大凡肾亏遗精、妇女白带多、小便频数等症，皆可服之。

3.益肺止咳

山药含有皂苷、黏液质，有润滑，滋润的作用，故可益肺气、养肺阴、治疗肺虚痰嗽久咳之症。

4.降低血糖

山药含有黏液蛋白，有降低血糖的作用，可用于治疗糖尿病，是糖尿病人的食疗佳品。

5.延年益寿

山药含有大量的黏液蛋白、维生素及微量元素，能有效阻止血脂在血管壁的沉淀，预防心血疾病，取得益志安神、延年益寿的功效。

临床实验证明，山药能增进食欲、改善消化、降低血糖、调节自主神经、增强体质。山药含有大量的黏蛋白，黏蛋白是一种多糖蛋白质的混合物，具有特殊的保健作用。它能防止脂肪沉积在心血管上，保持血管的弹性，阻止动脉粥样硬化过早发生；能减少皮下脂肪的堆积；能防止结缔组织萎缩，预防类风湿关节炎、硬皮病等胶原病的发生。

白扁豆——补脾和中又祛湿

白扁豆，有补脾和中、化湿的作用。由于本品既能健脾化湿，又能消暑和中，且药性温和、补而不滞，故尤其适用于脾虚湿盛、运化失常所致的食少、便溏及脾虚而湿浊下注、白带过多者，还常用于夏日暑湿伤中、脾胃不和所致的吐泻。食用时应充分加热。

现代研究证明，白扁豆种子含脂肪油、蛋白质、烟酸、糖类、氨基酸、维生素A、B族维生素、维生素C、生物碱；并合腈苷、酪氨酸酶及微量钙、磷、铁等成分。白扁豆为药食兼优的食物，营养丰富，常食对人体肌肉、骨酪及神经功能等的生长发育与代谢，具有良好的促进作用。白扁豆中多量的纤维素，能协调和刺激肠蠕动、缩短病毒性代谢产物在肠腔的滞留时间、改善胃肠功能，从而减少胃肠道肿瘤发生的危险性。

白扁豆还能解酒毒及食鱼蟹中毒引起的腹痛吐泻，可单味生嚼，或加水研捣绞汁，也可与紫苏同煎饮。不过，食用扁豆有一点还需严加注意，它含有两种毒素——凝集素和溶血素，食后会出现恶心、呕吐、头晕、头痛、腹痛等中毒症状，所以必须充分煮熟，使这两种毒素得到破坏，食用方能安全。

白扁豆营养丰富。每百克含有蛋白质27.7克、脂肪1.8克、碳水化合物57克、钙4.6克、磷5.2克、铁1毫克，以及泛酸、锌等成分。它具有解暑化湿、补脾止泻的作用。白扁豆入脾胃二经，能通利三焦、升清降浊、和中下气、益脾开胃、专治中焦诸病。它化湿而不燥烈，甘温补脾而不滋腻。适用于夏秋湿热吐泻（宜生用），常年脾虚有湿，食少便溏诸症尤为宜用。

牛肉——滋养脾胃，强健筋骨

《医林纂要》曰："牛肉味甘，专补脾土。脾胃者，后天气血之本，补此则无不补矣。"脾胃是人的后天之本，只要脾胃的气血旺盛，全身的气血也就都得到了补益，进而全身的器官也都得到了滋养。因此，可以说，补了脾胃就是补了全身，补了脾胃之气就是补了全身之气。

牛肉能够补益脾胃，扶持中气，对于气血两亏、久病体虚的人有很好的调养作用。牛肉首先能够补益脾胃之气，继而全身的经络系统和脏腑都得到了调养。

牛肉有哪些好处呢？

1.牛肉富含肌氨酸

牛肉中的肌氨酸含量比任何其他食品都高，这使它对增长肌肉、增强力量特别有效。在进行训练的头几秒钟里，肌氨酸是肌肉燃料之源，它可以有效补充三磷腺苷，从而使训练能坚持得更久。

2.牛肉含维生素B_6

蛋白质需求量越大，饮食中所应该增加的维生素B_6就越多。牛肉含有足够的维生素B_6，可帮你增强免疫力，促进蛋白质的新陈代谢和合成，从而有助于紧张训练后身体的恢复。

3.牛肉含卡尼汀

鸡肉、鱼肉中卡尼汀和肌氨酸的含量很低，牛肉却含量很高。卡尼汀主要用于支持脂肪的新陈代谢，产生支链氨基酸，是对健美运动员增长肌肉起重要作用的一种氨基酸。

4.牛肉含钾

钾是大多数运动员饮食中比较缺少的矿物质。钾的水平低会抑制蛋白质的合成以及生长激素的产生，从而影响肌肉的生长。

5.牛肉是亚油酸的低脂肪来源

牛肉中脂肪含量很低，但却富含结合亚油酸，这些潜在的抗氧化剂可以有效对抗举重等运动中造成的组织损伤。另外，亚油酸还可以作为抗氧化剂保持肌肉块。

6.牛肉含锌、镁

锌是另外一种有助于合成蛋白质、促进肌肉生长的抗氧化剂。锌与谷氨酸盐和维生素B6共同作用，能增强免疫系统。镁则支持蛋白质的合成、增强肌肉力量，更重要的是可提高胰岛素合成代谢的效率。

7.牛肉含铁

铁是造血必需的矿物质。与鸡、鱼、火鸡中少得可怜的铁含量形成对比的是，牛肉中富含铁质。

羊肉——暖中胃之佳品

羊肉历来被当作冬季进补的重要食品之一。寒冬常吃羊肉可益气补虚，促进血液循环，增强御寒能力。羊肉还可增加消化酶，保护胃壁，帮助消化。

羊肉，是我国人们主要食用肉类之一，也是冬季进补佳品。羊肉肉质细嫩，味道鲜美，含有丰富的营养。据分析，每百克羊肉含蛋白质13.3克、脂肪34.6克、碳水化合物0.7克、钙11毫克、磷129毫克、铁2.0毫克，还含有B族维生素、维生素A、烟酸等。羊肉可制成许多种风味独特、醇香无比的佳肴。涮羊肉，烤、炸羊肉串，葱爆羊肉等，是老少皆喜食的美味食品。

羊肉性热、味甘，是适宜于冬季进补及补阳的佳品。祖国医学认为，它能助元阳、补精血、疗肺虚、益劳损，是一种滋补强壮药。《本草从新》中说，它能"补虚劳，益气力，壮阳道，开胃健力"。金代李杲说："羊肉有形之物，能补有形肌肉之气。故曰补可去弱。人参、羊肉之属。人参补气，羊肉补形。风味同羊肉者，皆补血虚，盖阳生则阴长也。"

羊肉性热，宜冬季食用。如患有急性炎症、外感发热、热病初愈、皮肤疮疡、疖肿等症，都应忌食羊肉。若为平素体壮、口渴喜饮、大便秘结者，也应少食羊肉，以免助热伤津。

鲫鱼——温胃祛湿好选择

鲫鱼属鲤形目、鲤科、鲫属，是一种主要以植物为食的杂食性鱼，喜群集而行，择食而居。鲫鱼肉质细嫩、肉味甜美、营养价值很高，每百克肉含蛋白质13克、脂肪11克，并含有大量的钙、磷、铁等矿物质。鲫鱼药用价值极高，其性味甘、平、温，入胃、肾，具有和中补虚、除湿利水、补虚羸、温胃进食、补中升气的功效。鲫鱼分布广泛，全国各地水域常年均有生产，以2～4月份和8～12月份的鲫鱼最肥美，为我国主要常见食用鱼类之一。

据分析，每100克鲫鱼肉含蛋白质13克、脂肪1.1克、糖0.1克、维生素B1 6.6毫克、维生素B2 0.07毫克、烟酸2.4毫克、钙54毫克、磷203毫克、铁2.5毫克。临床实践证明，鲫鱼肉防治动脉硬化、高血压和冠心病均有疗效。鲫鱼的生命力很强，肉质细嫩、肉味甜美，含大量的铁、钙、磷等矿物质，其营养成分也很丰富，含蛋白质、脂肪、维生素A、B族维生素等。另外，每百克黑鲫鱼中，蛋白质含量高达20克，仅次于对虾，且易于消化吸收，经常食用能够增强抵抗力。常吃红色鲫鱼不仅能健身，还能减少肥胖，红烧后的鲫鱼营养成分被充分发挥，有助于降血压和降血脂，使人延年益寿。中医认为鲫鱼能补虚、温中下气、利水消肿，清烧能治胃肠道出血和呕吐反胃。外用还有解毒消炎的作用。

鲫鱼不宜和大蒜、砂糖、芥菜、沙参、蜂蜜、猪肝、鸡肉、野鸡肉、鹿肉，以及中药麦冬、厚朴一同食用。吃鱼前后忌喝茶。

猴头菇——"素中荤"

猴头菇是现在很常见的蔬菜之一，它的营养价值高，而且在对人体的作用上，它拥有多种，因此根据我们自己的需求，我们可以适当的选择猴头菇，猴头菇的功效与作用很多，对改善体质有着明显的效果，尤其是一些体弱的人。

猴头菇主治食少便溏、胃及十二指肠溃疡、神经衰弱、食道癌、胃癌、眩晕、阳痿等病症。年老体弱者食用猴头菇，有滋补强身的作用。

（1）猴头菇是一种高蛋白、低脂肪、富含矿物质和维生素的优良食品。

（2）猴头菇含不饱和脂肪酸，能降低血胆固醇和三酰甘油含量、调节血脂，利于血液循环，是心血管患者的理想食品。

（3）猴头菇含有的多糖体、多肽类及脂肪物质，能抑制癌细胞中遗传物质的合成，从而预防和治疗消化道癌症和其他恶性肿瘤。

（4）猴头菇中含有多种氨基酸和丰富的多糖体，能助消化，对胃炎、胃癌、食道癌、胃溃疡、十二指肠溃疡等消化道疾病的疗效令人瞩目。

（5）猴头菇具有提高肌体免疫力的功能，可延缓衰老。

（6）服用猴头菇对于轻度失眠不失为较好的辅助治疗。另外，失眠患者应该培养较好的生活习惯，如晚饭后多散步、平常多运动，还应该调整工作习惯培养工作兴趣，以积极的心态投入到工作当中去。这些对于症状的恢复均有很好的帮助。

猴头菇的功效与作用还真是不错，在滋养上，对人体也有着很大的帮助，因此它非常适合中老年人的选择，对延缓衰老有着很大的帮助；对上班族们来说，选择猴头菇对改善胃溃疡、消化不良这些问题，也都是有着很好的改善作用。

银耳——"长生不老良药"

银耳，真菌类银耳科，也叫白木耳、雪耳、银耳子、白耳子等，性平，味甘、淡，无毒。具有润肺生津、滋阴养胃、益气安神、强心健脑等作用。有"菌中之冠"的美称。它既是名贵的营养滋补佳品，又是扶正强壮的补药。历代皇家贵族都将银耳看作是"延年益寿之品""长生不老良药"。

耳中含有蛋白质、脂肪和多种氨基酸、矿物质及肝糖。银耳蛋白质中含有17种氨基酸，人体所必需的氨基酸中的3/4银耳都能提供。银耳还含有多种矿物质，如钙、磷、铁、钾、钠、镁、硫等，其中钙、铁的含量很高，在每百克银耳中，含钙643毫、铁30.4毫克。此外，银耳中还含有海藻糖、多缩戊糖、甘露醇等肝糖，营养价值很高，具有扶正强壮的作用，是一种高级滋养补品。

耳是一味滋补良药，特点是滋润而不腻滞，具有补脾开胃、益气清肠、安眠健胃、补脑、养阴清热、润燥之功，对阴虚火旺不受参茸等温热滋补的病人是一种良好的补品。银耳富含天然特性胶质，加上它的滋阴作用，长期服用可以润肤，并有祛除脸部黄褐斑、雀斑的功效。银耳是种含膳食纤维的减肥食品，它的膳食纤维可助胃肠蠕动、减少脂肪吸收。

胃炎患者的食疗方

香橼砂仁糖

原料：香橼粉8克，砂仁粉10克，白砂糖40克，香油10毫升。

做法：

（1）炖锅置火上，入水适量，放入白砂糖、适量水，煎熬至浓稠时，放入香橼粉、砂仁粉，搅拌均匀，继续煎熬至起丝状。

（2）取盘，抹上香油，倒入香橼砂仁糖液，放冷凝固后，用刀划成小块即可。

功效：开胃健脾，顺气消滞，消食化积。适宜慢性胃炎患者食用。

山药牛奶

原料：山药15克，牛奶200毫升，面粉15克，盐2克，味精1克。

做法：

（1）山药研成粉，与面粉混匀。

（2）锅置火上，放入牛奶烧沸，撒入面粉、山药粉，搅成糊，加入盐、味精调味即可。

功效：补脾胃，益气血。适宜慢性胃炎患者饮服。

山楂猪肚

原料：山楂15克，猪肚1副，冰糖末15克。

做法：

（1）山楂洗净，去核，切成薄片；猪肚洗净，切成块。

（2）炖锅置火上，入水适量，放入猪肚、山楂，大火煮沸后转小火炖煮45分钟，加入冰糖末调味即可。

功效：健脾胃，助消化。

五味猪肚

原料：陈皮、白豆蔻、砂仁各8克，丁香2克，槟榔4克，猪肚180克，盐2克。

做法：

（1）猪肚洗净，切块；丁香、陈皮、槟榔、白豆蔻、砂仁分别洗净。

（2）炖锅置火上，入水适量，放入猪肚、丁香、陈皮、槟榔、白豆蔻、砂仁、盐，大火煮沸后转小火炖至猪肚熟透即可。

功效：健脾宽胸，顺气消滞。

芝麻猪肉萝卜酥

原料：白萝卜200克，面粉250克，猪瘦肉180克，黑芝麻12克，姜末、葱末各5克，盐3克，植物油15毫升。

做法：

（1）白萝卜洗净，切成细丝；黑芝麻炒香；猪瘦肉剁成泥。

（2）炒锅置火上，入油烧热，放入白萝卜丝煸炒至五成熟，盛出备用。

（3）取盆，加入白萝卜丝、姜末、黑芝麻、葱末、盐、猪瘦肉，拌成馅；另取一盆，放入面粉、适量清水，和成面团，搓成长条，切成剂子，擀成面皮，包入馅，制成生坯，再在面上均匀沾上黑芝麻，烙熟即可。

功效：健脾消滞，宽胸开胃。适宜慢性胃炎患者食用。

生姜木瓜汤

原料：生姜15克，木瓜250克，米醋150毫升。

做法：

（1）生姜、木瓜洗净备用。

（2）瓦锅置火上，入水适量，放入生姜、木瓜、米醋大火煮沸后转小火煲煮15分钟即可。

功效：健脾益气，温中和胃。适用于脾胃虚寒型慢性胃炎、胃脘隐痛、喜暖喜按、食欲减退、饭后饱胀、神疲乏力等症。

茴香桂皮黄羊汤

原料：小茴香、生姜各8克，桂皮3克，黄羊肉400克，盐3克，味精1克。

做法：

（1）黄羊肉洗净，切成小块；生姜洗净，切片备用。

（2）砂锅置火上，入水适量，放入黄羊肉、姜片、小茴香、桂皮、盐、味精，大火煮沸后转小火炖煮50分钟至肉熟即可。

功效：补中益气，散寒止痛。适宜脾胃虚寒之脘腹隐痛、大便稀溏、消化不良、体倦肢冷等症。

参栗竹丝鸡汤

原料：党参20克，竹丝鸡1只（约400克），鲜栗子200克，生姜片3克，盐5克。

做法：

（1）竹丝鸡宰杀，去毛、内脏，洗净，剁快；党参、生姜洗净；鲜粟子去壳，入沸水焯烫，去衣。

（2）汤煲置火上，入水适量，放入鸡块、党参、生姜，大火煮沸后转小火炖煮1小时，下栗子续煮30分钟，加盐调味即可。

功效：补气健脾，开胃止泻。适宜慢性胃炎、溃疡病属脾胃气虚者食用，症见体倦气短、饮食减少、面色萎黄、虚羸形瘦、大便溏薄。

胃下垂患者的食疗方

黄芪小米粥

原料：黄芪15克，小米120克，白砂糖10克。

做法：

（1）黄芪润透，切片；小米淘洗干净。

（2）砂锅置火上，入水适量，放入小米、黄芪，大火煮沸转小火炖煮40分钟，加入白砂糖调味即可。

功效：温中养胃，补气固表，固脱生肌。适宜胃下垂患者食用。

山药杂米粥

原料：山药20克，大米、玉米、高粱米各20克，白砂糖10克。

做法：

（1）山药磨成细粉；大米、玉米、高粱米分别淘洗干净。

（2）砂锅置火上，入水适量，放入大米、玉米、高粱米，大火煮沸转小火熬煮50分钟，加入山药粉、白砂糖搅匀，煮沸即可。

功效：温中益气，健脾和胃。

陈皮猪肚粥

原料：陈皮5克，黄芪15克，猪肚80克，大米120克，料酒10毫升，姜片、葱末各3克，盐2克，味精1克，胡椒粉2克。

做法：

（1）陈皮去白，切细丝；黄芪洗净，润透，切薄片；猪肚洗净，切细丝；大米淘洗干净。

（2）砂锅置火上，入水适量，放入大米、陈皮、黄芪、猪肚、料酒、姜片、葱末，大火煮沸后转小火熬煮35分钟，加盐、味精、胡椒粉调味即可。

功效：健脾胃，补虚损。适用于胃下垂患者。

陈皮猪肚汤

原料：陈皮5克，黄芪25克，猪肚1副，料酒10毫升，姜片、葱段各5克，盐3克，味精1克，胡椒粉3克。

做法：

（1）陈皮去白，切细丝；黄芪洗净，润透，切薄片；猪肚洗净，切块。

（2）炖锅置火上，入水适量，放入陈皮、黄芪、猪肚、姜片、葱段、料酒，大火煮沸后转小火炖煮40分钟，加盐、味精、胡椒粉调味即可。

功效：益气升阳，滋补脾胃。

鸡内金粥

原料：鸡内金3克，大米80克，白砂糖10克。

做法：

（1）大米淘洗干净，沥干。

（2）炒锅烧热，放入鸡内金，小火炒至黄褐色，取出，研为细粉。

（3）砂锅置火上，入水适量，下入大米大火煮沸后转小火煮至粥成，放入鸡内金粉、白砂糖搅匀，煮沸即可。

功效：益气养胃，健脾消食，消化淤积，可增强胃肠运动功能以及胃液的酸度和消化力，减轻腹胀。适用于胃下垂、脾虚食滞、泌尿系结石等症。

腹泻患者的食疗方

马齿苋粥

原料：鲜马齿苋200克，大米60克。

做法：

鲜马齿苋洗净，剪碎，置锅中加适量水，煎煮30分钟，捞去渣，加入淘洗干净的大米，续熬煮成粥即可。

功效：清热止痢，散热解毒。适用于急慢细菌性痢疾、肠炎。

生姜莲子粥

原料：带壳莲子80克，生姜20克，桂圆25克，冰糖10克，大米100克。

做法：

（1）莲子洗净，润透，去壳打碎；生姜洗净，切成小碎粒；桂圆剥壳。

（2）砂锅置火上，入水适量，大火煮沸后放入莲子、大米，转小火熬煮30分钟，下入生姜、桂圆、冰糖续煮成稀米粥即可。

功效：涩肠止泄，收敛固涩。适用于噤口痢、体质虚弱或病后产后之脾胃虚弱、大便溏稀、心悸怔忡、失眠多梦、气短乏力、食欲不振，以及妇女血虚腰酸、白带增多，男子肾气虚之遗精、早泄、性功能减退等症。

鱼腥草粥

原料：鱼腥草50克，山楂5克，大米80克。

做法：

（1）鱼腥草去除杂质，用清水洗净，切成小段；山楂洗净，去核；大米淘洗干净备用。

（2）砂锅置火上，入水适量，放入鱼腥草、山楂，大火煮沸后下入大米，转小火熬煮成粥即可。

功效：清热解毒，止痢活血。适用于痢疾、食欲不振、消化不良、脾胃虚弱、食积阻滞、脘腹胀满等症。

大蒜粥

原料：紫皮大蒜15克，大米50克。

做法：

（1）大蒜去皮，拍扁后切成颗粒；大米淘洗干净，备用。

（2）蒜粒用纱布包好用绳子绑好，放入砂锅中入沸水烫煮1分钟后捞出，下入大米转小火熬制40分钟煮成稀粥，再将蒜倒入粥中，稍煮即可。

功效：消炎止痢，下气健胃。适用于急性菌痢、背疮、突然泻痢、肠毒下血、牙痛、蜈蚣蜇伤、食蟹中毒等症。

脾调养的食疗方

莲子薏米排骨

原料：莲子20克，薏米40克，排骨2000克，冰糖400克，姜、蒜各10克，花椒3克，盐5克，黄酒20毫升，麻油10毫升。

做法：

（1）莲子去皮、心，洗净后与薏米一同炒香，捣碎，水煎取汁；排骨洗净；生姜拍破。

（2）排骨放药液中，加生姜、蒜、花椒，煮至外边变色时，去泡沫，捞出凉凉。

（3）汤汁倒入另一个砂锅，加入冰糖、盐，小火上煮浓汁，倒入排骨，调入黄酒，熟后淋上麻油。

功效：补气健脾。适用于脾虚气弱等症。

凉拌莲子猪肚

原料：水发莲子30克，猪肚1个，香油5毫升，盐3克，葱、生姜各5克，蒜3克。

做法：

（1）莲子洗净，去心；葱、姜、蒜分别切好备用；猪肚洗净。

（2）莲子装入猪肚，缝合开口，放入砂锅内加水炖熟。捞出后凉凉，切丝，同莲子一起放入盘中。

（3）撒上香油、盐、葱、生姜、蒜等调料，拌匀即可。

功效：健脾益胃，补虚益气。适用于食少消瘦、泄泻水肿等症。

白茯苓粉粥

原料：白茯苓粉10克，粳米80克，味精1克，盐3克，胡椒粉1克。

做法：

（1）粳米淘洗干净备用。

（2）铝锅加水，下入粳米和白茯苓粉，大火烧开后转小火，煮至粥熟，加盐、味精、胡椒粉调味即可。

功效：健脾利湿。适用于老年性水肿、肥胖症、小便不利、腹泻等症。

山药薏米粥

原料：山药30克，薏米40克，荸荠粉8克，大枣4枚，糯米200克，白砂糖20克。

做法：

（1）山药洗净，去皮，切成山药末；薏米、糯米、大枣淘洗干净。

（2）铝锅加水，放入薏米，大火煮至薏米开花时，放糯米、大枣，煮至米烂，边搅边撒入山药末，隔20分钟，再将撒入荸荠粉，搅匀即可。

功效：补中益气，健脾除湿。适用于脾胃虚弱所致的食少便溏、乏力等症。

橘皮炖鲫鱼

原料：生姜20克，橘皮5克，胡椒2克，鲜鲫鱼200克，盐3克。

做法：

（1）鲜鲫鱼宰杀去鳞，剖腹去内脏，洗净；生姜洗净，切片，与橘皮、胡椒一起装入纱布包。

（2）纱布包扎好塞进鱼腹，放入锅里，小火煨煮2小时，取出纱布包，加盐调味即可。

功效：温胃散寒。适用于胃寒疼痛、虚弱无力、食欲不振、消化不良、蛔虫性腹痛等症。

茯苓大枣粥

原料：茯苓粉20克，粳米80克，大枣10枚。

做法：

（1）大枣洗净后，用小火煮烂；粳米洗净。

（2）粳米入锅，加水煮粥，倒入大枣和汤汁，再加茯苓粉煮沸即可。

功效：安神养心，健脾补中，利水渗湿。适用于慢性肝炎、脾胃虚弱、腹泻、烦躁失眠等症。

羊肉小米粥

原料：小米100克，羊肉100克，盐2克，生姜1克。

做法：

（1）羊肉洗净，切片；小米淘洗干净；生姜切碎。

（2）羊肉和小米都放入锅里，加水煮熟，最后放入盐和生姜调味即可。

功效：温补脾胃。适用于脾胃阳虚所致的呕吐、反胃、食欲不振、形体消瘦等症。

薏米山药粥

原料：去心莲肉10克，大枣6枚，山药20克，薏米20克，小米50克，白砂糖5克。

做法：

（1）山药、薏米、莲肉、大枣和小米都洗净备用。

（2）所有材料都放入锅内，加水煮熟后，放入白砂糖调味即可。

功效：健脾益气。适用于脾虚、腹胀便溏、食少纳呆、肢体无力等症。

黄羊肉粥

原料：淮山药20克，白扁豆10克，羊肉80克，大米80克。

做法：

（1）黄羊肉洗净，切细丝；大米淘洗干净；山药和白扁豆洗净备用。

（2）以上材料放入砂锅，加水后煮熟即可。

功效：健脾益胃。适用于脾气虚弱所致的消化不良、泄泻下痢、纳少乏力等症。

雪莲鸡汤

原料：雪莲花2克，鸡1200克，薏米80克，党参3克，生姜、葱白各5克，盐3克。

做法：

（1）党参、雪莲花洗净，装入纱布包，扎紧；薏米淘洗干净，装入另一只纱布包；生姜、葱白，均洗净拍破；活鸡宰杀，去毛桩和内脏，汆烫后清水洗净。

（2）鸡放入砂锅，加水和两只纱布包，投入生姜和葱白，大火烧沸，小火炖3小时。捞出鸡肉，切块，放入大碗里。

（3）薏米撒在碗内，倒入汤汁，加盐调味即可。

功效：助阳益气，散寒祛湿。适用于脾气虚弱所致的体弱乏力，肾虚所致之阳痿、腰膝酸软以及风湿性关节炎等症。

党参茯苓粥

原料：党参15克，茯苓15克，姜3克，粳米50克。

做法：

（1）党参、生姜洗净，切薄片；茯苓捣碎，浸泡30分钟；粳米淘洗干净。

（2）党参、茯苓、生姜一起放入砂锅煎煮30分钟，取汁后再煎，合并两次药汁。倒入粳米煮粥即可。

功效：益气补虚，健脾养胃。适用于气虚体弱、脾胃不足所致的体虚乏力、面色发白、饮食减少、食欲不振、反胃呕吐、大便稀薄等症。

山药莲子粥

原料：莲子15克，山药20克，大枣8枚，糯米40克，白砂糖3克。

做法：

（1）莲子洗净，去心；山药洗净，去皮；大枣洗净；糯米淘净。

（2）糯米放入砂锅，加水和以上原料，快煮熟时加入白砂糖调味即可。

功效：健脾止泻，益气养心。适用于脾气虚弱所致的体倦无力、食少便溏、面色萎黄、夜寐多梦、心神不宁、遗精淋浊、崩漏带下等症，也用于健康人滋补养生。

人参猪肾粥

原料：人参末2克，薤白末8克，防风末8克，肾1对，粳米80克，葱白3克。

做法：

（1）猪肾洗净，刮去臊腺，以上药材装在猪肾里；粳米淘净。

（2）粳米入砂锅煮熟，放入猪肾，小火煮2小时，下葱白再煮2分钟即可。

功效：益胃健脾。适用于老人气弱、头晕、耳聋等症。

猪脾猪肚粥

原料：猪脾、猪肚各1具，粳米80克。

做法：

（1）猪脾、猪肚洗净，切细丝；粳米洗净。

（2）一起下锅，加水慢炖2小时。

功效：健脾益气。适用于脾胃气虚所致的消化不良、水谷不化、反胃打嗝等症。

山药鹌鹑汤

原料：党参15克，山药15克，鹌鹑1只，盐3克。

做法：

（1）鹌鹑宰杀后去毛及肠杂，洗净切小块备用；党参洗净，切片。

（2）砂锅置火上，入水适量，放入山药、党参、盐，小火炖40分钟至肉烂即可。

功效：健脾益胃，强壮身体。适用于体质虚弱、脾胃不足的食欲不振、消化不良、倦怠无力等症。

牛肚薏米汤

原料：牛肚1个，薏米100克。

做法：

（1）牛肚入沸水中氽烫，刮去黑膜，洗净后放入砂锅，加水煮1小时。

（2）下入薏米，煮至薏米熟烂，捞出牛肚，切片即可。

功效：补中益气，除湿醒脾。适用于脾虚食少、不思饮食、体倦无力、泄泻等症。

山药核桃羊肉汤

原料：山药40克，菟丝子8克，肉苁蓉15克，瘦肉400克，羊脊骨1副，核桃仁2个，粳米80克，葱白5克，生姜10克，花椒、八角各2克，料酒10毫升，盐5克，胡椒粉2克。

做法：

（1）羊脊骨剁成数节，洗净；羊瘦肉洗净后，沸水氽透，再冷水洗净，切条；山药、菟丝子、肉苁蓉、核桃肉洗净，装入纱布包，扎紧袋口；葱白拍破，生姜切片，粳米淘洗干净。

（2）羊肉、羊脊骨、纱布包、粳米和葱、姜放入砂锅，加水，大火煮沸，撇去浮沫，投入花椒、八角及料酒，小火炖煮，以羊肉熟烂为度。酌加胡椒粉和盐即可。

功效：温补脾肾，益精补髓。适用于脾肾阳虚、精髓亏损所致的阳痿、早泄、耳鸣眼花、腰膝无力等症。

虾米羊肉汤

原料：羊肉200克，姜、大葱各3克，虾米20克，盐3克，胡椒粉2克。

做法：

（1）羊肉刮洗干净，氽透，下锅煮沸，切成薄片；虾米淘洗干净，沥干。

（2）将羊肉和虾米一同放入砂锅，加水、姜、大葱、盐和胡椒粉，大火煮沸，再小火炖40分钟即可。

功效：温补脾肾，补虚强身。适用于脾肾阳虚所致的阳痿早泄、面色灰白、头晕目眩、精神疲惫、腰膝酸软等症。

枸杞羊腿肉

原料：枸杞15克，腿肉800克，清汤适量，料酒15毫升，盐6克，味精2克，生姜、葱各8克，植物油适量。

做法：

（1）羊肉清洗干净，沸水氽透，冷水洗净，切块；生姜和葱切好备用。

（2）锅入油，放入羊肉和姜片，加料酒炝锅。

（3）将羊肉和姜片倒入砂锅，加枸杞、清汤和适量盐、葱段，大火煮沸，撇去浮沫，小火炖煮，以羊肉熟烂为度。拣去葱、姜，加味精即可。

功效：补肾温中，益精明目。适用于脾肾亏虚所致的性欲减退、阳痿、早泄，也可用于健康人滋补壮阳。

益智仁糯米粥

原料：益智仁末3克，糯米40克，盐3克。

做法：

（1）糯米淘洗干净，放入砂锅，加水，大火煮沸，小火熬成稀粥。

（2）加入益智仁末和盐，煮2分钟即可。

功效：补肾固精，温脾止泻。适用于脾肾阳虚气弱所致的阳痿、早泄、遗精、尿频、夜尿频多、遗尿、泄泻、腹中冷痛等症。

虾米鲤鱼羹

原料：虾米8克，鲤鱼700克，葱、生姜各8克，盐适量。

做法：

（1）鲤鱼宰杀后，洗净，去骨，切片；虾米洗净，沥干。

（2）锅入水，放入鲤鱼，大火煮沸，小火慢炖，鱼肉熟烂后，加入葱、生姜、虾米及盐，煮1分钟即可。

功效：温补脾肾。适用于脾肾阳虚所致的阳痿、遗精等症。

牛膝小米粥

原料：牛膝10克，小米80克，枸杞10克，白砂糖10克。

做法：

（1）小米淘净；枸杞洗净；牛膝洗净，温水润透，切段。

（2）砂锅内放入小米、枸杞、牛膝，加水，大火烧沸，小火煮40分钟，放入白砂糖，搅匀即可。

功效：调中养胃，降血压。适用于脾胃不适、高血压等症。

肉末豆腐

原料：猪瘦肉末80克，豆腐泥300克，豆瓣酱5克，酱油3毫升，味精2克，料酒10毫升，植物油15毫升，香油2毫升，盐2克，葱末3克，水淀粉5毫升，胡椒粉、红辣椒末各2克。

做法：

（1）锅入植物油和香油烧热，下葱末、豆瓣酱、红辣椒末爆香。

（2）倒入肉末煸炒，放豆腐泥炒匀，加酱油、味精、料酒、盐、水，炒至汁浓，水淀粉勾芡，加胡椒粉炒匀即可。

功效：健脾利湿。适用于打嗝、水肿等症。

银杏莲子炖乌鸡

原料：新鲜莲子120克，罐头装银杏20克，鸡腿1只，盐3克。

做法：

（1）鸡腿洗净、剁块，沸水汆烫后捞起，用清水冲净。

（2）鸡腿入砂锅，加水后大火煮开，小火炖20分钟。

（3）莲子洗净，放入砂锅煮20分钟，再加入银杏煮开后，加盐调味即可。

功效：促进消化，清心宁神，消除疲劳。适用于带下量多、白浊、尿频或遗尿、肾气虚等症。

当归鳝鱼汤

原料：当归5克，土茯苓8克，赤芍8克，鳝鱼100克，蘑菇80克，盐5克，米酒10毫升。

做法：

（1）鳝鱼宰杀，洗净，切段，放入碗里加盐腌渍10分钟，再清水洗净；以上原料和蘑菇都洗净备用。

（2）以上原料都放入锅里，大火煮沸后，小火煮30分钟，放入盐和米酒，调匀即可。

功效：解毒利湿，补虚损，驱风湿，强筋骨。适用于脾虚血亏、腹冷肠鸣、下痢脓血、身体羸瘦、脱肛、内痔出血、子宫脱垂等症。

大枣人参粥

原料：人参4克，大枣8枚，大米40克，冰糖10克。

做法：

（1）人参洗净，润透；大枣洗净；大米淘净泡软。

（2）人参放入砂锅，加水后大火煮沸，小火慢煎，去渣留汁，加入大米和大枣，小火续煮，待汤汁浓稠，熄火，加冰糖调味即可。

功效：健脾生津，补气养血。适用于脾虚腹泻、乏力、食少倦怠、反胃吐食、大便溏泄、虚咳喘促等症。

第四章　生活细节中的养脾方法

哪些生活方式最伤脾

1.暴饮暴食

暴饮暴食，通常伴随食速过快，狼吞虎咽，风卷残云。食速太快很伤脾。年轻时，可能问题不大，顶多皮肤油腻、毛孔粗大些。可是随着年龄增长，就会出现顽固性的大便难、大便黏、大便烂。到了中年以后基本上就把脾给拖累坏了，气虚和痰湿间夹的体质就出来了。

食欲亢进，肥甘厚腻现在许多人的能量摄入与消耗不成比例，普遍出现入多出少，能量富余。体内富余的能量就是祸水，迟早会闯祸惹乱、酿病甚至夺命，体内能量富余的主要原因，一是饭量大，能多吃就多吃；二是饭量不大，但运动量小；三是饮食结构不合理，喜欢吃油炸、肥甘厚腻的食物；四是食速快，同时间内比别人吃得多。

脾脏系统是调节能量进出代谢的。脾开窍于口，胃纳脾化，产生能量，是气血之源；脾主四肢、主肌肉，肌肉、四肢是能量消耗的大户。如果美食当前，诱惑难敌，能量源源不断地输入，再加上贪图安逸，不爱活动，能量就会进多用少。这样下去，脾胃就会消极怠工，把饮食力加工成痰湿，脾胃由"气血生化之源"变为"痰湿生化之源"。"百病皆有痰作祟"，痰上肺则咳喘，痰蒙心窍就昏蒙，痰堵心脉就胸痹（类似冠心病），痰进肝则肝脂肪，痰入血则血脂高，痰浸淫血管引起动脉硬化，痰泛溢肌肤就是肥胖，痰堆积腹腔就是"将军肚"。这都是饮食不当、能量富余的下游结果，只是反映渠道不一样，究其本源都是能量代谢障碍性疾病。

2.情绪不稳

郁闷、发火、恼怒最伤肝。生闷气、郁闷令肝气郁结，发火、恼怒使肝气横逆。凡是伤肝，不管是郁结还是横逆都会伤脾，这叫肝木克脾土或者肝脾不和，常见胃痛、胃胀、恶心、嗳气、食欲不振。张仲景有一句名言："见肝之病，知肝传脾，当先实脾。"意思是肝不高兴、不舒服，会第一时间找脾出气，进而伤脾。

3.过度治疗

凡是清热、解毒、凉血之类性质苦寒的中药以及西药的抗生素之类，不能多用、久用、常用，应该中病即止，邪去即停；更不能预防性服药或者当作保健品，否则"苦寒伤中败胃"。

4.久坐不动

常言说"久坐伤肉"，伤肉就是伤脾。脾、肌肉、四肢是重要的能量代谢渠道。久坐会令肌肉松弛无力，严重影响能量消耗，造成能量富余淤积，反过来拖累脾脏。老年人在锻炼时，要适当结合运动机械，专门锻炼以强壮四肢肌肉。还要经常散步，多做有氧运动，以健脾胃。

养脾的起居细节——脾胃的"工作时刻表"

胃的工作时间是你自己定的。按照规律进食，一日三餐按时，胃也就等同于在正常工作，如果吃饭时间没有按时，或者熬夜，吃夜宵，那就可以理解成胃在加班。下面教你"养胃"时间表，帮你养护你的胃。

7：00——晨起一杯温开水。晨起漱洗完毕后喝半杯到一杯温开水，可以补充流失的水分，促进胃肠蠕动，帮助胃肠做好接受早餐的准备。

8：00——早餐最佳时间。早餐最好在起床后1小时，与午餐间隔4小时。

12：00——午饭后闭目养神。午饭时间要尽量充裕，吃完后最好能闭目养神，保证血液大量流向胃肠道，使其正常工作。

16：00——加餐最保"胃"。下午如果觉得饿，可以适量补充一点点心水果，空腹容易导致胃溃疡和胃肠功能紊乱。

19：00——晚餐后站立半小时。有胃食道反流的人，19：00后不要进饮食，同时尽量不要饭后躺着或坐下。餐后最好散散步以助消化。

20：00——餐后1小时别做"沙发土豆"。饭后一直坐着不动不利于消化。

22：00——睡前尽量别进食。睡前喝牛奶并不是所有人的"养生良方"，这样会刺激胃酸和胆汁的分泌，加重胃食管反流。

养脾的运动细节——脾胃也需要"运动"

胃病须养，除了保证规律的饮食，适当的运动也有助于胃的调理。

1.运动改善消化系统

运动对增强消化系统功能有很好的作用，它能加强胃肠道蠕动，促进消化液的分泌，加强胃肠的消化和吸收功能。运动还可以增加呼吸的深度与频率，促使膈肌上下移动和腹肌较大幅度地活动，从而对胃肠道起到较好的按摩作用，改善胃肠道的血液循环，加强胃肠道黏膜的防御机制，尤其对于促进消化性溃疡的愈合有积极的作用。

2.胃病患者运动疗法

作为有效的辅助疗法，胃病患者可以参加的运动包括：气功、太极拳、步行、慢跑、骑自行车等。

胃病患者在刚开始锻炼时，运动强度宜小。如采用速度缓慢、全身放松的步行，时间每次20~30分钟，运动脉搏控制在110次/分钟左右。可以选择在风景优美的环境步行2千米左右，有助于调节中枢神经系统，改善全身及胃肠功能，对消除腹胀、嗳气、促进溃疡愈合有一定作用。随着病情好转，可适当加大运动量，运动时脉搏可以达到130~140次/分钟。每天最好坚持运动20~40分钟。急性肠胃炎、胃出血、腹部疼痛者不宜参加运动，待病情恢复或好转后再进行适当运功。

3.内养功法调和气血

内养功通过调息、意守等方法，调整呼吸之气，使其逐步达到缓、细、深、长，从而使大脑皮质发挥其对机体内部的调节作用，加强肠胃消化功能，促使疾病逐步恢复。腹式呼吸是内养功的主要内容，在于使腹部随着一呼一吸的动作，逐渐形成明显的弛缓运动，做到意守丹田。练功中以自然舒适为度，常用坐、卧式，思想集中，意识到丹田，排除杂念。每天练1~2次，每次30分钟左右，以后逐步延长时间。经过长期锻炼，则能做到意气相和。练习太极拳、八段锦、五禽戏时，都必须气沉丹田，这样才会有明显效果。

养脾的饮食细节——细嚼慢咽，活过神仙

不经过咀嚼的食物，一方面没浸透唾液，另一方面胃还没来得及分泌足够的胃液消化食物。为了消化还没嚼过或还没嚼透的食物，胃不得不分泌出比一般情况下多得多的消化液来完成这一艰巨的任务。如果日复一日这样工作，胃就会因胃酸过多而患上胃炎，甚至胃溃疡。所以说，吃得慌，咽得忙，伤了胃口又伤肠。

细嚼慢咽不仅能够分解食物并有效地发挥唾液的作用，以减轻胃的工作，还可以更好地刺激位于口鼻中的感受器官。这些感受器官能够让我们更好地体味食物的质地、温度、香气和味道，

从而更充分享受食物所带来的乐趣。

因此，"细嚼慢咽"是有道理的，当然，细嚼慢咽的作用不止于此。细嚼慢咽除可以促进对食物的消化和吸收外，还有不少好处：

1.保护肠胃

细嚼慢咽可以使唾液分泌量增加，唾液是碱性的，咀嚼的时间越充分，分泌的唾液就越多，随食物进入胃中的碱性物质也就越多，它们可以中和过多的胃酸，平衡酸碱性，减少胃酸对胃黏膜的自身侵害。

唾液总的蛋白质进入胃部以后，还会在胃里反应，生成一种蛋白膜，对胃可以起到一定的保护作用。

2.有益口腔

粗嚼快咽，进餐速度过快过猛，很容易咬伤舌头和腮帮，对口腔、牙齿和牙床有所损害，甚至会引起口腔溃疡。

细嚼慢咽还能充分调节口腔的生理功能，促使牙龈表面角质变化，加速血液循环，提高牙龈的抗病能力。当食物在口腔中反复咀嚼时，牙齿表面还会受到唾液的反复冲洗，增强牙齿的自洁作用，有助于防治牙病。

3.帮助吸收

口腔唾液中含有水分、蛋白、淀粉酶、溶菌酶和各种电解质成分，唾液可以湿润并溶解食物，可以引起味觉并有助于吞咽。

其中，淀粉酶可以使食物中的淀粉分解成麦芽糖，进行初步的消化。咀嚼充分的食物会与唾液混合成润滑的食团，便于吞咽和通过食管，不会对食管和胃黏膜造成负担。

从真正的营养学角度来看，如果只喝果汁、蔬菜汁，而不去吃水果和蔬菜也是不对的，这些食物没有经过口腔的咀嚼、加工和消化，营养成分的吸收就会大打折扣。

4.防病防癌

唾液还有中和胃酸、修补黏膜的作用，有助于防治胃、十二指肠溃疡以及多种慢性胃炎、消化不良等。唾液腺还可以分泌对身体有益的各种消化酶和激素，它们可以促使牙齿、骨骼和肌肉变得强壮，保持新陈代谢的规律。细嚼慢咽还能促进体内胰岛素的分泌，调节体内糖的代谢，有助于预防糖尿病等多种疾病的发生。

医学家还发现，唾液中的氧化酶和过氧化酶能够消除某些致癌物质的毒性，并且认为，培养良好的饮食习惯，细嚼慢咽，每口饭咀嚼30次以上，有助于消除食物中的致癌物。

5.健脑

细嚼慢咽，可以使脸部肌肉得到运动和锻炼，有助于刺激大脑，激活大脑功能，因此记忆力、思考力和注意力都会得到相应的提升，也可以起到预防大脑老化和预防老年痴呆的作用。

6.减肥

在食物进入人体后，血糖会升高，到一定水平时，大脑食欲中枢就会发出停止进食的信号。但是，如果进食过快，当大脑发出停止进食的信号时，往往已经吃了过多的食物。而细嚼慢咽能使血液中的葡萄糖含量增加，在吃过量食物之前就会有吃饱了的感觉，所以有节食减肥的作用。

总之，养成细嚼慢咽的好习惯，对于保护牙齿健康、防病防癌以及帮助消化吸收都是大有益处的，那种狼吞虎咽的进食习惯是有百害而无一利的，应当及时改掉。

养脾的地域细节——"南北"脾胃有差异

我国南北方气候差异很大。中医讲究辨证论治，即是根据不同情况而改变策略。所以，地理位置不同，健脾养胃的方法自然不同。这时候调理脾胃如果加入了具有"地方特色"的小方法，可能会取得事半功倍的效果。

我国北方天气寒冷，寒气容易侵入人体，就会出现胃部喜温喜按、得温痛减、喜饮热水等症状。这是典型的脾胃虚寒的症状，如果这时在饮食中多加入温暖脾胃的食物，例如牛羊肉、板栗、桂圆、大枣等，可以助推阳气，从内温暖脾胃、滋养气血。

而南方地区潮湿温热，湿热进入人体后困扰脾胃，使其消极怠工。出现胃部胀满憋闷、没有食欲、身体困乏等症状，这时的饮食适宜加入平性食物比如木耳、黄豆、鸡肉、苹果、石榴、山药等，它们能够增加胃肠动力，脾胃强健了，就会促进湿邪向体外排出，症状自然会不药而愈。粮食中的薏苡仁有很好的祛湿健脾的作用，常服对湿盛的人有很好的作用。中医认为甜食容易助湿生热，会加重湿盛，所以，南方不宜多食用甜食。

更重要的是，如果我们在日常生活饮食中多用心思、健康饮食会使身体从内而外源源不断地产生动力，健康活力每一天。

调养脾胃，喝水也有学问

脾是运化水湿的，喝水不当会伤脾胃，尤其是夏天，天气炎热，容易出汗，造成大量水分丢失，就会伤人阴液，因此夏天要多喝水，及时补充水分。但是，水该怎么喝，大家平时习以为常的饮水方式是否正确呢？

1.喝水要按时按量

如同吃饭一样，每日三顿饭一次也不能少，根据身体实际情况，有时还要加餐，喝水也是一样，要按时按量，不要等感觉口渴了才喝水，这样其实已经对身体造成了伤害。

清晨起床，洗漱后喝水，6~7点宜喝150~200毫升，出汗多或素体肾虚者，宜喝生理性淡盐水，补充夜间的消耗；早餐后约1小时，9~10点喝150~200毫升，午饭前1小时喝150毫升左右，午休后约3点喝150~200毫升，下班后或运动后、晚饭前1小时喝150毫升，晚饭后1~2小时喝150~200毫升。每日饮水的次数和量要根据个人的实际情况，如有条件的中老年人或离退休在家休息者，则应细细长饮，不一定机械地定时饮水。

2.喝水应慢喝细饮

夏季出汗较多，尤其是年轻人运动后口渴至极，"渴不择饮"，急于大量饮水，使胃内暴充，胃液稀释，导致胃肠的消化吸收功能下降，暴饮后体内水分骤增，还会使体内大量盐分流失，或脾胃运化功能失常，水湿内停，可引起胃脘胀满，肿胀喘满。故前人主张"不欲极渴而饮，饮不过多"。

3.拒绝不健康饮水

很多人都知道"热的时候越喝冷饮越热"，这是有道理的。因为阳热郁于内，需要发散而解，骤然喝冷水，使循行于肌表的卫气因冰伏而郁闭，汗孔因此闭合，得不到宣泄，所以在暑热季节应喝温开水轻轻打开汗孔，使人微微出汗以散热，喝冷水反倒不能除热，而且冷水中含有大量致病微生物，如细菌、虫卵等，尤其夏季是痢疾、伤寒流行之时，恶性消化道传染病大多是因饮水不洁爆发流行，对人体健康危害极大。另外，病毒性肝炎也是消化道传染病，容易经过饮用生水而发病。生水中的氯气和残留的有机物质相结合，还可能导致膀胱癌、直肠癌。把水煮开3~5分钟，就可以杀死大部分细菌病毒，水中的氯气及一些有害物质也会蒸发掉，同时还能保留水中人体必需的营养物质。

4.不喝剩久的水和反复烧开的水

饮剩久的水也会引起中毒。无论生水、开水，放久后，水本身化学结构链长，这种水链越长的水，其毒性也越大。水中毒可出现头晕、乏力、腹胀、食欲减退。古人认为，喝水以"甘澜水"的水质为最好，甘澜水也称劳水，即把水放在盆内，用瓢将水舀起来、倒下去，如此多次，看到水面上有无数水珠滚来滚去便是，这样，即使水中含有害的有机物，经太阳光照射后也会分解挥发一部分，水中的细菌、病菌不至于因污染而腐坏变质。放久了的开水可二次污染，饮后会使人发病。

反复烧开的水，又称"千沸水""千滚水"。水如果开了又开，放久了，凉了又烧，或者沸后时间过长，水分蒸发，无机盐的浓度相应增加，尤其是其中的亚硝酸盐对人体有害，摄入过多或长期饮用，直接刺激胃肠甚则引起中毒。沸久或反复沸滚的水是饮水的禁忌。

梗阻莫当胃病治，胡乱吃药害处多

梗阻常见的部位为胃幽门梗阻、肠梗阻等，常见的表现是阵发性腹部绞痛、呕吐、腹胀和肛门不排气、不排便等，这很像出现了胃病。百姓容易犯这样的错误：在症状出现伊始，都想试试自己的"医术"如何——先到药房买些药物来吃吃，不好再说。不分病因，单纯当成了胃病胡乱吃药，治不好倒算了，更可怕的是，很可能会掩盖病情，延误诊治。严重时可能出现电解质紊乱、继发感染、休克甚至死亡等并发症。这个时候才想起来向医生求助，已经错失了治疗的最佳时机。

所以当任何不适症状出现时，应及时去医院就诊，请专业大夫诊断，并进行有效的对症治疗，并为病症的解除留有富足的时间。解决了造成梗阻的原发病后，上述症状自然会治愈，不要一出现腹痛、呕吐等症状就完全认为是小胃病而胡乱吃药，那只能是对自身完全不负责任的表现。

午睡不休息，胃肠出问题

现代工作压力大，在午休时间建议可以适当小睡一下，这样便于精力恢复，对下午更好的工作是极为有利的。

这是因为进食后身体调动大部分的血液于胃肠道以提供动力，帮助消化。此时如果能休息一下，可以减少其他系统对于血液的分流，有助于消化道更好地工作。午睡也是有讲究的，方法得当的午睡可以帮我们睡出一副好胃肠。

首先不要饭后即睡：刚吃过饭后，胃内充满了食物，消化功能处于运动状态，如果这时马上睡觉会给胃肠道错误的信号，减慢蠕动，不利于食物的吸收。长期这样会引起胃肠道功能紊乱，应当平静休息一阵后再睡。其次要注意睡的姿势：因为如果趴坐在桌子上的话会挤压胃肠，造成局部血流不畅、消化不良。有条件的话最好能平卧于床，但如果只能在桌前小憩的话可以放松裤带，减少对胃肠的挤压，更有助于消化。再有就是午睡时间的长短，建议时间控制在半个小时左右。时间如果超过一个小时，醒来的时候容易脑袋不清醒，反倒会降低下午的工作效率。

日常养脾胃，多动动脚趾

对脾胃虚弱的人来说，经常活动活动脚趾及脚部可以起到很好的健脾养胃作用。

看着身边那些忙碌的朋友们，他们不是过于缺乏运动，就是饮食不规律，精神压力过大，很多人的脾胃功能因此而衰败了，经常会出现一些消化系统的毛病。如果实在是太忙没时间运动，就多活动活动脚趾头。对脾胃虚弱的人来说，经常活动活动脚趾及脚部可以起到很好的健脾养胃作用。

中医认为，人体的五脏六腑在脚上都有相对应的穴位。从经络看，脾经是起于足的大趾内侧端，沿着内侧往上走的；而胃经经过脚的第2趾和第3趾之间。因此，经常活动脚趾，无疑是在变相按摩脾胃二经。脾胃二经顺畅了，脾胃的功能自然也就变好了。

一个人的肠胃功能好不好，我们还可以从脚趾的状态上看出来。如果你的胃肠功能比较好，第2、第3脚趾往往粗壮而有弹性，站立时抓地牢固；如果你的胃肠功能比较差，这两个脚趾干瘪而没有弹性，往往也站不稳。

如何运动脚趾呢？如果平时工作忙，可在上班时，边工作边用脚趾抓地、抓鞋底。这样工作和运动两不耽误。抓的时候，两只脚可分别进行，或一同进行，每次抓5分钟左右就可以了。

很多人晚上下班回家后，感觉很累，这时你可以在晚上睡觉前，先用热水泡脚半小时，然后再用手按捏脚趾，时间最好控制在1分钟左右。或者你可以洗脚时，在盆里放一些椭圆形、大小适中的鹅卵石，这样边泡脚边用脚趾抓石头。

平时没事的时候，也可以多按摩脚趾。按摩也讲究方法，对于脾胃虚弱、经常拉肚子的人来说，可逆着脚趾的方向按摩；对于消化不良及有口臭、便秘的人，最好顺着脚趾的方向按摩，这样可清泻胃火。

摩腹法，手到病除的健脾开胃法

脾经是经过我们腹部的，此外还有肝经和肾经，通过摩腹可以达到调节肝、脾、肾三脏功能的作用，三脏功能康健，则水湿代谢平衡，水谷津液得输布，痰、水、湿、瘀之积聚自散。

可能你现在是大腹便便，想减掉小肚子，却又不得要领；也可能你现在肠胃不好，动不动就便秘、拉肚子……这一切其实都可以通过摩腹法来解决的。

中医里讲，腹部为"五脏六腑之宫城，阴阳气血之发源"；脾胃为人体后天之本，胃所受纳的水谷精微，能维持人体正常的生理功能。脾胃又是人体气机升降的枢纽，只有升清降浊，方能气化正常。而经常摩腹，可通和上下，分理阴阳，去旧生新，充实五脏，驱外感之诸邪，清内生之百症。

中医认为，腹部肥胖是脾的运化失常所致，水谷精微不能很好地输布全身而致痰、水、湿，淤积聚于小腹部，因此脾气虚是小腹肥胖的主因。

如果在摩腹时，出现腹内温热感、饥饿感，或产生肠鸣音、排气等，则属于正常反应，不要过于担心。需要提醒大家的是，如果腹部皮肤有化脓性感染，或腹部有急性炎症时，一定不宜进行摩腹，以免炎症扩散。此外，腹部有癌症的，也不要进行按摩，以防癌症扩散或出血。

脾胃虚弱的人，平时可多捏脊

为什么捏脊可以治脾胃虚弱呢？因为人的后背正中有督脉通过，我们在进行捏脊时，可以舒畅督脉，而且通过督脉影响其他阳经，可以使经脉疏利，气血流畅，使身体机能得到有效的改善。此外，在捏脊时，不仅捏拿了脊柱正中的督脉，而且捏拿了脊柱两旁的膀胱经，而膀胱经上分布着各个脏腑的背俞穴，因此捏脊在振奋阳气、调整脏腑功能方面的作用比较突出。此法常用于小儿疳积、腹泻、呕吐、便秘、消化不良以及夜啼等症，也可用于成年人失眠、消化道疾病、神经衰弱以及女性的月经不调、痛经等病症。

如何操作呢？在捏脊时，让孩子趴在床上，保持背部平直，并放松。家长将两手的中指、无名指和小指握成半拳状；食指半屈，用双手食指中节靠拇指的侧面，抵在孩子的尾骨处；大拇指与食指相对，向上慢慢捏起皮肤，同时向上轻轻地捻动。两手交替进行，沿脊柱两侧自长强穴（在肛门后上3～5厘米处）向上边推边捏边放，一直推到大椎穴附近，完成捏脊1遍。捏脊一共进行6～7遍。需要注意的是，每捏3下需将背部皮肤向上提一下。

因为孩子的皮肤比较娇嫩，接受刺激比较敏感，因此捏的时候不能捏得太紧；捻动向前时，应直线进行，不要歪斜，不可捏捏放放。刚开始捏的时候，很多孩子常感不适应，不用担心，多捏几次后就好了。除局部皮肤潮红外，一般没有什么不良反应，如果背部皮肤有损伤，则不宜进行捏脊。如果你的孩子先天体质较差，每天捏脊的次数不宜过多，时间也不宜太长，以3～5分钟为宜。

当然，捏脊并不仅仅限于孩子。很多老年脾胃虚弱者，可以找家人帮助进行捏脊。捏的时候最好在晚上睡觉前进行，这样有利于老人休息。每天可捏1次，每次15分钟左右，10次为1个疗程。很多有胃病的患者也可通过此法来调养脾胃。比如说，脾胃虚弱型的胃溃疡患者（胃痛隐隐，经常泛酸，不爱吃东西，精神不振，身体无力，严重的会四肢冰冷，大便溏薄），可从长强穴捏至大椎穴，手法可稍重一些，以皮肤发红发热为宜。

夏季多出汗，伤心伤脾胃

出汗多不仅容易导致气血两伤、心失所养，还会影响脾胃功能，导致脾胃虚寒。

很多人喜欢在炎热的夏天运动，而且动辄就是一身大汗，认为这样更健身，其实这是错误的。运动出汗以微汗为宜，尤其是在夏天。微微出汗可以调节人体的体温，调和营卫，有利于气血调畅。

出汗多不仅容易导致气血两伤、心失所养，还会影响脾胃功能，导致脾胃虚寒。

《脾胃论·阳明病湿胜自汗论》曰："人之汗，犹天地之雨也。阴滋其湿，则为雾露为雨也。阴湿寒，下行之地气也。汗多则亡阳，阳去则阴胜也，甚为寒中。"意思是说，人体在出汗时，就像是大自然下雨一样。阴寒会滋生湿气，湿气厚重就会化而成雾、露或者雨水。雾、露、雨水是自然界阴湿寒冷并向下运行的地气。人如果汗出过多，就会损耗我们身体里的阳气，阳气被耗损过多，阴气就会相对过盛，就可能会出现中焦脾胃虚寒之证。

汗与湿同属阴，虽然湿气和汗液是两个不同的概念，但都具有阴寒的性质。阴寒易伤脾胃，因此对于爱出汗的人来说，我们要注意适当多补充一些盐分，可以适当喝点淡盐水；平时多吃健脾补气的药食，如山药、党参、北芪等。此外，大汗淋漓后，容易感受外邪，此时应及时擦去汗水，更换衣物，避免受风着凉。

汗多了容易伤脾胃，反过来讲，脾虚的人湿气重，也比别人更容易出汗，特别是手和脚。这是由于脾虚者体内的湿气是往下走的，以四肢尤其是脚部更容易出汗。

一般来说，白天爱出汗为自汗，与脾肺气虚有关，这时应多吃一些补气健脾的食物，像我们前面提到的山药、赤小豆、浮小麦就是不错的食物。夜间爱出汗多是盗汗，与肾阴虚有关，这时应以补肾健脾为主，我们可以多吃一些人参排骨汤、冬瓜汤，可以滋阴敛汗。

脾胃喜欢清淡，过食咸伤脾胃

根据秋冬养阴、冬季养肾的原则，我们在冬天里可以适当多吃一些咸味食物，以补养肾脏，如海带、紫菜、海蜇等都是非常好的食物。当然，也不能毫无节制地滥食咸味食物，否则会损伤心脏，同时对脾也不利。

那么，过食咸怎么又会伤脾呢？人在冬天里适当吃一些咸味食物，可调节肾脏功能，使之阴阳平衡，不虚不实，但如果吃得多了，则反而会使肾之阴阳失调，肾阳不足；而脾阳是依靠肾阳的温养作用才能主运化的，肾阳不足，就会使脾阳虚弱，运化失常，会出现五更泄、食谷不化等症。

脾胃是喜欢清淡的，无论是大咸、大甜，还是大辛、大酸、大苦，脾胃都不喜欢。清淡要做到多蔬菜、多水果、少油腻、少厚重，还要做到荤素搭配，营养均衡。

饱餐后性生活，伤脾胃

中医认为，肾藏精，如果一个人纵欲过度，就会造成肾精不足，继而肾阳衰弱。肾为先天之本，一个人的肾气一旦衰弱，作为后天之本的脾胃自然就会因为失去了肾阳的温煦而变得虚弱。

如果一个人本身患有脾胃方面的疾病，在性生活上更加慎重。尤其是要提醒胃炎及消化性溃疡患者，平时要注意节制性生活，以免加重病情。

这里要强调的是，饱餐后再进行性生活，对脾胃影响更大。

从现代医学角度来看，饮食过饱后胃肠道的工作量会加大，本来身体需要很多的血液去参加胃肠道的工作，以促进消化。但因房事时性器官也需要充血，此时再立即进行性生活，就会出现胃肠道与性器官共同争血的情况，从而导致胃肠道缺血，时间长了就很可能会出现上述情况。

除此之外，喝多了酒行房事，也是养生之大忌。酒容易乱性，又易损伤脏腑。酒醉入房，很容易耗竭肾中精气，其危害更大。

性爱应该是和谐的，和谐的性爱要有充足的准备，同时还要有一个好环境、一个好心态。

过度疲劳导致脾胃失常

过度劳倦伤及脾，脾受伤而先病，脾便不能为胃传输运送水谷精微，胃也紧跟着就会生病。脾与胃生病的先后虽有可能不一样，但受邪的病机都是一样的。

过度劳倦，并不是单纯指体力劳倦，还包括脑力劳倦、饮食劳倦、精神劳倦等。过劳会伤身也会伤心。

《素问·宣明五气》曰："久视伤血，久卧伤气，久坐伤肉，久立伤骨，久行伤筋。"

久视伤血：经常不知疲倦地用眼会耗伤血，因为肝藏血，目为肝之窍，而肝受血方能视，久视就会伤血。这种情况在电脑族和学生族中最为普遍。

久卧伤气：由于长时间久卧会造成气血流通不畅，不仅肢体筋骨、五官九窍之气会渐趋衰弱，而且还会累及内在各脏腑之气，最后会出现身体懒散、精神不振等问题。

久坐伤肉：坐得太久了，会导致肌肉无力。

久立伤骨：站立时主要靠腿与腰的支撑，而腰为肾之府，站立过久，导致腿与腰过度疲劳，伤及肾和骨。

久行伤筋：肝主筋，足受血而能行走，但是久行就会伤及筋。以上这些其实都是因"过用"所致的。

那么，过劳又是怎么伤脾胃的呢？过度劳倦伤及脾，脾受伤而先病，脾便不能为胃传输运送水谷精微，胃也紧跟着就会生病。脾与胃生病的先后虽有可能不一样，但受邪的病机都是一样的。

一个人过用体力，会出现中气受损、脾胃功能减退、出现胸闷气短、浑身无力、不爱说话、胃纳减退、胃脘部有重坠感的症状。

同样，一个人过度用脑，也会耗气伤脾。生活中，有些人喜欢在晚上加班工作或伏案看书，这样会使脾胃运化迟滞，消化功能紊乱，出现脘腹痞满、不爱吃东西或吃完后也不容易消化。此外，过度劳累，不管是脑力劳动还是体力劳动，对于脾胃虚弱的人来说，更有可能会加重其病情。

我们知道"生病起于过用"，可是现代人却从不注意这些，拼命加班工作、拼命使用身体，最后导致身体因劳所伤，更有甚者出现了越来越多的过劳死。

当有些人把过劳当成是一种习惯时，他们离生病就不远了。要改变这样的现状就要学会劳逸结合，学会合理地安排自己的时间，该工作的时候工作，该学习的时候学习，该休息的时候休息。只有我们学会放松自己的身心，学会调整自己的生活，休整后的工作或学习精力才会更加充沛，效果才会更好。

药物中毒最先损害胃气

现在有些人，得病了动不动就吃药，好多人吃药跟吃饭一样。是药三分毒，我们的肝脏是解毒的，吃了这么多药，要增加肝的多少负担啊？肝火旺直接伤害脾胃，从中医五行来说，这是肝木克制了脾土，久而久之，"百病皆由脾胃衰而生"。

滥服西药最常见的不良反应当属胃肠的反应。一般来说，一些对胃肠道黏膜或迷走神经感受器有刺激作用的药物会引起恶心、呕吐等问题。比如说硫酸亚铁、氨茶碱等会让人产生恶心、呕吐，偶尔还会让人出现腹泻；胍乙啶、普萘洛尔等会引起腹泻；阿司匹林、水杨酸钠、吲哚美辛等会诱发胃及十二指肠溃疡导致出血。

在中药中，还有一些苦寒药，久服会伤人体的元气，损伤脾胃功能。中药理论自古就有"苦寒伤胃"之说。像板蓝根，药性本身是苦寒的，用于清热解毒，适合一些体质强壮、容易上火的人吃；但如果你本身属于虚寒体质，面色发黄且经常拉肚子，则不宜久服，否则会引起胃痛、怕冷、食欲不振等症。

还有一种情况就是，有些人身体虚弱，想通过补品来补一补，可是没想到吃了后就口舌生疮，经常失眠、腹胀，还拉肚子。这在中医里叫"虚不受补"。在这里，脾胃虚弱是导致虚不受补的主要原因。由于脾胃被那些补药给塞满了，脾主运化的功能失灵了，而补品多为滋腻之品，所以在服用后，不但不能被很好地消化吸收，反而增加了胃肠负担，出现消化不良等症状。

第五章 应景应时，应心应身——四季健脾

春为肝气令，宜疏肝养脾

《摄生消息论》曰："当春之时，食味宜减酸增甘，以养脾气。"意思是说春季人们要少吃酸味的食物，而要适当多吃些甜味的饮食，这样有利于补益人体的脾胃之气。

中医认为，脾胃是后天之本，人体气血化生之源，脾胃强健是防病延年的重要保障。但春为肝气当令，肝的功能偏亢，根据中医五行生克理论，肝属木，脾属土，而肝木与脾土之间具有相克关系。酸味入肝，酸味具有收敛之性，不利于春季阳气升发和肝气疏泄，肝气疏泄不畅，木郁太过则可伐脾土，从而影响脾胃的消化功能。调查发现，许多脾胃较弱的人，春季容易出现消化不良的各种不适症状，而患有消化系统疾病的朋友，春季常常会出现病情加重的情况，因此，"春以胃气为本"，在饮食上要注意脾胃的保健。

五味中的甘入脾可养脾，可在春季适度增加食味甘的食物，对脾胃起到一个升补的作用，改善和促进消化吸收功能，以保证营养物质能为机体所充分吸收，满足机体生命活动的需求，扶正固本，增加机体免疫力，使之免受或减轻致病因素的侵袭。这类食物主要有：大枣、山药、扁豆、黄玉米、南瓜、小米、大米、糯米、大麦、高粱、黄豆、土豆、芋头、红薯、菠菜、芹菜、荠菜、金针菜、甜瓜、枸杞苗、莲子、香橼、苹果、樱桃等。春季饮食还应注意，宜食清淡，忌食油腻。虽然春天阳气生发，人体的能量需求增加，但因为上年冬季寒冷气候的影响，其脏腑功能活动一直处于较低水平，脾的运化功能尚未达到最佳状态，故食宜清淡，忌油腻厚味及油煎、坚硬不易消化的食物。早晚餐可以五谷原料煮粥食用，例如小米粥就有很好的养脾胃的功效。中医认为，小米味甘、咸，性凉，入脾、胃、肾经。《本草纲目》就有小米"治反胃热痢，煮粥食，益丹田，补虚损，开肠胃"的记载。对于体弱多病，气血不足，脾胃虚弱者来说，小米可以说是最理想不过的滋补品了。尽管小米熬粥是非常好的做法，但本着营养均衡全面的原则，五谷要杂吃，可在小米粥中加入红薯、莲子、花生、大枣、百合、薏米、桂圆肉等熬制，滋补脾胃效果更好。

春季饮食护脾胃，吃对不生病

春天万物复苏，阳气上升，人体的五脏六腑蓄积的内热之毒也开始出现春燥，导致肝火旺盛、身体炎症，出现口腔溃疡、咽喉肿痛、便秘、色斑等症状。加上春季天气转暖，人体水分大量流失，天气又阴晴不定，不能保持人体新陈代谢的平衡和稳定。

那春季如何调养才能防病强身呢？

1.饮食清淡——灭春火

春季人易上火，出现舌苔发黄、口苦咽干等，因此饮食宜清淡，忌油腻、生冷及刺激性食物。有明显上火症状的人可以吃一些清火的食物如绿豆汤、金银花茶、菊花茶、莲子心泡水等。

2.辛甘之品——助春阳

一些辛味的食物，如葱、生姜、韭菜、蒜苗等都是养春气的食物。吃这些食物对于人体春季阳气生发很有好处。

3.少酸增甘——保脾胃

中医认为，春季为人体五脏之一的肝脏当令之时，宜适当食用辛温升散的食品，而生冷黏杂之物则应少食，以免伤害脾胃，所以春季应该适当多吃些甜味食物，少吃酸味食物。

4.黄绿蔬菜——防春困

"春困"使人身体疲乏，精神不振，应多吃红黄色和深绿色的蔬菜，如胡萝卜、南瓜、番茄、青椒、芹菜等，对恢复精力，消除春困很有好处。

5.细选食物——少疾病

春季气温逐渐升高后，细菌、病毒等微生物也开始繁殖，活力增强，容易侵犯人体而致病。所以在饮食上应摄取足够的维生素和矿物质。

塔菜、芥蓝、西蓝花等新鲜蔬菜和柑橘、柠檬等水果，富含维生素C，具有抗病毒的作用；胡萝卜、菠菜等黄绿色蔬菜，富含维生素A，具有保护和增强上呼吸道黏膜和呼吸器官上皮细胞的功能，从而可抵抗各种致病因素侵袭。

6.胃肠疾病——要当心

胃及十二指肠溃疡等疾病易在春天发作，要注意胃溃疡的治疗，饮食上应避免摄取含肌酸、嘌呤碱等物质丰富的肉汤、鸡汤、鱼汤、动物内脏和刺激性调味品，因为这些食物有较强的刺激胃液分泌的作用或形成气体产生腹胀，增加胃肠负担。

7.祛痰养肺——保平安

慢性气管炎、支气管肺炎也易在春季发作，宜多吃具有祛痰、健脾、补肾、养肺的食物，如枇杷、橘子、梨、核桃、蜂蜜等，有助于减轻症状。

春季养脾胃，除"内湿"是关键

中医认为，引起人体产生疾病的"湿"主要指内湿。中医认为，这种看不到摸不着也测不出来的"湿"，和人体的消化功能密切相关。每天我们吃进去的食物，经过新陈代谢，便产生不少湿邪毒素，如果脾胃运化功能好，这些湿邪能通过大小二便排出体外，一旦脾胃功能变得虚弱，湿就滞留在体内，成为一种诱发疾病的因素。这就是中医说的脾"运化水湿"功能。身体虚弱引起脾胃虚弱，暴饮暴食，过食油腻、甜食等超出脾胃所能正常运化的范围，水湿就内停在体内的脏腑，湿疹之类皮肤病正是内湿的外在表现。

春天雨水渐多，加之肉吃得太多，运动量也少，身体阴盛阳虚，导致湿邪内郁。中医认为，脾虚则便溏，脾是运化水湿的，脾受到伤害，水湿不能完全运化，就会在身体内堆积。所以，大便不成形意味着脾虚，也意味着体内有湿气。

湿是最容易渗透的，湿邪总是要与别的邪气掺和着。湿气遇寒则成为寒湿，冬天如气候干燥，不管怎么冷，人都还是能接受的，但如果湿气重，人就很难受了。湿气遇到风则成为风湿，祛风很容易，但一旦成了风湿，就往往是慢性疾病，并不是短期内能治愈的。湿气在皮下，就形成肥胖，也是不好处理的健康问题。湿气给人带来了诸多麻烦，许多人都不会把它当一回事，总是忽悠着就算了，日积月累，就积了一堆病痛。其实，在日常生活中，只要注意饮食，湿气就不会缠上你。

无论是产生"内湿"的原因，还是影响脾胃功能的因素，基本上都和食物有关，因此管理好自己的饮食是除内湿、预防皮肤病的关键。可能产生内湿的食物包括榴梿、菠萝、杧果等水果，以及油肥甜腻的食物，这些食物有的能困湿，有的则比较伤脾胃影响水湿运化；而健脾化湿的食物及中药则包括土茯苓、薏米、山药等。

脾气应于长夏，宜祛湿运脾

夏季气候炎热，而且多雨潮湿，特别农历六月，也就是夏季的最后一个月，又称为长夏，在中医五脏与季节相应中，脾气应于长夏。在此期间湿气当令，自然界中暑湿蕴蒸，脾为太阴湿土之脏，喜燥恶湿，人体常因感受湿邪而暑湿困脾，常有食欲不振，入夜难眠，倦怠乏力，头重涨而心烦闷，食少泄泻，日渐消瘦等症状，此时应健脾清暑祛湿，可选用清暑祛湿的食物，如冬瓜、芹菜、金针菜、茼蒿、茭白、竹笋、黄瓜、绿豆、苦瓜等；或选食健脾利湿的薏米、蚕豆、赤小豆、白扁豆、山药、茯苓、青鱼、鲫鱼、鲢鱼等。

夏季人体气血趋向体表，供应到消化道的血液相应减少，常使人感觉食欲不佳，消化功能减弱，饮食应以清淡、少油腻、易消化为原则，一般膳食总热量略低，饮食营养素的结构为二高二低（蛋白质含量宜略高，膳食纤维含量应较高，脂肪及糖的含量应较低），以清淡食品、素食为主。主食宜以粳米、麦粉为主要原料制成的米饭和软食（也称半流质饮食，如粥、面条、馒头、糕、面包、馄饨、水饺、蒸饺等），以及各种汤、羹等。适当食用酸味、辛辣芳香的食物，可以开胃增食欲，助消化。

夏季暑热出汗较多，可适当食用冷饮补充水分，帮助体内散发热量。但冰镇饮料、雪糕、冷面、生冷瓜果等冷饮冷食不宜多吃。过食生冷会伤及脾胃，使人胃胀、腹痛、呕吐、腹泻。西瓜、绿豆汤、乌梅汤等解渴消暑之佳品，也不宜冰镇过饮。老人、儿童及体质较弱者，对冷热刺激反应较大，更不可贪凉。所以，民谚说："天时虽热，不可贪凉；瓜果虽美，不可多食。"这正是人们长期保健经验的总结。此外，夏季是致病微生物繁殖旺盛的季节，食物极易腐败变质，此时为肠道疾病高发时期，特别要讲究饮食卫生，谨防"病从口入"。

长夏应脾，谨防湿邪困脾

长夏就是阳历的七八月份，阴历的六月份。中医学认为春、夏、秋、冬内应于肝、心、肺、肾，长夏与脾相应，也就是说，这段节气与人体脾胃关系最密切，此时最宜养脾。

为什么长夏最宜养脾呢？因为长夏属土，脾也属土，长夏的气候特点是暑湿，暑湿与脾土关系最为密切。土是生养万物的，离不开湿，没有湿，养生无从谈起，但又不能过湿，过湿就会涝，脾的习性就是喜燥恶湿，长夏阴雨连绵、空气潮湿，最容易出现脾虚湿困的现象。

为什么说脾喜燥恶湿呢？这与其运化水液的生理功能是分不开的。脾主运化水湿，以调节体内水液代谢的平衡，脾虚不运则最易生湿，而湿邪太过就会困脾。《素问·五行运大论》载："中央生湿，湿生土，土生甘，甘生脾，脾生肉……"意思是，中央应长夏而生湿，湿能生土，土气能产生甘味，甘味能够滋养脾脏，脾脏能使肌肉生长发达……所以，长夏是健脾、养脾、治脾的重要时节。养脾应注意以下几个方面：

1.调情志

脾为"中州之官"，主思虑，忧思则伤脾。长期过度的脑力劳动，会损伤脾气，使脾的运化功能减弱，导致不思饮食、困倦乏力，或使水湿滞留，导致肿胀、水肿。为了达到养脾强胃的目的，可以通过避暑、旅游、参加消夏晚会、夏令营等活动以解除思虑过度，防止脾虚湿困，使脾胃得到保养。

2.慎起居

起居指的是起居作息的规律性和居处及活动的环境而言。夏季顺天时以养阳，"夜卧早起，无厌于日"。在外活动应避暑热、防湿邪。居处及活动环境在室外阳光充足时宜通风透光，远离湿地水域，保持干燥和空气流通，在室外阴天雨雾时应该尽量少开窗户，湿度应保持在50%～60%。此外，穿衣、盖被宜宽松舒适，盖轻薄松软的毛巾被，有利于散热透湿。暑必挟湿，故慎起居，解暑祛湿以养脾。

3.节饮食

节饮食，主要是因为暑热使身体消耗太过，生理需要使饮食增加，且为了清热解暑而多吃生冷饮食，遏伤脾阳，使脾胃升降功能失常，出现胸脘满闷、纳呆、腹泻、肢体酸楚、头重如裹等症，故当节制生冷饮食，不可暴饮暴食，如有上述不适症状，除吃些易消化的温热饮食外，还可适当服些解表散寒、祛湿和中的药品，如藿香正气胶囊（水）等，不使湿邪滞留。

"冬吃萝卜夏吃姜，不找医生开药方"就是指夏天暑热，适当吃些姜，以温脾阳、散寒湿、和中发表。姜是具有保健作用的蔬菜，又是防暑、祛湿、散寒、解表的良药。夏季人们出汗较多，代谢旺盛，饮食则宜清素淡软、富有营养、易于消化，适当多吃些新鲜瓜果、蔬菜、瘦肉、淡水鱼虾、豆制品等清热利湿的食物，少吃煎炸或过咸、过辣的食品。多喝绿豆粥、红小豆粥、莲子粥、粳米糯米粥、荷叶粥等，可解暑祛湿。体弱者，根据体况可增加有利湿强身作用的瓜果、蔬菜等，如西瓜、丝瓜、苦菜、芹菜、西葫芦、苦瓜、莴笋、黄花菜、木耳及其他食用菌类。在不可避免的涉水淋雨后，可喝姜糖水、姜丝可乐，达到出汗暖身，以防暑湿病的功效。

4.远房事

肾为先天之本，主管水液代谢、藏精、主命门之火；脾为后天之本，主运化水湿。在正常生理状态下，命火温煦脾土，使脾气健运，水谷精微得以适当转输。夏季暑热当令，耗阴较多，若频行房事，使肾亏于下，命火衰微，不能温煦脾土，使脾失肾养，故应节制房事，养精益肾，使命火旺盛；温煦脾胃，使水湿得以正常运化。

夏季养脾胃，莫损伤脾胃之阳气

夏天是阳气最旺的时候，同时这时候的湿气也比较重，湿邪容易损伤人体的阳气，特别是损伤脾胃之阳气，导致脾之气机不畅，饮食运化失常，使人出现脘腹胀满，不爱吃东西，大便稀溏，甚至发生胃肠炎、痢疾等病。因此，夏季养脾胃的重点在于除湿。

夏季多雨潮湿，因此暑热之邪常与湿邪相兼为患，即所谓的暑多挟湿，暑天感冒、中暑等疾病，往往是湿与热的症状同时存在。

夏季防湿邪，要做到少淋雨、少贪凉；防暑邪，就要在早晚室外气温相对比较低时，应打开窗户通风，以散去人体周围的热气。

夏季的湿邪可来自于我们平时的饮食，因为人们在夏季有贪吃寒凉的倾向。夏天的寒凉饮食，特别是冰冻的冷饮，会产生寒湿之邪而导致暑湿兼寒的病症。因此，虽然是夏季，我们还是要少吃寒凉食物。夏季里还必须注意性格、情操及道德的修养，做到心胸豁达，待人和善。遇事不要斤斤计较、苦思冥想，更不要对身外之物多费心思。

秋季易伤津，清润培脾

秋季养生应重视养护脾胃。观察发现，慢性胃炎是秋季容易复发或新发的疾病，应当重点防范。秋凉之后，要特别注意胃部保暖，及时添加衣服，夜间睡觉也应防腹部受凉而引发胃疾。秋季秋高气爽，雨水较少，空气湿度下降，燥邪当道。秋燥易伤津液，若不及时化解，则燥邪化火伤入肺阴，久之也可伤及胃阴，消耗胃津而出现口干而渴，食欲不振，尿少便秘等症状，故饮食应以滋阴清润为佳，忌食辛辣香燥的食物。《饮膳正要》说："秋气燥，宜食麻以润其燥，禁寒饮。"在秋季时节，需增加水液的摄入，饮用开水、淡茶、牛奶、豆浆等流质，增加蔬菜水果的摄入，可适当食用如芝麻、糯米、粳米、蜂蜜、木耳、冰糖、枇杷、菠萝、梨等食物，以润肺益胃生津。

秋季大量瓜果成熟上市，是人们一饱口福的好时节，但应有所节制，因为大部分瓜果性寒凉，多食易损伤阳气，有碍脾胃运化，甚至引起腹泻、呕吐，老年人、儿童等胃肠功能薄弱的人群尤当注意。秋季大量上市的柿子，营养丰富，但是忌空腹、大量食用。因为柿子中含有大量的果胶和胶酚，这两种成分遇到胃酸后可凝结成块，甚至会形成像石头一样的硬块——胃柿石，空腹时人体胃酸多，柿子中的果胶、胶酚等物质与胃酸相遇后凝结成小块，然后逐渐聚成大块胃柿石，使人胃痛、恶心、呕吐、厌食，严重者会引起消化道出血、胃穿孔、肠梗阻，所以秋季柿子上市时，应忌大量食用或空腹食用。

秋季为肺主令的季节，是养肺的重要时节，但养肺离不开健脾，中医常采用培土生金的方法进行调养。脾属土，主运化，为后天之本，气血生化之源。肺属金，主气，司呼吸清肃，脾通过运化功能产生的精微物质可以滋养肺部，这就是培土生金的原理。肺气虚弱可以通过健脾益气，培育脾土，以滋养肺气，生育肺金。

立秋后阳气渐收，宜祛湿养脾胃

入秋以后，人们身体最要养的就要胃了，如何能够在秋季调理好脾胃呢？

中医提倡"未病先防"与"上工治未病"，重视形体和精神的调养，主张"顺四时而适寒暑，和喜怒而安居所处，节阴阳而调刚柔"，强调提高正气与抗病能力为主的养生观点。所谓"正气存内，邪不可干"，通过调节日常生活方式，可以养生防病，这是一般的、普遍适用的养生理念，秋季养生也是如此。

古代医家特别强调胃气，即脾胃的消化吸收功能，指出"有胃气则生，无胃气则死"。因此，保护好脾胃，使之运化正常，才能有效地维护身体健康，秋季养生尤重脾胃。

（1）饮食调养：中医提倡"春夏养阳，秋冬养阴"，进入秋季，应多摄入甘润食品以养阴，可多食用猪肺、燕窝、蜂蜜、芝麻、核桃、银耳、黑木耳、莲藕、萝卜、猪瘦肉等。还要多食润肺生津的水果如梨、甘蔗、荸荠、柚子等。

（2）科学进补：常言道"秋季进补，冬令打虎"，但进补时要注意不要无病进补和虚实不分滥补。中医的治疗原则是虚者补之，不是虚症病人不宜用补药。虚病又有阴虚、阳虚、气虚、血虚之分，对症服药才能补益身体，否则适得其反。还要注意进补适量，忌以药代食，提倡食补。

（3）起居有节：秋冬季节，自然界的阳气渐趋收敛、闭藏，此时起居作息要更注意保养内守之阴气，强调睡眠养生正当其时。健康人"秋季早卧早起，冬季早卧晚起"是此时主要的睡眠养生之道。具体睡眠时间，建议每晚亥时（即9～11点）休息。

秋冬脾胃易受寒，养脾胃把握六要点

秋冬脾胃易受寒，养脾胃应把握以下六点：

1.食疗药疗

中医认为，秋冬可进食温阳散寒之品，羊肉、狗肉等温热食物均有养胃效果，适合胃寒病症患者。甘味食物及中药能滋补脾胃，比如党参、黄芪、白术、山药、小米、南瓜等食物，都具有很好的补益脾胃的作用，且可以提高免疫力。散寒之干姜、紫苏叶、生姜、胡椒是健胃暖胃之佳品，可以调理好胃寒的病症，恢复脾胃健康。

2.饮食调养

胃病患者的秋冬季饮食应以温、淡、软、鲜为宜，饮食的温度应以"不烫不凉"为度，在寒凉季节可适当做到进食热食为好。此外，饮食应清淡、细软、新鲜，定时定量，少食多餐，不吃过冷、过烫、过硬、过辣、过黏的食物，切忌暴饮暴食。

3.胃脘部保暖

胃喜暖怕冷，喜润恶燥，秋冬天气寒冷，胃部受凉后会使胃的功能受损，故要注意胃部保暖不要受寒。患有慢性胃炎的人，平时戴个护肚能让胃部更加暖和。秋冬昼夜温差大，晚上用热水袋或温热贴敷贴脐部，具有温阳散寒作用。患有慢性胃炎者夜晚睡觉盖好被褥，以防腹部着凉而引发胃痛或加重病情。

4.腹部按摩保健

将右手掌劳宫穴对准神阙穴，以神阙穴为中心，按顺时针方向由小圈逐渐至大圈揉摩36次；将左手手掌劳宫穴对准神阙穴，由大圈至小圈按逆时针方向揉摩腹部36次，坚持一段时间，能促进脾胃消化吸收功能，对慢性胃肠炎有很好治疗作用。

5.运动调养

慢性胃病病人在秋冬季节要结合自己的体质，加强适度的运动锻炼，提高机体抗病能力，减少疾病的复发，促进身心健康。

6.注意调理情志

传统养生学认为，忧思伤脾，过分的忧思或思虑损伤脾胃的消化吸收功能。专家认为，胃病、十二指肠溃疡等症的发生与发展，与人的情绪、心态密切相关。因此，要讲究心理卫生，保持精神愉快和情绪稳定，避免紧张、焦虑、恼怒等不良情绪的刺激。同时，注意劳逸结合，防止过度疲劳而殃及胃病的康复。

脾喜温恶寒，冬季宜温阳健脾

脾脏具有喜温恶寒的特性，冬季天寒地冻，应注意脘腹部位的保暖，及时增加衣服，衣服宜选用轻柔、松软、保暖性强的材料。尤其注意睡眠时腹部保暖，避免腹部受凉损伤脾中阳气。

冬季是进补的最佳时节，此时脾胃功能旺盛，是营养物质积蓄的最佳时机，正合冬藏之意。

隆冬时节，天气寒冷，人体阳气内藏，脾肾阳气相对虚弱，寒邪易伤脾肾阳气，导致脾胃虚寒和肾阳亏虚。在饮食方面，如果再吃寒性食物，必然会损伤脾肾阳气，引起诸多疾病，所以，冬季忌吃寒性食物。因此，冬季养生的食物性宜温，禁忌寒凉、生冷饮食。可选食山药、芡实、核桃仁、大枣、栗子、猴头菇、黄芪、党参、黄精、砂仁、豆蔻、桂皮、干姜、金橘、荔枝、苹果、韭菜、牛肉、羊肉等，通过补脾胃，使气血生化充盛，以滋养先天肾精，培元固本，达到强身健体、延缓衰老的目的。此外，冬季还应注意摄取新鲜蔬菜、水果，达到营养均衡，使阴阳调和。

冬季虽然寒冷，还是要注意进行运动锻炼。现在许多人患的所谓富贵病，很重要的一个原因就是缺乏运动，消耗不掉的营养物质在血管内发生淤积，从而导致"三高"，即高血压、高血脂、高血糖。脾脏具有运化水谷精微的功能，又主肌肉，因此，冬季运动锻炼不光促消化，养脾胃，而且运动的过程中肌肉的能量得到了消耗，促使脾输送更多的营养加以补充，这样，脾的运化功能就越来越强健。脾为中土，灌溉四方，生养万物，若输送营养充足，则五脏六腑也会因得到足够的滋养而强壮，疾病自然也就无立足之地了。

冬季养脾宜进补，但不可盲目

《素问·四气调神大论》曰："冬三月，此谓闭藏。水冰地坼，无扰乎阳。早卧晚起，必待阳光。使起若伏若匿，若有私意，若已有待。去寒就温，无泄皮肤，使气亟夺。此冬气之应，养藏之道也。逆则肾伤，春为痿厥，奉生者少。"意思是说，冬季气候寒冷，草木调零，是万物生机潜伏闭藏的季节。此季节正是人体休养的好季节，人们应当注意保护阳气，养精蓄锐，做到早睡晚起，等到日光照耀时起床才好。使意志如伏私藏，要似有难以告人的隐私那样，又如获得心爱的东西一样愉快，同时要注意避寒就温，又要让皮肤开泄出汗，导致闭藏的阳气频频耗伤。这就是冬季闭藏养生的方法。如果违背了这个道理，就要损伤肾气，到了来年春天，就容易得痿厥病了。如果冬季闭藏基础差了，人体适应春天升发之气的能力自然降低。

因此，在万物敛藏的冬季，人们应顺应自然界收藏之势，以收藏阴精，润养五脏，抗病延寿。冬季的起居作息要注意不可扰动阳气，早睡晚起。早睡可养人体阳气，保持身体温热，迟起能养人体阴气。冬季活动锻炼，不宜起得过早。最好等待日光出来之后，选择活动量较大的动作，使身体出些微汗为宜。冬季饮食和营养特点，即增加热量，在三大产热营养素中，蛋白质的摄取量可保持在平的需要水平，热量增加部分应提高糖类和脂肪的摄取量来保证。此外，冬季枯木衰草、万物凋零、阴雪纷纷，常会使人触景生情、抑郁不欢，改变这种不良情绪的最好方法就是多参加娱乐活动，如跳舞、棋艺、绘画、练书法、欣赏音乐等，这样可以消除冬季低落情绪，振奋精神，激起人们对生活的热情和向往。

1.冬以养阴为主

冬为收藏季节，人们总想到此时应进补，这美好的愿望是可以理解的。但是，由于人们不熟悉进补的真谛，盲目进补，而造成虚者更虚，实者更实，使人体进补后不但没有良的感觉，还出现许多不良反应。为此，冬令进补必须按照"春夏补阳、秋冬养阴"的原则进行，视机体阴阳的盛衰而进行调补。冬令进补为何要以补阴为主呢？这是因为在经过漫长的春夏炎热之后，人体的元盛之阳气消耗了大量的阴气，再加上为天气候干燥，又使阴气受损。如果在冬季大势补阳，必然会造成阴精的虚损，出现阴阳两虚的现象。中国古代就有许多因大量服壮阳药而毙的实例。冬季补阴的另一个含义在于，秋冬大自然以闭藏为特征，人体要顺应大自然秋冬闭藏的特点，在冬季要注意保存阴精，切忌助阳耗精的助阳兴阳之品。当然，冬令补阴并非是单纯服用补阴之品，而应根据中医的辨证原理，以确定体质的阴阳盛衰，阴虚者当然补阴无疑，而阳虚者则安分清单纯阳虚还是阴阳两虚。单纯阳虚是以补阳为主，阴阳并补，阴阳两虚则应在补阴的基础上加入补阳之品。总之，在冬令进补中，要了解两点：一是补阳可奏效，但无阴精基础则会更虚；二是补阴是创根基，不可只求速度。只要根基坚固，则补阳可见成效，并无早晚。这也是冬令补阴的重大意义，使来年有足够的后备源泉，而且对延年益寿也是有益的。

2.冬令进补实补为先

冬季人体的消化功能比春夏秋季均为活跃，胃液分泌增加，酸度增强，食量增大。中医认为：冬季是饮食进补的最好季节，民间有"冬天进补，开春打虎"的谚语。尤其是冬至日后进补最好，因为冬至是冬三月气候转变的分界线，从冬至后阴气开始消退，阳气逐渐回升，在避藏中还有活泼的生机，此时进补更易于蕴藏而发挥效能，是虚弱之体调养的最好时机。冬季食补应注意营养素的全面搭配和平衡吸收，以"五畜为益"。偏于阳虚的人以羊肉鸡肉等温热食物为益，它具有温中、益气、补精、填髓的功能。阴阳俱虚，羸弱之人，当多食滋弱填精的食品，如牛髓、蛤蟆油；阴气不足者，则益食鸭肉、鹅肉。鸭肉性甘寒，有益阴养胃、补肾消肿、化痰止咳的作用；鹅肉性味甘平，鲜嫩松软，清香不腻。

3.哪些人需要冬补

（1）阳气虚弱者：阳虚者冬令常会流清涕，手足冰凉，易生冻疮，小便清长，夜尿频频，大便清薄，阳物不举。这类人可用熟附子、干姜、人参、羊肉等供食之。

（2）易患冬令病者：一些慢性病人，每逢寒冬容易发作，如慢性支气管炎，每年秋冬发作，咳嗽气喘，还有冻疮尿多症等。这类病为皮肾亏虚、阳虚外寒，可用温药和之，如熟附子、肉桂、肉苁蓉、海马、狗肾、人参、甘草、枸杞等结合使用。

（3）防春夏病：冬令进补并非一劳永逸，但毕竟有利于健康。一年中春夏最容易患病，如冬季调养得好，春夏病可以少发。故冬季应补充高蛋白、高热量的食物，可食用各种鱼类和牛肉、羊肉、狗肉，以及人参、黄芪、桂圆、大枣等。只要脾胃吸收好，进补后定会使人储备更多能量，从而增加免疫能力。

（4）养生益寿者：养生益寿除了注意起居和调养精神外，善于进补也很重要。冬令进补就是一个很好的方法。冬令进补的方法有两种：一是食补；二是药补。冬令进补的药物有：人参、阿胶、鹿茸等。人参大补之气，对气虚、体弱、四肢无力、过度疲劳、头晕眼花、耳鸣等虚弱的人最为合适。阿胶是滋阴补血的良药。具有补血止血、滋阴润燥的功能，适用于血虚眩晕、心悸失眠、虚劳咳嗽、化血便血等患者等滋补调养。

4.冬令进补的禁忌

冬令进补是人们对健康的一种投资。但是，进补也有一定的学问。需要注意：

（1）忌乱补。一般说来，中年人以补益脾胃为主，老年人以补益肾气为主。但具体到个人，又有气虚、阴虚、阳虚、血虚和气血阴阳共虚等多种情况。

（2）忌过于油腻厚味。对于脾胃消化不良者说，关键在于恢复脾胃功能。脾胃消化功能良好，营养吸收的成分才有保证。否则，补了也是白补。因此，冬令进补应以容易消化吸收为标准。

（3）忌单纯进补。冬令进补只是养生保健的一个重要方面，但是，单纯只靠进补并不能达到理想进界，还应当有适当的体育锻炼和脑力劳动，并注意调理好饮食，方才有益于养生。

（4）忌偏补。中医认为，"气为血之帅，血为气之母"。冬令进补切忌一味偏补，而应注意兼顾气血阴阳，防止过偏而引发其他疾病。

（5）忌偏贵。补品并非越贵越好，关键在于对症进补。中医有一句名言："用之得当大黄是补药、用之不当人参是毒药。"所以冬令进补忌一味追求补品的珍贵难得，不对症的贵重补品，吃多了也未必是好事。

（6）忌流感进补。冬令流感咳嗽时不益进补，否则后患无穷。

强肺篇

肺为脏腑之盖，养生早养肺

第一章　明明白白你的肺

中医养肺之道

《黄帝内经》中说："肺系一身之气，司呼吸、主皮毛，开窍于鼻。"因此，肺被称为人体的宰相，掌管生命的气机运行。

如果病邪犯肺，导致肺气宣降出入失调而不得解，常见以下症状出现：咳嗽、气短、咳血、易感冒、慢性支气管炎、哮喘、鼻炎、慢性咽炎等。时间长了，气郁化火就会造成皮肤粗糙、痤疮等。

按五行学说，白色、辛味、哂（si）这个发音都与肺相关，归属于肺金系统。因此白色的银耳、百合、梨均是养肺阴之佳品；辛味的姜汁、洋葱、香菜等可开肺气，风寒感冒时服用最佳。生活中多发"哂"（si）这个音对肝功能也有帮助。

在人体经络穴位中，迎香穴是治疗鼻炎的，常按摩这个位置，有效防止鼻炎；檀中穴是调理肺之气机的要穴，常敲打此处，对于多种肺部疾病均有良效。

调养肺脏的仙草中，养肺阴效果第一；补肺气冬虫夏草最佳；灵芝功效最全，既能养肺气又能调理肺气。慢性咽炎人群适合服用以莲子、川贝母为主要成分的咽爽含片。由于肺主皮毛，患有家族性色斑的女性，通过调理肺气而减轻色素沉淀。

中医肺是宰相，西医肺管呼吸

在西医中肺是呼吸系统中重要的器官，位于胸腔内，膈肌上方纵膈的两侧分为左肺和右肺，包括支气管和在肺内的各级分支及大量的肺泡，是气体交换的场所。

中医认为，肺是人体的"相傅之官"，"相"就是宰相，"傅"就是辅助的意思。中医把肺比喻成辅佐君王的宰相。

中医认为，气血在五脏六腑，四肢百骸的正常运行都要靠肺来调节和维持。肺主气而朝百脉，它有辅助君主治理和调节五脏气血的作用。"主气，司呼吸"是肺最主要的工作。主、司都是主管的意思，肺主气，包括两方面，即主呼吸之气和一身之气。肺主气，司呼吸的功能正常，则人得气道通畅，呼吸均匀调和。

《黄帝内经》曰："天气通于肺。"肺是人体内外气体交换的场所，有主管呼吸的作用，所以说肺主呼吸之气。人体通过肺，吸入自然界的清气，呼出体内的浊气，这样吐故纳新，使体内的气体不断得到交换。

肺还有主宣发，肃降。通调水道，外合皮毛，开窍于鼻等多种功能，每种功能出现问题，又会出现许多症状。

肺为娇脏——五脏中的温室"花草"

肺叶娇嫩，不耐寒热，故有"肺为娇脏"之说。在五脏中，肺是最易受外界自然环境因素影响的脏器，外界的风、寒、暑、湿、燥、火等风寒邪气侵袭人体的时候，首当其冲的往往是肺，因为肺位于胸腔，在五脏六腑中居位最高，覆盖心君和诸脏腑为脏腑之外卫。肺通过气管、喉、口鼻直接与外界相通，发病初期多见发热、恶寒、咳嗽、鼻塞等肺卫失调的症状。

胸也是胸外科中病变种类和发病数量最多的器官。肺部疾病的病因不同，可由病毒、细菌等微生物所致感染，也可由大气污染、吸烟、吸入粉尘或有害气体引起。有些疾病的发生与免疫、遗传因素有关。那么，养肺有哪些原则呢？

1.气能养肺

要想使肺保持健康，就要保持吸入空气的洁净且有一定湿度。不要吸烟，不在空气污浊的地方停留。可以经常到草木茂盛、空气新鲜的地方，做做深呼吸。

2.志能养肺

情志的悲伤容易损伤肺脉，而肺病患者也容易悲伤。心属火，笑为心声，常常开怀大笑能克制肺金的悲忧。同时增大肺活量，有助于宣发肺气，有利于人体气机的升降。

3.动能养肺

适当运动，可以增进心肺的功能。可根据自身条件，不同的人群可选择合适的运动，以激发锻炼人体的御寒能力，预防感冒的发生。

4.食能养肺

可以通过食疗来养肺。口鼻皮肤干燥的人群，也可以多吃养肺的食物达到肺部保健的目的。

主气，司呼吸——清浊交换，气道通畅

肺主气，即指全身的气均由肺来主持和管理。肺主气包括主呼吸之气与主一身之气两个方面。

肺主气，与呼吸功能有关，即肺主呼吸之气。呼吸功能是人体重要的生理功能之一。人体一生中，都在不断地进行着新陈代谢，在物质代谢过程中，一方面要消耗大量的清气，同时又不断地产生大量的浊气，清气需不断地进入体内，浊气需不断地排出体外，都要依靠肺的生理功能。肺既是主司呼吸运动的器官，又是气体交换的场所。通过肺的呼吸功能，从自然界吸入清气，又把体内的浊气排出体外，从而保证了新陈代谢的顺利进行。

肺主气，司呼吸功能正常，除了肺本身的生理功能正常外，还与气道的通畅与否有关。所谓气道，是指气体进出体内外的通道，包括气管、支气管、咽喉等。气道通畅，也是维持呼吸正常的重要条件。

肺主一身之气，是指肺有主持、调节全身各脏腑经络之气的作用。肺主一身之气这一功能主要体现在气的生成，特别是宗气的生成方面。宗气是由脾胃化生的水谷精气与肺从自然界吸入的清气相结合，积于胸中而成。因此，肺的呼吸功能正常与否，直接影响到宗气的生成。而宗气通过心脉布散到全身也要靠肺气的协助。所以肺通过宗气的生成与布散，起到主持一身之气的作用。其次，肺主一身之气还体现在对全身的气机具有调节作用。实际上，肺的一呼一吸运动，就是全身之气的升降出入运动。

肺主气的功能正常，气道通畅，呼吸就会正常自如。若肺有了病变，不但影响到呼吸运动，而且也会影响到一身之气的生理功能。例如，肺气不足，则呼吸微弱，气短不能接续，语音低微。此外，如果影响到宗气的生成和布散，失去对其他脏腑器官的调节作用，则会出现全身性的气虚表现，如疲倦、乏力、气短、自汗等。若肺一旦丧失呼吸功能，则清气不能吸入，浊气不能排出，宗气不能生成，人的生命也随之结束。

肺主宣发肃降——收放自如，通达全身

肺主宣发，即肺脏具有向上、向外升宣布散的生理功能。这种功能主要体现在以下三个方面：第一，通过肺的气化，使体内浊气不断排出体外；第二，使气血、津液输布至全身，以发挥滋养濡润所有脏腑器官的作用；第三，宣发卫气，调节腠理之开合，通过汗孔将代谢后的津液化为汗液排出体外。若肺失宣散，即可出现咳嗽、吐痰、喘促胸闷、呼吸困难以及鼻塞、喷嚏和无汗等症状。

所谓"肃降"，即清肃下降之意，清肃又包含有肃清的意思，即肃清、排出肺内毒邪与异物的作用。肺为娇脏，属清虚之器官，异物不容，毫毛必咳，肺内不能容有任何水湿痰浊和异物停留。由此可见，肺的清肃功能，乃是机体自卫功能的表现。而下降是指肺气向下通降的生理作用。

肺主肃降有哪些作用呢？

（1）吸入自然界清气。

（2）把肺吸入的自然界清气和脾转输来的水谷精微下行布散。

（3）肃清肺和呼吸道内的异物，以保持呼吸道的洁净。若肺的肃降功能失职，则可出现呼吸短促或表浅、胸闷、咳喘、咯血等病理现象。

肺气的宣发和肃降功能是肺的生理功能相辅相成的两个方面。在生理情况下，两者相互依存、相互配合、相互制约，使呼吸保持平稳状态。在病理情况下，它们经常相互影响，没有正常的宣发，就没有正常的肃降；没有正常的肃降，也就不可能有正常的宣发。如果二者失调，出现"肺气失宣""肺失肃降"等病变，则见胸闷、咳嗽、喘息等症状。

肺主行水——水之上源，灌溉"心田"

肺主行水，是指肺气的宣发肃降作用推动和调节全身水液的输布和排泄。《素问·经脉别论》称作"通调水道"。肺主行水有两个方面：一是通过肺气的宣发作用，将脾气转输至肺的水液和水谷之精中的较轻清部分，向上向外布散，上至头面诸窍，外达全身皮毛肌腠以濡润之；输送到皮毛肌腠的水液在卫气的推动作用下化为汗液，并在卫气的调节作用下有节制地排出体外。二是通过肺气的肃降作用，将脾气转输至肺的水液和水谷精微中的较稠厚部分，向内向下输送到其他脏腑以濡润之，并将脏腑代谢所产生的浊液（废水）下输至肾（或膀胱），成为尿液生成之源。

肺以其气的宣发与肃降作用输布水液，故说"肺主行水"。又因为肺为华盖，在五脏六腑中位置最高，参与调节全身的水液代谢，故清代汪昂的《医方集解》称"肺为水之上源"。

外邪袭肺，肺失宣发，可致水液向上向外输布失常，出现无汗、全身水肿等症。内伤及肺，肺失肃降，可致水液不能下输其他脏腑，浊液不能下行至肾或膀胱，出现咳逆上气，小便不利，或水肿。肺气行水功能失常，导致脾转输到肺的水液不能正常布散，聚而为痰饮水湿；水饮蓄积肺中，阻塞气道，则影响气体交换，一般都有咳喘痰多的表现，甚则不能平卧。病情进一步发展，可致全身水肿，并能影响其他脏器的功能。

肺朝百脉——行之河流，奔腾不息

"肺朝百脉"出自《素问·经脉别论》。中医专家认为，应将"肺朝百脉"理解为肺助心运行血液并将精气输布全身。

肺朝百脉推动血液在脉内运行的主要脏器是心，然协助心行使这一功能的是肺，故《内经》称心为"君主"而肺为"相傅"，《素问·灵兰秘典论》说："肺者，相傅之官，治节出焉。"张隐庵《黄帝内经·素问集注》注曰："位高近君，犹之宰辅，主行荣卫阴阳，故治节出焉。"说明肺既能协助心主神明，又能协助心行全身之血脉，共同维系着整个血液循环以荣养全身。

从现代医学的生理病理方面来说，肺本身能贮存全身总血量的10%，如机体遇某种原因出现少量失血时，肺即能释放出一部分贮存的血液以参与血液的循环。肺所贮存的血液和左心房中的血液混合在一起，既可维持左心室血液的充盈，又能维持其正常的输出量。肺循环除吸进新鲜氧气进行气体交换外，还有保持循环血液的清洁，使冠状循环和脑循环免受损害的作用。因肺是唯一在体静脉和左心流出血管之间起过滤作用的器官，并有"毛细血管过滤器"之称，可防止脂肪细胞、骨髓、脱落的癌细胞、气泡、静脉注入的微小颗粒等进入动脉系统。肺这种参与血液循环，并保持循环血液清洁的作用，正与中医理论中肺助心的"相傅"作用相合，也可说是肺朝百脉的含义之一。

肺主治节——辅助心君，维系生命

《素问·灵兰秘典论》曰："肺者，相傅之官，治节出焉。"相傅者，辅助之谓也；治节者，治理调节之功也。虽然心为五脏六腑之大主，主神明之功，但必须依靠肺之辅助，才能保持脏腑正常的生理活动。

1.对心主血的治节

人体藉血液以濡养，凭其循环以维系各脏腑之正常生理功能。而血液之所以能周而复始地循行全身，是以心气、心阳的推动作用为动力，并且依赖于肺气的宣发、肃降，协助心将血向内外上下布散、运行。心乃"君主之官"，是血液运行的原动力所在；肺乃"相傅"，对心行血起着辅助作用。肺主气，气行血行，肺主一身之气，心主一身之血；气属阳，血属阴；气主动，血主静。

2.对呼吸运动的治节

主要体现在两个方面：

（1）通常情况下，肺主治节使呼吸节律与脉搏节律构成1：4的比例。《素问·平人气象论》说："人一呼脉再动，一吸脉亦再动。"若肺的这一治节作用失常，则导致呼吸运动失常而出现咳逆、喘息等症状。

（2）适应机体变化需要，调节呼吸节律和深度。当机体在某些情况下对自然界清气需求增加或肺中待排出浊气增多时，肺则相应调节呼吸运动加深加快。肺调节呼吸的节律和深度，使机体能够最大限度地适应外环境的特殊变化。

3.对宗气合成和分布的治节

宗气由水谷精微和自然界清气结合而成，即肺接受脾升运输送而至的水谷精微，促使其中的一部分与肺吸入的清气在肺中合成为宗气。由于肺为宗气的生成提供了必需的清气和场所，因此在正常情况下，通过肺的治节，宗气的合成总能保持与机体的需要相适应。宗气生成后布于胸中和脉中。布于胸中者，积而不散，化为肺行呼吸的动力。

4.对卫气布散的治节

肺能够宣发卫气外达肌腠皮毛，内至胸腹脏腑，并通过治理调节卫气的这种内外分布，使之保持适应机体需要而发挥温煦、御邪、维持体温恒定的作用。当肺治节卫气布散功能降低或失常时，机体表现为抗邪能力低下，易于外感。

5.对津液分布的治节

肺宣发、肃降推动津液向外、向上、向下输布的同时，也治理调节着津液在各处的分布。人体水液代谢，由肺、脾、肾、三焦及膀胱协作完成。肺主气，通调水道是重要环节之一。因为饮入于胃，由脾上输至肺，通过肺气宣发、肃降，使水液通调，充养全身，下达膀胱。

6.对脏腑气机的治节

气机即气的升降出入运动，是脏腑器官功能活动的特点。肺治节脏腑气机主要通过其宣发和肃降作用。宣发为升，肃降为降，影响着某些脏腑气机的升降运动。如肺的肃降，对肝气的升发功能具有一定的制约作用，使肝气升发适度，不致太过逆上；对胃的通降功能，尤其对胃气通降大肠中糟粕下行排出具有显著促进作用，临床上肺肃降功能减弱的患者，常伴有大便虽不干燥，却努争难下的症状。

肺开窍于鼻——肺和鼻知味

鼻是气体出入的通道，与肺直接相连，所以称鼻为肺之窍。鼻的通气和嗅觉作用，必须依赖肺气的作用，肺气和畅，呼吸调匀，嗅觉才能正常，所以《灵枢·脉度篇》曰："肺气通于鼻，肺和则鼻能知香臭矣。"鼻为肺窍，因此鼻又成为邪气侵袭肺脏的道路。在病理上，肺部的疾病，多由口鼻吸入外邪所引起。肺气正常，则鼻窍通利，嗅觉灵敏；若肺有病，则可出现鼻塞、流涕、嗅觉异常，甚则鼻翼扇动、呼吸困难等症。

中医认为，肺开窍于鼻。当人体免疫力下降时，如感冒、劳累，患慢性支气管炎、慢性心脏病、长期吸烟者，肺炎球菌侵入下呼吸道，引起肺炎。按摩鼻子，可预防肺炎发生。

（1）右手或者左手从鼻根部睛明穴，先顺时针揉上20～30下，然后逆时针揉20～30下，揉时稍微用点力。这是因为血液要从鼻根通过，按揉后可促进鼻腔部的血液循环。

（2）接下来用双手食指，从睛明穴直接按摩到鼻翼30下，接下来向上推上30下，鼻子微红最好。

（3）按摩迎香穴。顺时针、逆时针按摩迎香穴各30下。最后按摩鼻尖。

除了按摩鼻子外，还要做好鼻子的保暖工作，出门尽量戴口套。用冷热水交替刺激鼻子，以提高鼻子的耐寒能力。

肺在体合皮，其华在毛——调节汗液

皮毛，包括皮肤、汗腺、毫毛等组织，是一身之表。它们依赖于卫气和津液的温养和润泽，具有防御外邪，调节津液代谢，调节体温和辅助呼吸的作用。肺与皮毛相合，是指肺与皮毛的相互为用关系。

1.肺输精于皮毛

肺气宣发，可以把卫气、水谷精微和津液输送到体表，温养肌肤、润泽皮毛。因此《素问·五脏生成篇》曰："肺之合皮也，其荣毛也。"肺的生理功能正常，则皮肤致密，毫毛光泽，抗御外邪侵袭的能力亦较强；反之，肺气虚损，宣发卫气和输精于皮毛的功能减弱，则卫表不固，抗御外邪侵袭之能力低下，即可出现多汗或自汗，或皮毛憔悴枯槁等病理表现。正是由于肺与皮毛相合，所以在外邪侵犯皮毛，腠理闭塞，卫气郁滞的同时，也常可影响及肺，而致肺气不宣；反之，外邪袭肺，肺气不宣时，也同样能引起腠理闭塞，卫气郁滞等病变。

2.皮毛助肺呼吸

在中医学中把汗孔称作"气门"，即人体皮表之汗孔，不仅能排泄由津液所化之汗液，实际上也随着肺气的宣发和肃降进行着体内外的气体交换。《医经精义》指出皮毛有"宣肺气""遍身毛窍，俱暗随呼吸之气以为鼓伏。"的作用。这是肺合皮毛的有力说明。

第二章　自我诊断，你的肺还好吗

反复流涕——小小鼻炎危害大

随着城市生活日趋现代化，汽车尾气、化妆品、装饰材料和食品添加剂等，这些都是引发鼻炎（包括过敏性鼻炎、慢性鼻炎、慢性鼻窦炎等）的主要原因。目前患鼻炎的人数越来越多，而且年龄趋向低龄化。鼻炎患者正在逐年增加，对人体的危害更不容忽视，得了鼻炎一定要及时治疗，千万莫让鼻炎发展酿成大病。

国内外的最新医学研究证实，全世界80%的鼻咽癌发生在中国，而约九成的鼻咽癌，是因鼻炎久治不愈恶化所致。在工作学习方面，成年人会因为鼻炎引起头痛，脑子不清醒，昏昏沉沉，使工作效率低下；而青少年则由于鼻炎引发的鼻塞、头痛等症状造成精神不集中，记忆力及学习成绩显著下降。

鼻炎所导致的其他并发症还有：因长时间鼻塞不通气，呼吸困难，会引发睡眠呼吸暂停综合征；患者下鼻甲肥大，睡眠时氧气不足，严重情况下可引起脑梗死、高血压、突发心脏病等，个别患者甚至会夜间猝死，约九成的鼻咽癌是因鼻炎久治不愈恶化所致。因此对鼻炎不可掉以轻心，要及时治疗，以避免引发严重并发症。

突发喘息——当心哮喘发作

支气管哮喘作为一种常见的肺部慢性疾病，是由多种细胞和细胞组分别参与的气道慢性炎症性疾病。患者以反复发作的喘息、咳嗽、吐痰为特征。而过敏原通常是诱发支气管哮喘的重要病因，比如春季春暖花开，各种花粉通过空气传播，被支气管哮喘患者吸入体内，可导致支气管哮喘发作；春季天气转暖，各种病原微生物大量繁殖，随呼吸道吸入体内，其作为异体蛋白也可导致支气管哮喘发作；此外，某些动物（如蟑螂、螨虫等）的分泌物及其皮屑，以及屋尘等也可进入呼吸道，诱发支气管哮喘。

预防哮喘首先要避免吸入性过敏原。支气管哮喘患者在春季应避免到郊外、花园等处，以免接触花粉；最好湿时打扫室内卫生，以免吸入上述动物的分泌物、皮屑和屋尘等。其次要避免食入性过敏原：日常食物中的鱼、虾、蟹、蛋、奶、牛肉、蘑菇、冬菇等，以及青霉素、阿司匹林等均为异性蛋白或半抗原，被支气管哮喘患者吸入后，可刺激机体产生相应的抗体，从而导致支气管哮喘发作；非异性蛋白类刺激性食物如辣椒、芥末和酒类，以及某些非半抗原药物如β-受体阻滞剂普萘洛尔等，也可诱发支气管哮喘发作。故支气管哮喘患者应避免进食上述食物和药物。再次应坚持锻炼、避免呼吸道感染：缓慢运动，避免过度及剧烈运动，肌注流感疫苗。

咳痰——辨清痰色好治病

痰是人体呼吸道的分泌物，它是通过支气管纤毛运动上皮纤毛的运动，从肺部向上呼吸道推动，最后，通过人的正常咳嗽反射从气管内咳出排出体外，正常人痰很少，只是保持呼吸道湿润而分泌的少量黏液。但当人吸入刺激性气体、尘埃、致病细菌、病毒等有害微生物时，上呼吸道就可能发生炎症，或者肺部发生疾病，呼吸道就会分泌增加，痰量就会增加，而痰的性质也会发生变化。

不同特征的痰液预示的是不同的疾病。铁锈色痰——肺炎链球菌感染。大量黄脓痰——肺脓肿或支气管扩张。红棕色胶冻样痰——肺炎克雷白菌感染。粉红色泡沫痰——肺水肿。咖啡样痰——肺阿米巴病。痰量减少，体温升高——支气管引流不畅。脓痰有恶臭——厌氧菌感染。痰中经常带血是肺结核、支气管扩张、肺癌的常见症状。

碰到上述痰液应该及时去医院诊治，这样的痰液潴留在体内是极为有害的，它不仅能使呼吸道致病原生长繁殖，导致炎症的恶化、扩散或反复继发感染；还可阻塞支气管使通气与换气功能受损，从而发生缺氧、呼吸困难，病情因之更趋恶化。

呼吸道分泌少量的黏液是正常的，它对人可以起到一个保护作用。当人吸入比较冷和干燥的空气时，通过呼吸道可以使进入肺内的含氧空气进行湿润和加温，也可以使吸入空气中的尘埃、有毒的其他颗粒以及空气中的含细菌的尘埃颗粒吸附在湿润的支气管壁上，通过支气管上皮的纤毛运动，推向上呼吸道，通过咳嗽排出体外，起到了保护肺脏的作用。

痰中带血——肺癌的早期症状之一

肺癌是一种常见的肺部恶性肿瘤，其死亡率占癌症死亡率之首。绝大多数肺癌起源于支气管黏膜上皮，近年来，随着吸烟和各种环境因素的影响，世界各国特别是工业发达国家，肺癌的发病率和病死率均迅速上升，死于癌病的男性病人中肺癌已居首位。据上海市恶性肿瘤统计资料，在男性癌肿病例中，肺癌发病率急剧增多，居第一位。

痰中带血是肺癌的主要症状之一，以痰中带血为首发症状的肺癌约占20%。然而，并不是只要痰中带血就是肺癌，能够引起痰中带血的疾病很多，以呼吸系统疾病为多见，其次见于循环系统和血液系统的病变。

其中呼吸系统疾病除肺癌外，还见于肺结核、支气管扩张症、慢性支气管炎、肺炎、肺脓肿、肺寄生虫病等。肺癌病人痰中带血，多为黏液痰表面带血丝，有时可随痰咳出小组织块。只要发现痰中带血，先前又没有心脏疾病等病史，应将带血丝或组织块的痰放在塑料纸上，送就近医院做涂片检查，并做相应的检查，以究明原因。应该指出，有痰中带血的肺癌并不一定为晚期，这要看肿瘤的部位等，如肿瘤位于较大级别的支气管表面，向腔内生长而出现的咯血，可能尚为早期病变。

另外，应将咯血及呕血区别开来，呕血是通过呕吐从消化道来的血液，多伴食物。

痰中带血丝并不是肺癌的"专利"，但是出现痰中带血的情况，应及时去医院做相关检查，有利于病情的早发现、早治疗。

突发背痛——也许是气胸惹的祸

气胸是指无外伤或人为因素情况下，脏层胸膜破裂，气体进入胸膜腔导致胸腔积气而引起的病理生理状况。按病理生理变化又分为闭合性（单纯性）、开放性（交通性）和张力性（高压性）三类。

部分患者在气胸发生前有剧烈咳嗽、用力屏气大便或提重物等的诱因，但不少患者在正常活动或安静休息时发病。年轻健康人的中等量气胸很少有不适，有时患者仅在体检时才发现。特别多见于瘦弱，体态为"细长"形的人，开玩笑地说，长得越像筷子危险性越大。

气胸发生后要注意绝对卧床休息；保持情绪稳定，要将自己的症状告知给医生与护士，并配合医生治疗；饮食上进食蔬菜、水果等易消化食物，避免便秘的发生；在气胸痊愈的一个月内，不要剧烈运动（如打球，跑步）；避免诱发气胸的因素，如抬提重物、剧烈咳嗽、屏气等，同时要戒烟。

胸痛——心痛还是肺痛

胸痛，大部分指的是颈部以下、胸骨剑突以上的胸前、两侧范围的疼痛。我们都知道胸腔内主要的两大脏器是心和肺，那么当感觉胸痛时，是心出了毛病，还是肺出了毛病呢？

心痛多见于冠心病，本病引起的心绞痛和心肌梗死是临床上常见的危重症状。心绞痛的位置通常位于心前区、胸骨后或剑突下，放射部位多为颈部、下颌、肩膀及左上肢内侧。偶尔患者的疼痛也会放射至手指、手臂、颈部或下颌。疼痛的范围大小相当于一个握住的拳头。心肌梗死时的疼痛位置与心绞痛相似，但持续时间长，疼痛也更加剧烈。放射痛的部位也类似于心绞痛。有些心肌梗死患者以牙痛为首发症状而进行就医。典型的心绞痛及心肌梗死表现为绞榨痛、烧灼痛、闷痛及重压窒息感，有些心肌梗死者甚至表现出恐惧、濒死的感觉；心绞痛所引起的疼痛常常仅持续数分钟。劳累、紧张、剧烈活动可以诱发心肌缺血，引起心绞痛，而休息、含服硝酸酯类药物则可以缓解心绞痛的发作。心肌梗死的诱因与心绞痛相似，但上述缓解心绞痛的方法却对心肌梗死患者无效。

肺痛多见于气胸、胸膜炎、肺栓塞，患者的胸痛位于患侧腋前线和腋中线附近，但如果累及肺底和膈胸膜的话，疼痛也可放射至同侧肩部和后背部。疼痛范围一般均为一手掌大小。肺癌患者有时会出现胸部闷痛；肺栓塞的疼痛也为剧烈刺痛或绞痛，同时伴有呼吸困难；引起的疼痛则表现为持续性的疼痛。肺病疼痛症状可因咳嗽、呼吸而加剧，停止胸廓运动后症状则减轻或消失。

胸腔积液——谁之过

在胸膜疾病当中，胸腔积液是最为常见的。胸膜腔为脏层胸膜与壁层胸膜围成的一个密闭潜在腔隙。正常人胸膜腔内有3～15毫升液体，在呼吸运动时起润滑作用，但胸膜腔中的积液量并非固定不变。即使是正常人，每24小时亦有500～1000毫升的液体形成与吸收。胸膜腔内液体自毛细血管的静脉端再吸收，其余的液体由淋巴系统回收至血液，滤过与吸收处于动态平衡。若由于全身或局部病变破坏了此种动态平衡，致使胸膜腔内液体形成过快或吸收过缓，临床产生胸腔积液。

引起胸腔积液的病因有很多，其发病原因如下：

1.感染性胸腔积液

常见包括细菌（结核菌最多见）、真菌、寄生虫，支原体和病毒等致病菌引起的，如结核性渗出性胸膜炎、结核性脓胸，非特异性脓胸、胸膜放线菌病，胸膜白色念珠菌病，胸膜阿米巴病，肺吸虫性胸膜炎等。

2.恶性胸腔积液

可为胸膜本身（原发性）或其他部位恶性肿瘤的胸膜转移（继发性），最常见的转移癌来自肺癌、乳癌、卵巢癌、胃癌和淋巴瘤等，原发性胸膜恶性肿瘤为胸膜间皮瘤。

3.结缔组织疾病与变态反应性疾病

结缔组织病中如系统性红斑狼疮、类风湿性关节炎、系统性硬皮病、皮肌炎等可伴有胸腔积液，尚有嗜酸性粒细胞增多性胸膜炎，心肌梗死后综合征等。

4.其他原因

如胆固醇性胸膜炎、乳糜性胸腔积液，血胸与血气胸、漏出性胸腔积液等。

胸腔积液，可由多种疾病引起，治疗上主要针对原发病，漏出液常在病因纠正后自行吸收，渗出性胸膜炎中以结核性多见，其次为炎症性和癌性胸膜炎，应针对其病因，进行抗结核、抗炎等治疗，并可行胸腔穿刺抽液。其预后与原发病有关，肿瘤所致者预后较差。

（1）积极防治原发病。胸腔积液为胸部或全身疾患的一部分，因此积极防治原发病是预防本病的关键。

（2）增强体质，提高抗病能力。积极参加各种适宜的体育锻炼，如太极拳、太极剑、气功等，以增强体质，提高抗病能力。

（3）注意生活调摄。居住地要保持干燥，避免湿邪侵袭，不恣食生冷，不暴饮暴食，保持脾胃功能的正常。得病后，及时治疗，避风寒，慎起居，怡情志，以早日康复。

高热咳嗽——可能是肺炎

肺炎是指终末气道、肺泡和肺间质的炎症。可由细菌、病毒、真菌、寄生虫等致病微生物，以及放射线、吸入性异物等理化因素引起。临床主要症状为发热、咳嗽、咳痰、痰中带血，可伴胸痛或呼吸困难等。肺炎在老年人和儿童当中的死亡率很高，不仅仅是传染。肺炎可以有很多感染因素，如下：

（1）细菌性肺炎。

①需氧革兰染色阳性球菌，如肺炎链球菌（即肺炎球菌）、金黄色葡萄球菌、甲型溶血性链球菌等。

②需氧革兰染色阴性菌，如肺炎克雷白杆菌流感嗜血杆菌、埃希大肠杆菌、绿脓杆菌等。

③厌氧杆菌，如棒状杆菌、梭形杆菌等。

（2）病毒性肺炎，如腺病毒呼吸道合胞病毒、流感病毒、麻疹病毒、巨细胞病毒、单纯疱疹病毒等。

（3）支原体肺炎，由肺炎支气体引起。

（4）真菌性肺炎，如白色念珠菌、曲菌、放线菌等。

（5）其他病原体所致肺炎，如立克次体（如Q热立克次体）、衣原体（如鹦鹉热衣原体）、弓形体（如鼠弓形体）、原虫（如卡氏肺孢子虫）、寄生虫（如肺包虫肺吸虫肺血吸虫）等机体免疫力低下者（如艾滋病患者）容易伴发肺部卡氏肺包子虫军团菌、鸟型分枝杆菌、结核菌、弓形体等感染。

对于肺炎，我们要及时进行预防保健，关于肺炎的预防保健，有以下方法：

1.学会腹式呼吸

通过腹式呼吸，可调动中下肺部肺泡，加强呼吸深度，可以改善肺部的换气功能与血液循环，促使全身肌肉松弛，减轻支气管痉挛，缓解喘息症状。

2.坚持散步及慢跑锻炼

通过散步及慢跑的锻炼，可以改善和增强肺部呼吸功能，使肺泡能有足够的活动，有效地增强肺组织弹性，提高肺泡张开率，从而增加肺活量。

3.保持情绪乐观、稳定

每当急性发病时，首要问题是情绪必须乐观稳定，千万不要紧张，尽量使全身肌肉处于放松状态。因为心情过于紧张，会使全身肌肉处于紧张状态，氧的消耗量增加，容易加重缺氧。

4.养成随时饮水的习惯

哮喘发作时，呼吸加快，出汗较多，体内水的需求必然较正常人为多，缺水可致使气道内分泌物变得黏稠，难以顺利咳出，呼吸道受阻，加重了缺氧并使排痰困难。

口唇青紫——严重缺氧的征兆

嘴唇是少数人体能看到皮下组织的地方，因为嘴唇的表皮下面密布毛细血管，而且嘴唇的表皮薄到我们能清楚地看到血管中血液的颜色。换而言之，我们可以通过嘴唇的颜色，判断我们血液的颜色。当然色素沉着，天生肤色比较深的人受肤色影响，容易显得发黑、发紫，这种嘴唇颜色较深的情况属于正常。中医望闻问切四诊当中，首先是望诊，中医辨证诊断离不开望诊。西医认为血中缺氧多引起口唇发绀，最常见的病症包括心脏病及呼吸系统疾病，若患者为肺癌，则肺的通气及弥散功能均减退，血携氧能力下降。

携氧能力下降可以表现为缺氧，一般表现为：头晕、头痛、耳鸣、眼花、四肢软弱无力。相继有恶心，呕吐，心慌，气短，呼吸急促、浅快而弱，心跳快速无力。随着缺氧的加重，继之意识模糊，全身皮肤、嘴唇、指甲青紫，血压下降，瞳孔散大，昏迷，最后因呼吸困难、心跳停止、缺氧窒息而死亡。

胸部胀满如桶——当心肺气肿

肺气肿就是肺的功能越来越差，这是由于肺中细支气管末端的数百万个小泡或肺泡中，有些受到了损害所致。这些小泡的泡壁，就是氧与二氧化碳相互交换的地方。健康肺脏的质地富有弹性，轻软多孔，能够充分收缩及扩张。如果这种小泡过度扩张或破裂，肺的弹性逐渐遭到了破坏。这种损害是由于小泡经常承受异常高压所造成的。

肺气肿的主要症状是呼吸急促，这种情况在数年之内会逐渐恶化。如果患有肺气肿，胸腔可能会膨胀成水桶状。如果还有喘鸣、咳嗽、咳痰等症状，这些症状是肺部其他疾病的症状，与肺气肿无关。

肺气肿通常发生在支气管炎或哮喘患者的身上。男性患者比女性患者多，如果吸烟，并且（或者）生活在空气污染的地方，罹患肺气肿的概率就增高了。有些人由于其肺脏组织化学具有遗传性的缺陷，特别容易罹患肺气肿病。如果工作需要肺脏特别出力的话，也很容易罹患肺气肿。例如，吹玻璃的工人、吹奏乐器的人就容易患这种病。如果气促情况越来越厉害，最后可能会因呼吸衰竭而死亡。肺气肿也会容易罹患诸如肺炎等胸腔感染，有致命的危险。你还容易患气胸症。此外，由于血液无法顺利流过受损的小泡，使得将血液泵到肺脏去的左侧心脏负荷加重，导致心力衰竭。

如果呼吸困难的毛病，应该去看医生。医生在初步检查中可能会用手指在你胸部做叩诊，并用听诊器听里面发出来的声音。医生还会做一次胸部X光照像，用力吹峰流量计（这是一种测量你的呼吸量的仪器）。也许还需要做一次名叫肺功能测试的特殊呼吸测验。由于肺气肿通常与其他肺部疾病有关系，因此对它做单独诊断是很不容易的事情。

如何治疗呢？

1.自助法

如果吸烟，请停止吸烟。避开空气污染的地方，避开咳嗽或患感冒的人。经常在空气新鲜的地方做适度的运动。

2.找医生治疗

医生可以减轻肺气肿的症状，使其发展延缓下来，但是却无法治愈这种疾病。由于支气管炎及肺部感染会使肺气肿病情恶化，控制这种疾病的最好方法，就是防止呼吸道感染。因此，医生会给抗生药物，作为一种预防的措施。

少数严重肺气肿患者，在接受心肺移植手术后已经痊愈了，虽然，这种手术通常只要移植肺脏就行了，但由于技术性的原因，在正常情况下，一般都是心脏及肺脏同时移植。

干咳呛咳——小心恶性肿瘤

很多人认为感冒、咳嗽是小病，没必要拍胸片，但如果久咳不愈就要警惕了。老年人若出现长期干咳，更应尽早就诊，查明干咳的原因。大多数肺癌患者的临床症状主要表现为咳嗽，初期为阵发性呛咳、无痰或少许泡沫痰，也可有大量黏液痰或黏液脓性痰，严重时还会带血或间断性血痰。

其实肺癌在早期确实没有什么特殊症状，仅为一般呼吸系统疾病所共有的症状，如咳嗽、痰血、低热、持续胸痛、胸闷气短等是肺癌最常见的早期症状，但往往又很容易被患者所忽略。现在我们来看看肺癌早期常见症状的具体表现以及有哪些需要我们注意的因素：

1.咳嗽

它是肺癌患者最早和最常见的症状。凡以往无慢性呼吸道疾患的人，尤其是40岁以上者，经过积极治疗，咳嗽持续三周以上不止，应警惕肺癌可能，需做进一步检查。至于老年慢性支气管炎病人，肺癌的发病率较一般人高，但其早期的咳嗽症状常易与原有的慢性咳嗽相混淆，因此而延误诊断的情况甚多。这时必须要注意咳嗽性质和咳嗽规律的改变。肺癌患者的咳嗽常为刺激性呛咳和剧咳、痰少，与原有的四季发病规律不符，经积极抗感染治疗无效，症状反见加重。

2.咯血

是肺癌的第二个常见症状。咯血量一般很少，常为血丝痰，可持续数周、数月或呈间歇性发作。由于咯血的量少或间歇出现，易被人疏忽。中年以上出现血痰者，约有1／4为肺癌所致。因此，当出现不明原因的痰血时，应马上去医院。

3.胸痛

胸痛者约占肺癌病人的半数以上，特别是周围型肺癌，胸痛可为首发症状。胸痛常固定于病变部位，早期多呈间歇性隐痛不适。体位改变、深呼吸和咳嗽时可使之加剧。因此，凡不明原因而出现固定部位的胸痛，应早做相应检查。

4.声音嘶哑

是肺癌的最重要的一个早期特征，也是近年来国内外专家们在探寻中的一个新发现。声音嘶哑可发生于咽喉炎、感冒和急性支气管炎、甲状腺手术、咽部手术后，也可发生于发声不当和讲话过度甚至大量吸烟饮酒之后。但是，这类嘶哑一般均可对症处理或经休息而自愈。肺癌、甲状腺癌和喉癌引起的嘶哑与上类嘶哑不同，尤其以肺癌更为突出。

总之，咳嗽、咯血、持续胸痛、声音嘶哑都是肺癌的重要信号。此外，约有1／3以上的肺癌患者无任何明显的早期症状，只能依靠定期检查才能及早发现病变。肺癌的早期症状往往不是特别明显，70%～80%的患者就诊时已经是中晚期，这就需要对一些相关症状提高警惕。尤其是40岁以上，长期、大量吸烟的人，有肿瘤家族史的人，以及在污染程度较高环境中工作或生存的人要格外注意，出现这些症状，应立即去医院检查。

杵状指——肺病的信号之一

手指或脚趾末端膨大，有如鼓槌或棒杵状，称为鼓槌指或杵状指。杵状指可以是先天性的，但大多数是后天继发于一些疾病的。杵状指的辨认不难，其发生多自拇指及食指继而遍及其他各指，一般都呈对称性，其特点为末端指（趾）节明显增宽增厚，指（趾）甲从根部到末端呈拱形隆起，使指（趾）端背面的皮肤与指（趾）甲所构成的基底角等于或大于180°，杵状指指（趾）端软组织增生及血管增多，多数骨骼末端变粗。

引致杵状指的主要疾病是：

（1）肺部疾病。多见于肺部慢性感染，如肺脓肿、支气管扩张、先天或后天性的多发性肺囊肿、肺纤维化病变、大片状肺不张等。小儿处于慢性缺氧状态，同时伴有咳嗽、咳痰、咯血、反复发热。杵状指的发生速度很快，一般起病后1个月左右可辨认。

（2）先天性心脏病。先天性心脏病最易出现杵状指，包括法乐氏四联症、三尖瓣闭锁、肺动脉闭锁、大血管错位等。小儿出现严重发绀，活动时气促，血液中红细胞增多，瘀滞在扩张的微血管内，使眼结膜、颊黏膜等呈暗红色，小儿喜欢蹲着，或蜷曲四肢侧卧睡觉，有的小儿因缺氧严重而致昏厥发作。这类发绀型先天性心脏病患儿需早日手术矫治。经过手术，青紫消失或明显改善，那么半年至一年内小儿的杵状指会渐渐消失，手指（趾）恢复到正常。杵状指的出现时间一般在孩子2~3岁时，与年龄增长和疾病严重程度有关。

（3）其他心血管疾病，也易出现杵状指。如无青紫的先天性心脏病并发细菌性心内膜炎时，小儿会持续发热、贫血、肝脾肿大、皮肤有细小出血点等。风湿性瓣膜病、慢性心力衰竭、指（趾）端瘀血等，日久也会出现杵状指。

（4）其他。如慢性肝硬化、肥大性骨关节病等也会出现杵状指，但此症小儿不易见。此症有明显的外在症状，很好识别。

由于杵状指发生于多种疾病，所以要注意原发病症状。如有无急慢性肺部疾病症状，咳嗽、胸痛、胸闷、气急、发热等，或有无心血管疾病的症状，发绀、呼吸困难、心脏杂音等。必须及时到医院诊治，通过体检、X线胸片、心电图等检查，以及作血常规、血红蛋白、红细胞压积、血沉等检查，明确诊断后，及时治疗原发病变。

治疗杵状指主要是针对病因，治疗原发疾病，随着原发疾病治愈，杵状指也会随之改善或者消失。比如，发绀型先天性心脏病需手术矫治；由肺脓肿引起的杵状指，治疗首要选择抗生素（如青霉素、先锋霉素、阿米卡星等），同时加以体位引流、药物雾化吸入等，必要时作手术切除。

打鼾——要命的呼吸暂停

打鼾是很多人存在的睡眠现象，目前大多数人不以为然，还有人把打呼噜看成睡得香的表现。其实打呼噜是健康的大敌，由于打呼噜使睡眠呼吸反复暂停，造成大脑、血液严重缺氧，形成低氧血症，而诱发高血压、脑心病、心律失常、心肌梗死、心绞痛。夜间呼吸暂停时间超过120秒容易在凌晨发生猝死。

为什么有的人睡觉会打鼾呢？

当空气通过气道不畅时，或者当气道内软组织或肌肉发生振动时，便会出现打鼾。当您进入深度睡眠时，舌头、咽喉和口腔根部（软腭）的肌肉群会松弛。这种肌肉松弛会使咽喉部组织下垂。当人呼吸时，下垂组织会使气道变得狭窄，并发生振动或颤动，便会发出打鼾声。气道越窄，这种振动就会越大，而鼾声就会越响。

打鼾所影响的人群有45%，估计有25%的人患有习惯性打鼾。为什么会打鼾？有许多原因。年龄可能是一个因素。岁数越大，咽喉部肌肉变得越无力。咽喉肌肉松弛可导致周围组织下垂而出现振动。

如果体重超重，咽喉部组织会更松，在呼吸时，更会倾向于发生振动。低位厚软腭，或扁桃体或腺样体（位于鼻后部与咽喉部之间的海绵状组织增大），会使气道变窄。比正常情况下要长的悬雍垂（悬于软腭的三角形组织），可限制气道，增加呼吸时的振动。

过敏反应或者鼻中隔偏移所致的鼻阻塞（鼻中间的隔膜扭曲变形）可通过鼻部而限制气道会被迫用嘴呼吸，而嘴中具有更多的松弛性组织。酒精和某些药物（如镇静剂），会影响您的中枢神经系统，导致肌肉（包括咽喉部肌肉）的极度松弛。

打鼾的外部原因有哪些呢？

（1）舌头肥大分析：尽管有些人体形并不胖，但有可能他的局部太胖了，比如扁桃体、软腭和舌体肥大，悬雍垂过长，咽喉松弛，舌后缀等。

（2）身材肥胖分析：肥胖是引起打鼾的最重要的原因之一。由于肥胖者的气道比正常人要狭窄，在白天清醒的时候，咽喉部肌肉收缩时气道保持开放，因而不会使气道受到堵塞。但是晚上睡眠时神经兴奋性下降，肌肉松弛，咽部组织堵塞，使上气道塌陷，当气流通过狭窄部位时，就会产生涡流还引起震动，就这样阵阵鼾声也就产生了。

（3）鼻部异常分析：呼吸道鼻咽部，颌部有生理性异常也是引起打鼾的原因。例如鼻中隔偏曲，鼻息肉等都可引起鼻部狭窄，造成气流堵塞，引起打鼾。

（4）心血管病变分析：打鼾与心血管疾病有天然的联系，习惯性打鼾者多有不同程度的呼吸暂停所致的低氧血症，导致血压上升。

（5）呼吸暂停分析：因"睡眠性呼吸暂停综合征"而出现的打鼾的特点是，睡眠时张大嘴呼吸，会由于呼吸停止而在睡眠中反复被憋醒，醒来时显得很疲倦的样子，有时还会有剧烈的头痛等。

打鼾除了治疗外，在日常生活中可以采取下列办法减轻打鼾症状：睡觉采取侧卧位，改变习惯的仰卧位睡眠；睡前尽量不要饮酒，不要喝浓茶、咖啡，也不要服用某些药物，因为酒精、镇静剂、安眠药以及抗过敏药物都会使呼吸变得浅而慢，并使肌肉比平时更加松弛，导致咽部软组织更容易堵塞气道；养成定期锻炼的习惯，减轻体重，增强肺功能。

打鼾的人有吸烟的习惯则需立即戒烟。因为只有保持鼻咽部的通畅，才能减轻鼾声，而吸烟对鼻腔黏膜的刺激只会让已经堵塞的鼻腔和呼吸道变得更加糟糕。此外，打鼾者还应预防感冒并及时治疗鼻腔堵塞性疾病。

慢性咳嗽——可能是咳嗽过敏性哮喘

慢性咳嗽以咳嗽过敏性哮喘最为常见，该病以咳嗽为唯一症状，故临床特点缺乏特异性，误诊率非常高。因此对于慢性反复发作的咳嗽应该想到该病的可能。由于50%~80%的咳嗽过敏性哮喘儿童可发展为典型哮喘病，10%~33%的成人咳嗽过敏性哮喘也可发展为典型哮喘，许多作者将咳嗽过敏性哮喘视为哮喘病的前驱表现，因此咳嗽过敏性哮喘的早期诊断和早期治疗对预防哮喘病是非常重要的。主要有以下临床特点：

（1）发病人群：儿童发病率较高，已发现30%以上的儿童干咳与咳嗽过敏性哮喘有关。在成人中，咳嗽过敏性哮喘发病年龄较典型哮喘为高，约有13%患者年龄大于50岁，中年女性较多见。

（2）临床表现：咳嗽可能是哮喘的唯一症状，主要为长期顽固性干咳，常常在吸入刺激性气味、冷空气、接触过敏原、运动或上呼吸道感染后诱发，部分患者没有任何诱因。多在夜间或凌晨加剧。有的患者发作有一定的季节性，以春秋为多。患者就诊时多已经采用止咳化痰药和抗生素治疗过一段时间，几乎没有疗效，而应用糖皮质激素、抗过敏药物、β-2受体激动剂和茶碱类则可缓解。

（3）过敏病史：患者本身可有较明确的过敏性疾病史，如过敏性鼻炎、湿疹等。部分患者可追溯到有家族过敏史。

（4）体征：虽然其也可以有支气管痉挛，但多发生在末梢的细小支气管或短暂性痉挛，因此体检时听不到或很少听到哮鸣音。

虽然咳嗽过敏性哮喘通常没有生命危险，但由于咳嗽过敏性哮喘可以发展为典型哮喘，且本病严重影响睡眠、工作和学习，因此应及早诊断并积极进行治疗。

1.过敏性哮喘及时预防

除了常规的平喘治疗外，患者也可根据哮喘的防治原则进行以下预防和治疗：

（1）积极查找致敏源。仔细观察每次咳嗽发作前有什么因素存在，找出致敏因素，加以避免，防止再次接触。

（2）避免诱因。咳嗽过敏性哮喘发作的诱因有三种可能：一是气候改变，冷空气刺激为主要诱因，冬季清晨出门要穿暖和并戴上口罩；二是运动后咳嗽加重，因而要尽量避免剧烈运动或吸入速效解痉药物后再进行运动；三是情绪激动、大哭大闹亦可诱发咳嗽发作，因而要尽量保持情绪稳定。

2.哮喘患者的自我救护

哮喘发病较为紧急，而患者发病时大多情况下是在医院之外，此时患者自己或家人对病情的处理显得十分重要。患者平时应随身携带几种扩张支气管的气雾剂，如β-2受体激动剂类和抗胆碱药等，以备不测。哮喘急性发作时首先应保持镇静，不要惊慌紧张，就地或就近休息，并立即吸入β-2受体激动剂类气雾剂。此后依据病情可以每20分钟重复一次。1小时后若仍未能缓解，应口服缓释茶碱类配合吸入糖皮质激素气雾剂，并继续每间隔4小时左右吸入一次β-2受体激动剂，如果不缓解马上到医院就诊。除药物外，患者还可以采取一些非药物疗法。如以指代针，揉压按摩双侧合谷、内关、风池、天突等穴位，也可以做吞咽动作数次，对有的患者会有好处。

3.哮喘患者调护好自己的情绪

百病皆生于气，哮喘尤为如此。保持精神愉快、乐观开朗、心境平和是防止哮喘复发的重要措施。首先应了解哮喘病的有关知识，树立战胜哮喘的信心，消除紧张情绪，减轻压力，患者家属在这方面应对患者进行鼓励和开导，协助患者克服恐惧、抑郁、依赖等心理。要多培养一些兴趣爱好，比如听音乐等方式来陶冶情操，进行放松训练等心理调控方法，使自己保持一个良好的心情。

老人胸闷——莫忘查肺

胸闷，是老年人常见的症状，但是除了有呼吸系统疾病的老患者之外，大部分老年胸闷患者会认为这是心脏病引起的，很少有患者会主动要求查肺。其实，胸中主要有肺、心两个脏器，两者谁出现问题都会导致胸闷的症状，因此胸闷时两者都要重视。

老年人胸闷常见于慢性支气管炎、支气管扩张、肺气肿、慢性阻塞性肺疾病、肿瘤、胸腔积液等疾病，而慢性支气管炎、支气管扩张、肺气肿、慢性阻塞性肺疾病会有呼吸系统疾病的病史、咳嗽咳痰的症状，一般不容易漏诊。胸腔内肿瘤一般在早期不会引起明显的呼吸系统症状，只表现为胸闷、气短等很容易与老年人常见的冠心病相混淆，容易被老年患者忽视。

在警惕肺部肿瘤的同时也提醒你注意，许多疾病都可以以胸闷为主要表现症状，因此不要读了这段文字后就对胸闷十分畏惧，这里只是提醒大家在胸闷出现时不要忽视肺部疾病的检查，贻误最佳的治疗时机。

两手发青——会是肺动脉高压吗

肺动脉的主要功能是将静脉血液输送到肺中，使静脉血液中的二氧化碳与肺中呼吸进来的氧气进行气体交换。因此当肺动脉压力升高时，人体的静脉回流就会受阻，上肢静脉回流受阻，双手的末梢就会表现出乏氧的症状而出现双手发青。

双手发青就是静脉血管这条通路上堵车的信号之一，肺动脉高压在早期一般没有明显的症状，日久会出现气短、乏力、呼吸困难、周围发绀或有心悸、咯血、声音嘶哑等症状。肺动脉高压这是一种极度恶性的疾病，七成多患者是年轻人，几乎每个人都知道癌症愈后状况是很严重的，但没人知道肺动脉高压是一种极度恶性疾病，其愈后是灾难性的，可以说，这种病就是心血管疾病中的癌症。因此，当患者发现双手发青，就不要掉以轻心，不要忽视这个血管堵车的信号。

第三章 肺脏失调，身体"叛乱"要当心

免疫系统的危机——扁桃体炎

扁桃体，最大的免疫组织

扁桃体又叫扁桃腺，在人的口腔中左右各一，位于口咽两侧，腭舌弓和腭咽弓之间的三角形间隙内，是咽部最大的淋巴组织。儿童扁桃体的大小因人而异，一般都在正常范围内。

扁桃体也是人体免疫体系淋巴组织的一部分。经近年来免疫学研究证实，扁桃体是个重要的免疫器官，当受到外界炎性物质刺激后，扁桃体产生的免疫球蛋白免疫力会增强，参与细胞免疫和体液免疫，能抑制细菌病毒在呼吸道黏膜黏附、生长和扩散，具有防御和抵抗外界病菌侵入机体的免疫功能，被称为人体的"健康卫士"。这种功能在儿童时期比较明显，因此，扁桃体适度的肥大并非都是病态，而是儿童的一种正常代偿功能和抵抗疾病的生理现象。在14～15岁以后，儿童发育到青春期，随着免疫系统的逐渐完善，扁桃体即行萎缩，完成了自己的历史使命。

扁桃体，人体抵御病患的城墙

扁桃体是人体免疫系统的一个重要组成部分，扁桃体的位置及其特殊的组织结构，使它在孩子身上起了帮助整个免疫系统成长和刺激产生抗体的作用。具体的作用有以下几个方面：

（1）保护呼吸道和消化道，防止细菌侵入。

（2）产生抵抗病菌传染的免疫体。

（3）产生淋巴球，并将其输送到血液中。

扁桃体是人体的一个"天然屏障"，抵抗呼吸道疾病的"第一道防线"。一旦这道防线被攻破，反过来便给人体带来许多危害。如当孩子感冒、发热的时候，扁桃体常常发炎，如果经常反复发炎，就会妨碍毒素从扁桃体排出，易成"病灶"。

扁桃体炎及综合性病症

扁桃体炎是扁桃体的炎症。临床上分为急性和慢性两种，主要症状是咽痛、发热及咽部不适感等。此病可引起耳、鼻以及心、肾、关节等局部或全身的并发症。扁桃体炎的致病原以溶血性链球菌为主，其他如葡萄球菌、肺炎球菌、流感杆菌以及病毒等也可引起。

急性扁桃体炎主要是由于细菌感染引起的，最常见的致病菌为乙型溶血性链球菌，葡萄球菌，肺炎双球菌。另外，腺病毒也可引起急性扁桃体炎。细菌和病毒混合感染也不少见。

细菌可能是外界侵入的，也可能系隐藏于扁桃体隐窝内的细菌，当机体抵抗力因寒冷，潮湿，过度劳累，体质虚弱，烟酒过度，有害气体刺激等因素骤然降低时，细菌繁殖加强所致。

慢性扁桃体炎时，隐窝内上皮坏死脱落，细菌及炎性渗出物聚集其中，隐窝可产生小溃疡及瘢痕形成而引流不畅，适于细菌生长繁殖，故感染不易消除。屡发急性扁桃体炎，使机体抵抗力降低或治疗不彻底，则更易转为慢性。

急性扁桃体炎的临床表现虽因其病理改变不同分为卡他性、隐窝性及滤泡性扁桃体炎三型，但就诊断和治疗而言，可分为急性充血性扁桃体炎和急性化脓性扁桃体炎两种。

（1）全身症状：起病急、恶寒、高热、可达39～40℃，尤其是幼儿可因高热而抽搐、呕吐或昏睡、食欲不振、便秘及全身酸困等。

（2）局部症状：咽痛明显，吞咽时尤甚，剧烈者可放射至耳部，幼儿常因不能吞咽而哭闹不安。儿童若因扁桃体肥大影响呼吸时可妨碍其睡眠，夜间常惊醒不安。

慢性扁桃体炎病人常有咽痛，易感冒及急性扁桃体炎发作史。平时自觉症状较少，可有咽部不适，异物感，刺激性咳嗽，口臭或微痛。小儿扁桃体过度肥大，常有呼吸不畅、鼾声、语言含糊及进食缓慢等症状。由于经常咽下炎性分泌物，刺激胃肠道或隐窝内细菌，毒素被吸收引起全身反应，导致消化不良、食欲不振、倦怠无力、易疲乏、消瘦、头痛、低热等症状。

预防扁桃体发炎的生活小常识

日常生活中，经常会发现身边有人经常扁桃体发炎，吃不好，睡不好，给人们正常的生活和工作带来很大的影响。那么，扁桃体发炎该怎么预防呢？

首先，在于增强机体的抵抗力，并注意劳逸结合。许多人常加夜班工作，容易导致扁桃体发炎。其次，应减少烟酒等的刺激，养成良好的学习、生活习惯。同时，还应积极治疗邻近器官的疾病，如急、慢性鼻炎等。

（1）扁桃体一般3～10岁时最大，10岁以后逐渐萎缩，因此儿童时期的扁桃体炎是防治的重点。

（2）加强锻炼，特别是冬季，要多参与户外活动，使身体对寒冷的适应能力增强，减少扁桃体发炎的机会。

（3）爱护口腔卫生，养成良好的生活习惯。父母要督促孩子每天早晚刷牙、饭后清水漱口，避免食物残渣存在口腔中。按时就餐，多喝水，多吃青菜，不可偏食肉类，尤其不可过多食用炸鸡、炸鱼，因为这些食物属于热性食物，孩子吃了易"上火"，从而发生扁桃体炎。

（4）急性扁桃体炎多为细菌感染所致，特别是化脓菌，如链球菌、金黄色葡萄球菌等，因此必须使用抗生素，其中青霉素类最有效，根据炎症的轻重程度可选择口服或静脉注射。

（5）慢性扁桃体炎或扁桃体肥大可做扁桃体切除，现在多采用扁桃体快速挤切术，手术时先在病儿嘴内喷表面麻醉药，稍等一会儿，病儿的咽部感觉就会迟钝，再让他躺在床上，医生使用一种叫挤切刀的器械，在病儿张口的一瞬间就能将扁桃体全部切除。

（6）术后1～2周内吃半流质饮食，如面片、鸡蛋糕。

（7）手术切除以后并非完事大吉，还能再得咽炎。所以理想的方法是尽量不切除。

另外，孩子经常扁桃体发炎的一个重要原因是扁桃体发炎时治疗不彻底。孩子从两三岁到上学前是扁桃腺体迅速发育的阶段，如果发炎后治疗不彻底，比如孩子一退热就马上停药，很容易留下慢性感染灶，潜伏在体内，当细菌侵袭，更易引起扁桃体发炎。

难以摆脱的顽症——鼻炎

不是感冒，是鼻炎

过敏性鼻炎的症状有很多像感冒的症状，像过敏性鼻炎会引起头痛、鼻痒、鼻炎连续打喷嚏等状况。那么要怎么区别过敏性鼻炎不是感冒呢？可以从以下四个方面来进行初步判断：

（1）打喷嚏的次数。一般来说，得了感冒虽然会打喷嚏，但次数并不多，更不会连续打十几个甚至几十个，而过敏性鼻炎的症状之一就是连续打喷嚏。

（2）鼻痒。感冒时，鼻子并不会很痒，鼻塞较为常见。但如果得了过敏性鼻炎，患者的鼻腔与咽喉都会发痒，甚至出现眼睛、面颊部位的瘙痒。

（3）流清水鼻涕。感冒初期会流清水鼻涕，但量一般不多。过敏性鼻炎则恰恰相反，患者在打喷嚏的同时，还会流大量的鼻涕。

（4）其他不适。感冒是由于人体免疫力下降，病毒或细菌侵入导致呼吸道感染引起的。因此，在感冒的同时，还会并发一些全身症状，如头晕、头疼、全身无力、肌肉酸痛等。而过敏性鼻炎发作时并不会出现上述全身症状。

还可以从以下几方面进行区分：

（1）首先感冒具有较强的传染性，所以多数为群发，如家庭、学校、工作环境等；过敏性鼻炎不传染，但可以遗传，所以如果有血缘关系的亲属有过敏性疾病，包括过敏性鼻炎、哮喘、皮肤过敏、药物过敏等过敏史的家族，发作的可能性更大。

（2）感冒的打喷嚏、流鼻涕和鼻塞等鼻部症状往往是持续性的，会连续几天，随感冒的控制，症状逐步减轻，最后缓解；而过敏性鼻炎发作则呈阵发性，一天中可能仅发作一次或数次，以清晨或异味等刺激后更为明显，发作过后如常人；过敏性鼻炎一般不会伴有发热，而感冒通常是伴有发热的。

（3）过敏性鼻炎的喷嚏频频、流清水样鼻涕，而感冒时喷嚏较少，鼻痒不明显，鼻塞明显而且持续，鼻分泌物可由清涕或黏性转为脓性。

（4）感冒时全身症状较重，如发冷、发热、四肢无力、肌痛、头痛、咽痛、胃肠道不适等，而过敏性鼻炎仅仅表现为鼻部症状或伴发哮喘或皮肤过敏。

（5）感冒的病程较短，通常1~2周即可，而过敏性鼻炎则病程较长，常年反复发作。

患上鼻炎的根源

鼻炎是一种和感冒症状类似的疾病，是指鼻腔黏膜和黏膜下组织的炎症。鼻炎基本症状表现为鼻塞、流清水涕、鼻痒、喉部不适等，通常是由于病菌感染或刺激物作用使鼻黏膜受损而致，严重时可能会影响咽喉和眼部健康，影响人的睡眠、听力及学习能力。那么患上鼻炎的原因有哪些呢?

1.病毒感染

病毒感染是其首要病因，或在病毒感染的基础上继发细菌感染。已知有100多种病毒可引起本病，最常见的是鼻病毒，其次是流感和副流感病毒、腺病毒、冠状病毒、柯萨奇病毒及黏液和副黏液病毒等。病毒传播方式主要是经过呼吸道吸入，其次是通过被污染体或食物进入机体。

2.遗传因素

有过敏家族史者易患此病。患者家庭人员多有哮喘、荨麻疹或药物过敏史。以往称此患者为特应性个体，其体内产生免疫球蛋白抗体的能力高于正常人。

3.鼻黏膜易感性

易感性的产生源于抗原物质的经常刺激，但其易感程度则视鼻黏膜组织中肥大细胞、嗜碱性粒细胞的数量和释放化学介质的能力。

4.抗原物质

刺激机体产生免疫球蛋抗体的抗原物质称为过敏原。该过敏物质再次进入鼻黏膜，便与相应的免疫球蛋结合而引起过敏反应。引起本病的过敏原按其进入人体的方式分为吸入性和食物性两大类。

（1）吸入性过敏原

①花粉，不是所有植物花粉都能引起疾病，只有那些花粉量大、植被面积广、过敏原性强，并借助风来传播的花粉才最有可能成为过敏原。由于植被品种的差异，不同地区具有过敏原性的花粉也不同。

②真菌，在自然界分布极广，主要存在于土壤和腐败的有机物中。其菌丝和孢子皆具有过敏原性，但以孢子较强。

③屋尘螨，属节肢动物门蜘蛛纲。成虫大小一般为300～500微米。主要寄生于居室内各个角落，其中以床褥、枕头、沙发垫等处的灰尘中最多。螨的排泄物、卵、脱屑和其碎解的肢体，皆可成为过敏原。

④动物皮屑，动物皮屑是最强的过敏原之一。对易感个体，若长期与有关动物接触，则可被致敏。致敏后若再接触即使很小数量的皮屑，也可激发出鼻部症状。

⑤室内尘土，是引起常年性鼻炎的常见过敏原之一。

（2）食入性过敏原

指由消化道进入人体而引起鼻部症状的过敏原物质。其作用于鼻黏膜的方式十分复杂，至今仍不甚清楚。牛奶、蛋类、鱼虾、肉类、水果，甚至某种蔬菜都可成为过敏原。

小儿鼻炎要及时治疗

过敏性鼻炎并发哮喘，大多是在患病初期没有及时治疗而埋下的隐患。有很多患者普遍存在这样的心理，认为鼻炎是"小毛病"，挺一挺就过去了，却不知道鼻炎病虽小却能引起很多严重并发症，结果小病成大病。

如果小儿鼻炎治疗不及时，就有可能出现并发症。小儿鼻炎最常见的并发症是腺样体炎、中耳炎、鼻窦炎、咽炎和支气管炎、支气管哮喘、顽固性头痛等。由于小儿鼻炎时鼻腔炎性刺激容易引起儿童急性腺样体炎，长期炎性刺激又会导致腺样体肥大；鼻腔借鼻霉开口和咽鼓管分别与鼻窦及中耳道相通，一旦炎症蔓延和擤鼻不当，就会导致化脓性鼻窦炎和中耳炎症；还会引起咽炎和支气管炎。

根治鼻炎的关键

鼻炎多为肺气虚弱、感受风寒、肺脾气虚、肾气不足所致。治疗过敏性鼻炎，重在改善人体状态，扶助人体正气，通过补足肺、脾、肾气，使患者产生自身抗体，斩断患者对过敏源的过敏反应，从而确保鼻炎治好不复发。

中医学认为，过敏性疾病是由于过敏体质造成的。过敏体质的外在表现都是由于其气虚卫表不固，血热易于风动，易受风邪侵袭的内在本质造成的。因此，过敏体质的人除了平时饮食应清淡、均衡之外，还应多食用些具有补脾肺之气、清热凉血等功能的食物，如百合、山药、大枣、桂圆、莲子等。还要积极参加各种体育锻炼，避免情绪紧张。

怎样预防鼻炎

春天是鼻炎容易发作的时期，所以成了人们害怕的季节，其实也没有那么严重，只要做好了预防，鼻炎还是可以减少的，预防的事情很多，那么怎样预防鼻炎的发生呢？

（1）避免感冒造成的鼻炎，感冒经常发生，不能说我们的身体脆弱，稍有不慎就会发病，而且很容易传染，所以及时的预防感冒，也是防止鼻炎的方法。

（2）加强身体锻炼，体质弱了就会使疾病入侵，身体抵抗能力降低，使疾病有机可乘，所以做好强身健体的工作才能共同抵抗鼻炎的发生。

（3）还要注意食物上的营养，有针对性地从食物中选择，找出适合鼻炎患者食用的，达到饮食健康合理，才能保证身体强健，免遭鼻炎的迫害。

总之鼻炎的发生与身体健康是分不开的，做好了健康的工作，鼻炎就离我们很远了，关注身体变化关爱健康，出现鼻炎早期情况后及时治疗，耽误治疗时间只会使病情严重，所以鼻炎治疗刻不容缓。

威胁生命的"毒蛇"——哮喘

胸闷的原因

胸闷是怎么回事？胸闷是一种主观感觉，即呼吸费力或气不够用。轻者若无其事，重者则觉得难受，似乎被石头压住胸腔，甚至发生呼吸困难。胸闷可能是身体器官的功能性表现，也可能是人体发生疾病的最早症状之一，不同年龄的人胸闷，病因、治疗、后果各不相同。

功能性胸闷是指在门窗密闭、空气不流通的房间内逗留较长时间，或遇到某些不愉快的事情，甚至与别人发生口角、争执，或处于气压偏低的气候中，往往会产生胸闷、疲劳的感觉。

心脏神经官能症是全身神经官能症的一种，其症状表现是多种多样的，最普通的自觉症状是心悸、呼吸不畅、心前区疼痛和全身乏力等，还有容易激动、失眠、多汗、发抖、眩晕、多梦等表现。

治疗哮喘应及时准确

哮喘是影响人们身心健康的重要疾病。治疗不及时、不规范，哮喘可能致命。哮喘是因呼吸困难引起的间歇性喘息，通常是机体对抗原性或其他因素引起的气道过度反应的疾病。哮喘分为外源性和内源性两大类，外源性哮喘的发作有明显过敏史，或与季节有关。内源性哮喘发作多与呼吸道感染有关。哮喘多呈阵发性呼吸困难，有些病人病前有鼻和眼睑发痒、咳嗽、喷嚏、流涕等黏膜过敏先兆，继之出现带有哮鸣音的呼气性呼吸困难。

哮喘的发病机制包括：过敏反应、气道慢性炎症、气道高反应性、气道神经调节失常、遗传机制、呼吸道病毒感染、神经信号转导机制和气道重构及其相互作用等。因此治疗哮喘药分型治疗。

中医认为，哮喘皆因肺、脾、肾三脏功能不足，水湿内聚为痰饮，遇外邪引动而发，痰随气升，气因痰阻，相互搏结，阻于气道，肺失宣降而出现咳喘痰鸣。中医对哮喘的发作期有寒证、热证之分，哮喘的缓解期一般视为虚证，以补肺、健脾、益肾作为治本之方。

哮喘寒证：呼吸急促，喉中哮鸣如水鸡声，胸膈满闷如塞，咳不甚，痰稀薄而有泡沫，或呈黏沫状，形寒怕冷，口不渴，或渴喜热饮，气候寒冷或受寒易发，舌淡，脉紧。

哮喘热证：呼吸急促，喉中有哮鸣声，气粗痰壅，咳呛阵作，咳痰黏稠，咳吐不利，或黄或白，汗出，口苦，口渴喜饮，不恶寒，舌红，苔黄腻，脉滑数。

事先预防更重要

哮喘，属于一种只能够预防不能完全根治的疾病。由此可见，哮喘的预防是最重要的，以下是几点预防哮喘的方法：

1.戒烟限酒

香烟能够引发许多疾病，烟中的化学品及吸烟时喷出的烟雾对哮喘患者都会有直接的影响，因为它们会刺激呼吸道，所以患者应戒掉抽烟的习惯。

2.避免接触致敏原

哮喘患者应该认清哪些物质可能会刺激自己的呼吸道，尽量避免接触，例如对动物毛发敏感的患者就不应该在家里饲养宠物，其他容易引起病发的致敏原像毛毯等，患者也应该尽量避免接触，或者每星期以热水清洗。

3.预防呼吸道感染

天气较冷时，吸入寒冷和干燥的空气对哮喘病患者是很不好的，所以在哮喘发作时应尽量避免外出。如必须出去，之前应喝一些温水，多穿几件衣服。最好是穿能够防风和防雨的衣服，这样可以帮助保暖。必要时可戴一条围巾或口罩护住嘴和鼻子，避免使呼吸道直接暴露在寒冷的空气中，尽量吸入温暖的空气。对流感疫苗不过敏者，可注射流感疫苗。

4.保持室内空气流通

哮喘病人应特别注意室内的清洁和空气流通，因为空气中的尘螨和细菌是引致哮喘病发的主要致敏原，所以应该勤加打扫，减少空气中的尘埃。

5.适量的运动

有些人因为运动可能诱发哮喘，便全面停止所有运动，其实这是一种错误的做法，因为运动能够有效增强心肺功能，对控制病情大有帮助。哮喘患者只要在选择运动前咨询医生的意见，是可以照常运动的，而游泳则是十分适合哮喘患者的运动，因为有足够水分的关系，所以多数不会引致病发。

6.饮食合理，富含营养

哮喘病患者的饮食应既清淡又富有营养，不吃能引起哮喘发作的食物和"发物"，少吃辛辣油腻的食品。多吃蔬菜水果，一些蔬菜，如萝卜、丝瓜等，具有下气、化痰、清肺的作用，对哮喘病人十分有益。有些水果，如梨、香蕉、枇杷等，还有助于保持大便通畅，降低腹压。同时，要注意补钙，钙除有促进骨骼生长发育的作用外，还具有抗过敏等功能。所以，哮喘病人可多吃些含钙高的食品。但用海产品补钙时，要注意防过敏。哮喘病人平日要多喝水，喝水不仅补充了水分，而且还可以稀释痰液，有利于黏稠痰液的排出。少吃多餐进食，不要过饱。

现行的治疗目标，是减少发作次数；减轻发作程度；预防和控制发作；使患儿生长发育不受影响。对绝大多数哮喘儿童，如果系统治疗，可以达到这个目的。如果是成人，其生活质量也将大大提高。

患者与自己的主治医生应时刻保持联系，并在医生的指导下用药，只有这样才能够最快最有效地控制哮喘病。

哮喘发作时的应对措施

哮喘的病因复杂，容易导致病情反反复复，患者经常接触烟雾、香水、油漆、灰尘、宠物、花粉等刺激性气体或过敏原之后发作，夜间和（或）清晨症状也容易发生或加剧。常见症状是发作性的喘息、气急、胸闷或咳嗽等症状，少数患者还可能以胸痛为主要表现，持续发作可威胁患者生命，了解哮喘发作时的紧急措施，最大限度地减少疾病对患者的危害具有积极意义。

哮喘发作有时很突然，因为就算平时再小心，也可能碰上诱发事件。学会一些简单的自救措施，既可应急，又能减少急诊次数。

哮喘病人平时应随身携带舒张气管的缓解药物，如沙丁胺醇气雾剂。一旦发现不舒服的征兆，譬如呼吸困难或加快、胸闷、喉咙发痒或疼痛、打喷嚏等，可先吸入2～4口沙丁胺醇，之后1小时内每20分钟吸一次。接下来，每隔4小时吸一次，直到症状消失。如果用药1小时后病情仍未能缓解，就要口服缓释茶碱类药物。

发作时很痛苦，胸闷气短，呼吸困难，这时要尽量训练自己放松呼吸。可以尝试腹式呼吸，从而调动起中下肺部的肺泡，加深呼吸力度，改善换气功能与血液循环，使全身肌肉放松，减轻支气管的痉挛。

哮喘发作时，还应多喝些水。因为发作时，除呼吸加快，还会出汗，对水的需求更大；而且缺水可使气管里的分泌物更加黏稠，呼吸通道受阻。

无法忍受的压抑感——慢性鼻窦炎

身体的"守护天使"——鼻涕

健康人鼻腔内面衬着完整的一层黏膜，上面分布着很多具有分泌功能的杯状细胞，黏膜下有黏液腺，它们平时不断进行分泌活动，分泌的水分用于湿润吸入空气，另外，黏液腺还经常分泌少量的黏液，均匀地分布在黏膜表面。吸附吸入空气中的灰尘和微生物。黏液中还含有溶菌酶，有抑制和溶解细菌的能力。

鼻涕是保护身体的一道屏障：鼻涕防止鼻腔黏膜干燥，使之湿润吸进的空气，粘住由空气中吸入的灰尘、花粉、微生物，以免它们刺激呼吸道或引起感染。

正常人每天分泌鼻涕数百毫升，只不过这些鼻涕都顺着鼻黏膜纤毛运动的方向，流向鼻后孔到咽部，加上蒸发和干结，一般就看不到它从鼻腔流出了。其实感冒时流鼻涕是人体一种自然的清毒作用，吃药固然可以制止鼻塞等不适症状，却也破坏了这种自然机制，很多人喜欢用吸入蒸汽的方法来改善鼻涕的困扰，倒是一个好办法。

流鼻涕最多见于鼻炎、鼻息肉、鼻窦炎等。常见的流鼻涕的原因包括：

（1）感冒，初期为清水样或者黏液性，感冒后期可以出现脓涕。

（2）慢性鼻炎：鼻涕多为黏液性鼻涕。量可多可少。

（3）过敏性鼻炎：为流清水样涕，量较多，伴有打喷嚏，鼻痒感，可常年性发作，也可以季节性发作。过敏性鼻炎的病人可以伴有哮喘，尤其是小儿。

（4）慢性鼻窦炎，多为黏液脓性分泌物，双侧或者单侧，伴有鼻塞，头昏，记忆力下降等。单侧的鼻窦炎要考虑牙源性鼻窦炎。

（5）鼻息肉也可以出现流清水涕，感染时可以伴有流脓涕，可出现鼻塞，头昏，记忆力下降等。

（6）小儿的分泌比较旺盛，如果没有其他不适，可能为冷空气刺激鼻腔引起，不需要特别处理。单侧鼻塞伴涕中带血可能为鼻腔内异物引起。

（7）流黄水样分泌物，要考虑鼻窦内囊肿的可能，摄鼻窦X线片或者CT。

（8）其他原因还包括脑脊梁液鼻漏、萎缩性鼻炎等，后者以鼻干痂为主，鼻涕稠厚，少且臭。

慢性鼻窦炎的治疗及预防

鼻窦炎是鼻窦黏膜的非特异性炎症，为一种鼻科常见多发病。鼻窦炎是一种常见病，可分为急性和慢性两类，急性化脓性鼻窦炎多继发于急性鼻炎，以鼻塞、多脓涕、头痛为主要特征；慢性化脓性鼻窦炎常继发于急性化脓性鼻窦炎，以多脓涕为主要表现，可伴有轻重不一的鼻塞、头痛及嗅觉障碍。

慢性鼻窦炎有哪些症状呢？

（1）脓涕多。鼻涕多为脓性或黏脓性，黄色或黄绿色，量多少不定，多流向咽喉部，单侧有臭味者，多见于牙源性上颌窦炎。

（2）经常鼻塞。鼻塞现象轻重不等，多因鼻黏膜充血肿胀和分泌物增多所致，鼻塞常可致暂时性嗅觉障碍。伴有鼻息肉时鼻腔可完全阻塞。

（3）经常性的感觉头痛。慢性化脓性鼻窦炎一般会出现明显局部疼痛或头痛。如有头痛，常表现为钝痛或头部沉重感，白天重，夜间轻。组鼻窦炎多表现前额部和鼻根部胀痛或闷痛，后组鼻窦炎的头痛在头顶部、颞部或后枕部。患牙源性上颌窦炎时，常伴有同侧上列牙痛。

（4）耳聋、耳鸣嗅觉减退。由于脓涕流入咽部和长期用口呼吸，常伴有慢性咽炎症状，如痰多、异物感或咽喉疼痛等。若影响咽鼓管，也可有耳鸣、耳聋等症状。慢性筛窦炎常与慢性上颌窦炎合并存在，除有一般慢性化脓性鼻窦炎的症状外，嗅觉减退较明显。

鼻窦炎的预防和治疗如下：

（1）休息与环境。嘱患者适当休息，避免劳累。保持居室安静，空气清新、流通。

（2）饮食。进食清淡、易消化、富含维生素的食物，多饮水，保持口腔清洁，忌辛辣、刺性和油腻食物；戒烟，控制饮酒。

（3）掌握正确的擤鼻方法。压一侧鼻翼演出或吸至咽部吐出。保持大便通畅。

（4）体位引流。根据炎症窦口的部位，选择适宜的体位，使患病窦口处于低位，促进内分泌物的引流，减轻症状。

（5）鼻腔冲洗。用生理盐水冲洗鼻腔，以清除鼻腔内分泌物。改善窦口引流。

（6）手术前应用抗生素及类固醇类药物。可以减少术中、术后出血及感染。术后时伤口疼痛属正常的术后反应，24小时后会逐渐减轻，冰袋冷救鼻部、前额可以减轻痛和肿胀，减少出血。

（7）保持鼻腔内的填塞物固定，切勿自行拽出，以防引起出血和感染，24小时内鼻腔会少量渗液、渗血，会有轻微头痛等不适，不要紧张，保持鼻部清洁。

（8）尽量避免接触过敏源、刺激性气体及粉尘环境；积极治疗急性鼻窦炎；预防受凉、感冒；加强锻炼，增强体质。

危及生命的肺部疾病——肺癌

肺癌早期无明显症状

许多人体检后不到半年，就发现是癌症晚期，这是由于平常所做的健康体检（即常规体检）没有系统性、针对性、有效组合的精细的肿瘤筛查，所以无法发现早期癌症的踪迹。

癌症患者早初期不会感觉到明显的症状或根本无任何症状，只有当癌细胞增生到一定程度，开始侵犯周围神经和血液后，人体才会出现一系列症状，如溃疡、咳嗽、头晕、低热、失眠、疲倦等，而此时癌症基本已经发展超过10毫米，属于中期或晚期，并可能通过血液、淋巴转移并扩散到其他器官，往往已经难以救治。

了解肺癌的种类

绝大多数肺癌起源于支气管黏膜上皮，肺癌的分布右肺多于左肺。由于大量吸烟、嗜酒等不良生活习惯的影响，我国的肺癌发病率和死亡率很高。

按癌肿位置来分：

（1）中央型肺癌：中央型肺癌较多见，约占肺癌患者的3/4，多发于50岁以上的男性。主要起源于主支气管、肺叶支气管，位置靠近肺门。咳嗽为早期症状，为无痰或少痰，或刺激性干咳、血痰等。

（2）周围型肺癌：周围型肺癌是指起源于肺段支气管以下的肺癌位置在肺的周围部分，以腺癌、鳞癌多见。胸痛是本病早期症状，局限在胸、肩部，常无压痛点，轻度胸痛不一定伴胸膜侵犯；发热是其早期另一症状，多见于癌灶直径大于2厘米以上者，发热不是炎症所引起，使用一般抗炎治疗无效，但吲哚美辛、皮质激素等可暂时退热，但停药后发热重现。

按组织学来分：

（1）鳞形细胞癌：此型最为常见，多起源于较大的支气管，常为中央型肺癌。发展速度较慢，病程较长，首先经淋巴转移，血行转移发生较晚。

（2）未分化癌：发病率仅次于鳞癌，一般发病年龄较轻，中央型肺癌可分为燕麦细胞、小圆细胞和大细胞等，以燕麦细胞最为常见。未分化癌恶性度高、生长快，且淋巴和血行转移发生较快，在各型肺癌中预后最差。

（3）腺癌：发病率比鳞癌和未分化癌低，女性相对多见，常在肺边缘部形成直径为2～4厘米的肿块。早期无明显症状，胸部X线检查可发现一圆形或椭圆形肿块，早期就可发生血行转移。

定期核查才是明智之举

临床数据显示，超过80%的病人是在出现咳嗽、咯血以及胸痛等症状后，才被诊断为肺癌的，但是很不幸的是，此时的癌症多半已发展到了中晚期，给治疗带来了很多困难，给病人及家属也带来很大的伤痛。而绝大多数肺癌患者早期并无明显症状和身体不适的症状伴随，患者如不有意识地做检查，一般是很难发现自己已经有了肺癌的。在医院收治的患者中，只有不到10%是早期检查发现这一病状的。一般来说，40岁以上，且有长期、大量吸烟史的烟民，应该定期接受检查，那些肺部有结核瘢痕、有慢性呼吸道疾病史，或者家属中有肺癌或其他肿瘤遗传倾向的人属于肺癌的高危人群，更应定期去检查，最好能每半年拍一次X线胸片，并要做好长期随访工作。

预防肺癌，禁烟是关键

肺癌的发病与生活方式有密切关系。流行病学调查表明，吸烟是肺癌的重要致病因素之一，特别是鳞状上皮细胞癌和小细胞未分化癌。90%以上的肺癌被认为是由于主动吸烟或被动吸二手烟所致。那么，吸烟究竟是如何导致肺癌发病的呢？研究证明，烟草中有4000多种化学物质，几百种有害物质，其中致癌物质69种，包括醛类、氮化物、烯烃类、胺类、氰化物和重金属类、苯丙芘、砷、镉、甲基肼、氨基酚和其他放射性物质，特别是酚类化合物和甲醛等长时间刺激支气管黏膜，就会导致支气管上皮发生癌变。此外，烟草烟雾中的多环芳香碳氢化合物，经多环芳香碳氢化合物羟化酶代谢作用后具有细胞毒性和诱发突变作用。长时间吸烟可降低烟民体内自然杀伤细胞的活性，从而削弱机体对肿瘤细胞生长的监视、杀伤和清除功能。

研究显示，吸烟者患肺癌的危险性是不吸烟者的8～20倍，如果每日吸烟在35支以上，烟龄30年，则其患肺癌的危险性比不吸烟者要高45倍。吸烟者肺癌死亡率比不吸烟者高10～13倍。和吸烟者生活在一起，吸二手烟的人群罹患肺癌的风险上升20%～30%。

除了吸烟可以引起肺癌高发以外，伴随着城市工业化和农村城市化现代化进程的加快，空气污染和环境污染日趋严重，也与肺癌高发有关。值得强调指出的是室内小环境污染，如二手烟和三手烟暴露、房屋装修材料氡污染和装饰材料污染、厨房油烟污染也是肺癌高发的重要危险因素。另外，一些肺部慢性疾病如肺结核和肺良性肿瘤等癌前病变也是老年肺癌的潜在因素。

第四章　养肺护肺吃对比吃好更重要

白色食物养肺气

白梨——金秋美食，百果之宗

梨的营养价值高，味道鲜美而且功效也很多，是很好的食疗水果之一。中医学认为梨性寒，味甘、微酸，入肺、胃经，有生津、润燥、消痰、止咳、降火、清心等功用，可用于热病津伤、消渴、热痰咳嗽、便秘等症的治疗。

梨果鲜美，肉脆多汁，酸甜可口，风味芳香优美。富含糖、蛋白质、脂肪、碳水化合物及多种维生素，对人体健康有重要作用。梨果还可以加工制作梨干、梨脯、梨膏、梨汁、梨罐头等，也可用来酿酒、制醋。梨果还有医用价值，可助消化、润肺清心，有消痰止咳、退热、解疮疮的功效，还有润燥消风、醒酒解毒、利尿、润便的作用。在秋季气候干燥时，人们常感到皮肤瘙痒、口鼻干燥，有时干咳少痰，每天吃一两个梨可缓解秋燥，有益健康。

梨果：生津、润燥、清热、化痰等功效，适用于热病伤津烦渴、消渴症、热咳、痰热惊狂、噎膈、口渴失音、眼赤肿痛、消化不良。

梨果皮：清心、润肺、降火、生津、滋肾、补阴功效。

根、枝叶、花：有润肺、消痰、清热、解毒之功效。

梨籽：梨籽含有木质素，是一种不可溶纤维，能在肠子中溶解，形成像胶质的薄膜，能在肠子中与胆固醇结合而排除。梨籽含有硼可以预防妇女骨质疏松症。硼充足时，记忆力、注意力、心智敏锐度会提高。

百合——药食兼优

百合性寒，味甘、微苦；归肺、心、肾经。百合的滋补作用可与人参相比，具有养阴润肺、清心安神、止咳的功效。主治阴虚久咳、痰中带血、咽痛失音；热病后期，余热未清，或情志不遂、虚烦惊悸、失眠多梦、精神恍惚、痈肿。适宜体虚肺弱者、更年期女性、神经衰弱者、睡眠不宁者。但风寒咳嗽、脾胃虚寒及大便稀溏者不宜多食。百合对人体有下列八大补益作用。

1.补阴退热

不少妇女常有低温发热症状，是阴虚的一种表现，百合可补阴并有消炎作用，多吃百合，上症可消。

2.滑肠润便

百合柔滑，有通肠之功，便秘的患者，食之可不药而通，尤其是燥症，效果更佳。

3.宁心安神

百合入心经，性微寒，能清心除烦，宁心安神，百合对于神经衰弱的患者有食疗作用。记忆力减退、失眠多梦、头目晕眩、眼睛发黑甚至癔症，食百合后得到有效的治疗。

4.清心除烦

有些人心阴虚，经常出现心跳、心慌、心烦，舌质发红，心神不安。百合有宁心的功能，食之可以缓解症状。百合甘凉清润，主入肺心，常用于清肺润燥止咳，清心安神定惊，为肺燥咳嗽、虚烦不安所常用。

5.补中益气

有些人神气不足、语言低沉、呼吸微弱、口干舌苦、食欲不振，经常处于萎靡状态，这是中气不足的表现，如果多吃些百合，就能缓解以上症状。

6.化痰止咳

百合具有清肺的功能，故能治疗发热咳嗽；可加强肺的呼吸功能，因此又能治肺结核潮热。一切气管病患者，食百合均宜。

7.润肤防衰

百合洁白娇艳，鲜品富含黏液质及维生素，对皮肤细胞新陈代谢有益，常食百合，有一定美容作用。多吃百合的人皮肤不干燥，脸上皱纹少。油性皮肤的人多吃百合对皮肤特别好。

8.防癌抗癌

百合含多种生物碱，对白细胞减少症有预防作用，能升高血细胞，对化疗及放射性治疗后细胞减少症有治疗作用。百合在体内还能促进和增强单核细胞系统和吞噬功能，提高机体的体液免疫能力，因此百合对多种癌症均有较好的防治效果。

甘蔗——补血果

甘蔗是人们喜爱的冬令水果之一，其含糖量十分丰富，为18%～20%。值得一提的是，甘蔗的糖分是由蔗糖、果糖、葡萄糖三种成分构成的，极易被人体吸收利用。甘蔗还含有多量的铁、钙、磷、锰、锌等人体必需的微量元素，其中铁的含量特别多，每千克达9毫克，居水果之首，故甘蔗素有"补血果"的美称。

中医认为，甘蔗入肺、胃二经，具有清热、生津、下气、润燥、补肺益胃的特殊效果。甘蔗可治疗因热病引起的伤津，心烦口渴，反胃呕吐，肺燥引发的咳嗽气喘。此外，甘蔗还可以通便解结，饮其汁还可缓解酒精中毒。

甘蔗汁多味甜，营养丰富，被称作果中佳品，还有人称："秋日甘蔗赛过参。"甘蔗的营养价值很高，它含有水分比较多，水分占甘蔗的84%。甘蔗含糖量最为丰富，其中的蔗糖、葡萄糖及果糖，含量达12%。此外，经科学分析，甘蔗还含有人体所需的其他物质，如蛋白质0.2克、脂肪0.5克、钙8毫克、磷4毫克、铁1.3毫克。另外，甘蔗还含有天门冬氨酸、谷氨酸、丝氨酸、丙氨酸等多种有利于人体的氨基酸，以及维生素B_1、维生素B_2、维生素B_6和维生素C等。甘蔗的含铁量在各种水果中，雄踞"冠军"宝座。我国古代医学家还将甘蔗列入"补益药"。

甘蔗还是口腔的"清洁工"，甘蔗纤维多，在反复咀嚼时就像用牙刷刷牙一样，把残留在口腔及牙缝中的垢物一扫而净，从而能提高牙齿的自洁和抗龋能力。同时咀嚼甘蔗，对牙齿和口腔肌肉也是一种很好的锻炼，有美容作用。但由于甘蔗性寒，脾胃虚寒、胃腹寒疼者不宜食用。另外，甘蔗如生虫变坏或被真菌污染有酒糟味时也不能食用，防止引起呕吐、昏迷等中毒现象。

甘蔗虽是果中佳品，但亦有不适合它的人群，比如患有胃寒、呕吐、便泄、咳嗽、痰多等症的病人，应暂时不吃或少吃甘蔗，以免加重病情。另外还必须注意：若保管欠妥甘蔗易于霉变。那种表面带"死色"，切开，其断面呈黄色或猪肝色，闻之有霉味，咬一口带酸味、酒糟味的甘蔗误食后容易引起霉菌中毒，导致视神经或中枢神经系统受到损害，严重者还会使人双目失明，患全身痉挛性瘫痪等难以治愈疾病。

白果——增强提高抵抗力

白果，又称银杏。白果是营养丰富的高级滋补品，含有粗蛋白、粗脂肪、还原糖、核蛋白、矿物质、粗纤维及多种维生素等成分。据科学得出结论：每100克鲜白果中含蛋白质13.2克，碳水化合物72.6克，脂肪1.3克，且含有维生素C、维生素B_2、胡萝卜素及钙、磷、铁、硒、钾、镁等多种营养元素，8种氨基酸，具有很高的食用价值、药用价值、保健价值，对人类健康有神奇的功效。

白果果仁含有多种营养元素，除淀粉、蛋白质、脂肪、糖类之外，还含有维生素C，维生素B_2、胡萝卜素、钙、磷、铁、钾、镁等营养元素，以及银杏酸、白果酚、五碳多糖、脂固醇等成分，具有益肺气、治咳喘、止带虫、缩小便、平皱纹、护血管、增加血流量等食疗作用和医用效果。根据现代医学研究，白果还具有通畅血管、改善大脑功能、延缓老年人大脑衰老、增强记忆能力、治疗老年痴呆症和脑供血不足等功效。此外，白果还可以保护肝脏、减少心律不齐、防止过敏反应中致命性的支气管收缩，还可以应用于对付哮喘、移植排异、心肌梗死、脑卒中、器官保护和透析。

经常食用白果，可以滋阴养颜抗衰老，扩张微血管，促进血液循环，使人肌肤、面部红润，精神焕发，延年益寿，是老幼皆宜的保健食品和款待国宾上客的特制佳肴。种仁中的黄酮苷、苦内脂对脑血栓、老年性痴呆、高血压、高血脂、冠心病、动脉硬化、脑功能减退等疾病还具有特殊的预防和治疗效果。

银耳——滋阴养肺补脾胃

中医认为，银耳味甘淡性平，归肺、胃经，具有滋阴润肺，养胃生津的功效，适用于干咳、少痰或痰中带血丝、口燥咽干、阴虚型神经衰弱和失眠多梦等。而且银耳为药食两用之品，药性平和、服用安全，能清肺之热、养胃之阴；能补脾开胃，滋润而不腻滞，有扶正固本和很好的滋补润泽作用。

现代医学研究证实，银耳含有丰富的蛋白质、碳水化合物、脂肪、粗纤维、多种无机盐及维生素，其中所含18种氨基酸中有7种为人体必需氨基酸。银耳的药理有效成分是银耳多糖：主要由酸性多糖、中性杂多糖、酸性低聚糖等组成。银耳多糖有明显抗氧化的作用，并具有增强人体细胞和体液免疫力的作用，还能对抗肿瘤患者因放化疗而引起的免疫功能降低，抑制肿瘤细胞的生长。银耳还有扩张冠状动脉、降低冠脉阻力、改善冠状动脉的微循环、增加心肌营养性血流量、降血脂、降低血液黏度和减少血栓形成等作用。

银耳中含有丰富的维生素D，能防止钙的流失，对生长发育十分有益，还有补养气血、滋肾益精等养生功效，是值得推荐的营养保健食物。

罗汉果——"神仙果"

罗汉果为葫芦科多年生宿根草质藤本植物，罗汉果的果实，又名汉果、拉汉果、青皮果、假苦瓜等。罗汉果可鲜吃，但常烘干保存，是一种风味独特的干果。罗汉果形似鸡卵，鲜果外皮呈绿色，经炭火烘干后成褐红色，有光泽，残留少许茸毛，干果皮薄而脆，果实表面呈黄白色，质松软，似海绵状。

罗汉果含丰富的维生素C（每100克鲜果中含400~500毫克）以及糖苷、果糖、葡萄糖、蛋白质、脂类等。

中医药学认为，罗汉果味甘、酸，性凉，有清热凉血、生津止咳、滑肠排毒、嫩肤益颜、润肺化痰等功效，可用于益寿延年、驻颜悦色及治疗痰热咳嗽、咽喉肿痛、大便秘结、消渴烦躁诸症。现代医药学研究发现，罗汉果含有丰富的糖苷，这种糖苷的甜度是蔗糖甜度的300倍，具有降血糖作用，可以用来辅助治疗糖尿病；含丰富的维生素C，有抗衰老、抗癌及益肤美容作用；有降血脂及减肥作用，可辅助治疗高脂血症，改善肥胖者的形象。

益肺的宝贝——贝母

贝母是一种路人皆知的止咳良药，有名的成药也很多，例如川贝枇杷止咳露、川贝秋梨膏等，许多患者还自己去药店买来炖梨吃。常用的贝母包括川贝母、浙贝母和土贝母三种，其名字虽然相似，但功效却大不相同，购买时需加以注意。

川贝母

微寒，味甘，止咳化痰之效较强，且有润肺的功效，痰多痰少均可使用，特别适用于肺燥或秋燥所致的咳嗽。患者表现为咳嗽，伴有痰少、难咳，或痰中带血、口鼻干燥、咽干口渴等不适。此时可选用川贝母炖梨吃：取川贝母9～10克，用水浸泡，中等大小的鸭梨1只，挖去梨核，将浸泡后的川贝母连同水一起放入挖空的梨中，用锅蒸1个小时，加适量冰糖调味后食用。此外，也可以取川贝母3～10克，用水煎服，每日1次。将川贝母研成粉末服用也是不错的选择，每日1次，每次1～2克。已有服用川贝母出现过敏的报道，因此，过敏体质者应慎用。

浙贝母

如果患者表现为咳嗽胸痛、恶寒发热、咳吐腥臭脓痰、大便干燥、舌红口干等症状时，则应选择浙贝母，因为浙贝母泻火的功效要强于川贝母。而且擅长清火散结，是治疗肺脓肿的良药。浙贝母最常用的方法为取浙贝母3～10克，用水煎服，每日1次。

所以，对于以咳嗽、咳痰不利、痰黄黏稠、口干口渴、舌苔红为主要表现的风热咳嗽患者，既可选择川贝母，又可选择浙贝母。因川贝母药性和缓，气味不浓，更适合于年老体弱者服用。而对于素体热盛的小儿及青年人来说，最好选择浙贝母。

土贝母

性寒，味苦，具有较强的抗炎、抗病毒及抗肿瘤的作用，常与其他清热解毒药物配伍使用，治疗乳腺疾患、结核、皮肤肿烂等疾病。此外，还有一定的杀精子作用。

白萝卜——"土人参"

"萝卜上街，药铺停歇""十月萝卜小人参、冬食萝卜夏吃姜，不劳医生开药方"，这些说法足以让我们知道白萝卜在饮食中的重要性。那么白萝卜到底有哪些功效和作用呢？首先我们先对白萝卜的营养价值进行分析。白萝卜不含脂肪，主要成分为蛋白质、糖类、各种矿物质和维生素，其中维生素C和胡萝卜素含量最高。其次还含有对人体有益的各种生物酶和大量的粗纤维。

1.润肺止咳

秋冬季节天气干燥，容易伤肺。从中医来说，白色入肺，肺喜润恶燥，而秋天主燥，最易伤肺，润肺去燥要常食梨和白萝卜，有很好的润肺止咳、化痰和治疗支气管炎的作用。

2.促进消化

白萝卜含有芥子油、淀粉酶和粗纤维，能很好地促消化、增进食欲、加速肠蠕动、利大小便。

3.抑制癌细胞生长

白萝卜中含有对人体有益的酶，可以使食物中的淀粉、脂肪、蛋白质得到充分吸收，这些酶还可以分解致癌物亚硝胺。白萝卜的根部含有丰富的氧化酶素，具有很强的解毒作用。

4.增强免疫力

白萝卜含丰富的维生素C和微量元素锌，有助于增强机体的免疫功能、提高抗病能力。可以降低血脂、软化血管、稳定血压，可预防心脑血管、动脉硬化、胆结石等疾病。另外，白萝卜还有很强的解毒功能，可用于醒酒利尿。

5.预防疾病

常吃白萝卜还能预防感冒、解除紧张、消除疲劳、清理肠胃、润肺止咳、散瘀、利尿、补虚等。此外还能防止头皮屑过多、头皮发痒，使头发有光泽。

辛味食物宣肺气

夏季养生省苦增辛

《黄帝内经·素问》曰："夫四时阴阳者，万物之根本也。所以至人春夏养阳，秋冬养阴，以从其根，故与万物沉浮于生长之门。"可知，养生之道，是在四时调养，必须学会适应大自然的规律，也就是要按照春生、夏长、秋收、冬藏的日月运行规律进行。因此，夏天之际，心火旺盛，应该减苦增辛，以养肺气。宜食暖，不凉腹，慎食肥腻，多食蔬菜，可食菽与鸡，不吃夜食，不可多吃生冻之物。

心火旺盛，为什么要养肺气，又为什么要减苦增辛？元代丘处机的《摄生消息论》记载："夏三月属火，主于长养心气，火旺味属苦，火能克金，金属肺，肺主辛。当夏饮食之味，宜减苦增辛以养肺。"心火太旺，火能熔金，容易伤肺，另外，夏天总吹空调或者好吃冷食，也容易寒气入肺，而伤到肺。而阴阳五行中，辛味是入肺的，因此养肺气需增辛。

从中医理论上来说，辣椒的辣是辛味口味偏重的一种，不应多食。相对来说，葱、蒜等辛辣菜品要温和很多，在夏季可以适当多吃点，这样才能真正达到养肺之功效。

辛味食物有香菜、韭菜、生姜、白萝卜、洋葱、油菜、芹菜、茴香、陈皮等，多常见为蔬菜类。之所以吃这些东西有好处，是因为它们大多具有发汗、行气、活血、化瘀、开胃等作用，可补益肺气，尤其对于肺气虚的人更应如此。

薄荷叶，轻宣风热不可少

薄荷，土名叫"银丹草"，为唇形科植物"薄荷"即同属其他干燥全草，多生于山野湿地河旁，根茎横生地下。全株青气芳香。叶对生，花小淡紫色，唇形，花后结暗紫棕色的小粒果。

薄荷叶含薄荷油（主要成分薄荷醇、薄荷酮）、薄荷霜、樟脑萜、柠檬萜、蛋白质、脂肪、碳水化合物、矿物质、维生素。薄荷以叶多、色绿、气味浓香为佳。嫩茎叶可做清凉饮料、糕点。主要成分：全株含有挥发油，其主要成分为薄荷醇、薄荷酮、葡萄糖苷及多种游离氨基酸。

中医学认为，薄荷叶性味苦涩，性平，归肝、脾、胃、心经。有清暑利湿、升发清阳、凉血止血，有疏散风热、清利咽喉、透疹止痒、消炎镇痛的作用。

新鲜薄荷叶的功效有宣散风热，清头目，透疹。用于风热感冒、风温初起、头痛、目赤、喉痹、口疮、风疹、麻疹、胸胁胀闷。可以说它的作用很广，而且比较易种植。薄荷味辛、性凉；归肺、肝经；清香升散；具有疏风散热、清头目、利咽喉、透疹、解郁的功效；主治风热表证、头痛眩晕、目赤肿痛、咽痛声哑、鼻渊、牙痛、麻疹不透、隐疹瘙痒、肝郁胁痛脘胀、瘰疬结核。

新鲜薄荷叶的功效：

（1）用于风热感冒，温病初起。薄荷叶辛以发散，凉以清热，清轻凉散，为疏散风热常用之品，故可用治风热感冒或温病初起、邪在卫分、头痛、发热、微恶风寒者，常配银花、连翘、牛蒡子、荆芥等同用，如银翘散。

（2）用于头痛目赤，咽喉肿痛。薄荷叶轻扬升浮、芳香通窍，善疏散上焦风热、清头目、利咽喉。用治风热上攻、头痛目赤，多配合桑叶、菊花、蔓荆子等同用；用治风热壅盛、咽喉肿痛，常配桔梗、生甘草、僵蚕、荆芥、防风等同用。

（3）用于麻疹不透，风疹瘙痒。薄荷叶质轻宣散，有疏散风热、宣毒透疹之功，用治风热束表、麻疹不透，常配蝉蜕、荆芥、牛蒡子、紫草等，如透疹汤；治疗风疹瘙痒，可与苦参、白鲜皮、防风等同用，取其祛风透疹止痒之效。

（4）用于肝郁气滞，胸闷胁痛。本品兼入肝经，能疏肝解郁，常配合柴胡、白芍、当归等疏肝理气调经之品，治疗肝郁气滞、胸胁胀痛、月经不调，如逍遥散。

此外，薄荷叶芳香辟秽，还可用治夏令感受暑湿秽浊之气，所致痧胀腹痛吐泻等症，常配藿香、佩兰、白扁豆等同用。

生姜助肺气

民间流传着"生姜治百病"之说。冬季常因感寒而引发消化疾患，此时不妨试试喝碗热姜汤，对脾、胃、肺有良好的保健作用。

中医认为，生姜性温而味辛，归肺、脾、胃经，有散寒解表、降逆止呕、化痰止咳的功效。姜的成分中，具有良好药效的是姜油的辛辣成分以及姜草油的芳香成分，还含有各种维生素以及现代人所普遍缺乏的铁、镁等元素。生姜的药理作用也表明对消化系统有很好的调节作用，对呼吸系统有兴奋作用。

姜的吃法很多，例如吃姜粥，炒菜热油时放点姜丝，炖肉、煎鱼加姜片，制作水饺、馄饨馅时加点姜末，既能使味道鲜美，又有助于醒胃开脾、提神、促进食欲、帮助消化和有助胃肠对营养成分的吸收。不过，姜既然有药理作用，就应该注意它的一些用法和禁忌，以下几个问题是应该注意的：

凡属阴虚火旺、目赤内热者，或患有痈肿疮疖、肺炎、肺脓肿、肺结核、胃溃疡、胆囊炎、肾盂肾炎、糖尿病、痔疮类疾病且属阴虚内热型或实热型者不宜使用生姜。

从治病的角度看，生姜红糖水只适用于风寒感冒或遇寒后有胃寒的患者，服用鲜姜汁可治因受寒引起的呃逆呕吐。《中医别录》中指出，生姜"主伤寒头痛鼻塞，咳逆上气"，此处所指的咳逆是指遇寒感冒咳嗽引发的上气呃逆，对其他类型的呕吐则不宜使用。

《本草新编》记载："姜通神明，生姜四时皆可服，但不宜多服散气。"因此，需要注意的是，生姜虽然是"良方"，但也不能吃过量。过多食用生姜会导致多种不适症状。由于生姜中含有大量姜辣素，如果空腹服用，或者一次性服用过多，会引起口干、喉痛、便秘、虚火上升等诸多症状。

咳嗽调理药膳

苏子薏米粥

原料：茯苓粉10克，苏子5克，薏米25克。

做法：

（1）苏子洗净，用纱布包裹；薏米淘洗干净。

（2）砂锅置火上，入水适量，下入苏子布包、薏米、茯苓粉大火煮沸后转小火熬煮成粥，拣去苏子布包即可。

功效：补肺健脾。适宜痰多咳嗽者饮服。

阿胶杏仁粥

原料：杏仁、阿胶、马兜铃各8克，糯米15克，冰糖3克。

做法：

（1）杏仁、马兜铃洗净，加水煎煮20分钟，去渣取汁；糯米淘洗干净。

（2）砂锅置火上，入水适量，兑入药汁，下入糯米、阿胶熬煮成粥，加冰糖煮至融化即可。

功效：清肺降气，止咳平喘。适宜肺热咳喘、痰中带血、阴虚咳嗽者食用。

金银花蛋羹

原料：金银花10克，鲜鸡蛋1枚。

做法：

（1）鲜鸡蛋打入碗内，搅匀；金银花洗净。

（2）锅置火上，入水适量，放入金银花大火煮沸后转小火煎煮2分钟，捞出金银花，淋入蛋液搅匀煮沸即可。

功效：清热祛火。适用于风热咳嗽初期。

生地羊髓汤

原料：生地8克，羊脊髓40克，熟羊脂油12克，盐3克，生姜丝2克，料酒20毫升，蜂蜜30克。

做法：

羊脊髓、生地洗净，放入砂煲中，加水适量，大火煮沸后转小火炖煮1小时至熟透，捞去药渣，加羊脂油、盐、生姜丝，料酒、蜂蜜，煮沸即可。

功效：止咳平气。可辅助治疗肺结核低热、咳嗽等症。

百合烧牛肉

原料：百合40克，牛肉300克，白砂糖10克，酱油5毫升，料酒15毫升，植物油20毫升，盐3克，水淀粉10毫升，葱末、姜末、蒜末各5克，清汤适量。

做法：

（1）牛肉洗净，切成块；百合洗净，润透。

（2）锅置火上，放油烧至七成热时，下葱、姜、蒜末爆香，加入牛肉煸香，淋入料酒，加白砂糖、酱油、盐，稍煸后，倒入清汤，下入百合转小火炖2小时，大火收汁，兑入水淀粉勾薄芡即可。

功效：润肺止咳。适用于咳嗽痰多者饮服。

南瓜松子土豆汤

原料：南瓜、土豆各80克，松子20克，橄榄油10毫升，盐3克，白砂糖5克，水淀粉5毫升，鲜奶油10克。

做法：

（1）南瓜、土豆洗净去皮，切片；松子小火炒香。

（2）另起炒锅，倒入橄榄油烧热，放入南瓜、土豆及松子炒至香软，倒入榨汁机中，加水适量打成南瓜汁，倒入锅中煮沸，加盐、白砂糖调味后兑入水淀粉勾薄芡，盛盘，淋入鲜奶油即可。

功效：补中益气，润肺清肠。适合患有老年性慢性支气管炎、久咳不愈和肠燥便秘者食用。

川贝雪梨银耳羹

原料：川贝5克，雪梨1个，冰糖5克，银耳干2克。

做法：

（1）银耳放碗中，沸水发15分钟，洗净，撕成小朵；雪梨洗净，切片；川贝洗净，润透。

（2）锅置火上，入水烧沸，加入雪梨、银耳、川贝和冰糖，大火煮沸后转小火炖20分钟至黏稠，滤去渣服用即可。

功效：润肺止咳。适用于慢性气管炎、支气管扩张、咳喘。咳嗽痰稠或无痰、咽喉发痒干疼者，慢性支气管炎、肺结核等症。

支气管炎患者的食疗方

冰糖银耳

原料：水发银耳30克，冰糖末10克。

做法：

银耳洗净，撕瓣，放入锅中，入水适量，大火煮沸后转用小火炖40分钟，加入冰糖末，搅匀即可。

功效：滋阴健脾，止咳化痰，利咽降浊。适用于慢性支气管炎、肺热咳嗽、口燥咽干、咽喉肿痛等症。

知母冬瓜汤

原料：知母15克，绿豆35克，冬瓜200克，盐2克，味精1克，鸡油10毫升。

做法：

（1）知母、绿豆洗净；冬瓜去皮、瓤，切块。

（2）锅置火上，入水适量，放入绿豆、知母、冬瓜，大火煮沸后转用小火炖煮30分钟，加入盐、味精、鸡油，调匀即可。

功效：滋阴润肺，健脾清热，解毒消肿。适宜慢性乏气管炎患者食用。

川贝党参煮雪梨

原料：川贝8克，党参15克，杏仁8克，雪梨2个，冰糖末5克。

做法：

（1）雪梨洗净，去皮，切薄片；杏仁用沸水烫后去皮；川贝磨成粗末；党参洗净，润透，切碎。

（2）炖锅置火上，入水适量，放入冰糖末、川贝、党参、雪梨、杏仁，大火煮沸后转小火炖煮35分钟即可。

功效：润肺止咳，祛痰。适用于慢性支气管炎、咳嗽、痰多等症。

肺炎患者的食疗方

银杏母鸡肉汤

原料：银杏40克，白条黄母鸡1只，猪肘肉160克，料酒10毫升，姜片、葱段各10克，盐3克，味精1克。

做法：

（1）银杏去壳、心，洗净；猪肘肉、黄母鸡分别洗净，剁块。

（2）炖锅置火上，入水适量，放入银杏、猪肘肉、黄母鸡块、料酒、姜片、葱段，大火煮沸后转小火炖煮50分钟，加入盐、味精调味即可。

功效：敛肺气，定喘嗽，止带浊，缩小便。适用于肺炎、哮喘、咳嗽等症。

双仁蜜

原料：甜杏仁、核桃仁各200克，蜂蜜30克。

做法：

（1）甜杏仁去皮，洗净；核桃仁洗净，切碎。

（2）锅置火上，入水适量，放放甜杏仁，大火煮沸后转小火煎煮1小时，放入核桃仁，煮至汤汁黏稠时，加入蜂蜜搅匀，稍沸即可。

功效：补肾益肺，止咳平喘。适用于肺炎、肺肾两虚及久咳、久喘等症。

鹿衔草冬瓜汤

原料：鹿衔草15克，冬瓜400克，姜片、葱段各3克，盐2克，味精1克。

做法：

（1）鹿衔草洗净；冬瓜去皮、瓤，洗净，切块。

（2）炖锅置火上，入水适量，放入鹿衔草、冬瓜、葱段、姜片，大火煮沸后转小火炖煮50分钟，加入盐、味精调味即可。

功效：清热利水，消肿止咳。适用于肺炎等症。

肺结核患者的食疗方

灵芝猪蹄

原料：灵芝10克，猪蹄1个，料酒10毫升，盐3克，味精1克，葱段、姜片各5克，植物油20毫升。

做法：

（1）猪蹄处理干净，氽烫，捞出沥水；灵芝洗净，润透，切片。

（2）锅置火上，入油烧热，放入葱段、姜片煸香，下入猪蹄，注入适量水，加入料酒、味精、盐、灵芝，大火煮沸后转小火炖至猪蹄熟烂即可。

功效：宣肺补肾，强身健体。适用于肺结核、神经衰弱、失眠、消化不良、老年性支气管炎等症。

白及黄精粥

原料：白及、黄精各10克，大米80克，白砂糖5克。

做法：

（1）白及、黄精分别润透，洗净切片；大米淘洗干净。

（2）砂锅置火上，入水适量，放入白及、黄精、大米，大火煮沸后转小火熬煮50分钟，加白砂糖调味即可。

功效：滋阴润肺，止咳。适宜肺结核患者春季食用。

绝味韭菜

原料：鲜桔梗、鲜百合各50克，韭菜400克，姜片、葱段各5克，盐3克，味精1克，植物油20毫升。

做法：

（1）桔梗洗净，切段；百合洗净，撕瓣；韭菜洗净，切段。

（2）炒锅置火上，入油烧至七成热，放入姜片、葱段爆香，下入桔梗、百合、韭菜翻炒至熟后加入盐、味精调味即可。

功效：宣肺祛痰，温中散血。适用于肺结核、咳嗽、反胃、吐血等症。

七味甲鱼汤

原料：知母、川贝、天冬、麦冬、生地、山茱萸、地骨皮各5克，甲鱼1只，料酒20毫升，味精2克，盐3克，姜片、葱段各5克，香油5毫升。

做法：

（1）将7味药材分别洗净，润透；甲鱼处理干净。

（2）炖锅置火上，入水适量，放入药材、甲鱼、姜片、葱段、料酒，大火煮沸后转小火炖50分钟，加盐、味精、香油调味即可。

功效：润肺止咳，滋阴降火。适宜肺结核患者春季食用。

肺调养的食疗方

杏仁羊肺汤

原料：杏仁6克，羊肺1具，柿霜、绿豆粉、酥油各20克，蜂蜜40克。

做法：

（1）杏仁去皮研末，加柿霜、绿豆粉、酥油，倒入碗内，加蜂蜜调匀，再加清水，搅拌成浓汁备用；羊肺洗净，去血水，灌入药汁。

（2）羊肺放入瓦罐内，加水600毫升，隔水炖熟后，捞出，加汤汁即可。

功效：补虚益肺，利尿清热，止咳平喘。适用于久病体弱、阴虚内热、虚火灼肺、宣降失常的肺痿咳嗽、吐痰黏稠多白沫、精神疲乏、形体消瘦、心悸气喘、口唇干燥等症。

北杏姜汁炖猪肺

原料：北杏8克，猪肺200克，姜汁5毫升，盐3克。

做法：

猪肺切块，洗净，入锅煮沸，放入北杏，加水炖煮，煮熟后加姜汁，用盐调味即可。

功效：止咳化痰，补肺平喘。适用于慢性支气管炎、肠燥便秘等症。

贝母炖甲鱼

原料：川贝母3克，甲鱼1只，鸡清汤适量，料酒10毫升，盐3克，花椒2克，生姜、葱各5克。

做法：

（1）甲鱼宰杀后洗净，切块；川贝母洗净。

（2）甲鱼放入砂锅，加入鸡汤、川贝母、盐、料酒、花椒、姜、葱，上蒸笼蒸1小时即可。

功效：滋阴补肺。适用于阴虚咳嗽、气喘、低热、盗汗等症。

萝卜牛肺

原料：苦杏仁10克，萝卜400克，牛肺200克，姜汁、料酒各适量。

做法：

（1）萝卜洗净，切块；杏仁去皮尖；牛肺洗净切块，用沸水汆烫。

（2）牛肺下锅，用姜汁、料酒大火炒透。

（3）将牛肺、萝卜、杏仁放入瓦罐内，煮熟即可。

功效：补肺，清肺，降气，除痰。适用于肺虚体弱、慢性支气管炎等症。

玉参老鸭

原料：玉竹、沙参各20克，老鸭1500克，葱、生姜各10克，味精2克，盐5克。

做法：

（1）沙参和玉竹洗净，切片；葱和生姜洗净，拍破。

（2）老鸭宰杀，去毛和内脏，放入砂锅内，加水和玉竹、沙参，大火煮沸，小火炖1小时，加盐和味精调味即可。

功效：补肺，滋阴。适用于肺阴虚所致的咳喘、糖尿病和胃阴虚的慢性胃炎以及津亏肠燥引起的大便秘结等症。

参冬甲鱼

原料：人参8克，麦门冬30克，甲鱼1300克，鸡清汤适量，姜片、葱段各10克，盐3克，料酒10毫升，味精2克，胡椒粉1克。

做法：

（1）将甲鱼宰杀，沸水汆烫15分钟，取出裙边留用，剖开甲壳，去除内脏和头、爪，清洗干净，切成小块；人参、麦门冬洗净。

（2）人参和麦门冬放入大碗里，加姜片、葱段、盐和料酒，放上甲鱼块，盖上甲鱼壳，加入鸡清汤，上笼蒸1小时。加味精、胡椒粉调味即可。

功效：补肾固精，健脾润肺。适用于肺肾亏虚所致的阳痿、早泄、咳嗽、气促和年老体弱、病后体虚等症。

南沙参猪肺汤

原料：南沙参15克，猪肺1具，料酒10毫升，姜片5克，葱段8克，盐3克，味精1克，胡椒粉2克。

做法：

（1）南沙参温水润透，切片；猪肺洗净，切块。

（2）砂锅置火上，入水适量，放入南沙参、猪肺、料酒、姜片、葱段、适量水，大火烧沸，小火炖煮2小时，撇去浮沫，加盐、味精、胡椒粉调味即可。

功效：养阴补肺。适用于肺热燥咳、虚劳久咳、阴伤咽干、喉痛等症。

银杏银耳羹

原料：银杏15克，水发银耳20克，冰糖末10克。

做法：

（1）银杏去壳、心，洗净；银耳洗净，撕成瓣状，去蒂。

（2）银杏和银耳放入锅里，加水，中火烧沸，小火炖1小时，加冰糖末即可。

功效：滋阴润肺，定喘止咳。适用于阴虚咳嗽、白带混浊、遗精、小便频数等症。

杏仁蜂蜜粥

原料：杏仁5克，大米60克，蜂蜜适量。

做法：

（1）杏仁去皮、尖，焯水备用；大米淘净。

（2）砂锅放入杏仁、大米，加水，大火烧沸，小火炖煮30分钟，加蜂蜜调味即可。

功效：润肺，止咳。适用于咳嗽、咽喉疼痛、口干烦渴等症。

百合豆腐

原料：百合20克，豆腐150克，葱末3克，盐3克，味精1克。

做法：

（1）百合洗净，润透；豆腐洗净，切块。

（2）锅加水，放入百合、豆腐、盐、味精，煮熟加入葱末即可。

功效：润肺止咳，清心安神。适用于肺痨久嗽、咳嗽痰血等症。

党参天冬萝卜汤

原料：党参、天冬各15克，白萝卜400克。

做法：

（1）党参温水润透，切片；天冬温水润透，切片；白萝卜洗净，切块。

（2）锅入党参、天冬、白萝卜，加水，大火烧沸，小火炖煮30分钟即可。

功效：滋肾养肺，止喘咳。适用于喘促气短、口咽发干、潮热盗汗、痰黏难咳等症。

雪梨炖猪肺

原料：川贝10克，雪梨2个，猪肺30克，冰糖5克。

做法：

（1）川贝洗净；雪梨去皮、核，洗净，切块；猪肺洗净，切块。

（2）将川贝、猪肺、雪梨、冰糖都放入砂锅，加水，大火烧沸，小火炖2小时即可。

功效：化痰，润肺，镇咳。适用于肺结核咳嗽、咯血、老年人无痰热咳等症。

银杏瘦肉粥

原料：银杏8克，山药15克，大枣3枚，瘦肉25克，葱8克，姜5克，香菜3克，盐1克，味精1克，大米80克。

做法：

（1）山药去皮，切片；大枣泡发，去核，切碎；瘦肉洗净，剁碎；银杏、大米淘洗净；姜切丝，葱切花，香菜切末备用。

（2）砂锅加水烧开，下入大米，煮粥，加入银杏、山药煮5分钟后加入大枣、瘦肉、姜丝煮烂，加盐和味精调味即可。

功效：健脾益胃，安神定心。适用于肺部虚寒、身体虚弱、气血不足、少食体倦等症。

玉竹银杏猪肚

原料：银杏40克，玉竹8克，猪肚1具，姜8克，葱5克，盐3克，鸡精2克。

做法：

（1）锅里加水，放入姜片煮沸后，加入猪肚煮10分钟，捞出洗净晾干；猪肚切片；玉竹泡发，切片；银杏洗净；葱切段备用。

（2）锅中加水，放入姜片、葱段，煮沸后放入猪肚、玉竹、银杏等，大火炖开，小火炖2小时，加盐、鸡精调味即可。

功效：疏通血脉，健胃益脾。

天花煲鳝鱼

原料：天花粉20克，黄鳝1条，香油3毫升，盐5克，棉布袋1个。

做法：

（1）黄鳝宰杀，去内脏，洗净，切小段，沥干备用；天花粉装入棉布袋，扎紧备用。

（2）砂锅置火上，入水适量，放入黄鳝和棉布袋，大火煮开，小火炖50分钟，加入香油和盐调味即可。

功效：清热泻火，生津止渴，温阳健脾，滋补肝肾，祛风通络。

沙参炖泥鳅

原料：沙参15克，北芪6克，大枣2枚，泥鳅200克，猪瘦肉80克，植物油20毫升，盐3克。

做法：

（1）泥鳅宰杀后，剖腹，洗净，沸水氽烫，去黏液；沙参洗净，润透；北芪洗净；大枣泡发。

（2）锅入油烧热，下入泥鳅煎至金黄色，捞出。

（3）瓦罐加水，放入以上材料，大火煮开后，小火炖2小时，最后加盐调味即可。

功效：养阴清热，润肺化痰，益胃生津。适用于阴虚久咳、痨嗽痰血、燥咳痰少、虚热喉痹、津伤口渴等症。

松仁鱼肉

原料：松仁15克，草鱼500克，番茄酱15克，白醋5毫升，白砂糖5克，淀粉20克，盐5克，料酒20毫升，鸡蛋1枚，植物油20毫升，水淀粉10毫升。

做法：

（1）草鱼宰杀，去腮、鳞，洗净，加盐和料酒腌入味。

（2）鸡蛋磕入碗中，打成蛋液，鱼身裹上蛋液，再沾上淀粉，入油锅中炸至金黄色，待冷却后，挑刺，鱼肉备用。

（3）锅中加水，放入番茄酱、白砂糖、白醋，大火煮开，做成调味料，用水淀粉勾芡后浇在鱼肉上，撒上松仁即可。

功效：滋润止咳，滑肠通便，养血补液。适用于口干、干咳无痰、肺燥咳嗽等症。

红椒炒莲子

原料：莲子300克，红椒15克，植物油15毫升，香油10毫升，盐3克、味精1克、姜8克。

做法：

（1）莲子去心，洗净，倒入沸水中焯水，沥干备用；姜切片；红椒切段。

（2）锅入油，烧热后下姜片、红椒段爆香，再投入莲子、盐、味精，炒熟后淋上香油即可。

功效：抗老防衰，活化细胞。

玄参萝卜汤

原料：玄参10克，白萝卜200克，蜂蜜60克，绍酒15毫升。

做法：

（1）白萝卜和玄参洗净切片，放入绍酒浸泡备用。

（2）白萝卜放入大碗，铺2层，放1层玄参，淋上蜂蜜和绍酒，如此做法铺4次。

（3）碗里加冷水，上笼隔水大火蒸2小时即可。

功效：清肺定喘，补气养心。

第五章　运动养肺法——生命不息，运动不止

适宜的运动才能"养肺"

冬天很容易感冒，尤其是那些平时肺部和支气管容易感觉不舒服、易咳嗽的人，在冬季一定要注意养肺。养肺的关键在于加强机体免疫功能，体育锻炼无疑是最佳的选择。专家建议，人们根据各自的体质，选择几项适合自己的运动，每日坚持不息地练习，并结合一些专门提高肺功能的锻炼，对增强机体免疫力、提高肺功能极有好处。

有一套"健肺气功"大家可以借鉴：晚餐1～2小时后，先慢走10～15分钟，然后找一处环境安静、相对开阔的地方，站定后全身放松，两眼徐徐向前平视，双足迈开与肩同宽，双掌相搭掌心向上，放于肚脐下3厘米左右的位置，吸气时收腹，再缓缓呼气放松。如此练习半小时，对健肺很有帮助。

不少人的鼻腔对冷空气过敏，经常按摩鼻部可缓解症状。具体做法：将两手拇指外侧相互摩擦至有热感后，沿鼻梁、鼻翼两侧上下按摩60次左右，然后按摩鼻翼两侧的迎香穴20次（迎香穴位于鼻唇沟与鼻翼交界处）。每天1~2遍。

此外，慢阻肺和肺气肿患者宜早晚采用"腹式呼吸法"来增加肺容量，帮助病情恢复，具体做法为：每日睡前或起床前，平卧床上，伸开双臂、尽量扩张胸部，用腹部带动来呼吸。深吸气，再吐气，反复做20~30次。本法有助于锻炼肺部的生理功能。

怎样锻炼有益心肺

走路是锻炼心肺功能的最有效的方法之一，但是，如果是不正确的走法，效果会大打折扣。

体育锻炼的目的是使我们的心脏更有力，促进和加快新陈代谢，这要求必须有一定的运动量并掌握科学的运动方法，没有一定的运动量，心肺功能就达不到锻炼的目的。因此，许多人在进行下肢走路锻炼的同时，还故意在运动当中刻意加上一些上肢的动作。对于这种情况，窦文浩教授说，加进这些动作，可以使运动更加纯粹，也可以达到一定的运动量，但上肢的锻炼最好是靠专门的运动方法，比如哑铃操、俯卧撑、引体向上等，不要让上肢和下肢锻炼相互干扰，这样会降低心肺功能的锻炼效果。

锻炼时的走路，不是人们平时的散步，要想知道自己走路的姿势是否正确，最简单的一个办法，只要看看鞋跟就知道了，很多人的鞋跟都有不同程度的磨损，这些就提示平时走路的着力点正确与否，正确的锻炼走法，鞋底的磨损是平均的，而不是分布不均的。

哮喘病人的福音——游泳

游泳对哮喘病人来说，是一项很好的运动，游泳时所处的环境比较湿润，有助于改善呼吸，而且运动时呼吸规律、运动节奏适中；身体处于卧位状态，受到压力比较小；另外运动中不会接触到各种灰尘，可避免抗原刺激。这些因素对哮喘病患者来说，都是非常有益的。

此外，哮喘病患者也可以选择慢跑、跳绳等运动。为了保险起见，运动前十几分钟可预先吸入平喘药。运动过程中要量力而行，运动5~10分钟就休息一会儿，练练停停，不要让身体太疲劳。

对于哮喘病患者来说，如果因为运动量过大或其他环境、情绪等因素导致憋气、气短等症状出现，一定要马上采取急救措施，赶紧吸入平喘药，一般情况可很快缓解，如果在半小时内症状没有改善，就要马上去医院看急诊了。专家提醒：哮喘病患者无论去做什么，随身携带喷雾型平喘药是安全的最大保障。

由宠物引发的哮喘一定要重视。因为宠物的唾液、皮毛鳞屑和长毛中存在着许多导致哮喘的过敏物质，过敏体质的人尤其是孩子接触了它们后很容易诱发哮喘。所以，要注意尽量不要让宠物进入卧室，经常用吸尘器清扫房间，保持室内清洁。定期给宠物洗澡，减少宠物掉毛。

骑车——健肺好方法

骑自行车有什么好处呢？骑自行车可以说是一种很休闲的运动，这样的锻炼不仅比较温和，还能陶冶人的性情。骑自行车的好处是很多的，可以有效增强心肺功能和力量，改善心理健康。

骑自行车有什么好处呢？

1.增进心肺功能

大部分运动人体科学专家对于户外自行车运动都非常推崇，骑自行车能让人的内脏器官得到全面的锻炼、让心肺功能得到强化，耐力得到提高，让新陈代谢还有血液循环得到促进，机体衰老延缓。而自行车可以说是能将心脏功能问题克服的最好工具之一。

长期的耐力运动可以让运动者的安静心率降低，这样能提高运动者的心率储备，将心输出量提高2~2.5倍，结果是在运动的时候心脏耗氧低而提高了工作效率。所以经常骑自行车能让心肺功能提高，身体免疫力增强；骑自行车时腿部会运动，收缩肌肉压迫到血管，促进血液流动，将血液从血管末梢抽回到心脏，同时还将微血管组织强化了，促进微循环改善。

2.增加力量和耐力

户外骑行，通过双腿的持续蹬踏能让腰部、腿部、背部的26对肌肉还有下肢的3对关节得到锻炼；通过双手握把和腿部配合的周期性用力，能让骨骼肌肉系统还有韧带的力量加强，让腰椎骨的灵活性提高，全面将人的耐力、速度、柔韧、灵敏、协调等全身素质增强。因此，骑自行车确实是一种很好的增加力量和耐力的运动。

3.改善心理健康

户外骑自行车能让你的心理变得更加健康。适当进行运动锻炼可以让人分泌一种称之为β内啡肽的激素，这种激素可以让人将忧虑摆脱、烦恼转移、变得心胸开朗、精神愉悦。同时在骑行的过程中全身都会用力，让血管压缩，身体的血液循环加速，让大脑可以摄入更多的氧气，耳清目明、让头脑变得更清晰。

怎么样骑自行车才有效果呢？

（1）每星期骑车不应少于三次，且每次应在30~60分钟。不应一次骑过多时间及过大的力度，这样只会适得其反。

（2）要掌握骑车的动作要领。应先调整好自行车的高度，避免大腿根部及皮下组织挫伤。还应注意蹬车时要用力，否则会使踝关节和膝关节造成伤害。

（3）骑车时身姿要正确。骑车时不应将身体压得过低，这样会限制腹式呼吸，而腹式呼吸有助于减少腹部脂肪。

正确的骑车方法才能让锻炼有效果，不科学的运动只会浪费了时间，伤害了身体。

肺脏健康的最佳选择——登山

登山不仅可以调心养肺，提高内脏器官的功能，而且有利于增强各组织器官的免疫功能和身体对外界寒冷刺激的抵御能力。不过心脏和呼吸系统是有惰性的，正常状态下只发挥部分功能。

登山不仅可以调心养肺，提高内脏器官的功能，而且有利于增强各组织器官的免疫功能和身体对外界寒冷刺激的抵御能力。不过心脏和呼吸系统是有惰性的，正常状态下只发挥部分功能。登山时由于身体消耗较大，肌肉中的能量被迅速消耗，必须通过加快呼吸、加快心脏搏动来输送营养，此时会感到心跳加速、呼吸急促，这就是生理的"极点"现象。

为避免机体的疲劳，应该掌握正确的登山姿势。上山时身体放松并前倾，双膝自然弯曲，双腿加强后蹬力，用全脚掌或脚掌外侧着地。尽量不要用前脚掌着地，因为发力部位是小腿，肌肉较少，长时间收缩容易疲劳。下山则要保持身体正直或稍向后仰，膝盖微屈，脚跟先着地，身体重心尽量放低。下山时不要走得太快甚至奔跑，以免刹不住车，挫伤关节或拉伤肌肉。如果坡度比较陡，可以沿"Z"字形路线下山，以降低坡度。

多做深呼吸，强心又健肺

深长匀细的慢呼吸，可以降低人体基础代谢率和器官耗氧量，久而久之，有助于提高体质和延长寿命。

长期进行深呼吸运动，促使胸部的肌肉经常得到活动，使胸腔逐渐增大，呼吸肌的力量增强，肺脏的扩展能力提高，从而有助于改善呼吸系统的功能。

常做深呼吸运动也能使心脏得到锻炼。心脏处于两肺的深处，在做深呼吸运动的过程中，会有节奏地挤压心脏，有效地提高心脏的生理功能，有助于静脉血管中的血液流回心脏，这样会使心脏的泵血量增加，从而改善全身的营养供应。

做深呼吸运动，对胃肠道也是一种很好的按摩，可改善胸腔、腹腔内各器官的血液循环。"龟"是动物中的长寿冠军，其中一个重要原因就是它的呼吸节律每分钟仅两次。而人类平均呼吸每分钟15次左右，就是最好的登山运动员或长跑冠军，平均呼吸次数每分钟也有8次。

现在流行一种"呼吸延年法"的运动，简单易学，男女老少均可以进行。只要经常进行这项运动，养成自然的习惯和掌握深呼吸的方法，就能使人延年益寿。

深呼吸运动的方法是：先慢慢地从鼻孔吸气，使肺的下部充满空气，在吸气的过程中，由于机体的胸廓上抬，横隔膜往下降，致使胸廓上下的直径增长，腹部慢慢地鼓起；再继续吸氧，肺的上部也充满了空气，迫使肋骨上移，胸廓扩大。完成这些动作需要5～6秒钟，当肺部吸满了空气后，便徐徐地吐气。这样，让肋骨和胸廓逐渐恢复到原来的位置。呼气之后，稍停留2～3秒钟，又重新吸气，如此反复循环。

任何一种健身方法都不会对所有人有用。对于高血压和冠心病患者，若过度深呼吸会诱发心脑血管收缩，使血压大幅度增高。有心绞痛病史的冠心病患者，若强烈地深呼吸2～5分钟，常会诱发剧烈的心绞痛发作，甚至发生心肌梗死，爆笑、大怒的效果等同于深呼吸，高血压和冠心病患者要控制自己的情绪，忌大喜大悲。

锻炼胸部，增强心肺

中老年人要多做扩胸保健运动，可促进呼吸，延缓肋软骨的钙化，加强胸部肌肉的张力，增强心肺功能，刺激胸腺功能的恢复和提高，增加胸腺素分泌，使其作用于各脏器组织，提高免疫能力。中老年人经常做胸部运动还能防治急慢性支气管炎、咳嗽、哮喘、胸闷气急、胸胁胀满、肋间神经痛等疾病，对老年肺功能减退起一定防治作用。常用保健动作如下：

（1）扩展胸部，站在地上，抬头挺胸，两臂侧平举，尽量向后振臂，然后复原，做扩胸30次。

（2）转动胸部，站在地上，两手抱住后脑勺，尽量左右转身，幅度由小到大，每侧转动30次，这样能使胸廓扩大。

（3）拍打胸部，站在地上，手掌五指并拢，掌心微微凹下，用掌拍打胸部，自上而下，拍打30次。

（4）捶打胸部，全身放松，自然站立。双手握空拳，用适中的力量捶打胸部，由上而下，从左到右，每个部位都要捶到，在捶打同时做缓慢均匀的深呼吸，吐故纳新，捶打60次。

（5）推搓胸部，将双手搓热后，用右手掌按在右乳上方，手指斜向下，稍用力推搓至左下腹，然后再用左手掌从左乳上方推搓至右下腹。如此左右交叉进行，一上一下为一次，共做30次。

（6）按揉胸部，两手掌心搓热，趁热以一手掌心置于两乳中点之膻中穴处，顺时针及逆时针旋转按揉各30次。

第六章　生活细节中的保肺方法

现代生活方式哪些最伤肺

生活中有很多习惯对于身体的健康存在威胁，在日常的饮食和起居等方面，为了自己的健康一定要谨慎自己的生活习惯，不要因为"恶小而为之"，下面是生活中常见的一些伤肺的习惯。

1.久上网也易"伤肺"

上网成瘾对青少年的肺部发育影响也很大。长时间对着电脑，影响肺部发育，造成慢阻肺的重要的新发病因素。

2.过劳易肺病

中医认为，人体应该顺应四季的变化调整作息时间。秋冬季节自然界的阳气开始收敛、沉降，应当早睡早起，保养阳气，这对肺有好处。

3.正确使用药物

专家指出，除了肝、肾之外，肺也属于容易遭受药物伤害的器官。例如药物性肺炎，多为对青霉素等药物过敏所致，会出现低热、咳嗽、气急、胸闷、多痰的症状。哮喘、肺水肿、肺纤维化、肺栓塞等也有可能是药物引起的。

4.饮食要规律

医学专家表示，胡乱吃、随便喝也与肺健康背道而驰。不吃正餐、常吃零食会引发青春期哮喘。一些动物性食物及某些坚果、鸡蛋、巧克力，甚至可乐会诱发哮喘发作，进而影响肺功能。

另外，贪凉猛吃冷饮除了伤肠胃，还伤肺。养肺食疗的总体原则就是要少食用辛辣厚味，宜选择清淡饮食，强调少盐忌咸，不要食用过寒或过热的食物，尤其是冷饮。

5.空气污染影响肺部的健康

如今，我们周围的空气变脏了。厂矿和车辆排放的废气、粉尘直接吸入气管，损害肺功能。比这更糟糕的是貌似干净、清新的室内空气，其污染程度高出室外5～10倍。在现代建筑中，中央空调通风系统是大楼的"肺脏"，但这两个字完全可以倒过来，称为"脏肺"。

吸烟——有害健康

吸烟有害健康，这是每个人都知道的事情，吸烟对健康都有哪些危害呢？

1.吸烟减少寿命

与不吸烟的人相比，长期吸烟的人寿命会缩短5至10年。换言之，55岁吸烟男性的死亡概率与65岁不吸烟的男性一样。

2.吸烟影响睡眠质量

吸烟的人睡眠时间比不吸烟的人要少，并且睡眠质量也较差。其中尼古丁是影响睡眠的罪魁祸首，睡眠质量差不仅会让人在清醒后精神状态差，一些研究还显示，如果习惯性睡眠质量差，还会产生肥胖、糖尿病、心脏病等健康问题。

3.吸烟影响生育功能

据调查研究表明，长期吸烟者的精子受精能力较不吸烟者下降了75%。罪魁祸首仍然是香烟中的尼古丁，因为精子可以识别尼古丁，并对它产生反应。长期吸烟使人精子中尼古丁受体超载，从而使得受精的能力下降。

4.吸烟增加流产危险

孕妇吸烟不仅危害自己的健康，同时还可能对肚子里胎儿造成伤害，香烟中所含的烟碱和尼古丁会造成全身血管病变，子宫血管因此受累。吸烟使怀孕早期容易发生流产，到中期发生怀孕期间最危险的并发症之一——妊高征。

5.吸烟导致肺部疾病

吸烟是慢性支气管炎、肺气肿和慢性气道阻塞的主要诱因之一。吸烟可引起中央性及外周性气道、肺泡及毛细血管结构及功能发生改变，同时对肺的免疫系统产生影响，从而导致肺部疾病的产生。

6.吸烟诱发心血管疾病

吸烟不仅会诱发肺部疾病，同时也会诱发心血管疾病。据研究表明吸烟者的冠心病、高血压病、脑血管病及周围血管病的发病率明显高于不吸烟者，吸烟促发心血管疾病的发病机理则主要是吸烟使血管内皮功能紊乱，血栓生成增加，炎症反应加强及氧化修饰。

7.吸烟导致骨质疏松

吸根烟难道还会骨质疏松，很多吸烟者可能会有如此疑问，吸烟确实能够导致骨质疏松，其原理是烟草中的尼古丁可影响钙的吸收，烟碱抑制成骨细胞，刺激破骨细胞的活性等，其他暂且不说，单单是钙摄入不足就会让一部分骨钙释放入血以维持正常的血钙水平。如此，就会使骨密度降低，引发骨质疏松。

8.吸烟致癌

吸烟致癌已经是公认的事实，吸烟不但是肺癌的重要致病因素之一，同时，吸烟与唇癌、舌癌、口腔癌、食道癌、胃癌、结肠癌、胰腺癌、肾癌和子宫颈癌的发生都有一定关系。

当心油烟——厨房里的"黑手"

大规模肺癌病因调查发现，室内的微小环境与肺癌的发生有密切关系。室内小环境的污染主要包括以下几个方面：

1.煤烟

主要来自做饭和取暖时燃煤所产生的室内空气污染。在烧煤做饭的家庭中，室内空气污染显著高于用燃气做饭的家庭。用煤炉做饭时，接触烟尘的女性患肺癌的危险度明显增高。北方地区冬季室内取暖时由煤炉造成的室内总悬浮颗粒和苯丙芘的日平均浓度为卫生标准的4.4～26.7倍，这些毒物均有较高的致突变性。

2.油烟

中国饮食文化讲究煎、炒、烹、炸，但油炸煎炒可造成空气中苯丙芘含量增高。特别是在那些没有抽油烟设备的厨房里，经常煎、炒、烹、炸，并在眼部感受到油烟刺激的人，患肺癌的危险性明显增加。实验证明，温度在270～280℃的油烟有致突变作用。由于女性下厨较多，烹调的油烟会增加其患肺癌的危险。因此，减少煎、炒、烹、炸次数及增加抽油烟设备，对减少女性肺癌尤为重要。

空气污染——不能承受的"肺"伤

空气污染是人类工业文明所付出的代价，沙尘暴、汽车尾气、化工厂有毒气体的排放等，无形无色无味的空气中夹杂着这些有毒的成分，每一次呼吸都会与我们的肺亲密接触，因此空气污染这个杀手的第一个目标永远都是我们的肺脏。空气污染使人类与有毒物质的接触越来越密切，肺比身体其他任何部位受有害空气损害的可能性都更大，因为肺的内部表皮面积比全身皮肤的面积大40倍。可想而知，肺怎么能不受疾病的侵袭？

1.空气清新剂——室内新的污染

处于人群拥挤、空气混浊的都市，人们渴望能呼吸到清新空气。于是，"空气清新剂"应运而生。单从名称上看应该能使空气清洁、气味清新，许多消费者也正是冲着这点才购买和使用的。那么，这些"空气清新剂"真能满足人们清洁空气的愿望吗？

日常生活中，由于居室通风不畅难免会积存异味，因此，许多人希望借助空气清新剂来驱走异味，改善空气质量。同时在空气中散发淡淡香味，可以提神醒脑、缓解疲劳。那么，空气清新剂是否名副其实可以清新空气呢？

空气清新剂实际上不能改变空气的质量，原因是因为它是用另外一种气味来掩盖空气中的气味。

市场上销售的"空气清新剂"归纳起来有气态、液态和固态三类。气态的空气清新剂有臭氧和负离子两种类型；液态的空气清新剂主要用各种不同香料溶于有机溶剂中制成；固态的主要有卫生香和熏香等两类。由乙醇、香精、去离子水等成分组成，罐装产品中还含有丙烷、丁烷、二甲醚等推进剂，并充以一定量的氮气等压缩气体。使用时通过散发香气来掩盖异味，并不能与导致异味的气体如氨气、硫化氢等发生反应，也就不可能分解或清除这类有害气体。

因此，"空气清新剂"只能混淆人的嗅觉，在某些臭味特别大的地方，如厕所，确实能起到很好的除臭作用，减轻或消除人们不舒服的感觉，但并不能真正达到清洁空气的作用。过分依赖或过多使用空气清新剂，有可能对健康造成危害。

在家中一定要使用空气清新剂时，具体要做到下列几点：

（1）要节制使用空气清新剂，可不用时坚决不用，欲使用空气清新剂调节气味、营造气氛，也应该尽量选择知名品牌产品，以防止产生新的空气污染。

（2）尽量减少同空气清新剂接触。如在家中喷洒或点燃空气清新剂时，家人最好离开现场，等大部分气溶胶或烟雾微粒沉降之后，方可进入。

（3）家中有过敏体质者、哮喘病患者、老弱病人和婴幼儿等，最好不要使用空气清新剂。

（4）要搞好家中清洁卫生，从根本上清除恶臭根源，对室内混浊的空气，必须靠开窗通风等手段来改善，以减少或不使用空气清新剂。

2.加湿器——用对了养肺，用错了伤肺

加湿器，顾名思义，就是增加室内的湿度，我们都知道，干燥的环境让人感觉皮肤紧绷、口舌干燥、咳嗽感冒等特别的不舒服，利用空气加湿器则可以改善空调房或者冬天干燥的室内环境。湿润的空气能保持盎然生机，使肌肤滋润，促进面部细胞血液循环和新陈代谢，从而舒缓神经紧张、消除疲劳。此外，加湿器可以作为时尚摆设。

室内空气加湿，可以通过洒水、放置水盆等方式进行，但最方便的还是使用加湿器。很多家庭都买了加湿器，24小时开个不停。但是，专家指出，加湿器使用不正确，非但不能净化空气，反而会增加患呼吸道疾病的可能性。加湿器使用时，一定要定期清理，否则加湿器中的真菌等微生物随着气雾进入空气，再进入人的呼吸道中，容易患加湿器肺炎。大多数消费者不知道"吸入白雾对人体有害"和"加湿器二次污染"等问题，仅有少数消费者知道净化型加湿器每年需换芯。此外，空气的湿度也不是越高越好，冬季，人体感觉比较舒适的湿度是50%左右，如果空气湿度太高，人会感到胸闷、呼吸困难，所以加湿要适度为好。

3.甲醛——不可被忽视的室内污染

室内空气污染比室外高5～10倍，室内空气污染物多达500多种。室内空气污染已成为多种疾病的诱因，而甲醛则是造成室内空气污染的一个主要方面。

甲醛，是一种无色，有强烈刺激性气味的气体。易溶于水、醇和醚。甲醛在常温下是气态，通常以水溶液形式出现。其35%～40%的水溶液通称福尔马林。

首先，用作室内装饰的胶合板、刨花板、纤维板等人造板材。因为甲醛具有较强的黏合性，还具有加强板材的硬度及防虫、防腐的功能，所以目前生产人造板使用的胶剂是以甲醛为主要成分的脲醛树脂，板材中残留的和未参与反应的甲醛会逐渐向周围环境释放，是形成室内空气中甲醛的主体。

其次，用人造板制造的家具。这是因为在加工人造板材时采用了大量的树脂类黏合剂，在大量使用黏合剂的每一个环节，都会有甲醛释放，而且脲醛树脂、酚醛树脂、三聚氰胺甲醛树脂等释放甲醛的过程是一个持续的过程，释放量还会随着季节和气候的改变而变化，长期影响着室内环境。

第三，其他各类装饰材料。如贴墙纸、化纤地毯、泡沫塑料、油漆、涂料等，也含有甲醛成分并有可能向外界散发。

甲醛的危害：

（1）致敏作用：皮肤直接接触甲醛可引起过敏性皮炎、色斑、坏死，吸入高浓度甲醛时可诱发支气管哮喘。

（2）刺激作用：甲醛的主要危害表现为对皮肤黏膜的刺激作用，甲醛是原浆毒物质，能与蛋白质结合、高浓度吸入时出现呼吸道严重的刺激和水肿、头痛。

（3）致突变作用：高浓度甲醛还是一种基因毒性物质。实验动物在实验室高浓度吸入的情况下，可引起鼻咽肿瘤。

（4）对孕妇的作用：甲醛超标，能诱发孕妇的细胞核基因突变，导致月经紊乱、不孕症、妊娠综合征、流产、胎儿发育畸形、胎儿脑发育受损、新生儿染色体异常及先天性心脏病等缺陷。

（5）对儿童的作用：甲醛超标可导致儿童患哮喘病、白血病，也是导致青少年记忆力和智力下降的主要元凶。

此外，室内甲醛超标对室内工作人员可造成头晕、恶心、呕吐、咳嗽、胸闷、乏力、呼吸功能下降、肺气肿等。当空气中的甲醛严重超标达每立方米30毫克时，即可致人死亡。

花香——你的肺能承受吗

人们都有用植物来装饰室内的习惯，几株植物便可为室内带来勃勃生机。但是，也并不是任何植物都能搬进房间的，有些花卉散发出一些异味和废气，轻者令人不适，重者直接危害人的身体健康。在我们的生活中，有哪些植物不宜在室内摆放呢？

1.含羞草

含羞草，含有微量的毒性。含羞草体内的含羞草碱是一种有毒物质，这种毒素，接触过多，会引起眉毛稀疏、头发变黄甚至脱落；含羞草碱，还会损害人的皮肤，因此注意不要用手指去拨弄含羞草。

2.夹竹桃

夹竹桃的花香能使人昏睡、智力降低。夹竹桃全株有毒，含有多种强心苷，是剧毒物质，对人们的呼吸系统、消化系统危害极大，接触其分泌的乳液，也容易中毒，中毒后恶心呕吐、腹泻，可致命。所以，家里不宜摆放夹竹桃。

3.郁金香

虽然郁金香的花容端庄，外形典雅，颜色艳丽丰富，异彩纷呈。但是它的花朵中含一种毒碱，人和动物在这种花丛中待上2～3小时，就会头昏脑涨，出现中毒症状，严重者还会毛发脱落，所以最好不要养在家里，如果是成束的鲜花，要注意保持室内通风。

4.一品红

一品红是色彩、外形兼具的花卉，但花卉专家认为其绝不能在室内摆放，因为一品红会释放对人体有害的有毒物质。一品红的茎、叶内分泌的白色乳汁也有毒，一旦接触到皮肤，会使皮肤产生过敏症状，轻则红肿，重则溃烂；误食茎、叶会呕吐、腹痛，还有中毒致命的危险。所以，一品红最好不要养到家里，如果家里有小孩子，就更不能养了。

5.洋绣球

洋绣球所散发出来的微粒，如果与人接触，会使人的皮肤发生瘙痒。对敏感性皮肤会有刺激。它还有导致激素紊乱的不良反应，尤其是家有孕妇，危害很大。所以，不要轻易把洋绣球搬回家啊。

6.夜来香

夜来香花香浓烈，开花时会放出生物碱等物质，有高血压、心脏病人的室内尤其不宜摆放这种花。因为夜来香的香气中夹杂着大量散播强烈刺激嗅觉的微粒，闻后会产生憋闷难受的感觉，从而促使病症复发。

如果长期把它放在室内，会引起头昏、咳嗽，甚至气喘、失眠。夜来香夜间停止光合作用后会排出大量废气，这种废气闻起来很香，但是对人体健康不利，长时间身处此种气味中，会头晕、胸闷。夜来香有安全隐患，所以忌放在卧室内，最好是不要把它养在家里。

7.花叶万年青

花叶万年青的花叶内含有草酸和天门冬素，其枝叶的汁液具有很强的毒性，一旦触及皮肤，奇痒难熬。尤其是它的果实，毒性更大，误食后会引起口腔、咽喉肿痛，甚至伤害声带，故有人称花叶万年青为"哑巴草"，人畜误食都有可能带来生命危险。

8.水仙

水仙花美丽雅洁，但其头（鳞茎）内含拉可丁，是有毒物质。水仙的花、枝、叶都有毒。中毒后会发生呕吐、腹痛。它袭人的香气，也会令人神经系统产生不适，时间一长，特别是要睡眠时吸入其香气，人会头昏。水仙花虽美，但是不代表健康，家里养它要慎重。

9.滴水观音

要提醒大家的是，滴水观音茎内的白色汁液有毒，滴下的水也是有毒的，误碰或误食其汁液，就会引起咽部和口部的不适，胃有灼痛感。皮肤接触它的汁液还会瘙痒难耐，眼睛接触汁液可引起严重的结膜炎，甚至失明。

10.紫荆花

它的花粉有致敏性，它所散发出来的花粉，如果人接触过久，会诱发哮喘或咳嗽症状加重。所以，有哮喘病人的家庭千万不要种植。即便没有此类患者的家庭，防患于未然，还是不养它为好。

11.曼陀罗花

曼陀罗花就像个隐形杀手，千万别把它养在家里。它全身有毒，以果实特别是种子毒性最大，嫩叶次之。干叶的毒性比鲜叶小。花具有麻醉性。因其花汁有刺激神经中枢的作用，故吞食可产生兴奋作用，并可能出现幻觉。若误食曼陀罗花，过量可致神经中枢过度兴奋而突然逆转为抑制作用，使机体功能骤降，严重的可导致死亡。

上火——小心克肺气

"上火"，系指机体内过热，人的全身或局部出现的显著热象。人的内热过重与季节有很大关联，夏季人体易生火。

因为夏季属"火"，对应于人体，阳亢火气就大，当阴阳不平衡时，阴液消耗过多，五脏六腑都易生"火"，所导致的生理功能失调现象，就谓之"火气大"。内火常是许多病患之源，火气过旺，人的身心健康将受到严重损害。由于现代人的生活方式不同于以往，压力大，饮食结构不合理等，容易导致五脏生内热，五脏火气过旺，所致的证候有所不同。上火可能损伤肺气，出现咳嗽、咽喉疼痛、大便干燥等。

夏季炎热，现代人喜欢待在空调房内。冷气刺激人体汗腺收缩，堵塞了内火向外释放的渠道。人的体表与肺有密切关系，"肺主皮毛"，"皮毛"依靠卫气而有分泌汗液、润泽皮肤、防御外邪的功能，而卫气又得依靠肺气的宣发。肺功能发生障碍，宣发肃降失调。火盛耗伤肺阴，进而致肺阴虚火旺。"肺火"重者多干咳、无痰或痰少而黏、有时痰中带血，潮热、盗汗、手足心热，午后两颧发红，并有失眠、口干、咽喉发燥、声音嘶哑、舌嫩红等症状。

摸鼻子——强身又养肺

健鼻功可润肺健鼻，预防感冒和鼻病，还有健身强体的作用。

1.摩全鼻

鼻与外界直接相通，增强鼻对外界的适应力，才能提高其防御功能。所谓摩全鼻即与浴鼻锻炼有相似功用，就是冷水浴鼻和冷空气浴鼻。若一年四季坚持不懈锻炼，可有效地改善鼻黏膜的血液循环，增强鼻对天气变化的适应能力，能很好地预防感冒和呼吸道其他疾患。

具体操作方法是：两手食指或用右手拇、食指指面分别放在鼻两侧搓擦，从目内眦（晴明穴）下、鼻根、鼻梁、鼻翼至鼻下孔旁（迎香穴），用力均匀，上下搓擦100次。适合易罹患感冒或是鼻塞者、呼吸系统疾病患者，应坚持天天摩全鼻，能增强身体免疫功能，减少患病机会。鼻梁骨折、损伤，暂不宜。

经常擦鼻两侧可使鼻腔血流通畅，温度增高，从而可使吸进的空气变温，使肺脏部受冷空气的刺激，免除咳嗽，预防感冒。增强局部气血流通，使鼻部皮肤津润光泽、润肺。

2.推擦鼻梁

此法又称灌溉中岳。用右手食指指面放在鼻尖处，以顺时针和逆时针方向交替揉动，由鼻尖向鼻根，再由鼻根往鼻尖揉，上下来回揉动，反复约20至30次。用手指或弯曲拇指的指节背部擦鼻旁两侧，自迎香至鼻根部，在按揉上迎香。

适合鼻道感到不通气、鼻塞，过敏性鼻炎患者，在症状还未明显发作之前，每天持之以恒，做10至20次，可以缓减病症。鼻梁骨折、损伤，暂不宜。

3.擦鼻根

鼻根又名下极，俗称鼻梁、山根。操作此法时，如果有戴眼镜的人，先将眼镜拿下，让鼻根放轻松5秒，用拇指与食指轻轻捏起鼻根，会觉得鼻根有些酸胀，是很正常的，因为鼻根长时间被眼镜压迫，血循不畅所造成。再用食指快速来回擦鼻根，约20次，使鼻根略红即可停止。

此法适合戴眼镜族群。另外，鼻根扁平的小宝宝，父母可以经常轻轻捏起宝宝鼻根，会有意想不到的效果。鼻梁骨折、损伤，暂不宜。

4.捏鼻孔

此法又可称俯按山源（山源指鼻中隔部）。用食指放在鼻孔内，食指与拇指一起捏鼻孔，一捏一放，用力均匀，每分钟约60次，至鼻有酸胀感为止。用食指、中指分别深入两鼻孔，挟住鼻中隔轻轻柔捏。此法对过敏性鼻炎、鼻塞，能有不错的效果。鼻梁骨折、损伤，暂不宜。

第七章　应景应时，应心应身——四季强肺

春季护肺宜固表

春季气候变化较大，极易出现乍暖还寒的情况，加之人体腠理开始变得疏松，对寒邪的抵抗能力有所减弱，必须重视对肺气的保养。同时，春季又是细菌和病毒开始肆虐的季节，是流行性感冒、麻疹、流行性腮腺炎、猩红热、水痘、流脑等多种流行病的高发季节，保持室内和室外的环境卫生对于春季健康的维护意义重大，居室内要保持通风，净化室内空气，衣物、餐具也应注意清洁消毒，减少病毒、细菌污染的机会。在饮食中，应注意摄取足够的维生素和无机盐。小白菜、油菜、辣椒、菠菜等新鲜蔬菜和柑橘、苹果、大枣等富含维生素C，具有抗病毒作用；胡萝卜、南瓜等黄绿色蔬菜富含维生素A，具有保护和增强上呼吸道绒毛及呼吸器官上皮细胞的功能，可帮助抵抗各种致病因素的侵袭。

春季在衣着上适度"春捂"可以护肺固表，是预防疾病的保健方法。中医认为，肺合皮毛，开窍于鼻，感受外邪导致人体疾病，大都由口鼻皮毛而入，由表及里，由浅入深。"形寒冷饮则伤肺"，为防春寒致病，损伤肺脏，应穿得暖和一些，以助阳气生长，固表护肺气。春天不宜过早脱去棉衣，特别是年老体弱者，减脱冬装尤宜审慎，不可骤减。在衣着上适度地"捂一捂"，既有利于人体适应外界气候，增强抵抗力，又为适应夏季炎热的气候做准备。春季着装宜"下厚上薄"，衣着要宽松舒适，松软方便，贴身保暖，方便于随着气候变化而增减衣物，以防风寒侵袭，减少疾病发生。另外，春季要注意增加室外活动，加强锻炼，提高机体防御能力。

春季阳气初生，宜适当食用辛温升散或辛甘发散的食物，助肺气宣发，既能调配输送气血津液，使卫气充足，抵御外邪侵袭，又能发散外邪，避免和防治肺部疾患。辛温升散或辛甘发散的食物可扶助阳气，顺应春季阳气升发的特点，辛散之性也有利于肝气的疏泄。这一类的食物例如麦、枣、豉、花生、葱、香菜等。但也不可过食辛辣、发散之物，以免腠理过度开泄，给病邪以可乘之机。

春季养肺要防过敏

春天是各种细菌滋长的季节，人们很容易受到疾病的侵扰，过敏就是其中很常见的病症。专家指出，春季养生要注意预防过敏，远离过敏源很重要。

1.食物

过敏症状及原因：以皮肤发红发痒最常见，多发生在脸部、口腔四周或身体躯干。可能出现的其他症状还有唇舌肿胀、恶心、腹泻等。食物中的某些特殊成分导致某些人过敏。

预防措施：

（1）发现会导致自己过敏的食物后避而远之，千万不要存侥幸心理。研究发现，90%以上的食物过敏是由牛奶、鸡蛋、花生、小麦或黄豆中的过敏原引起。其他容易引起过敏的食物还有玉米、燕麦、咖啡因、巧克力、香蕉、柑橘类水果、杧果、草莓、西红柿、贝类和鲑鱼。

（2）避免食用含人工色素、香兰精、苯甲醛、尤加利醇、苯甲酸盐及胭脂木等食品添加剂的食物，它们也容易导致过敏。

（3）对某些水果过敏，可能是因为其外皮或所使用的清洗剂，可以去皮食用。

（4）多喝开水、注意饮食均衡，给自己减压，过大的压力会加重免疫系统负担，引发食物过敏。

2.药物

过敏症状及原因：以皮疹为主，皮肤发红痛痒、长水疱，有时还出现低热、浑身不适、喉头水肿、哮喘、呼吸困难、血压下降、恶心、呕吐等症状，严重的甚至休克。药物中的某些特殊成分导致某些人过敏。

预防措施：

可以使用青霉素等易导致敏药物前先做皮试，一旦过敏，之后绝对避免使用。其他容易导致过敏的药物还有磺胺类、六神丸、牛黄解毒片等，使用前应咨询医师。

3.宠物

过敏症状及原因：咳嗽、气喘、鼻炎。宠物的毛发、皮屑等附着在室内物品上，当走动时，它们就趁机扬起钻进喉咙引起黏膜过敏。另外，宠物的唾液变干后，其中含有的潜在过敏原也会释放出来。

预防措施：

（1）准备饲养宠物前，先花些时间与别人的宠物相处，以弄清自己是否对宠物过敏。由于猫导致人过敏的概率是狗的两倍，因此事先与其相处更加重要。

（2）经常给宠物梳理身体（最好在屋外完成），保证每半个月给它们洗澡一次，以尽量除去过敏原，当然也别忘了清理宠物窝。

（3）避免在屋内放置过多织物、经常打扫屋内卫生，打扫时戴上口罩；并使用高效能的吸尘器。

4.霉菌

过敏症状及原因：呼吸道发痒、呼吸困难。温暖、潮湿的环境（如厨房、浴室等）中容易滋生霉菌。有些霉菌能释放出成千上万极其微小的孢子，引起呼吸道黏膜过敏，出现呼吸道发痒或呼吸困难的症状。

预防措施：

（1）不在屋内摆放过多花草，不给盆栽植物浇过多水，因为湿土是霉菌生长的绝佳环境。

（2）监控屋内温度及湿度，保持室温25～27℃，湿度40%～50%。

（3）用稀释过的漂白水擦拭厨房、浴室等潮湿环境，擦拭过后静置5分钟，再以清水擦净。

（4）保持居室空气流通。

5.花粉、柳絮、草籽等

过敏症状及原因：阵发性或连续性的打喷嚏、流鼻涕、流眼泪等，甚至引起胸闷、哮喘。花粉、柳絮、草籽等无孔不入，一旦与鼻腔内壁或咽喉内壁等接触，就刺激黏膜引起过敏。

预防措施：

（1）在清晨、深夜或下雨后花粉数量最少的时段外出，尽量避免在花粉数量最高的傍晚外出。

（2）花粉季节外出时戴口罩和有镜片的眼镜（不要戴隐形眼镜）；开车或在室内时关好窗户，尤其关好卧室的窗户再睡觉，以防花粉在夜晚飘进房间，因为夜晚过敏症状最严重。

（3）花粉季节勿将衣服晾在屋外，以防止花粉附着在衣服上。

（4）若在花粉数量多的时候外出，回来后换上干净衣服，并洗头或用湿毛巾擦拭头发。

（5）买个车上用的空气过滤器。如果准备买新车，不妨买空调设备中已经有支持花粉过滤装置的车。

6.尘螨

过敏症状及原因：鼻炎、哮喘。尘螨的排泄物分解为极微细的粉尘，附着在床单、枕头、地毯或窗帘上，一旦被吸入鼻腔易引起鼻炎，被吸入肺部则容易导致哮喘发作。

预防措施：

（1）使用床罩；床单和枕套至少每两周清洗一次；洗涤水温控制在60℃以上，以杀死尘螨。

（2）尽量不使用地毯，或用聚乙烯地毯代替羊毛地毯。

（3）多余的衣物及绒毛玩具、毛织物品，置于储物柜内。

（4）用百叶窗、卷帘等代替织物窗帘。

（4）避免使用填充式家具，书籍最好置于带门的书柜内。

（5）减少易堆积灰尘的悬挂饰物。

（6）保持室内空气流通；使用有除湿功能并带有负离子或等离子杀菌功能的空调。

春季养肝也需养肺

春季万物生长，在五行属木，对应到身体就是肝，因此春季的养生以顺应阳气的生发为原则，注重养肝。然而五行之间是互有生克的，每一方的力量都应处于动态的平衡当中，春木的特性是生发，金的特性是肃降，金可以制约木，从而避免木毫无节制地发展耗尽能量。但如果金气（肺气）本身不足，或者木火过于旺盛，反过来就会压制克制自己的一方（金），这在中医上称为木火刑金，从而加剧了肺金病症的变化，引发干咳、胸肋疼痛、心烦、口苦、咯血等症状。因此，春季养肝的同时还要兼顾养养肺气，提高肺脏的功能，才能达到身体康健。

（1）养肺气也就是增强抵抗病邪的能力。步行是最简便、安全的养肺运动，体质较弱者可以从慢速散步开始，每日步行500～1500米，开始时可用自己习惯的速度走，然后用稍快的速度，适应后再逐渐增加锻炼的时间和距离。每天早晚各1次，每次锻炼半小时左右；也可隔天锻炼1次，每次连续1小时。慢跑能使全身得到运动，可防止肺组织的弹性衰退，速度自己掌握，强度以边跑能边与人说话、不觉难受、不喘粗气为宜，要求跑后心率不超过170减去年龄的差。体质弱者可减量。

（2）吐故纳新。中医认为肺为娇脏，特别容易被外邪所戕害。城市中有烟尘、空气污染、油烟、异味等各种有害气味，刺激肺脏引发病变，引起肺脏功能下降。因此可乘着和风煦日，去郊外踏青，呼吸新鲜空气，以便吐故纳新，清除体内的不良刺激因素。科学研究证实，郊外的空气中可吸入颗粒少，负氧离子丰富，对肺的保健大有好处。

（3）滋肺阴。可于每晚临睡前练习静坐呼吸：将双手平放在膝盖上，腰身坐直，轻闭双眼。先慢慢地从鼻腔吸气，使肺下部充满空气，同时使下腹部轻轻鼓起，并有意识地设想吸入的气流已达到并聚积在下腹部（即所谓的气感）。在吸气过程中，由于胸廓向上抬，横隔膜往下移，胸腔充气，使气感到达肺的上部，并使之扩张到最上边缘。这个过程需要5~6秒钟。接着保持气感5秒钟，通过长期练习气感有时可维持到10秒钟甚至10秒钟以上，使肺部充分地吸收所能吸收到的氧气。然后再慢慢地呼气，肋骨和胸腔渐渐恢复到原来的位置。在开始下一次吸气过程之前，暂时停顿两三秒钟，再重新吸气。如此反复10次即可。

春季养生之养肺操

春季如何养肺，预防肺部疾病呢？这里有一套简便有效的"健肺呼吸操"。如果经常练习，可提高正常人的肺功能、肺活量，还能促进支气管炎、肺部疾病的缓解康复。

具体方法如下：到室外选择空气清新之处，做呼吸运动，自然放松，腹式呼吸。

（1）伸展运动：站立双臂下垂，两脚间距同肩宽，吸气，两手经体侧缓慢向上方伸展，尽量扩展，同时抬头挺胸，呼气时还原。

（2）转体压胸：站姿同上。吸气，上身缓慢地向右后方转动，右臂随之侧平举并向右后方伸展。然后左手平放左侧胸前向右推动胸部，同时吸气，向左侧转动时，动作相同，方向相反。

（3）交叉抱胸：坐位，两脚自然放松着地。深吸气然后缓缓呼气，同时两臂交叉抱于胸前，上身稍前倾，呼气时还原。

（4）双手压胸：体位同上。两手放于胸部两侧。深吸气，然后缓缓呼气，同时两手挤压胸部，上身前倾。吸气时还原。

（5）抱单膝压胸：体位同上。深吸气，然后缓缓呼气，同时抬起一侧下肢，两手抱住小腿，并向胸部挤压。吸气时还原。两膝交换进行。

（6）抱双膝压胸：直立，两脚并拢，深吸气，然后缓缓呼气，同时屈膝下蹲，大腿尽量挤压腹部及胸部，并排除肺中残留的气，吸气时还原。保持肺部清洁。

"健肺呼吸操"需按顺序做完，每次重复5～8次，由慢到快循序渐进，年老体弱者，可选择其中两三种即可，每天做2～3次。要求腹式呼吸为主，用鼻吸气，嘴呼气，呼气比吸气时间长约一倍，当有呼吸道感染或合并心衰时暂不宜锻炼。

夏季宜祛暑益肺

夏季高温汗出较多，皮肤毛窍开泄，使腠理空虚，影响肺气防御外邪的功能，易致风寒湿邪侵袭。因此，夏季不能过分贪凉，以防损伤肺气而致外邪由表入里导致疾病。随着空调的推广使用，夏日患空调病的人数逐年递增，出现鼻塞、头晕、打喷嚏、耳鸣、乏力等，以及一些皮肤过敏、脑卒中等病症。这是由于人们过度贪凉，将室内温度设置过低，导致四肢温度低于躯干温度，室内外温差过大，室内空气不流通，引起人体阴阳失衡。因此，应注意保持空气新鲜流通，定时开窗换气；室内外温差不宜过大，以不超过5度为宜，睡眠时不宜长时间使用电扇或空调，以防贼风入中而患"风痹不仁，手足不遂，言语謇涩"等疾。对此古代养生学家非常重视，在《养余月令》中就告诫说："仲夏之月，万物以成，天地化生，勿极热，勿大汗，勿暴露星宿，皆成恶疾。忌冒西北风，邪气犯人。"夏季睡眠应注意以下五忌：一忌室外露宿；二忌袒胸露腹；三忌睡在地上；四忌穿堂风；五忌整夜空调电扇。

《千金要方》中说："夏七十二日，省苦增辛，以养肺气。"意思是说，夏天尽管天气炎热，但人们不可食太多苦味的食物，应当多吃一些辛味食物。中医认为，苦味入心，心属火，肺属金，辛味入肺，心火与肺金在五行理论中具有火克金的关系，心火不亢则肺气平和，如果多食苦味则易致心火偏亢克损肺气。此外，夏季由于天气炎热，人体出汗较多，容易亏损人体的津液，出现气阴两虚的情况，而肺主气，喜润恶燥，因此，在饮食调养方面，可食用祛暑生津、益气的食物，如西瓜、甘蔗、甜瓜、桃子、柠檬、椰子、苹果、葡萄、牛奶、豆浆等。

夏季如何养肺

以气养肺：肺主气，司呼吸。清气和浊气在肺内进行交换，吸入气体的质量对肺的功能有很大影响。要想使肺保持清灵，首先要戒烟，并避免二手烟的危害，不要在空气污浊的地方长期逗留。有条件的朋友，可以经常到草木茂盛、空气新鲜的地方，做做运动，做做深呼吸，并通过着意的深长呼气，将体内的浊气排出。

以水养肺：肺是一个开放的系统，从鼻腔到气管再到肺，构成了气的通路。肺部的水分可以随着气的排出而散失。干燥的空气更容易带走水分，造成肺黏膜和呼吸道的损伤。这就是中医所说的，燥邪容易伤肺。因此，及时补充水分是肺保养的重要措施。

以食养肺：甘蔗，秋梨，百合，蜂蜜，萝卜，黑芝麻，豆浆，豆腐，核桃，松子等食物，有滋养润肺的功能，因此可以通过食疗来养肺。口鼻皮肤干燥的朋友，可以多吃上述食物，也可以根据喜好做成药膳使用。如百合蜂蜜汤：用新鲜百合50克泡洗干净，与蜂蜜30克一起煎汤，每日一次服用，可以润肺止咳，润肠通便；川贝炖梨：新鲜梨2个，川贝5克打粉，加水共同炖服，可以滋阴清热，化痰止咳；百合小米粥：百合5克，小米100克，煮粥食用，一日一次，可以温润补肺。

以药养肺：南沙参、北沙参、麦冬、五味子、冬虫夏草、燕窝等，都有养肺的功能，可以在医生指导下选用。

以笑养肺：肺在志为悲忧，悲伤忧愁的情绪容易损伤肺，肺病的人也容易悲伤忧愁。而笑为心声，能克肺金的悲忧。多笑一笑，就能减少悲伤忧愁。笑也是一种健身运动，它能使胸廓扩张，肺活量增大，胸肌伸展。这样有助于宣发肺气，有利于人体气机的升降。每日笑一笑，能够消除疲劳、解除抑郁、宽胸理气、恢复体力、增进食欲。

以动养肺：适当运动，可以增进肺的功能。可根据自身条件，选择合适的运动，如慢跑、爬山、踢毽、跳绳、练功、舞剑等、以激发锻炼人体的御寒能力，预防感冒的发生。

夏日养肺，谨防空调病

夏季天气炎热，很多开车族一上车就打开空调，造成空调病频发。空调病的病变部位主要是肺部。

根据"春夏养阳"的养生道理，开车族尤其要注意对自己阳气的充实，如尽量少使用空调，不要经常吃冷饮，以免损伤肝胃阳气。由于空调病的病变部位主要是肺，所以驾驶员要加强对肺脏的保健。

空调病会造成四肢不温、经络不通，故驾驶员平时要多吃能温通经脉的食物，如桃仁、山楂、红花等。在行车过程中使用空调，要避免车内温度过低，以免与外界气温相差太大，而使人感冒或者犯支气管炎。低温环境会使血管急剧收缩，血流不畅使关节受损导致关节痛。人经常进出会感受到忽冷忽热，这会造成人体内平衡调节系统功能紊乱。

经常开空调的有车族平时可以多吃芹菜。芹菜含有丰富的维生素A、维生素B_1、维生素B_2、维生素C和维生素P及微量元素、蛋白质和食物纤维等成分，有柔肝养肺、清内热的功能。

夏季咽喉干痛也需"养肺"

夏季天气炎热，容易导致人体内部阴阳失衡，出现内热火毒。在中医看来，毒热内闭肺气，痰热炽盛化火，熏灼肺金，进而会引起咽喉干燥疼痛。

清热利咽，需要养阴清肺。专家提醒，夏季出汗多，需要多喝水多补水，但是单纯补水是不够的，还要清"内火"，尤其是清肺。传统医学认为，养阴清肺可以适当多吃罗汉果、白菜、干汤，至少要注意远离甜腻、辛辣之物。饮食上要注意清淡、避免辛辣刺激，可以多吃一些含维生素C的水果、蔬菜，以及富含胶原蛋白和弹性蛋白的东西，比如猪蹄、鱼、牛奶、豆类、动物肝脏、瘦肉等。咽喉不适者特别是那些烟民可以早晚用淡盐水漱口，漱口后不妨再喝一杯淡盐水，用于咽部杀菌、清洁和湿润，改善咽部的环境，预防细菌感染。

空调能降温，但是长时间吹空调对身体不利，也会让咽喉不适。夏季清肺，可以在天气适宜的情况下，多到户外走一走，呼吸新鲜空气。另外，室内空气湿度适宜也很重要。夏天睡眠不好，就更要少熬夜，保持良好的心情、充足的睡眠；最好不吸烟不喝酒，防止刺激物对咽部不利。同时注意尽量避免在污染的环境下长时间停留。

防治肺热及咳嗽，可服用养阴清肺丸，该药养阴润肺、清热利咽，可用于治疗阴虚肺燥、咽喉干痛、鼻干唇燥口渴、干咳少痰或痰中带血等病症。

秋季养生当养肺

秋主收获，重在益肺

秋季从立秋开始，经过处暑、白露、秋分、寒露、霜降，到立冬的前一天为止。

"秋者，阴气始下，故万物收。"秋天是万物成熟、收获的季节，天地间阳气日退，阴寒日生，气候逐渐转凉；至深秋则景物萧条，秋风劲急。

秋季的主要气候特点就是干燥。这个时候，人们通常会觉得口鼻干燥、渴饮不止、皮肤干燥，甚至大便干结。中医认为，人体的肺脏具有秋季"金"的属性。肺开窍于鼻，其味为辛，其表现在皮毛，其液为涕，功能乃主一身之气、司呼吸，主宣发和肃降。秋天肺脏像金属一样开始肃降，人体呼吸畅通，排出浊气，吸入清气，皮肤润泽，毛发光亮。若宣肃不畅，则喘咳气逆，咯吐脓血痰，胸背四肢烦痛；肺气虚则气短，不能调息，鼻干喉嘶，毛发枯槁，皮肤干燥，不闻香臭，鼻生息肉。

秋燥以中秋为界，分为温燥和凉燥。

温燥是伤肺的病症，主要表现有干咳无痰、咽喉肿痛、皮肤和口鼻干燥，口渴心烦等。凉燥也是伤肺的症状，表现出来就是怕冷、头疼鼻塞、咽喉发痒和咳嗽。大体看来，秋燥的表现症状差不多。但有一点是相同的，那就是秋燥伤肺。

预防秋燥的做法很多，可以归纳为以下的几种：

（1）多喝水，补充足够的水分。茶水、果汁、豆浆、牛奶，都能帮助补充水分，保持肺部与呼吸道的正常湿润。

（2）多吃水果和蔬菜。水果和蔬菜性寒凉，有生津润燥、清热通便的功效。另外，还含有大量的维生素、无机盐和纤维素，可以改善干燥气候对人体造成的不良影响。尤其是梨，对于治疗秋燥有很好的食疗效果。

（3）注意润肺。多吃芝麻、核桃、杏仁等富含油脂的干锅，尽量少吃辛辣煎炸的食物。

（4）减少洗澡的次数。老年人汗腺功能减退，皮肤容易干燥，多洗澡会使身体流失更多的水分。一般应该选用性质温和的洗漱用品，洗澡后还要在四肢涂抹一些润肤油，防止水分散失。

这些做法都是针对普通秋燥而言的，对于许多老年人的老肺病，则要用其他的方法了。下面介绍一些调养老肺病的饮食方法：

（1）慢性支气管炎，应保证足够的营养。属于热证的老人，忌食脂肪含量高和过于甘甜的食物，可常吃些瘦肉、鱼、鸡及豆制品。还应多吃些富含维生素的食物，如萝卜、山药、白菜及苹果、梨、橘子等。日常吃参苓粥、猪肺粥可以增强呼吸系统的防御功能。严禁饮酒及吃刺激性的辛辣食物。

（2）支气管哮喘，要保证足够的热量。发作时应以清淡易消化的软食为主，缓解期要注意营养，可食用黄芪炖鸽肉，或以冬虫夏草炖胎盘等，起到健脾补肾、增强体质、调节人体免疫功能的作用。平时多吃富含维生素A、维生素C、维生素E及高钙食物，维生素A有润肺、保护气管上皮细胞的功能，如猪肝、蛋黄、胡萝卜、杏、南瓜等；钙能增强气管抗过敏能力，如猪骨、豆制品、芝麻、大枣、芹菜叶、柚子、柑橘等。

（3）患有肺气肿的老人应注意补充蛋白质类食品。肺气肿病人因血液偏酸性，应增加食用含碱性的食物，多吃富含B族维生素、维生素C的蔬菜和水果，避免吃容易引起过敏的食物，如鱼、虾、蛋等。急性发作期，应少吃脂肪，禁饮酒和浓茶，忌食辛辣之品。有水肿的病人要予以低盐饮食，每顿不宜吃得过饱。因过饱会增加心脏的负担。病情缓解期，饮食应多样化，可增添些含蛋白质高的食物及新鲜蔬菜、水果。

（4）肺心病宜食用低盐、高维生素、中度蛋白质、适量碳水化合物的饮食。少食多餐，适当吃些柑橘类水果，以补钾排钠。饮食不宜太精细，要掺杂一些粗粮，吃些富含嫩纤维的蔬菜和水果，既有助消化，又可预防便秘，以免因便秘诱发心力衰竭。饮水一次不宜过多，以防因血容量突然增加，加重心脏负担。

早睡早起，敛神宁志

深秋时节，草枯叶落，花木凋零，一派萧条凄凉景色，很多人尤其是老年人心中产生凄凉、垂暮之感，从而情绪低落，诱发疾病。为此要保持乐观的情绪，经常用一些诗词名句，比如"落日心犹壮，秋风病欲苏，古来存老马，不必取长途"和"老骥伏枥，志在千里；烈士暮年，壮心不已"等进行自勉。根据自己的爱好从事书画、写作、老年舞蹈、歌咏等练习，从中陶冶性情，树立信心。同时应保持内心的宁静，注意收敛神气，为身体内部阳气的潜藏做好准备。

秋天正是天气转凉的时候，早睡早起，既顺应阴精的收藏，也顺应阳气的舒长。秋风清肃，万物收杀，人们的起居调摄应与气候的变化相适应，才能避免秋天肃杀之气对人体产生的不良影响。可俗语说到"春困秋乏"，时间一到九月，秋高气爽，气温冷暖适中，夜间就很容易入睡了。可是清晨醒来仍会感到疲倦，还想继续睡下去，这就是秋乏了。调节秋乏要从调整人体的适应性开始。

（1）加强营养补充，合理休息。增加食物的摄入量，多吃一些蔬菜和水果，养成早睡早起的习惯。通过这一类的生理调整，让人的身体重新释放活力。

（2）提高身体的适应能力。秋天是由热转冷的季节，此时要加强身体锻炼，一方面弥补夏天的消耗，另一方面准备迎接严冬。

（3）闭目养神。老年人活动能力下降，稍微疲倦，就想要闭上双眼打瞌睡。这个时候，不要想着一定得睡觉，闭上眼睛，收敛感觉，像上面介绍的那样养好心神。再睁开眼，就感觉清爽了许多。

秋天睡觉，也要注意不能贪凉。虽然民间有"秋冻"的说法，但是冻也要适当，千万别冻坏身体。

"春捂秋冻"，意思是说春天棉衣要晚脱一段时间，以免受凉生病；秋天则相反，厚衣服要晚些穿，多经受寒冷的刺激，从而增强机体抵抗力。不过，不同的人群、人体的不同部位，都应区别对待，一味地秋冻就会把身体冻坏。秋天适度经受些寒冷，有利于提高皮肤和鼻黏膜的耐寒力，对安度冬季有益。秋天的早晚凉意甚浓，要多穿些衣服。秋季是腹泻多发季节，应特别注意腹部保暖。秋季神经兴奋，食欲骤增，要防止过食，要少吃辣味和生冷食物，多吃酸性和热软食物，以利于消化。不吃霉变和不洁食物，避免感染肠道传染病。中秋之后天气干燥，易出现口渴、咽干、唇燥、皮肤干涩等"秋燥病"，应多吃水果，常喝开水、绿豆汤、豆浆、牛奶等，以满足机体的需要，提高抗燥病能力。

首先，秋冻是因人而异的。年轻人血气方刚，对外界寒冷的适应及抵御能力都比较强，可以冻一冻。

其次，身体的不同部位耐寒能力是不同的，所以不同的部位要区别对待，有4个部位一定要注意保暖。第一个是腹部，上腹受凉容易引起胃部不适，甚至疼痛，特别是有胃病史的人更要加以注意；下腹受凉对女性伤害大，容易诱发痛经和月经不调等，老年妇女尤其要加以重视。第二个是脚部，脚是人体各部位中离心脏最远的地方，血液流经的路程最长，脚部又汇集了全身的经脉，所以人们常说"脚冷，则冷全身"。全身若受寒，机体抵抗力就会下降，病邪就有可能乘虚而入。第三个是颈部，这个部位受凉，向下容易引起肺部症状的感冒；向上剐会导致颈部血管收缩，不利于脑部供血。第四个是肩部，肩关节及其周围组织相对比较脆弱，容易受伤。

最后，要领悟"秋冻"内涵。对于"秋冻"的理解，不应只局限于未寒不忙添衣，还应从广义上去理解，诸如运动锻炼，也要讲求耐寒锻炼，增强机体适应寒冷气候的能力。不同年龄可选择不同的锻炼项目。无论何种活动，都应注意一个冻字，切勿搞得大汗淋漓，当周身微热，尚未出汗，即可停止，以保证阴精的内敛，不使阳气外耗。

初秋季节虽然还会有一段比较炎热的日子，但在一早一晚已是凉风习习了。而且"一场秋雨一场凉"，气候逐渐转凉。因此，立秋之后不要经常赤膊露体，贪求一时之快，要随时防止凉气的侵袭，所以民间有"白露身不露"之说。老年体弱之人要逐渐增添衣服，但不宜使衣服顿增顿减，以免影响人体对气候变化的适应能力。

民谚有说"白露身不露，寒露脚不露"。秋季是从夏季向冬季的过渡季节，气温凉热交替，气温逐渐下降，不要经常赤膊露身，以防凉气侵入体内。"白露身不露，寒露脚不露"，这是一条很好的养身之道。要随着天气转凉逐渐增添衣服，但添衣不能太多太快。

除了以上介绍的秋季起居注意事项外，老年朋友们还要多看看下面的内容。

在秋季宜早睡早起，保证睡眠充足，注意劳逸结合，防止房劳伤肾。初秋白天气温高，电扇不宜久吹；深秋寒气袭人，既要防止受寒感冒，又要经常打开门窗，保持室内空气新鲜。在条件许可情况下，居室及其周围可种植一些绿叶花卉，让环境充满生机，又可净化空气，促进身体健康。

秋天虽没有春天那样春光明媚、生机勃勃，但是秋高气爽、遍地金黄，另有一番动人景象。

到公园、湖滨、郊野进行适当的体育锻炼可增强体质。秋游也是一种很好的活动形式，既可调节精神，又可强身健体。

补品瓜果，食宜讲究

一到秋天，气温逐渐下降，人们便习惯地想到要补身，这是很有必要的。不过，该怎样调补才有益健康，很有讲究，不可大意。

夏天气温高，人胃口欠佳，多不想吃油腻厚味的食物，日常吃的大多是瓜果、粥类、汤类等清淡和易消化的食品，脾胃活动功能亦减弱。秋凉之后如马上进食大量猪、牛、羊、鸡，或其他一些难以消化的补品，势必突然加重脾胃的负担，造成功能紊乱。大量营养物质不能被人体吸收利用，甚至还会引起疾病。古代养生家认为，秋为肺旺之时，秋天燥热之气过盛，就会灼伤肺阴，出现咳嗽、咯血、声嘶、皮肤干燥、毛发枯黄等病症。所以秋季应少食狗肉、羊肉以及大蒜、辣椒等辛燥之品。秋天进补的原则是既要营养滋补，又要容易消化吸收：可多食芝麻、蜂蜜、乳品、糯米及蔬菜等柔润的食物。根据秋季的特点，可经常早晨吃一些有营养的粥，如生地粥、芡实粥、杏仁冰糖川贝粥、银耳冰糖粥、百合莲子粥以及黑芝麻粥等。明代李梴认为："盖晨起食粥，推陈致新，利膈养胃，生津液，令人一日清爽，所补不少。"此外，患疰夏的人在秋季服用人参莲肉汤，有较好的益气补虚作用。老年人脾胃虚弱，最忌黏硬生冷食物，否则易引起秋泄。故饮食应以温热熟软为宜，以保护脾胃功能，促进消化，使谷气长存。

秋天各种瓜果大量上市，要注意预防"秋瓜坏肚"。虽然西瓜在夏天是消暑佳品，人们把它称为天生的"白虎汤"。但是立秋之后，不论是西瓜，还是香瓜、菜瓜都不能恣意多吃，否则会损伤脾胃的阳气。老年人每天适量地吃些水果是有益于健康的，但由于老年人生理功能较弱，不少人都患有一些慢性疾病，因此，应该学会选择适合自己体质、有利于疾病康复、营养丰富的水果。例如苹果含有多种维生素及多量的钾，对原发性高血压人有益，而且有止泻作用。香蕉也含有多种维生素，其中维生素P有利于增强血管壁的弹性，维生素E能增加细胞的分裂次数，可加强新陈代谢能力；香蕉还有止咳、润肠、降压的作用。菠萝有利尿作用，对肾炎、原发性高血压人有益，对治疗支气管炎也有功效。柑橘有镇咳、调肺、健胃的作用。梨生津润肺、止咳化燥痰，亦可治便秘。桂圆有滋补强壮、安神补血等作用，对长期失眠的老人尤其适宜。柿子能清热去烦、生津润燥、化痰、涩肠止泻以及降压等。但柿子性寒，体弱多病的人不宜多吃，体质较好的人也不要多吃，否则容易形成柿石症。葡萄可以预防疲劳，有益气补血、利筋骨、健胃、利尿的功效，常服可使人强壮。但是便秘者不可多食。水果和药物一样各有属性，以上水果，桂圆、葡萄性温，西瓜、苹果、香蕉、菠萝、柿子、梨的性味均偏寒凉。不论哪种水果，进食过量，均会影响健康。谚语说："天时虽热，不可贪凉；瓜果虽美，不可多食。"是非常有道理的。

除了瓜果之外，秋天的饮食也有其他的讲究。

渴了饮水，饿了吃饭，似乎天经地义。这就是所谓的"饥餐渴饮"，但是不能用它来指导秋季养生。这是因为秋燥，即使不渴也要喝水。因为秋季的主气为燥，它又可分为温燥和凉燥。深秋季节凉燥尤重，此时天气已转凉，近于冬寒之凉气。燥的结果是耗伤阴津，导致皮肤干燥和体液丢失。

正常人体除三餐外，每天需要另外补充1500毫升的水。天热出汗多时，饮水还要增加。"不渴也喝水"对老年人来说尤为重要。如果老年人能坚持每天主动喝进适量的水，对改善血液循环、防治心血管疾病都有利。

秋凉不能不吃早餐。有些人贪图清晨的凉爽，早上起床晚，又要赶着上班，早餐不是不吃就是吃不好。长时间不吃早餐，除了会引起胃肠不适外，还会导致肥胖、胆石症、甲状腺机能障碍，甚至还会影响到一天的心绪。

养生要防"伤春悲秋"。深秋天气渐凉，人们的胃口普遍变好，但也会有一部分人由于季节性情感障碍的缘故，变得"悲秋"，而后者又与饮食互为因果，即营养不良或饮食不当可以诱发季节性情感障碍。季节性情感障碍又会影响到人的脾胃功能，产生厌食或食欲亢进。从养生的角度上讲，入秋后应当抓住秋凉的好时机，科学地摄食，不能由着自己的胃口，饥一顿饱一顿。三餐更要定时、定量，营养搭配得当。

总之，秋季养生要有积极的心态，科学地调配自己的饮食，这样才能增强体质，预防各种疾病。

除了要喝水补充水分外，还要记得给自己保湿。在秋天，人们经常出现皮肤干涩、鼻燥、唇干、头痛、咽干、大便干结等秋燥症状。中医认为，在夏季出汗过多，体液损耗较大，身体各组织都会感觉水分不足，从而导致"秋燥"。预防秋燥，补水当然不可少！老年人尤其要注意这方面，因为他们的皮肤容易干燥，在秋天这个季节，更容易出现诸多的秋燥症状。

（1）少言补气。中医认为"形寒饮冷则伤肺"，所以要忌寒凉之饮。"少言"是为了保护肺气，当人每天不停地说话时会伤气，其中最易伤害肺气和心气。补气的方法：西洋参10克、麦冬10克，泡水，代茶饮，每天一次。

（2）皮肤保湿。秋天对应人体的肺脏，而肺脏的功能是主管人体皮肤，所以皮肤的好坏与人体肺脏相关。食物以多吃百合为最佳，这是因为百合有润肺止咳、清心安神、补中益气的功能。秋天多风少雨，气候干燥，皮肤更需要保养，多食百合有滋补养颜护肤的作用。但百合因其甘寒质润，凡风寒咳嗽、大便溏泄、脾胃虚弱者忌用。

（3）秋燥补水。秋天多吃梨和香蕉，梨肉香甜可口，肥嫩多汁，有清热解毒、润肺生津、止咳化痰等功效，生食、榨汁、炖煮或熬膏，对肺热咳嗽、麻疹及老年咳嗽、支气管炎等症有较好的治疗效果。若与荸荠、蜂蜜、甘蔗等榨汁同服，效果更佳。但梨是寒性水果，对于寒性体质、脾胃虚弱的人应少吃。香蕉有润肠通便、润肺止咳、清热解毒、助消化和健脑的作用。但胃酸过多者不宜吃香蕉，胃痛、消化不良、腹泻者也应少吃。

对付秋燥，最为滋补和有效的做法，就是多喝蜂蜜少吃姜。只要做到了这一点，"多事之秋"不用担忧。

干燥是秋天最主要的气候特点，空气中缺少水分，人体同样缺少水分。适应秋天这种干燥的特点，我们就必须经常给自己的身体"补液"，以缓解干燥气候对于人体的伤害。多喝水是对付"秋燥"的一种必要手段。但对付秋燥不能只喝白开水，最佳饮食良方是："朝盐水，晚蜜汤"。换言之，喝白开水，水易流失，若在白开水中加入少许食盐，就能有效减少水分流失。白天喝点盐水，晚上则喝点蜜水，这既是补充人体水分的好方法，也是秋季养生、抗拒衰老的饮食良方，同时还可以防止因秋燥而引起的便秘，真是一举三得。

蜂蜜所含的营养成分特别丰富，主要成分是葡萄糖和果糖，两者的含量达70%，此外，还含有蛋白质、氨基酸、维生素等。蜂蜜具有强健体魄、提高智力、增加血红蛋白、改善心肌等作用，久服可延年益寿。蜂蜜对神经衰弱、高血压、冠状动脉硬化、肺病等，均有疗效。在秋天经常服用蜂蜜，不仅有利于这些疾病的康复，而且还可以防止秋燥对于人体的伤害，起到润肺、养肺的作用，从而使人健康长寿。

秋燥时节，不要吃或少吃辛辣烧烤之类的食品，这些食品包括辣椒、花椒、桂皮、生姜、葱及酒等，特别是生姜。这些食品属于热性，又在烹饪中失去不少水分，食后容易上火，加重秋燥对我们人体的危害。当然，将少量的葱、姜、辣椒作为调味品，问题并不大，但不要常吃、多吃。比如生姜，它含挥发油，可加速血液循环；同时含有姜辣素，具有刺激胃液分泌、兴奋肠道、促使消化的功能；生姜还含有姜粉，可减少胆结石的发生。所以它既有利亦有弊，不可多吃。尤其是在秋天最好少吃，因为秋天气候干燥、燥气伤肺，再吃辛辣的生姜，更容易伤害肺部，加剧人体失水、干燥。古代医书有记载："一年之内，秋不食姜；一日之内，夜不食姜。"

当秋天来临之际，我们最好"晨饮淡盐水，晚喝蜂蜜水，拒食生姜"，如此便可安然度过"多事之秋"。

秋季六节气养生

秋天早睡早起，否则伤肺。这个作为养生常识，已经被许多人认可了。下面就介绍秋季六节气的养生方法。

1.立秋——润肺养胃，祛暑滋阴

每年的8月8日左右是立秋。立秋后，许多地区仍处于炎热之中，盛夏余热未消，早晚温差大，自然万物阳气渐收，阴气渐长，人体代谢自然也进入阳消阴长的过渡时期。中医认为，立秋后养生应注意润肺养胃、祛暑滋阴，饮食宜清淡、少辛多酸、少吃多餐。

中医认为，肺与秋季对应，而干燥的秋季最容易伤肺，所以，这个时候饮食上需要润燥、养阴、润肺。

要让肺健康工作，首先，得润肺，最好的办法就是食疗，即多吃润肺的食物。首选物品就是百合，它具有润肺止咳、养阴消热、清心安神的作用；其次，就是多吃胡萝卜、豆浆、柑橘、甘蔗、萝卜、银耳等润肺清肺的食物，少吃辣椒、葱、姜、蒜等辛辣燥烈之物。

秋季是梨子上市的旺季，每天早晚吃一个梨，是简单易行的秋季养生之道，或每隔一两天，将梨和冰糖、川贝、蜂蜜等煮着食，效果更不错。

营养学家指出，要适当多润肺，多补充水分，少食辛辣、烧烤、油腻、伤胃的食物，可多吃点果仁类的食物。起居还宜早起早卧，多呼吸新鲜空气，多做深呼吸，以及时排出体内的有害物质。注意不做剧烈运动，不过度劳作，可适度慢跑，促进血液循环，增强体质。

立秋前后，昼夜温差加大，祛暑滋阴是关键。秋季，人的脾胃容易在这种冷热刺激中发生不适。中医养生提倡立秋开始每天早晨吃粥，粥是最利于健脾的食物，可以帮助脾胃滋阴，平衡健旺的阳气。而且，秋天是进补的季节，调理脾胃有利于吸收更多的营养。

在饮食上应坚持祛暑清热，多食用一些滋阴润肺的食物。医学专家认为，秋季燥气上升，易伤津液，因此，在饮食上应以滋阴润肺为宜，可适当食用芝麻、糯米、粳米、蜂蜜、枇杷、菠萝、乳品等柔润食物，以益胃生津。

立秋后天气依旧炎热，人们可通过多吃蔬菜、水果来降暑祛热，还可及时补充体内维生素和矿物质，中和体内多余的酸性代谢产物，起到清火解毒的作用。蔬菜应选择新鲜汁多的，如：黄瓜、冬瓜、番茄、芹菜等。水果应食用养阴生津之品，如葡萄、西瓜、梨、香蕉。另外需要提醒的是，立秋之后生食大量瓜类、水果容易引发胃、肠道疾患。因此，脾胃虚寒者注意不宜食用过多。

立秋后，饮食原则上要以清淡为主，多食酸味食物少食辛辣食物，以助肝气，多食用平肝润肺的食物，如百合、藕、土豆、萝卜、木耳、山药、扁豆、枸杞、银耳、猪肉、鸭肉、鸡肉、兔肉、花生、黄鳝、鲫鱼、黄鱼、柚子、梨、苹果等。

立秋后饮食除应清淡以外，还应少吃多餐。吃饭时切忌暴饮暴食，最科学的是每顿饭只吃七分饱，且少吃多餐。严禁晚上吃烧烤、喝夜啤酒等不良饮食，这将增加胃的负担。

此外，秋季还是人体适宜进补的季节，但要选用"防燥不腻"的平补之品，如南瓜、莲子、桂圆、黑芝麻、大枣、核桃等。少吃葱、姜、蒜、韭、椒等辛味之品，忌贪食瓜果，以免伤脾胃。

立秋适合进补的食物：

沙参枸杞粥

原料：沙参20克，枸杞20克，玫瑰花5克，粳米100克，冰糖15克。

做法：先将沙参煎汁去渣，后以药汁与枸杞、粳米同入砂锅，再加水适量，用小火煮粥，待粥将熟时，加入玫瑰花、冰糖，搅匀稍煮片刻即可。

功效：滋阴润燥、养血明目。

人参百合粥

原料：人参3克，百合15克，粳米50克，冰糖10克。

做法：先将人参研末；百合剥皮去须，洗净切碎；后共与粳米同入砂锅，加水适量，以小火煮粥，待粥将熟时，加入冰糖，搅匀稍煮片刻即可。

功效：益气滋阴、润肺安神。

2.处暑——减辛增酸，生津润燥

每年的8月23日左右是处暑节气。初秋的生化特性是生物生、长、化、收、藏过程中"收"的阶段，也是自然界和人体阳气开始收敛的季节，因此，在饮食方面，要围绕着能促进阳气的收敛为目的，这也是《黄帝内经》所说的"秋冬养阴"。

处暑是秋季的第二个节气，此时秋燥尤为严重。而燥气很容易损伤肺部，这就是为什么这个时节各种呼吸系统疾病的发病率会明显上升。同时，肺与其他各器官，特别是胃、肾密切相关，所以秋天肺燥常常和肺胃津亏同时出现。肺燥津亏的典型症状有口鼻干燥、干咳甚至痰带血丝、便秘、乏力、消瘦以及皱纹增多等。

在五味中，苦味属燥，而苦燥对津液元气的伤害很大。"肺病禁苦"一说在《金匮要略·禽兽鱼虫禁忌并治第二十四》中就有所提及，而且《黄帝内经·素问》中也有提到："多食苦，则皮槁而毛拔。"所以处暑养生要少食苦瓜、羊肉、杏、野蒜等苦燥之物。

如果已经出现肺燥津亏的症状，就一定要及时冲泡麦冬、桔梗、甘草等饮用，或是吃些养阴生津的食物来润肺，比如百合、银耳、萝卜、秋梨、香蕉、藕等。

处暑适合进补的食物：

炖猪肉黑豆汤

原料：瘦猪肉200克，黑豆30克，浮小麦50克，盐3克，味精1克。

做法：将猪肉洗干净，切成小块；浮小麦用细纱布袋包好扎紧。将猪肉与黑豆、浮小麦药袋同入砂锅，加水适量，先用武火烧沸，后改小火煨炖，待肉熟豆烂后，加入盐、味精调味，除去药袋，饮汤食肉和豆。

功效：滋阴益气、壮体止汗。

莲藕排骨汤

原料：莲藕500克，猪排骨500克，黄酒10毫升，姜5克，葱5克，盐3克。

做法：猪排切段寸长，在沸水中过2分钟左右，弃水；将藕洗净切片，与排骨放入1500毫升温水之中，加黄酒、姜、葱，水沸后小火炖90分钟左右，加盐，即可食用。

功效：补脾益肺。适合于任何体质服用。

雪梨银耳羹

原料：雪梨2个，银耳50克，冰糖100克。

做法：雪梨切片，银耳泡软时去掉硬根。锅内加水，放入梨、银耳、冰糖，煮半小时，即可食用。

功效：益气、滋阴、止咳，预防秋季燥咳。

3.白露——生津润肺，清热通便

每年的9月7日至9日为白露。所谓"露"，就是空气中的水蒸气因为温度降低凝结成了水珠，形成了"露"，白露节气标志着天气开始转凉了。

白露期间，气候比较干燥，昼夜温差很大，是秋季温差最大的节气。气候特点是由开始几天的中午的热，转而觉得温，最后感觉凉。天晴少雨，温燥伤阴。因此，除了预防燥邪导致的呼吸系统干燥，如口干、鼻干、咽干、唇干、皮肤干、大便干结外，由于温差大而导致的支气管哮喘、支气管炎、鼻腔疾病等。

白露期间的饮食要防秋燥，宜食用生津润肺、清热通便的食物，如百合、莲子、山药、番茄、菌菇等。此外还可多吃一些富含维生素A、B族维生素、维生素C的食物，如深绿色蔬菜、胡萝卜、豌豆、青辣椒、甘蓝、山楂、沙棘、肝、鱼、牛奶、燕麦片、荞麦粉、黄豆、地瓜等。

白露适合进补的食物：

罗汉果猪肺汤

原料：罗汉果1个，猪肺250克，油15毫升，盐3克，味精1克。

做法：将猪肺切成小块，挤出泡沫，洗净，罗汉果切块，共置锅内，加水煮汤，调味食用。每日1剂。

功效：滋阴润肺、利喉开音。

咖啡豆汤

原料：咖啡豆（炒）9克

做法：将咖啡豆加水浓煎饮服。每日1剂。

功效：强心、利尿。

莲子百合煲

原料：莲子、百合各30克，精瘦肉200克。

做法：莲子、百合清水浸泡30分钟，精瘦肉洗净，置于凉水锅中烧开（用水焯一下）捞出。锅内重新放入清水，将莲子、百合、精瘦肉一同入锅，加水煲熟（可适当放些盐、味精调味）。

功效：清润肺燥、止咳消炎。适用于慢性支气管炎患者。

柚子鸡

原料：柚子1个，公鸡1只，盐4克。

做法：将鸡洗干净，柚子去皮留肉。将柚子放入鸡腹内，再放入气锅中，上锅蒸熟，出锅时加入盐调味即可。

功效：补肺益气、化痰止咳。

4.秋分——滋阴润肺，健脾益胃

每年的9月23日左右是秋分节气。古籍《春秋繁露·阴阳出入上下篇》中说："秋分者，阴阳相半也，故昼夜均而寒暑平。"秋分之"分"为"半"之意，意思有两个：一是太阳在这一天到达黄经180度，直射地球赤道，因此这一天的24小时昼夜均分，各12小时；全球无极昼极夜现象。二是按我国古代以立春、立夏、立秋、立冬为四季开始的季节划分法，秋分日居秋季90天之中，平分了秋季。中医专家认为，秋分养生，应注意润肺健脾补肾。

中医认为："秋冬养阴"是秋季养生的重点。

因此"润其燥"是秋分养生的重中之重，秋燥最容易影响和损伤肺，因此，秋天一定要防秋燥，才能养肺。

健脾也是秋分饮食重点之一，因为在夏季，人们吃的凉性东西多，寒气重，再加上夏季湿气重，困住脾胃，容易导致人脾胃不好，这些状况都要在秋季得到改善，也就是说要在秋季补回来。

因而，秋分养生除了润肺，首要健脾，因为脾胃功能的好坏，对肾有很大作用。秋分应适度吃点健脾和胃的食物促进脾胃功能的恢复，如茯苓饼、芡实、山药、豇豆、小米等。食粥能和胃、补脾、润燥，因此，若用上述食物煮粥食用，能收到更好的效果。脾胃虚弱比较严重的人，则需在医生的指导下服用一些健脾、益气、和胃的药物，以促进脾胃功能的恢复。

这个时候，秋燥还是没有结束，不过这时的"燥"，已经不是刚刚立秋时的温燥，而是凉燥，可以煮些健胃健脾，补肾强骨，而且软糯甜香，非常适口的栗子粥。润肺、清火、制燥咳，通便秘的百合粥、菊花粥，也是不错的选择，不仅可以温补身体，还可以缓解秋燥。

秋分适合进补的食物：

山楂陈皮汤

原料：山楂30克，陈皮15克，红糖20克。

做法：水煎服。每口1剂。

功效：活血化瘀、行气祛痰。

海米炝竹笋

原料：竹笋400克，海米25克，料酒10毫升，盐3克，味精1克，植物油15毫升，高汤适量。

做法：

（1）竹笋洗净，切成条，焯去涩味，捞出过凉水。

（2）将油入锅烧至四成热，投入竹笋稍炸，捞出淋干。锅内留少量底油，把竹笋、高汤、盐略烧，入味后出锅；再将炒锅放油，烧至五成热，下海米烹入料酒，加高汤、味精，将竹笋倒入锅中翻炒均匀即可。

功效：清热消痰、祛风托毒。

甘蔗粥

原料：甘蔗汁800毫升，高粱米200克。

做法：甘蔗洗净榨汁，高粱米淘洗干净，将甘蔗汁与高粱米入锅中，再加入适量的清水，煮成薄粥即可。

功效：补脾消食、清热生津。

5.寒露——滋阴防燥，补养肝气

每年的10月8日左右是寒露。寒露是一个冷热交替的节气，此时，人体阳气慢慢收敛，阴精开始潜藏于内，故养生也应以保养阴精为主，也就是说，秋季养生不能离开"养收"这一原则。

"寒露"时节起，雨水渐少，天气干燥，昼热夜凉。从中医角度上说，这节气在南方气候最大的特点是"燥"邪当令，而燥邪最容易伤肺伤胃。此时期人们的汗液蒸发较快，因而常出现皮肤干燥，皱纹增多，口干咽燥，干咳少痰，甚至会毛发脱落和大便秘结等。所以养生的重点是养阴防燥、润肺益胃。同时要避免因剧烈运动、过度劳累等耗散精气津液。

在饮食上还应少吃辛辣刺激、香燥、熏烤等类食品，宜多吃些芝麻、核桃、银耳、萝卜、番茄、莲藕、牛奶、百合、沙参等有滋阴润燥、益胃生津作用的食品。同时室内要保持一定的湿度，注意补充水分，多吃雪梨、香蕉、哈密瓜、苹果、水柿、提子等水果。

寒露期间，还应少吃辛、多吃酸，以防肺气过旺，以补肝气健壮，因此，应多吃石榴、苹果、山楂、柠檬、葡萄、柚子、阳桃、杧果、番茄、荸荠等水果和蔬菜。

寒露适合进补的食物：

白果汤

原料：白果仁（炒）12克。

做法：将白果仁加水煎汤，调入白糖或蜂蜜服食。

功效：敛肺气、定喘咳。

胡桃粥

原料：胡桃肉50克，粳米50克。

做法：先以粳米加水450毫升，用小火煮粥，待粥将熟时，将胡桃肉捣烂，加入粥中，搅匀稍煮片刻即可。

功效：补益肺肾、纳气定喘、润肠通便。

芡实粥

原料：芡实粉30克，粳米（或糯米）50克。

做法：先将芡实煮熟，去壳后晒干，研成细粉，与粳米同入砂锅内，以小火慢熬成稀粥。

功效：益肾固精、健脾止泻。

扁豆红糖煎

原料：白扁豆30克，淮山药30克，红糖适量。

做法：将白扁豆用淘米水浸泡后，去皮冲洗干净，与淮山药同入砂锅，加水适量，以小火煨至扁豆烂熟，趁热加入红糖搅匀即成。

功效：健脾益气、除湿止带。

6.霜降——减甘增咸，滋补肾气

每年的10月23日左右是霜降，这是秋季的最后一个节气。霜降，顾名思义就是：由于天气寒冷，露水已经凝结成霜了。

霜降节气为脾脏功能处于旺盛时期，由于脾胃功能过于旺盛，易导致胃病的发出。所以此节气是慢性胃炎和胃、十二指肠溃疡病复发的高峰期。由于寒冷的刺激，人体的自主神经功能发生紊乱，胃肠蠕动的正常规律被扰乱；人体新陈代谢增强，耗热量增多，胃液及各种消化液分泌增多，食欲改善，食量增加，必然会加重胃肠功能负担，影响已有溃疡的修复；深秋及冬天外出，气温较低，且难免吸入一些冷空气，引起胃肠黏膜血管收缩，致使胃肠黏膜缺血缺氧，营养供应减少，破坏了胃肠黏膜的防御屏障，对溃疡的修复不利，还可导致新溃疡的出现。

"霜降"之时已经进入深秋，中医认为此季节属于五行中的"金"，对应肺脏。因此，此时饮食养生适合的是"平补"。适宜的食物有梨、苹果、橄榄、白果、洋葱、芥菜等。这些食物有生津润燥、清热化痰、止咳平喘、固肾补肺的功效。

霜降的饮食，要注意少吃甜食，多吃咸的食物。因为霜降节气，在五行中属土，土克水，所以脾土克肾水，即脾气过旺就会损伤肾气。而肾是先天之本，是人生长发育和衰老死亡的主宰。因此在霜降期间，要贯彻"减甘增咸"的食养原则，以补肾气的健壮。因此在这个季节，我们要多吃咸味五谷、咸味五果、咸味五畜、咸味五菜，以滋补肾气。

"霜降"后一般是进补的好时候，谚语有"补冬不如补霜降"的说法，以保暖润燥健脾养胃为主，应该多吃些梨、苹果、白果、洋葱、雪里蕻。少吃冷硬食物，忌强刺激、暴饮暴食，还要注意胃的保暖。"春天吃花，秋天吃果"，白薯、山芋、山药、藕、荸荠，都是这个时节适宜吃的食物。此外，还可以多吃些百合、蜂蜜、大枣、芝麻、核桃等食物，也有保健效果。

霜降适合进补的食物：

枸杞蛋丁

原料：鸡蛋3只，猪肉30克，枸杞30克，麦门冬10克，花生30克。

做法：将鸡蛋蒸熟，去壳切丁；猪肉洗净切片；枸杞洗净，花生炒香；麦门冬炒熟，研末备用。将锅置武火上，入花生油把猪肉炒熟，再入蛋丁、枸杞、麦门冬末，炒匀，放盐少许并用湿淀粉勾芡，最后加味精适量，将脆花生米铺在上面即可。

功效：健脾益气、补肝养阴。

芝麻桃仁粥

原料：黑芝麻、桃仁各6克，冰糖20克，大米100克。

做法：将黑芝麻放入砂锅内，用小火炒香；桃仁洗净，去杂质；大米淘净；冰糖打碎。将大米放入锅内，加入适量清水，置武火上烧沸，再用小火煮至八成熟时，放入黑芝麻、桃仁、冰糖搅匀，继续煮至粥熟即成。

功效：补肾益五脏。

秋季养肺，养肺功来帮忙

人们常说，秋天是个多事的季节，很多呼吸疾病都是在秋天复发，所以在秋天，要特别注意养肺，这样一直保持到冬天，都不会生病。

秋季养肺功能够调养肺气，预防感冒、咳嗽、哮喘等疾。练习最好选在上午10点钟左右，练习前先打开窗户透气半小时，让居室内空气清新。

第一式：视身体状况，可选择坐位或立姿，全身放松，轻闭双目，调匀呼吸。然后，采用腹式呼吸方法，慢慢用鼻吸气，当吸至最大限度时，慢慢用鼻呼气，同时牙齿轻合，轻念"啊"字，声音要清晰自然，待气全部吐尽后，再以鼻吸气。如此反复，连续做24～32次。此法具有补肺益气之效。

第二式：保持原有姿势不变，上身挺直，下巴上抬使头后仰，颈部伸展，拇指与其他四指分开，将虎口民间养生网对准咽喉部位，从上向下按搓，直到胸部，左右手交替搓按40～60遍。此法具有清利咽喉、止咳化痰之效。

第三式：坐在床上或椅子上，腰背端直，全身放松，调匀呼吸。然后，两腿自然交叉离开地面，躬身弯腰，头向前低，两手在身体两侧放在床上或椅子上，用力支撑起身体，同时尽可能肩背向上拱起，根据个人体力情况，反复做5～10次。此法可流通肺气、通调水道，具有调养肺气的作用。

第四式：仍取端坐位，腰背自然放松，双目紧闭，两手握成空拳，伸向背部反捶，先捶打脊背中央，再捶打脊背两侧，捶打时先从上向下，再从下往上。反复3～5遍，捶打时不要闭气。接着叩齿5～10次，并将津液缓缓咽下。此法可舒畅胸中之气，交通脊背经脉，有养肺健胃之效。

冬季宜防寒强肺

冬季肺部保健要注意预防呼吸系统疾病的发生。冬季为了防寒保暖，很多人喜欢门窗紧闭，致使室内空气长期得不到更新，而冬季有许多疾病，如流感、流脑等传染性疾病的病原体是通过空气传播的，当人们频频吸入被污染的空气后，很容易感染疾病。解决室内空气污染，净化居室环境的最简单有效的方法就是定时开窗换气，一般每天开窗30分钟即可，开窗时门窗不要对开，避免直流风，这样，既无伤风受寒之虑，又能使室内被污染的空气及时更换，使室内保持一定量的新鲜空气，能有效地预防呼吸道疾病的发生。

冬季虽然气候寒冷，衣物服饰必须根据"无扰乎阳"的养藏原则，做到恰如其分，衣着不宜裹得太紧，过多过厚的衣服反而不利于保暖。身处北方之人，若室内供暖温度过高，则腠理开泄，阳气不得潜藏，寒邪亦易于入侵。而衣着过少过薄，室温过低，则耗伤阳气，容易感冒，冷空气的刺激还易导致慢性呼吸道疾病的急性发作。

冬日虽寒，仍要持之以恒进行锻炼，有一句民谚："冬天动一动，少闹一场病；冬天懒一懒，多喝药一碗。"足以说明冬季锻炼的重要性。实践证明，长期坚持冬季锻炼的人，很少患呼吸系统疾病。冬季要避免在大风、大寒、大雪、雾露中锻炼。锻炼前做好准备工作，锻炼前后注意衣着的适当增减，不要穿湿衣服，预防感冒。冬季的清晨不适宜户外运动，这是由于冬季日出较晚，植物的光合作用还不充分，空气中的氧气含量较低，且冬天早晨由于冷高压的影响，常会发生逆温现象，即大气层气温高，而地表气温低，空气流动性差，生产、生活制造的废气无法向大气层扩散，使得户外空气污浊，能见度低。如遇有逆温现象的早晨，不宜在室外进行锻炼，可改为在室内进行。室外运动时，还应做好防护，谨防冻伤。

冬季饮食养肺可以选用偏重于润养、益气、行气的食物，以润肺清热、利水化痰、通肠排便等。这类食物如蔬菜类的白萝卜、茭白、芋头、荸荠、百合、莲藕、山药、莲子、豆腐、土豆、大蒜等；菌菇类的银耳、蘑菇、平菇等；果品类的梨、杏、桃子、香蕉、白果、无花果、松仁等；肉食乳类的鸭肉、鹅肉、兔肉、猪肺、鸡蛋、鸭蛋、牛奶、酸乳、蜂乳等；水产类的银鱼、鱼鳔、鲢鱼、带鱼、牡蛎等。但要注意饮食调养不宜大鱼大肉，不可补益力度太大，否则会影响肺气的肃降而致咳嗽不止、痰浊内蕴。民谚说"冬吃萝卜夏吃姜，不劳医生开处方"，冬季可多吃些白萝卜来养肺，白萝卜有"赛人参"之美称。中医认为，白萝卜色白，属金，入肺，味辛甘性平，归肺脾经，具有下气、润肺、消食、解毒、生津、利尿通便的功效。主治肺痿、肺热、痰多、气胀、食滞、消化不良、大便秘结、小便不畅、酒精中毒等。若有烟酒嗜好者，或平素咳嗽、便秘者，可每天用白萝卜200克，捣烂取汁，加蜂蜜调味饮用，能润肺止咳、下气消食、生津通便。

益肾篇

肾是先天之本，肾好防衰老

第一章　养生培补生命之源

中医养肾之道

中医认为，人体内脏是由脏腑组成，脏腑以五脏为中心，包括心、肝、脾、肺、肾。五脏六腑不是孤立存在的，它们之间通过相互联系和制约，共同组成了动态平衡的整体。其中肾为脏腑阴阳之根本，"诸脏之阳全赖肾阳以温之，诸脏之阴全赖肾阴以濡之"。就是说五脏六腑的阳都由肾阳来温养，五脏六腑的阴都是由肾阴来供给，故各脏腑的盛衰都有赖于肾的健旺，因此有"肾为五脏六腑之根"的说法。也就是说肾中精气的盛衰会影响其他脏腑的功能。

《黄帝内经》认为肾为"藏精之所，主骨生髓"，意即为生命的发动机，故古代医家又称肾为"先天之本"。

中医认为，肾藏精、精能生髓，其华在发。髓藏于骨腔中以营养骨骼，称为"肾主骨""肾生髓"。肾精充足，则骨髓充盈，骨骼得到骨髓的充分滋养，则坚固有力。如果肾精虚少，骨髓的化源不足，不能营养骨骼，便会出现骨骼软弱无力，甚至发育不良，牙齿与骨一样，也是由肾精所充养，称为"齿为骨之余"。故凡小儿牙齿生长迟缓、成人牙齿松动或早期脱落，中医认为均由肾精不足所致。发的营养虽源于血，但其生机却根源于肾。因为肾藏精，精能化血，精血旺盛，则毛发多而润泽，即所谓"其华在发"。凡久病而见头发稀疏、枯槁、脱落，或未老先衰、早脱、早白者，多属肾精不足和血虚。人静坐的时候会有很多生理反应，其中一个反应就是满口生津。这代表你的肾气、肾精得到补充了，因为在五行学说里面唾液归属于肾水。所以肾阴虚的人口里会经常干，缺少唾液，这就是肾精不足了。

那么肾精气不足会出现哪些症状呢？常见的有腰膝酸软、手脚冷、体虚乏力、耳鸣、脱发、牙齿松动、骨质疏松、夜尿多、前列腺肥大、性功能减退、不孕不育、肾亏、更年期综合征。

按照五行养生学说，黑色、咸味、吹（chui）这个发音均与肾相关，归属于肾水系统。咸味的海产品多补肾，以海参、海虾为代表；黑色的黑芝麻、黑小豆、乌鸡都是补肾佳品；另外猪腰子、核桃、韭菜也是补肾良品。日常生活中多发"吹"（chui）这个音对肾功能也有帮助。

腰为肾之府。中医认为腰膝酸软就是肾虚。经常转动腰，对肾就有好处，传统养生里面叫"晃龙"。太极拳或者气功站桩，都有一个要点叫松腰，就是通过松腰来调养肾气。在腰上有个要穴叫肾俞穴，经常拍打肾俞穴，对肾的精气有很好的调养作用。

中医肾，西医肾

肾对于中医来说，有什么作用呢？肾位于腰部，左右各一，是人体重要的脏器之一，有"先天之本"之称。肾的主要生理功能是藏精，主生殖与生长发育，主水，主纳气，生髓、主骨，开窍于耳，其华在发。

1.肾藏精，主生殖与发育

精是构成人体的基本物质，也是人体各种机能运动的物质基础，这包括先天之精和后天之精。先天之精禀受于父母，后天之精来源于饮食，由脾胃化生两者贮藏于肾，称为"肾精"。"肾精"是人体生长发育的生殖功能的物质基础，影响到人体各个脏腑。肾的精气盛衰，关系到生殖和生长发育的能力。

2.主骨生髓，通于脑

肾主藏精，而能生髓，髓居于骨中，骨赖髓以充养。所以《素问·宣明五气篇》说"肾主骨"，《阴阳应象大论》说"肾生骨髓"。肾精充足，则骨髓的生化有源，骨骼得到髓的充足滋养而坚固有力。

3.肾主水

主要是指它在调节体内水液平衡方面起着极为重要的作用，肾对体内水液的存留，分布与排泄作用，主要是靠肾的气化功能完成的，而气化作用的动力就是肾阳，还要靠肾阳和肾阴的调节作用，通常将这种调节作用比作"开"与"阖"。

4.肾主命门火

"命门"，即生命之门，含有生命根本之意。"火"，指功能动力而言。肾主命门之火是说肾有主管人体生命活动的根本动力的功能。

5.主纳气

肾主纳气是指肾有助肺吸气和降气的功能，正常的呼吸既赖于肺的肃降，又赖于肾的收纳，肾在下焦起摄纳的作用，只有肾气充足，肺得其滋助才能气道通畅，呼吸均匀。

6.开窍于耳，其华在发

耳的听觉功能，依赖于肾的精气充养。肾主藏精，肾的精气充足，听觉才能灵敏。因此《灵枢·脉度篇》说："肾气通于耳，肾和则耳能闻五音矣。"如果肾精不足，则将出现耳鸣、听力减退等症。

肾在西医中主管尿液的生成和排出的脏器，是维持机体内环境相对稳定的最重要的器官之一，西医认为肾主要有以下三个作用：

（1）排出体内大部分代谢产物以及进入人体的异物。

（2）调节渗透压和细胞外液量。

（3）保持体液中重要的电解质，如钾、钠、碳酸氢盐以及氯离子等。

肾是五脏之本，生命之根

中医理论认为，肾为先天之本，人体生命活动及生理运动之原动力，肾虚则五脏六腑皆虚，五脏六腑虚弱又可致肾之更虚。肾内藏元阴元阳，为水火之脏，主藏精，主骨生髓，古人称肾为先天之本，为生命之根。

肾为先天之本，是强调肾在人体生长发育及生殖功能中的重要作用，这种作用主要体现在：

（1）促进人体生殖机能。肾精是人体胚胎发育的原始物质，具有决定生殖能力盛衰的作用。人出生之后，肾精渐充，各脏腑组织随之生长壮大；至青春期，肾精充盛，天癸随至，性腺随之发育成熟，而见男子遗精，女子月经按时而至，性功能成熟，生殖能力旺盛；人至老年，肾精渐亏，天癸渐少，性功能与生殖能力渐减。

（2）促进人体的生长发育。肾中精气具有很强的活力，随着肾中精气的由盛衰变化，人体生命活动呈现出生长壮老的规律性变化。肾气是生长发育的原动力，肾气充盛，则生长发育正常，齿坚发泽，骨壮有力，脏腑功能正常；若肾气亏虚，则生长发育迟缓，五软五迟，或齿脱发落，过早衰老，脏腑功能减退等症。正如李中梓所说："婴儿初生，先两肾。未有此身，先有两肾，故肾为脏腑之本，十二脉之根，呼吸之本，三焦之源，而人资之以为始者也。故曰先天之本在肾。"

（3）抵御外邪，防止疾病。肾中精气不仅能促进人的生长发育与生殖功能，而且具有保卫机体，防止邪侵的作用。真气，即人体真元之气。它是由先天之精气与自然界之清气和水谷之精气相结合而成，其中肾中精气起着重要作用。故肾精充足，则真气充盛，形体健壮，抗病力强；若肾精不足，则元真亏虚，形体虚衰，易于为病。

肾为先天之本的理论，对于疾病的治疗具有重要的指导意义。临床上，补肾精、益肾气的方法，不仅可以治疗肾精亏虚所致小儿五软五迟、老人发脱齿摇，以及青壮年阳痿早泄或经闭不孕等症，而且还可以通过养生保精、补肾益气之法，增强人体的抵抗力，防止疾病的发生。近年来，在慢性气管炎的研究中发现，慢性气管炎病人最易并发感染，使病情加剧；温肾药具有提高肾阳虚患者的免疫功能，调节体液免疫，防治慢性气管炎的作用。

肾主藏精——精气盈，生机旺

肾藏精指肾的主要生理功能之一。肾藏先天之精和后天之精。先天之精又称生殖之精，来源于父母，与人的生长发育有关。后天之精又称脏腑之精，由脏腑化生水谷精微而成，主人体生长发育。

1.精的概念与分类

（1）精，又称精气，是构成人体、促进人体生长发育和维持人体生命活动的最基本物质，是生命之源。一般而言，精的含义有狭义和广义两种。

狭义之精是来源于父母而贮藏于肾的具生殖繁衍作用的精微物质，又称生殖之精。

广义之精是构成人体的维持人体生长发育、生殖和脏腑功能活动的有形的精微物质的统称。

（2）精可分为先天之精和后天之精。

先天之精：先天之精又称肾本脏之精。先天之精，与生俱来，是生育繁殖，构成人体的最基本物质。在胚胎发育过程中，精是构成胚胎的原始物质，为生命的基础，所以称为"先天之精"。先天之精藏于肾中，出生之后，得到后天之精的不断充实，成为人体生育繁殖的基本物质，故又称为"生殖之精"。

后天之精：后天之精又称五脏六腑之精。后天之精，来源于水谷精微，由脾胃化生并灌输五脏六腑。人出生以后，水谷入胃，经过胃的腐熟、脾的运化而生成水谷之精气，并转输到五脏六腑，使之成为脏腑之精。脏腑之精充盛，除供给本身生理活动所需要的以外，其剩余部分则贮藏于肾，以备不时之需。当五脏六腑需要这些精微物质给养的时候，肾脏又把所藏之精气，重新供给五脏六腑。一方面不断贮藏，另一方面又不断供给，循环往复，生生不已。这就是肾藏五脏六腑之精的过程和作用。因此，后天之精是维持人体生命活动、促进机体生长发育的基本物质。

先天之精和后天之精的关系：先天之精和后天之精，其来源虽然不同，但却同藏于肾，二者相互依存，相互为用。先天之精为后天之精准备了物质基础，后天之精不断地供养先天之精。先天之精只有得到后天之精的补充滋养，才能充分发挥其生理效应；后天之精也只有得到先天之精的活力资助，才能源源不断地化生。即所谓"先天生后天，后天养先天"，二者相辅相成，在肾中密切结合而组成肾中所藏的精气。肾为先天之本，接受其他脏腑的精气而贮藏起来。脏腑的精气充盛，肾精的生成、贮藏和排泄才能正常。

2.肾中精气不仅能促进机体的生长、发育和繁殖，而且还能参与血液的生成，提高机体的抗病能力

（1）促进生殖繁衍：人的生殖器官的发育及其生殖能力，均有赖于肾。人出生以后，由于先天之精和后天之精的相互滋养，从幼年开始，肾的精气逐渐充盛，发育到青春时期，随着肾精的不断充盛，便产生了一种促进生殖功能成熟的物质，称作天癸。所以，男子成熟后能产生精液，女性成熟后则月经按时来潮。随着人从中年进入老年，肾精也由充盛而逐渐趋向亏虚，天癸的生成亦随之而减少，甚至逐渐耗竭，生殖能力亦随之而下降，以至消失。这充分说明肾精对生殖功能起着决定性的作用，为生殖繁衍之本。如果肾藏精功能失常就会导致性功能异常，生殖功能下降。

总之，男女生殖器官的发育成熟及其生殖能力，均有赖于肾精的充盛，而精气的生成、贮藏和排泄均由肾所主，故有肾主生殖之说。根据这一理论，固肾保精便成为治疗性与生殖机能异常的重要方法之一。

（2）促进生长发育：生、长、壮、老、已是人类生命的自然规律。人从出生经过发育、成长、成熟、衰老以至死亡前机体生存的时间，称为寿命，通常以年龄作为衡量寿命长短的尺度。中医学称寿命为天年、天寿，即先天赋予的寿命限度。健康意味着机体内部以及机体与外界环境的阴阳平衡，脏腑经络功能正常，气血和调，精神内守，形神合一。人的脏腑气血盛衰，直接关系着人的强弱寿天。

（3）参与血液生成：肾藏精，精能生髓，精髓可以化而为血。《景岳全书》曰"血即精之属

也，但精藏于肾，所蕴不多，而血富于冲，所至皆是"。因此有血之源头在于肾之说。

（4）抵御外邪侵袭：肾精具有抵御外邪而使人免于疾病的作用。精充则生命力强，卫外固密，适应力强，邪不易侵。反之，精亏则生命力弱，卫外不固，适应力弱，邪侵而病。

肾气——促进肾脏的功能

肾藏先后天之精，肾精化为肾气，其中对机体有温煦、激发、兴奋、蒸化、封藏和制约阴寒等作用者称之为肾阳，也称为元阳、真阳、真火；对机体有滋润、宁静、成形和抑制过度阳热等作用者称之为肾阴，也称为元阴、真阴、真水。肾阳能促进人体的新陈代谢即气化过程，促进精血津液的化生并使之转化为能量，使人体各种生理活动的进程加快，产热增加，精神振奋；肾阴则抑制或减缓人体的过度的新陈代谢过程，使精血津液转化为能量减少，人体各种生理活动的进程减慢，产热相对减少，并使气聚成形而为精血津液，精神也趋于宁静内守二者相反相成，共同调节控制着人体的脏腑功能活动和精血津液的代谢过程。

肾气由肾精化生，广义肾气指的是肾脏的功能活动，包括了肾阴、肾阳。狭义肾气指的是肾脏的功能活动中起固摄、封藏作用的部分，一般讲的肾气不固，指的是狭义肾气。

1.肾气，肾精所化之气

"肾气"，是指肾精所化之气，它反映了肾的功能活动，对人体的生命活动尤为重要。若肾气不足，不仅早衰损寿，还会引发各种病症，对健康极为不利。

2.肾气，反映肾脏功能

在中医理论中，"肾气"是肾精生化之气，反映了肾脏的功能活动。中医认为，肾气的盛衰与人体的生长发育及衰老有着密切关系。

肾阴、肾阳——五脏阴阳之本

精化为气，故肾气是由肾精而产生的，肾精与肾气的关系，实际上就是物质与功能的关系。肾脏的生理功能可概括为肾阴和肾阳两个方面。

肾阴，又称元阴、真阴、真水，为人体阴液的根本，对机体各脏腑组织起着滋养、濡润作用。

肾阳，又称元阳、真阳、真水，为人体阳气的根本，对机体各脏腑组织起着推动、温煦作用。

肾阴和肾阳，二者之间，相互制约、相互依存、相互为用，维持着人体生理上的动态平衡。从阴阳属性来说，精属阴，气属阳，所以有时也称肾精为"肾阴"，肾气为"肾阳"。这里的"阴"和"阳"，是指物质和功能的属性而言的。

肾阴肾阳为脏腑阴阳之本：肾为五脏六腑之本，为水火之宅，寓真阴（即命门之水）而涵真阳。肾阴充则全身诸脏之阴亦充，肾阳旺则全身诸脏之阳亦旺盛。所以说，肾阴为全身诸阴之本，肾阳为全身诸阳之根。

在病理情况下，由于某些原因，肾阴和肾阳的动态平衡遭到破坏而又不能自行恢复时，即能形成肾阴虚和肾阳虚的病理变化。肾阴虚，则表现为五心烦热、眩晕耳鸣、腰膝酸软、男子遗精、女子梦交等症状；肾阳虚，则表现为精神疲惫、腰膝冷痛、形寒肢冷、小便不利或遗尿失禁，以及男子阳痿、女子宫寒不孕等性功能减退和水肿等症状。

由于肾阴与肾阳之间的内在联系，在病变过程中，常互相影响，肾阴虚发展到一定程度的时候，可以累及肾阳，发展为阴阳两虚，称作"阴损及阳"；肾阳虚到一定程度的时候，也可累及肾阴，发展为阴阳两虚，称作阳损及阴。

肾主水——水液代谢的"大闸"

水液是体内正常液体的总称。肾主水液，从广义来说，是指肾为水脏，主要指肾具有藏精和调节水液的作用。从狭义而言，是指肾主持和调节人体水液代谢的功能。肾主水的功能是靠肾阳对水液的气化来实现的。肾脏主持和调节水液代谢的作用，称作肾的"气化"作用。

人体的水液代谢包括两个方面：

（1）将水谷精微中具有濡养滋润脏腑组织作用的津液输布周身。

（2）将各脏腑组织代谢利用后的浊液排出体外。这两方面，均赖肾的气化作用才能完成。

在正常情况下，水饮入胃，由脾的运化和转输而上输于肺，肺的宣发和肃降而通调水道，使清者（有用的津液）以三焦为通道而输送到全身，发挥其生理作用；浊者（代谢后的津液）则化为汗液、尿液和气等分别从皮肤汗孔、呼吸道、尿道排出体外，从而维持体内水液代谢的相对平衡。

肾的开阖作用对人体水液代谢的平衡有一定的影响。"开"就是输出和排出，"阖"，就是关闭，以保持体液相对稳定的贮存量。在正常生理状态下，由于人的肾阴、肾阳是相对平衡的，肾的开阖作用也是协调的，因而尿液排泄也就正常。

在病理上，肾主水功能失调，气化失职，开阖失度，就会引起水液代谢障碍。气化失常，关门不利，阖多开少，小便的生成和排泄发生障碍可引起尿少、水肿等病理现象；若开多阖少，又可见尿多、尿频等症。

肾主纳气——保持呼吸的平稳和深沉

"肾主纳气"，是说肾与人的吸气功能有关，肺虽是主呼吸的，但肾有摄纳肺气（即"纳气"）作用。

纳，即收纳、摄纳的意思。肾主纳气，是说肾具有摄纳肺所吸入的清气，防止呼吸表浅的生理功能。人体的呼吸虽然由肺来主管，但中医认为呼吸功能的正常与否还与肾密切相关。具体表现为，由肺吸入的清气必须下达到肾，由肾来摄纳之，这样才能保持呼吸运动的平稳和深沉，从而保证体内外气体得以正常交换。

呼吸进出的气，虽主在肺，但根在肾。肾气足所以肺气充，反过来讲，肾气亏损就不能助肺吸气，患者就会产生呼多吸少，并且有吸气不能到达丹田的感觉。无论是肾气虚衰，摄纳无权，气浮于上，还是肺气久虚，久病及肾，都会导致肾气的纳气功能失常，出现呼吸表浅，或呼多吸少，动则气喘等病理表现，称为"肾不纳气"。

肾主骨——骨骼的生长与强壮靠肾精滋养

人体骨骼的生长与家里无土栽培的花草有点儿像：你看，一个花盆，里面放几个小石块，把花草放进去，然后浇上营养液，花草就可以正常生长了，骨骼也是一样，它的生长和强壮也需要"营养液"的滋养，这个"营养液"就是骨髓。

骨骼的营养来源于骨髓，而骨髓是由肾精所化生的。所以肾精充足，骨髓才会充足，骨骼的营养才会充足，骨骼才会强壮。所谓肾主骨，原理大致就是这样。与骨骼相关的健康问题多与肾虚有关，比如骨质疏松、骨痛、粉碎性骨折这些疾病多发生于老年人，为什么？不就是老年人肾气衰弱，身体里的"营养液"不够充足，难以给骨骼提供足够的营养吗？

《黄帝内经》中有一种说法叫"齿为骨之余"。我们的牙齿是外在的骨头。牙齿的好坏反映了骨骼的好坏，也反映了肾气的盛衰。如果肾气虚了，牙齿就会出现松动、脱落的问题。老年人牙齿容易脱落，就是肾气虚弱的表现。

生髓通于脑——养肾是健脑益智的基石

《黄帝内经》上说"肾主骨生髓通于脑"。因为肾是藏精的，精是生髓的，因此肾功能的好坏也会影响到脑的功能。髓可分为骨髓、脊髓、脑髓三部分。骨髓藏于全身的骨骼之中，起到营养骨头的作用。脊髓和脑髓是相通的，骨髓汇聚到脊髓，最终又汇入到脑髓之中，所以中医将脑称为"髓海"。骨髓、脊髓、脑髓是人体的精华，是由肾精所化生的。所以脑的营养是来源于肾精的。

　　有的人原来记忆力很好，可是现在记忆力却是日渐减退；还有的人注意力不集中，总是感觉到疲劳，这实际上是肾虚了。肾虚了，肾精不足，脑髓也就不足，所以才会出现记忆力减退、智力活动下降的现象。这种情况如果再向前发展的话，会导致痴呆。为什么老年人患痴呆的比较多呢，就是因为老人肾气虚，"主骨生髓通脑"的功能弱了，脑髓不够，脑也就得不到足够的滋养了。

　　从上面的分析中我们可以看出，肾和人的智力有着非常密切的关系，所以若想记忆力好、注意力比较集中的话，养好肾很关键。

肾司二便——肾好一身松

　　人有两肾，肾为一身元阴元阳之根本。肾开窍于二阴，早在《素问·金匮真言论篇》已有明确的叙述："北方黑色，入通于肾，开窍于二阴，藏精于肾。"

　　对于肾司二便，《医学读书记》记载："人之水谷入胃，以次传入小肠，斯时虽已熟腐，而清浊犹未分也；至于阑门，而得命门之火熏蒸分布，于是水液渗入膀胱，糟粕下入大肠。入大肠者，以渐而下；入膀胱者，满而后泻。是以膀胱虽主津液，而非命门之火蒸之，则不能入。"

　　尿液的排泄虽在膀胱，但膀胱的开阖受肾气的制约，肾脏气化正常，膀胱启闭有度，尿液才能及时排出。如果肾脏发生疾病，其调节排尿功能会发生障碍，出现小便闭塞或小便过多，会导致人体水液平衡的紊乱。而且人体的代谢产物肌酐、尿素、尿酸、无机盐类、磷酸盐、草酸盐等都无法随尿液排出体外，长期蓄积会严重影响身体健康，甚至威胁生命。

　　饮食物入胃后，经过脾胃吸纳转输，将其中精华部分分布散周身，糟粕的部分下归于小肠，经肾的进一步泌别清浊，清者渗入膀胱，浊者进入大肠，需要肾精的滋润，而后由肛门排出，肛门的启闭同样受到肾气的制约。若肾精不足，可出现肠燥津枯而便秘；肾气不足，气化无权会导致气虚便秘或大便失禁、久泻滑脱。老年人很容易出现便秘的情况，多半是与肾阴虚有关，故而在治疗时一定要注意滋补肾阴。临床上"肾司二便"的理论也有一定的应用，如有些肾功能不全的患者常有腹泻的症状，中医根据"利小便而实大便"的原理治疗腹泻收到了意想不到的效果。"利小便而实大便"是指在腹泻时通过利尿，使水分在尿液中排出，这样使大便水分减少，而停止腹泻。

　　总而言之，前后阴和肾生理上的紧密联系，是其在病理上二便和性功能异常息息相关的基础。

幼年期——生长发育有肾主

　　"肾"主身体的生长、发育与生殖。身体的生长发育受多种因素的影响，而生长的关键在于肾气的推动，在现代临床医学中生长素是人体生长的关键因素。因此生长素与中医"肾"的功能有关。

　　据测定，新生儿生长素含量很高，随着年龄增长逐渐下降。这与中医"肾气"的盛衰是一致的。

　　睡眠时，血中生长素浓度在深睡一小时左右出现分泌高峰，释放量明显多于觉醒时。睡眠时，阴为主时，生长素分泌增多，这与中医"阴为物质"的理论有相关性。

　　在生长素作用下，肝脏、肾及肌肉组织产生一种生长素介质，它促进氨基酸进入软骨组织，加速蛋白质合成，增加酸胶原组织，促进软骨细胞分裂，软骨生长，对肌肉与成纤维细胞也可能有类似作用。若腺垂体在幼年时分泌功能不足，身体的发育生长停滞，虽至壮年，但身材矮小，这也是中医"肾虚"的症状之一。

青年期——生殖功能发育从这里开始

　　人的生育能力不是与生俱来的，而是存在于一定阶段——育龄期。这一阶段，女子大体为二七至七七，即14岁到49岁，男子为二八至七八，即16岁到56岁，在天癸的作用下人体有了生育能力。生育能力的基础是生殖器官的发育成熟。

古代医家王冰云："肾气全盛，冲任流通，经血渐盈，应时而下，天真之气降，与之从事，故云天癸也。"天癸即精血，在男子为精，在女子为血。《黄帝内经》云女子二七天癸至，月事以时下，男子二八天癸至，精气溢泻。说明女子14岁、男子16岁开始生殖器官逐渐发育成熟，女子出现月经来潮、男子出现排精现象，从而具备了生殖能力。在肾精及肾气不断充盈的作用下，人体保持生殖功能旺盛。

临床上经常能够遇到一些处于青春期的孩子由于肾精亏虚，肾脏功能不足造成发育迟缓，生殖功能异常。例如有一个16岁男孩，身高生长一直缓慢，自己非常苦恼，始终坚持体育锻炼，一心想着能够促进身高增长，但总是不能如愿以偿。不仅是身高发育不理想，到了男子出现第二性征的年龄，男孩却未出现胡须、喉结等第二性征。他就诊了很多西医院，做了诸多检查，但都未查出任何异常。在中医看来，这个男孩就是先天不足，肾精亏虚，肾脏功能不足导致生长缓慢，也不能有正常的生殖功能。给予补肾益气的中药，情况得到了明显好转。

但人到中年以后，肾精及肾气逐渐衰少，天癸亦随之而衰减，以至衰竭。没有了"天癸"的维持作用，人体的生殖功能逐渐衰退，生殖器官日趋萎缩，最后丧失生殖功能而进入老年期。因此，肾精及肾气关系到人的生殖功能，是人类生育繁衍的基础。

壮年期——肾精充，精力充沛

肾气足，人过中年不虚胖。"肾者水脏，主津液。"肾气足，可调节体内水分循环使用并将多余的水分及时排出体外。肾气衰时，体内该排掉的水分不能及时排出，造成腰以下部位虚胖，甚至水肿。若脸也肿胖，表明已相当严重。补充肾气，人的腰围即可减小，但体重可能不减。这是因为"肾主骨"，人的肾气足了，骨质密度随之增加，体重也会增加。

肾气足，牙齿坚固，白而亮；肾气虚，牙齿松动，甚者40岁左右即脱落。所以，当人到中年出现骨质增生或出现牙齿松动时，不要急于做手术，应从调肾入手，这样既能从根本上解决病患，又可保住牙齿。

《黄帝内经》讲：女子四十九（虚）岁天癸枯竭，但善保养者高寿仍可生子。天癸枯竭，指女性体内雌性激素迅速减少。这时，女性体内润滑物质匮乏，细胞在运动过程中摩擦力增大，造成内热增升，消耗元气，导致女性燥热不安，彻夜难眠，甚至狂躁、闭经。这就是女性更年期到来的征兆。如果针对此症，适时滋肾阴、降虚热，不出一个月，女性更年期综合征可减轻或消失，月经来潮也可能延至60岁以后。

女性肾阳虚者气不能达到私密处，引不起快感，甚者疼痛，导致所谓的性冷症，反感夫妻性生活，容易导致夫妻感情不和。男性肾气不足，年过40岁后则会厌倦夫妻房事，影响男性的自信，甚至出现疑心过重现象。

但是，房事后男女皆不要立即洗浴，防止湿冷侵入体内。及时睡眠，可恢复气力，次日少有或没有疲劳感。

老年期——衰老，肾精渐衰的过程

生命衰老是随年龄增长逐渐演变的过程，肾脏是身体衰老较早和较突出的脏器之一。研究发现，40岁以后肾脏重量开始逐步减轻，肾组织萎缩，或形成肾囊肿。肾的血流量进行性减少，肾小球滤过率每年约下降百分之一。年龄到八十岁时肾小球硬化率明显增加，滤过率仅为青年人的1/2，肾脏储备能力明显降低，一旦有呕吐腹泻、感染发热、血容量减少，极易引起肾脏功能急剧下降而危及生命。

影响到老年人肾功能的主要有两个方面：

（1）众所周知，肥胖、高血压、糖尿病、高血脂、高尿酸，即代谢综合征是中老年常见病，不仅导致心脑血管硬化，也是肾脏血管硬化的元凶，这些疾病使肾脏衰老进程加速，而早期及时治疗和饮食调摄可阻止病情发展。

（2）饮食在养生和保健中起着很重要的作用。中医认为过食膏粱厚味，醇醴肥甘，是养生之大忌。

第二章 自我诊断，你的肾还好吗

保护好你的肾

发肾之外候——荣润干枯在于肾

"发"指头发。肾其华在发，是指肾的精气充盛，可以显露在头发上，即发为肾之外候。头发的生长与脱落，荣润与枯槁，不仅和肾中精气的充盛程度有关，而且还和血液的濡养有关。所以，又有"发为血之余"的说法。但头发的生长，根本在于肾，这是因为肾藏精，精能化血而充养头发的缘故。因此，头发的荣枯、黑白等变化常随着肾中精气盛衰的变化而变化。从幼年时期开始，肾的精气开始充盛，头发开始生长；青壮年时期，肾的精气旺盛，因而头发乌黑发亮，到了老年，肾中精气渐衰，故头发变白，枯槁少华，容易断落。这些都属于正常的生理变化。在临床所见，凡未老先衰，头发枯萎，或早脱早白者，多与肾中精气亏损有关。

1.发白与脱发

中医认为，头发跟人体内两条经脉的气血最为相关，即肾气和肝血。故有发为肾之华，发为血之余之说。

头发黑不黑，是否润泽跟肾气相关。发为肾之华，就是说头发是肾的花朵，是肾的外现。肾又是主黑色，所以头发是否乌黑靓丽，实际上跟肾的好坏密切相关。头发是否滋润也跟肾有很大的关系，因为肾主收敛，如果一个人肾气的收藏能力特别强的话，头发就滋润，还不容易脱发。反之，如果肾虚的话，肾精收藏的力量不够，就容易脱发。

头发的生长速度跟肝血相关，因为肝主生发。头发还有一个别名，叫作血余，即发为血之余。所以肝血不足，头发就会变白和干枯，并导致脱发。

2.头皮屑

很多人都被头皮屑的问题所困扰，使用了很多种去屑洗发水仍不见本质性的好转。从中医的角度来说，头皮屑的问题叫作阴盛阳虚。就是肾精敛不住虚火，虚火上炎，总在上面飘着，时间一长，头皮上的经血慢慢变得偏少，于是头皮就得不到滋润，产生了头皮屑。

3.出头油

还有很多人头油特别多，这是什么原因呢？其实这是脾疏布太过。人的脾是疏布四方的，如果脾气疏布太过（按五行的说法叫作土不生金，人的脾为土，肺为金，而肺气是主肃降的），肺气往下降的功能就会不够，人体的油脂就往上面飘，导致头部总出油。所以，头油过多实际上是脾和肺两脏的病。

4.斑秃

斑秃俗称鬼剃头，就是突然哗哗地掉头发，导致头部的某一块地方不长头发。斑秃实际上跟我们的情志有很大关系。如果过度焦虑，或者大怒的话，心结不开，就有可能造成斑秃。

黑眼圈——你的"肾"有点虚

中医认为是肾虚。肾虚是泛指腰酸、肢冷、腿软、性功能减退、耳鸣，男性尿少、遗精、阳痿，女性经期异常、白带稀薄闭经等。那熊猫眼到底是否是肾虚呢？其实，单纯眼圈黑不是病态，现代医学认为，人的眼睑（眼皮）及其周围组织很薄，如劳累、失眠后，眼睑长时间收缩，能引起结缔组织血管充血，血流不畅，微循环障碍，所以眼圈发黑。

出现黑眼圈用不着担惊害怕、乱吃补药，只要精神愉快，多活动锻炼身体，充足睡眠，少则3~5天，多则1~2周，黑眼圈随后也就消失了。

黑眼圈也常常是疾病的苗头，现代医学认为，当慢性疾病引起微循环障碍时，就会出现黑眼圈，当然还会伴随一些显而易见的病象，不仅仅是肾虚，凡是涉及心、肝、脾、肺等任何器官有病时都会表现出黑眼圈。诸如肝硬化、肾衰竭的病人、再生障碍性贫血、血小板减少性紫癜病等都有黑眼圈出现。一些内分泌紊乱性疾病如甲状腺功能减退、肾上腺皮质功能减退、柯兴氏综合征等，也会出现黑眼圈。

当然，对一般人而言，当出现眼圈黑又无其他症状、体征伴随时，不是肾虚，也不是什么大病、重病。

消除黑眼圈六方法：

（1）经常用手轻轻按摩眼眶周围的皮肤。

（2）双手对搓至热，快速用手掌心按压双眼热敷，如此反复十余次，每天数遍，多多益善。

（3）用大拇指按压太阳穴和涌泉穴3～4分钟，每天2～3次，每晚临睡前再用热水泡脚，效果更佳。

（4）注意劳逸结合，做到起居有常、生活有规律，保证足够的睡眠时间，并经常参加体育锻炼，改善全身功能状态。

（5）每晚用冷水、温热水交替敷眼部十余分钟。

（6）多食鸡蛋、瘦肉、鱼虾、芝麻、花生、黄豆等食品，增加蛋白质、维生素A、维生素E的摄入，以满足眼周皮肤对多种营养物质的生理需求。

当人疲劳熬夜的时候，就会有黑眼圈出现，这并不是病态，但却是在对人体进行警告，长时间的处于这种状态很快就会感染疾病，所以出现黑眼圈即使没有什么其他病症，也一定要引起注意。

容颜提前衰老——肾之过

中医认为，肾为先天之本。肾健康使人永远青春不老，肾损伤则易致衰老提前报到。

肾不好，人容易衰老。原因有二：第一，皮肤会变得晦暗，肤色也会发生变化，眼眶发黑，眼袋明显；第二，肾藏精，其华在发，发的营养来源于血，但其生机根本还在于肾，肾不好，头发会早早发白、失去光泽，并且会出现脱发。

肾不好，衰老还体现在身体机能的各个方面。肾开窍于耳，肾精不足则听力减退、耳鸣，甚至耳聋；肾主骨，肾气衰败会出现骨质疏松、腰酸背痛、动作迟缓等；肾生髓，脑为髓之海，肾精亏虚则髓海不足，出现智力衰退、反应迟钝、记忆力减退等，对于老人认知障碍症，中医公认的方法即为补肾填精；肾主水液，肾不好就会影响津液代谢的平衡，出现水肿、小便清长、夜尿频多等；肾为藏精之府，主生长及生殖，肾气衰微还会使生殖能力衰退。

肾衰老是一个自然过程，但良好的生活习惯可以使这个过程变慢，让人精力充沛。那么怎样保护肾呢？

（1）要做到作息规律、适当锻炼，避免熬夜，熬夜对于肾损害较大。

（2）饮食要均衡，尽量不要抽烟、酗酒、贪食肥甘厚味。

（3）服用药物一定要注意其肾损害的不良反应，也要避免过多服用寒凉的中药，以免损伤肾阳；最后，生活要节制，不能纵容自己，不要贪图声色享乐。

看东西模糊——瞳子精充，眼睛亮

《灵枢·大惑论》曰："五脏六腑之精气，皆上注于目而为之精。精之案为眼，骨之精为瞳子，筋之精为黑眼。"眼睛是脏腑精气所注，视物不清是精气不充的表现。而老花眼又称"视敏度功能衰退症"，最直接表现为近距离阅读模糊、疲劳、酸胀、多泪、畏光、干涩及伴头痛等症状。中医对于老花眼的认识主要为肝肾阴虚，精血无以上充于目，瞳子失养，故出现视物不清。肝肾精充之人就不会出现这种状况。

看不清东西，除了常见的老花眼，还可见于白内障、青光眼或是颅内病变等，所以看东西不清时，尤其是中老年人不要武断的自我"确诊"为老花眼而失去诊治的最佳时期。排除其他疾病后，补补肝肾之精。用些具有清肝益肾明目的药物，如枸杞、麦冬、菊花等当茶饮。

耳鸣——肾气足，则耳能闻五音

耳鸣是指病人自觉耳内鸣响，如闻蝉声，或如潮声。耳聋是指不同程度的听觉减退，甚至消失。耳鸣可伴有耳聋，耳聋也可由耳鸣发展而来。二者临床表现和伴发症状虽有不同，但在病因病机上却有许多相似之处，均与肾有密切的关系。

中医认为肾气通于耳，肾精虚衰，肾气不足，耳失濡养就会导致耳鸣。

现代研究发现，老年免疫功能降低，是导致耳鸣的重要原因，临床观察肾气虚衰常与免疫功能降低有关。脾胃虚弱，食物中缺乏营养素使人体缺铁、缺锌，血液中缺少β-胡萝卜素和维生素A引起耳蜗血管萎缩出现耳鸣。常处噪声环境，噪声消耗人体的氨基酸和B族维生素，从而影响听神经而形成耳鸣。心情不快，郁气闭塞，或怒气上逆阻滞耳道也会出现耳鸣。

健忘——肾气不足也

"肾精化生脑髓"是中医学中的重要理论内容。中医认为，肾藏精，肾中之精气具有化生脑髓的生理功能。在生理状态下，肾精足则髓化有源，脑髓足则神旺，反之，在病理状态下，肾精虚则髓不足，不能上充于脑，表现为健忘、神经衰弱。

肾精化生脑髓，为脑提供物质基础，在生理状态下，肾精足则髓化有源，反之，在病理状态下，肾精虚则髓不足，不能上充于脑。

肾精充足，髓海充盈，则身轻有力，智力超常。髓海充足者精神饱满，意识清楚，思维灵敏，记忆力强，语言清晰，情志活动等正常；肾精不足，髓海不充，则表现为记忆力减退，精神萎靡，思维缓慢，头晕眼花、失眠、健忘，甚至出现老年痴呆等衰老迹象。

衰老是各种神经退行性疾病发生的一个主要的危险因素，其发病率与年龄呈明显正相关。《黄帝内经》中十分强调衰老与否、衰老的速度取决于肾气的强弱。临床衰老的中医辨证，也以肾精不足、髓海空虚为主证，而现代生活节奏加快，工作紧张，竞争压力大，精力和体力会出现明显的下降，其中精力下降，易疲劳，白发增，抵抗力下降皆是由于脑髓不足造成，其根本在于生化乏源。肾精不足对成年人来说是生理和病理的自然转归。在一理论的指导下，历代医家都极为重视调补肾脏，目前研制的抗衰老药物，尤以补肾填精的为多。

现代研究表明，以神经内分泌紊乱为主的机体内环境综合调控功能障碍、免疫力低下、自由基代谢及其清除系统的平衡失调等是肾虚衰老的内在机制。因此，肾虚是衰老最为基本的病理生理特征，也是许多老年疾病的发病基础。在肾精化生脑髓中医理论指导下研制的补肾益智方干预老年痴呆取得良好的临床效果，有研究表明，补肾方能够抑制神经细胞凋亡。从而延缓了衰老的进程。

腰酸膝软是为何——腰为肾之府

腰酸膝软，是肾虚的一个很重要的特征。《黄帝内经·素问》曰"腰者肾之府，转摇不能，肾将惫也"。意思是说腰是肾脏居住的地方，腰酸、活动不便是肾脏将要累坏了的表现。肾有阴阳之分，肾阴虚时，肾府内亏，骨骼不充，可以出现腰酸膝软的症状；肾阳虚时，肾阳不能温煦腰膝，亦可以出现腰膝酸软的症状。

腰痛是什么原因引起的？

（1）椎间盘突出是我们听到的与腰痛最密切的一个名词，还常常与坐骨神经痛有关，腰痛是腰椎间盘突出的症状表现之一。

（2）腰肌劳损、韧带扭伤、痉挛腰痛最常见的原因是腰肌的损伤或韧带的拉伤。在搬运重物时姿势不当，肥胖、剧烈运动等都可以导致肌肉韧带的损伤。经常背着较重的背包和长期不恰当的睡姿也可引发腰痛。腰部位置特殊，活动度大，特别容易受到上述因素的影响而导致损伤，引起疼痛。

大部分情况下，如果治疗及时，这些腰痛是可以治愈的。如果不引起重视，不及时治疗，一旦转变成慢性的腰痛，肌肉将长期处于一种痉挛状态，这是人体避免进一步损伤的一种自我保护机制。但同时也因痉挛带来了长期的慢性疼痛。一般而言，因肌肉和韧带损伤导致的腰痛往往在比较年轻的人群中发生，这一点很容易理解，因为他们处于人生的生命比较活跃的阶段。

（3）腰部脊椎管狭窄症。脊骨里有脊髓神经通过的隧道"脊柱管"。如果脊柱管变得很狭窄，就会压迫神经，走路的时候会感觉下肢疼痛，麻痹，无力感，从而导致走路困难。稍稍休息一下的话症状就会缓解，能够继续走，但是，不一会儿相同的症状又会发生，走路就会变得很困难。

出现腰膝酸软后，不要马上给自己扣上"肾虚"的帽子，要留意一下身体其他器官有无不适或异常的表现。如果尿液与往常不同，例如颜色变深变红或是出现泡沫，往往提示泌尿系统疾病，应该及时就诊；如果女性腰痛伴有月经的变化和下腹部疼痛就应该去妇科排除一下妇科疾病；如果腰痛在某些体位时出现或者加重，就应考虑腰椎或者是腰部肌肉的问题。在排除了上述疾病之后，如果你腰膝酸软还伴有潮热盗汗、五心烦热等症状，那可能就是肾阴虚；如果伴有畏寒肢冷、下肢尤甚，面色㿠白，性欲减退等症状，就是肾阳虚。治疗上，针对病因，可以偏补肾阴、肾阳，或是肾阴阳皆补。

闹人的"起夜"——源于肾气亏虚

冬季晚上，很多中老年人起夜的次数很多，中医指出，中老年人频繁起夜是肾阳虚亏的表现，通过补肾可以起到一定的改善作用。

老年人膀胱弹性降低，贮尿量有限，寒冷时小便次数会增多，给生活带来不便。中医表示，老人起夜，一两次应该是正常，若饮水不是很多，频繁起夜，一般属肾气虚肾阳不足。中医认为，阳化气，阴成形。进入体内的水液，只有化成"气"才能被人体吸收利用。肾是主水，肾阳不足，水不能化气，则直接排出体外。因为夜间属阴，人体阳气偏弱，故夜间尿多，应温补肾阳。

其实夜尿频多与肾功能的衰弱有着很深的联系。中医认为"肾主水，司开合"，尿液的生成、排泄都是由肾脏主导的。肾对水分的重吸收过程好比蒸馏器，只有给蒸馏器加热，水才能被汽化输送到各个组织器官，给蒸馏器加热的热源就是肾阳和肾中的精气。倘若肾阳不足、肾精亏损，水液不能被蒸腾汽化和重吸收，只能长时间滞留，导致尿液增多。

肾虚引起的夜尿频繁，补肾可以起到一定的减缓作用。可以食用一些补阳的食品，如枸杞与羊肉、牛肉煲汤。除此之外，我们还要做好事先的预防，避免尿频。

为什么总是怕冷呢——肾阳虚的"寒冷装"

阳虚体质的人怕冷，尤其是背部和腹部特别怕冷，一到冬天就手冷过肘，足冷过膝。很多年轻女性也常见手脚发凉，不过如果仅仅是手指、脚趾发凉或发凉不超过腕踝关节以上，不一定就是阳虚，与血虚、气虚、气郁、肌肉松弛无力有关。

从原理上看，肾阳虚是由于年老体衰、久病伤阳、房劳伤肾、下无亏损、命门火衰、肾阳虚损等原因导致的肾的温煦、生殖、气化功能下降的表现。

气，有阴阳之分，发挥温煦作用的是阳气，阳气气化产热，维持人体体温的相对恒定。若阳气不足，产热过少，就会出现畏寒怕冷的症状。简单说肾阳就是全身阳气的"发动器"，当肾阳虚时，也就是"发动器"电力不足时，全身的阳气就会生成不足，阳气温煦全身的作用也相对降低，于是肾阳虚的人就会出现怕冷、手脚发凉的寒象。

西医对于怕冷的解释主要有四种，一是"冷感症"，就是一种冬季出现手脚发凉的病症，常见于更年期女性；二是缺铁，美国生理学家对50名身着泳装的女性进行耐寒测试发现，那些最怕冷的妇女大多数体内"铁"质不足。一旦给他们补充铁质，症状会大大改善；三是甲状腺素分泌减少，甲状腺素具有加速糖、蛋白质以及脂肪燃烧释放能量的作用，同时它还会使心跳增快，血压升高，皮肤等外周器官的血液循环加快，增加热量，所以体内甲状腺素减少时容易让人产生寒冷的感觉；四是低血压，末梢血液循环不良，出现四肢不温，怕冷的表现。

怕冷虽然不是什么大病，但确实是身体不健康的表现。中医在治疗上以温补肾阳为原则，可以药食同补，对于缺铁或者贫血的患者还需要适当的补铁、补血。中医认为"动则阳气生"，适量的运动能够振奋阳气，助阳生热，也易于机体阳气的恢复，驱走寒冷，更是经济适用的方法。

房事无兴趣——命门火衰，性欲减退

性欲减退是指以性生活接应能力和初始性行为皆降低为特征的一种状态，女性叙述性欲减退者比男性多见，文献报道，男性为16%～20%，女性为20%～37%。正常情况下，男性在进入青春期后性欲达到顶峰，30～40岁开始性欲减退，50岁起性欲明显减弱，但性功能却能保持到70～80岁，只是性欲减退而已，并未消失。女性的性欲，30～40岁达到高峰，绝经后逐渐减退，60岁以后明显减退。

中医关于"命门"的学说有很多，但在命门的生理功能与肾息息相通的认识上是基本一致的。历代医家大多认为命门与肾同为五脏之本，内寓真阴真阳，肾阳就是命门之火，肾阴就是命门之水。肾藏精，肾主生殖，命门火衰，下元不温，生殖器官失于温养，生殖功能低下，可以表现为性欲减退，不思男女之事。

"性冷淡"不仅影响婚姻生活的质量，还会成为男女双方身体健康不利的因素。中医治疗性欲减退有很好的疗效，主要以暖身壮阳、益精填髓为主。西医学认为，性冷淡还与心理因素、泌尿系感染、药物以及不良的生活习惯有关，所以用药的同时还应对上述疾病加以纠正。

感冒——免疫力低下，肾虚惹的祸

感冒，每个人都多次、反复的经历过，鼻塞、流涕、喷嚏、咳嗽、头痛、恶寒、发热、全身不适，这些症状都会搞得人苦不堪言。所以在季节变化的时候或是流行性感冒盛行的时候，许多人都会主动去打预防针，提高自己的抗病能力，但有些"弱不禁风"的人还是会感冒，这是为什么呢？西医说是免疫力低下，中医认为与卫气不足有关。

卫气有防御外邪入侵的作用。现代研究认为，卫气是一个多系统功能整合的概念，与神经内分泌、免疫调节网络有着相当密切的关系。体现在机体的能量代谢与体温调节及卫外的屏障功能上。卫气之虚，实因肾中火弱，温阳益肾，以实卫气，乃为正治。简单说来，人好比是棵树，肾是树之根，卫气好比树干。树根强壮、树干坚固才能枝繁叶茂。所以，要防止反复感冒，应该通过补肾、补卫气来提高免疫力，才能解决根本问题。"正气存内，邪不可干。"肾气充沛，抵抗力强就不感冒了。

你肾虚吗——发现肾虚，知己知彼

肾阳虚——畏寒怕冷为主要特征

常见的有肾阳虚、肾阴虚、肾气不固、肾精不足等。中医养生讲究对症，日常养肾补肾，要分清肾虚类型，不然盲目乱补，不仅难以起到应有的作用，甚至还会适得其反。

什么是肾阳虚呢？

肾阳虚是由于年老体弱、长时间的生病、房事过勤、命门火衰、肾阳虚损等原因导致的肾的温煦、生殖、气化功能下降的表现。

肾阳虚的表现：

（1）畏寒怕冷。阳气就像身体里的小太阳，对身体起着温煦的作用，如果阳气不足，身体的"火力"不够，自然会出现畏寒怕冷的症状，下肢尤甚。

（2）面色黧黑或者苍白。阳气是运行气血的，肾阳不足，自然无力运行气血，就会出现面色苍白之感。如果肾阳虚衰过甚，人体阴寒内盛，肾脏之色（黑色）就会外现于面部，从而表现为面色黧黑。

（3）由于肾阳不足，不能鼓舞精神，人就会出现神疲乏力、精神萎靡之态；肾虚不能上养清窍，脑窍失养，人就会出现头晕目眩的问题。

（4）腰膝酸软、小便清长、夜尿增多、排尿无力、尿后余沥不尽、腹胀腹泻、五更泻、性欲减退，男子阳痿早泄、遗精滑精，女子宫寒不孕、带下清稀量多。

日常生活中，我们判定肾阳虚的标准——畏寒怕冷、腹泻，如果有一些肾虚的典型症状，再加上这两点主要症状的话，就可以断定有肾阳虚的问题。

肾阴虚——上火为主要特征

肾阴是一身阴液的根本，阴液对人体起滋养濡润作用，肾虚便会水亏，人体得不到阴液的滋润，便会表现出类似上火的症状，如口干舌燥、五心（两个手心、两个脚心、一个心口）烦热、两颧发红、口唇红赤、盗汗（多发生于午后和晚上）、大便干结、小便短赤等。肾阴亏虚，男性受相火扰动，便会出现阳强易举、遗精早泄的问题；女性以血为用，阴亏则经血来源不足，便会出现经少、闭经等问题，同时还可能出现崩漏问题。

由于肾"主骨生髓通于脑"，肾阴不足，骨髓便得不到濡养，骨髓空虚，脑海便会不足，人就会出现失眠健忘、头昏耳鸣的问题。

从体型上看，肾阴虚的人一般形体消瘦。

对肾阴虚证的治疗，主要采用滋补肾阴的方法，可以用寒性、咸性药物。可选用生地黄、桑葚、石斛、龟甲、玄参、女贞子、墨旱莲、鳖甲等中药治疗。

肾气不固——二便、精液、白带、月经有异常

中医认为，肾藏精，具有储存封藏精气的功能；气有固摄作用，所以肾气只宜固藏，不宜泄露。如果劳倦、淫欲过度、久病失养耗伤精气，肾气的固摄作用就会出现问题，从而出现肾气不固的症状。

肾气不固的症状多表现为二便（大便、小便）、精液、白带、月经异常。为什么会是这样呢？"肾司二便"，肾气不固会使膀胱功能失常，于是小儿出现遗尿问题，成人出现昼尿频多、尿后余沥不尽、夜尿清长、小便失禁等问题。也可能出现后窍失约，致使大便滑脱、久泻不止、大便失禁等问题。

"肾主藏精"，肾气好比是守护肾精的门卫，如果肾气不固，门卫没有力气关门，身体里的精液、月经、白带等自然就会向外逃逸。所以，男人会出现精液自遗（即使不性交也会有精液流出，性交时又一触即发）、滑精、早泄的问题。女子会出现白带清稀，量多不止，或者经期过长，量少而淋漓不止的问题。孕妇可出现胎元不固、滑胎的问题。

肾气不固，治疗上应补肾固阳。由于气属阳，所以肾气不固属于阳虚的范畴，宜采用以温阳益气为主，佐以固涩的方法。

肾精不足——生长发育不好，抵抗能力下降

肾精不足会影响到人的生长发育。《黄帝内经》中说："人之生也，有刚有柔，有弱有强，有短有长，有阴有阳。"说的就是肾精的重要作用。我们常常见到一些小儿发育迟缓、囟门迟闭、身材矮小、智力低下、动作迟缓、骨骼痿软，多与肾精不足有关。肾是藏精的主要脏器，肾精可以生髓，髓充养骨骼，使骨骼健壮，牙齿坚固；髓充养于脑，则脑的生理功能得以充分发挥。如若肾精亏虚，不能生髓，则骨骼失养，牙齿脱落松动；髓海不足，则头昏神疲，智力减退。

肾精不足的人还容易患上多种疾病。这是因为肾精可以化气，而气相当于我们身体里面的卫士，对疾病有防御的功能。先天、后天之精充盛，则化气充足，防御能力也就比较强；若是肾精亏虚，肾气不足，身体的抵抗能力就会下降，人更容易患病。

治疗肾精不足宜采用补肾填精之法。同时，由于肾精不足的患者，有的偏阳虚，有的偏阴虚，治疗的时候还应该根据阳虚和阴虚的轻重对症治疗。

肾精不足可选用熟地黄、紫河车、何首乌、枸杞等中药治疗，也可选用河车补丸、七宝美髯丸、参茸丸等中成药治疗。

口咸——无缘无故地感觉口咸

一般来说，口味异常往往是身体传递给人的健康信号。如果无缘无故地觉得口咸，很可能意味着你有肾虚的问题。

五行和五脏以及五味是相对应的。五脏中的心、肝、脾、肺、肾与五味中的酸、苦、甘、辛、咸相对应。肾的五行属水，五味中的咸味也属水，它们的五行属性是相同的。中医里面咸味和肾的关系是最密切的，有咸味入肾的说法。

肾虚有肾阴虚和肾阳虚之分，如何在口咸的基础上进一步判断自己是肾阴虚还是肾阳虚呢？

肾阴虚的人，除了口咸外，往往还伴有咽干口燥、头昏耳鸣、腰膝酸软、五心烦热、失眠多梦等症状，如果看一下舌头，还会发现舌质红、舌苔薄。临床上可采用滋阴降火的方法治疗，常选用大补阴丸、知柏地黄丸等中成药。肾阳虚的人，除了口咸外，往往还伴有全身倦怠、气短乏力、畏寒肢冷、腰膝冷痛、腿软无力、夜间尿频等症状，如果看一下舌头，还会发现舌质淡胖、舌边有齿印。临床上可采用温补肾阳的方法治疗，常选用肾气丸合五味子丸等。

善恐——无缘无故地出现恐惧的感觉

人有喜、怒、思、忧、恐五种情绪，中医把它们称为五志，按照阴阳五行的说法，恐与五脏里的肾同属一行，恐属肾。

恐属肾有两方面的意思，一方面是说恐能伤肾，比如我们通常说的"吓得尿了裤子"，就是恐伤肾的表现：恐惧使肾受到伤害，肾控制水液正常代谢的功能出现异常，控制不住小便的正常排泄。另一方面是说恐惧是肾虚的表现，如果一个人无缘无故地有恐惧的感觉，往往说明有肾虚的问题。

但是，我们说的恐，与平时说的惊是有区别的。惊是事先自己不知道，事出突然而受到惊吓，比如你正在沉思一个问题，突然有人重重地拍了你一下，你吃了一惊。恐就是俗称的胆怯，自己事先是知道的，就是害怕。

由肾虚导致的善恐，一般会同时伴有头脑发空、健忘、腰膝酸软等症状，大家可以把这一特点作为判断的参考。

表现出善恐的肾虚，有肾阴虚证和肾阳虚证两个证型。

肾阴虚的人，在恐惧的同时还伴有手足心热、心烦失眠、遗精盗汗等症状，如果看看舌头，还会发现舌质红、舌苔少而干。临床上常用益肾填精、滋补肾阴之法，多选用六味地黄丸等中成药治疗。

肾阳虚的人，在恐惧的同时还伴有怕冷、四肢发凉、疲惫乏力等症状，如果看看舌头，还会发现舌质淡嫩、舌苔白。可选用金匮肾气丸等中成药治疗。

畏寒——怕冷，可能是肾虚

生活中我们常常见到两种人，一种人火力十足，比如一些小伙子，大冬天穿得很少也不怕冷；另一种人畏寒怕冷，经常手脚冰凉。这是怎么回事儿呢？主要跟人体阳气是否充足有关。中医认为，人体阳气充足，能够抵御寒冷，维持正常体温，不会产生怕冷的感觉；如果人体阳气虚弱，不能温煦机体，就会产生寒冷的感觉。

人体阳气遍布全身，无处不在，每个脏腑都有阳气，从根本上说，肾是阳气产生的根源。肾是先天之本，内藏真阴真阳，也叫肾阴、肾阳，肾阴是人体阴液的根本，肾阳是人体阳气的根本。畏寒怕冷是阳虚的表现，阳虚的根源是肾阳虚，所以畏寒的根源在肾。

那么，如果有畏寒的症状，如何判断是否是肾阳虚引起的呢？肾阳虚引起的畏寒，常常伴有精神不振、腰膝酸软冷痛、面色黧黑、小便清长频数等症状。另外，男子会有阳痿、早泄、滑精的问题，女子会有白带清稀、宫寒不孕的问题。

治疗这类问题，宜采用温补肾阳法，可选用右归丸等中成药治疗。

打哈欠——哈欠连连，经久不止

打哈欠是生活里经常遇到的生理现象，一般在身体疲倦欲睡时，或者在酣睡中被人叫醒时都会发作，这些时候打哈欠属于正常生理现象，不必担心。但如果不拘时间，在不疲倦的时候哈欠连连，经久不止，可能说明你有肾虚的问题，不容小视。

打哈欠怎么跟肾虚联系起来了呢？道理很简单：肾是先天之本，肾中所藏的精气是人体生命活动的原始动力，肾精充足，人的精神和形体都能得到充足的濡养，则精力充沛、体力充沛；如果肾中精气不足，人的精神和形体得不到充足的濡养，则精神萎靡、神疲乏力，常常哈欠连连。这类人同时还会伴有形寒怕冷、四肢不温等症状。

打哈欠所表现出的肾虚一般是肾阳虚证，这类人除了哈欠连连、神疲乏力外，还常常伴有面色白而无华、形寒肢冷、食少腹胀、大便溏泻、夜尿增多（或者小便清长）等症状，如果看看舌头，还能发现舌质淡、舌苔白、口唇青紫等症状。在临床上常采用补肾壮阳祛寒之法，可选用麻黄细辛附子汤治疗。

打喷嚏——喷嚏连连，经久不止

打喷嚏是一种常见的生理现象，很多人都有过打喷嚏。人为什么会打喷嚏呢？中医认为有两种情况。

一种情况是急性打喷嚏，多发生于气候突然变凉之时、身体受凉时以及感冒流行的时候，多与感冒症状同时出现，感冒好了，喷嚏也就停止了，这种情况的打喷嚏属于实证。

另一种情况是肾气虚引起的打喷嚏。身体里的卫气就像人体的卫士一样，是抵御外邪的主要力量，它根源于人体的下焦肾，滋养于中焦脾，宣发于上焦肺。如果人体的肾气虚弱，卫气的来源就会不足，到达卫气的宣发通道——肺的卫气就少，肺就不能正常宣发卫气，于是出现打喷嚏的现象。

肾气虚引起的打喷嚏，往往是喷嚏频频，经久不止，同时伴有疲乏无力、腰膝酸软或疼痛、面色无华、怕冷、手足不温等症状，以过敏性鼻炎患者为多。

对于肾气虚引起的打喷嚏，仅仅靠祛邪是难以治愈的，应补肾以固本，让肾气旺盛，卫气充足，身体抵御外邪的能力增强。

唾液异常——无论唾液多还是少

唾液分为唾和涎，唾和涎均为口里面的津液，比较稠的为唾，比较稀薄的为涎。中医将汗、涕、泪、涎、唾称为五液，并认为五脏化五液：汗为心之液，涕为肺之液，泪为肝之液，涎为脾之液，唾为肾之液。从五行的角度看，唾属肾。

肾是先天之本，人体所有生命物质都来源于肾，并储藏于肾。肾阴是人体阴液的根本，肾阳是人体阳气的根本。人体所有的阴液都来源于肾，并储藏于肾，以滋养身体。

肾阳好比身体里的一轮太阳，肾中的阴液在这轮太阳的蒸化作用下，通过经络输布于全身，滋养人体的四肢百骸和脏腑组织。

肾中所藏的阴液到达口中就可以滋润口舌。唾液是肾精所化，对人体具有滋养作用，所以很多练功的人都会舌抵上腭，通过呼吸和意念的引导，使唾液缓慢地分泌出来，等到唾液满口时咽下，让它回到身体里滋养肾精，从而起到强身健体、延年益寿的作用。

唾液过多或者过少为什么反应肾虚的问题呢？在正常情况下，口中的唾液适中，让人既不觉得口中干燥，也不觉得口水过多，如果肾阴虚，肾中的阴液分泌不足，唾液就会变少；如果肾阳虚，肾中的阴液分泌过多，唾液就会变多。所以，无论是唾液过多，还是唾液过少，都说明可能有肾虚的问题。

如果你唾液过多，同时伴有头晕目眩、心悸气短、面色发黑等症状，如果看看舌头，还能发现舌质淡嫩、舌苔白滑，基本可以断定这是肾阳虚弱引起的唾液过多，治疗宜用温肾化气、固摄精液之法，可用金匮肾气丸治疗。如果你唾液过少，除了口中干燥唾液少以外，常常还伴有心烦失眠、眩晕耳鸣、手足心烦热、骨蒸潮热、大便秘结、小便短黄、形体消瘦等症状，如果看看舌头，还能发现舌质红绛、舌苔少或者无苔的现象，基本可以断定这是肾阴虚引起的唾液过少。治疗宜用补肾养阴生津之法，可用六味地黄汤（生地黄15克、山药10克、山萸肉10克、茯苓15克、泽泻15克、丹皮10克）、合增液汤（生地黄15克、玄参15克、麦冬10克，因为前方中已有生地黄，所以本方中就可以不用了）治疗。

面色黧黑——面色发黑且晦暗无光

五脏中的肾与五色中的黑色同属于水，所以黑色与肾以类相从，黑色属肾，黑色的事物大多与肾有关。

从面色来看，如果面色发黑并且晦暗无光，就要考虑是不是肾虚了。肾虚造成的面色黑，往往晦暗、无光泽，黑得就像烟熏的一样，看上去有一种不干净的感觉。

由肾虚造成的面色发黑，有肾阳虚和肾精亏虚两种证型。

如果面色发黑且晦暗无光，还伴有耳聋耳鸣、四肢发凉、腰膝酸软、全身怕冷、小便清长（量多，颜色清白）、大便溏泻、尿量减少、水肿（腰部以下明显）的症状，如果看看舌头，还发现有舌体胖大、舌质淡嫩、舌苔白的现象，可以断定你有肾阳虚的问题。治疗时宜选用温补肾阳之法，可用右归丸治疗。如果有水肿的问题，宜用温肾利水之法，可用真武汤（制附子10克、茯苓15克、白术10克、白芍10克、生姜10克）治疗。

如果面色发黑且晦暗无光，还伴有耳轮焦枯、头昏耳鸣、腰膝酸软、头发脱落、牙齿松动、健忘、精神恍惚、足痿无力等症状，如果看看舌头，还发现有舌质红的现象，可以断定有肾精亏虚的问题。宜选用益肾填精之法，可选用左归丸合紫河车粉（即胎盘粉）6克（冲服）等治疗。

耳轮焦黑——耳轮颜色发黑且晦暗无光

中医认为，目、舌、口、鼻、耳这五官与肝、心、脾、肺、肾五脏相配属，耳属肾，耳为"肾之外窍"，由肾气所主。

有两个方面：一方面，耳朵的听觉功能与肾气的盛衰密切相关，肾好，听力就好；另一方面，耳轮的荣枯与肾精的盛衰密切相关，耳轮是肾精是否充足的外在表现。

一般来说，健康的人，耳轮饱满、红润、有光泽；耳轮发黑、晦暗无光，看上去有不干净的感觉，则说明可能有肾虚的问题。

如果耳轮焦黑且晦暗无光，并伴有头晕目眩、口干咽干、五心烦热、失眠、遗精、盗汗、腰膝酸软等症，如果看看舌头，还会现有舌质红、舌苔少的现象，说明有肾阴虚的问题，治疗宜用滋补肾阴之法，可选用左归丸合二至丸治疗（使用方法参照药品说明书或遵医嘱）。

如果耳轮焦黑且晦暗无光，并伴有畏寒肢冷、倦怠乏力、腰膝酸软、遗精、阳痿等症状，如果看看舌头还发现有舌质淡、舌苔白的现象，则说明有肾阳虚的问题，治疗宜用温补肾阳之法，可选用右归丸合五子衍宗丸治疗。

牙齿松动——凡是牙齿松动，都应考虑肾虚的可能

肾主骨，骨靠肾精滋养，肾好骨才好。而齿为骨之余，骨头的好坏直接影响到牙齿的好坏。所以，肾与牙齿有着密切关系，肾虚则骨失所养，牙齿就会不坚固，出现牙齿松动的问题。

肾阴虚和肾气虚均会导致牙齿松动。

如果牙齿松动而干燥、隐隐作痛，并伴有头晕、耳鸣、脱发、腰酸的症状，如果看看舌头，还发现有舌体瘦薄、舌质红嫩、舌苔少或无苔的现象，一般可断定是肾阴虚。在临床中发现，出现这类问题的人，往往有房事过度史，或者有遗精史。治疗宜用滋阴补肾固齿之法，可选用六味地黄丸，或用滋阴清胃固齿丸治疗。

如果牙齿松动、牙龈淡红，并且伴有咀嚼无力、少气懒言的症状，如果看看舌头，还发现有舌质淡、舌苔白的现象，可断定是肾气虚，治疗宜用补肾固齿之法，可选用还少丹治疗。

足跟痛——可能是肾虚

为什么肾虚会导致足跟（脚后跟）痛呢？

肾经循行经过足跟，因为脏腑的病变会在对应的经脉上表现出来，所以肾虚时肾经循行经过的足跟处会出现疼痛感。

有人可能会说了，肾经在人体循行的部位很多，怎么偏偏会足跟痛？是这样的，足跟是人体的负重点，在人体的所有部位中，它承受的重量最大，所以足跟部位自然比其他部位的疼痛要明显一些。

如果足跟疼痛（主要表现为久立或久行后疼痛），且局部的皮肤不红肿，并伴有头晕耳鸣、两眼昏花、五心烦热、腰膝酸软等症状，如果看看舌头，还发现有舌质红的现象，一般能断定是肾阴虚。

如果足跟疼痛（主要表现为久立或久行后疼痛），且局部的皮肤不红肿，并伴有头晕耳鸣、两眼昏花、腰膝酸软发凉、手脚不温的症状，如果看看舌头还发现有舌质淡、舌苔白的现象，一般可以断定是肾阳虚。

股阴痛——大腿内侧疼痛，应考虑肾虚的可能

股指的是大腿，阴指的是内侧，骨阴痛也就是大腿内侧疼痛。如《灵枢·经筋篇》说："足太阴之筋……上循阴股，结于髀，聚于阴器。"那么肾虚为什么会出现股阴痛呢？这是因为大腿内侧是肾经经筋经过的部位，如果肾的精气虚损，导致经筋失养，就会出现循行部位的疼痛。

出现大腿内侧疼痛，不管是单侧还是双侧疼痛，都应该考虑肾虚的可能。

如果大腿内侧疼痛发凉，日久不愈，并且伴有四肢不温、怕冷、腰酸腰痛、足膝无力的症状，或者大腿内侧抽掣冷痛，连及阴囊，或者遗尿、脱肛，甚至下肢无力或肌肉瘦削，耳鸣失聪，一般可以断定是肾阳虚，宜采用温阳通络之法，可选用金匮肾气丸合小活络丸治疗。

胫酸——小腿酸软无力

胫酸即小腿酸软无力。胫酸为肾的问题。《黄帝内经》曰："精脱者，胫酸，耳聋也。"意思是说肾精虚脱会出现胫酸耳鸣。此外，因为肾主骨，肾精不足的话，骨头不能得到充分滋养，小腿自然也会出现酸痛的感觉。所以小腿老是酸的话，应考虑肾虚的可能。

如果两条小腿发酸，局部有风吹似的凉感，腰膝酸软无力，并且伴有面色黧黑、气短、小便频数、尿有余沥的症状，男性伴有阳痿症状，如果看看舌头，还发现有舌质淡红、舌苔薄白的现象，可以断定是肾气虚，宜用益气补肾之法，可选用大菟丝子丸治疗。

如果两条小腿发酸，且有灼热感，并且伴有五心烦热、头晕耳鸣、面色潮红、口干咽干的症状，男性伴有夜梦遗精的症状，如果看看舌头，还发现有舌红少苔的现象，可以断定是肾阴虚，宜采用育阴补肾、佐以清泻相火之法，可选用知柏地黄丸治疗。

尿液的变化——肾脏的诉说

尿中泡沫多——小心蛋白尿

尿里有泡沫是怎么回事？一般来说，如果泡沫较大或大小不一，并且持续时间较短，这是由于尿液中含有的一些有机物质（葡萄糖）和无机物质使尿液张力较强，属于正常冲起的泡沫。这种泡沫尿不一定表示身体出了问题，不要紧张。但是如果是大泡沫很快消失，要警惕是否是糖尿。

如果尿液表面漂浮着一层细小的泡沫，且久久不散，则很可能是蛋白尿。自己鉴别的最好方法是，取一支试管装20毫升尿液，用手来回振荡，如尿液表面出现细小而久不消散的泡沫，可能是蛋白尿，如果出现这种情况，应去医院检查确诊。

尿液颜色加深——泌尿系统出问题

尿液，可以说是肾脏健康与否的反射镜。尿液的颜色不同其所代表的身体状况也不相同。正常尿液呈淡黄色。尿的色素主要来自尿黄素及少量的尿胆素和尿红质，这些物质都是机体新陈代谢的产物。饮水少或出汗多时，尿量减少尿液浓缩，尿色变为深黄。大量饮水时尿量增加尿液稀释，尿色变浅。

正常尿的颜色可受到某些食物和药物的影响。如进食大量胡萝卜、服用B族维生素时尿呈亮黄色。服用呋喃唑酮，大黄时，尿呈深黄或棕褐色；氨苯蝶啶可使尿出现淡蓝色；亚甲蓝可使尿呈蓝绿色；注射酚红后可使碱性尿呈粉红色；正常新鲜排出的尿是透明的；摇晃后有少量白色或淡黄色泡沫，放置后可出现轻微混浊，这是由于冷却后尿液中有盐类物质析出；碱性尿中易析出磷酸盐和碳酸盐结晶，使尿液呈灰白色混浊。酸性尿中易析出尿酸盐结晶，使尿液呈淡红色混浊。磷酸盐和碳酸盐结晶加醋酸后会消失使尿液重新变清，尿酸盐结晶加热后或加碱后也会消失使尿液变清。只有加热加酸都不能使之变清的尿液才考虑为病理性的尿液改变。

病理状态时尿的颜色有哪些改变：

尿崩症：糖尿病时由于尿量增加，尿液稀释，尿的颜色浅淡甚至无色；发热、脱水或其他引起代谢亢进的疾病可使尿液浓缩或尿中代谢产物增加，尿的颜色会加深或呈橙黄色。

肝细胞性阻塞性或溶血性黄疸：尿内含有大量直接胆红索，尿胆素及胆绿素也增多，尿液可呈黄褐色、黄绿色至棕绿色，振荡后会有较多黄色泡沫产生。

泌尿系统的结石、结核、肿瘤以及急性肾炎：出现血尿时，尿液呈红色。每升尿内含血量超过1毫升尿液即可呈红色，医学上称肉眼血尿。由于出血量不同可呈淡棕红色、云雾状、洗肉水样或混有血凝块。某些出血性疾病，如血小板减少性紫癜、过敏性紫癜时也可出现红色血尿。

当血管内红细胞大量被破坏时，游离的血红蛋白通过肾小球排出而形成血红蛋白尿，这种尿呈浓茶色或酱油色，其特征是尿沉渣镜检无红细胞，但隐血试验呈阳性反应。临床上常见于蚕豆病、阵发性血红蛋白尿症恶性疟疾，血型不合的输血反应及某些溶血性疾病。尿路出血时如果尿液呈酸性，尿中正铁血红素增多；黑色素癌或其他伴有黑色素沉着的疾病，尿中出现黑色素；酸中毒时尿中排出氢醌与儿茶酚胺，上述情况下尿液均可呈棕色或棕黑色。

绿脓杆菌败血症时，因尿中含绿珠蛋白，尿液可呈淡绿色。

丝虫病或其他原因造成的尿路乳糜瘘时出现的乳糜尿为白色混浊尿。泌尿系化脓性感染出现的脓尿以及在骨折、糖尿病、磷中毒、砷中毒、一氧化碳中毒、肾病综合征时尿中含有大量脂肪颗粒脂肪尿其外观与乳糜尿相同；这种尿与尿中盐类沉淀产生的乳白色混浊尿不同，加酸、加热都没有变化。

尿频尿急——肾功能不全的早期信号

肾功能不全是由多种原因引起的，肾小球严重破坏，使身体在排泄代谢废物和调节水电解质、酸碱平衡等方面出现紊乱的临床综合征。肾是人体的净化器，净化器坏了，应该滤不出水来，但是人体的净化器较为高级，当机体内应该排出的代谢废物没有排出体外时，净化器就会代偿性的加快代谢，所以会出现一过性的尿频尿急。作为肾功能不全的早期信号，尿频尿急持续的时间不会太长。

"尿频尿急"，因为广告的原因而被大家认为是前列腺疾病的代名词，其实引起尿频尿急的原因还有很多，可以是尿量增加、炎症刺激、结石或异物刺激、膀胱容量减少，也可以是精神神经性尿频尿急，如癔症。

血压升高——也许是肾脏惹的祸

肾病为什么会引起高血压？正常人有两个肾脏，约如拳头大小，位于腰背部脊柱的两侧，主要功能是排泄体内多余的水分，通过清除代谢废物和毒物包括很多药物来净化血液，并在血压调节、造血功能和骨骼生长等方面起重要作用。

正常人肾脏分泌的肾素恰到好处，不会引起血压升高。肾脏有病或肾动脉狭窄时，肾脏缺血，肾血流量减少及肾内血压降低，可以刺激肾脏的球旁细胞产生过多的肾素，肾素又引起血管紧张素Ⅱ分泌增加，这种物质可以直接使全身小动脉收缩，引起血压升高，称为肾素依赖性高血压。

此种血压升高的程度和持续的时间与肾脏的病理变化有关，如急性肾炎时，血管可发生痉挛性收缩，但持续时间较短（一般为2～3周），随着急性炎症的消退，血压可恢复正常。慢性肾炎则由于血压长期升高，使全身小动脉特别是肾小球入球动脉壁增厚，管腔变狭窄甚至闭塞，血压升高持续时间较长，且比较恒定。

肾脏缺血时，还可使肾内对抗高血压的物质，如前列腺素、缓激肽生成减少。所以肾脏疾患时，升血压的肾素——血管紧张素——醛固酮系统被激活而扩张血压的物质活性又降低，共同造成血压升高。

高血压病早期对肾的影响并不明显，只是在饮食过咸和饮水过多时易发生水肿，血压上升。随着肾脏小血管硬化缺血逐渐累及肾小管，肾小管浓缩稀释功能下降，表现为夜尿增加，继而出现微量蛋白尿；继续发展，可能会引起所有的肾小球发生硬化或者退化，最终导致肾脏萎缩、纤维化、肾功能不全。肾功能一旦受损，体内的水、钠排泄出现障碍，肾脏产生的一些促血管收缩的物质，如肾素等，使血管更加收缩，血压更高。所以，高血压会导致肾疾病，而肾脏病本身也会引起高血压。

哪些因素会诱发肾病——肾脏，小心"飞来的横祸"

每个人约有10万根头发，而每个肾脏约有100万个行使肾脏功能的肾单位，这肾单位好比碳颗粒滤过器中的一个碳颗粒，相比之下可见每个行使肾脏功能的肾单位是多么渺小，多么的脆弱。许多微小的变化都会影响到肾脏"工人"的安危，进而影响到整个肾脏的工作效率。影响肾脏"工人"的有害物质主要有三大类。

（1）细菌、病毒。单从大小上看，细菌、病毒会使人感冒而影响工作效率。

（2）食物。物质生活水平的提高改变了我们原有的饮食结构，很明显的就是餐桌上鸡鸭鱼肉多了，五谷杂粮蔬菜少了，在我们的嘴巴享受美味的同时，我们的肾脏却在经历着超负荷工作。当血液中糖类、脂肪、蛋白质的含量升高时，肾脏就要承受更大的工作负荷，肾脏也是有疲劳极限的。食品添加剂对于肾脏的毒害，近年来也屡见不鲜，这些有毒物质多数会让肾脏"工人"永久地失去工作能力，让肾脏出现不可逆转的损害，出现"尿毒症"。

（3）药物。药物中绝大部分的药是先经肝脏解毒，后经肾脏排泄的。所以肾脏和肝脏一样，为机体中毒易感器官，容易受到损害。能够造成肾脏损害的常用药物有抗生素及其他化学治疗药物，非类固醇类抗炎镇痛药，抗癫痫药，肿瘤化疗药，各种血管造影剂，金属及其黏合剂等。所以在治疗疾病的时候也要小心肾脏"工人"中毒。

除细菌病毒、药食原因外，过敏元素、放射性物质等不良因素的侵害也会影响到肾脏功能。从中医理论出发引起肾脏病的原因无外乎内因和外因两个方面。内因有三：一为肾之阴阳气血失衡，导致肾之功能异常；二为"久病及肾"，其他脏腑疾病累及到肾脏，正所谓"城门失火，殃及池鱼"；三为内伤情志，"恐伤肾"，恐则气下，肾气固摄功能失常。外因侵扰一定是基于内因失调而发生，即《内经》所说的"邪之所腠，其气，必虚"，就是说外邪既然可以侵扰，一定是人体内的正气已经不足，正气不足即正气虚。为此，内因失调一定是肾脏起病的主要原因。

第三章　误区：养肾先补脑，观念不对越补越虚

错误观念一：男人"不行"就补肾

"性功能不行就要补肾。"绝大部分男人都坚定不移地相信，自己的"雄风不再"肯定是肾不行，这已经成了不少觉得下半身"不行了"的人的潜在逻辑，也可以说是危害最大的误区。

有些人，起初感觉性爱时力不从心、尿频、小便不干净，就以为是阴虚、勃起功能障碍了，乱补壮阳药后病情加重，出现小便灼热、尿道有疼痛感等症状，反而延误了治疗。

有点症状就担心肾虚。很多人一遇到出汗多、频繁如厕、腰膝酸软、性欲下降等症状，就怀疑自己肾虚了。实际上，中医讲的肾虚是一个症候群的概念，它有包括上述在内的很多种症状，但并不是说只要出现这些症状就是肾虚。

肾虚就是肾出了问题。很多病人一听说是肾虚，就如临大敌，以为自己得了大病，性能力肯定也是不行了。其实这种担心是没有必要的。中医的肾虚与西医的肾病完全是两个不同的概念。肾虚并不等于肾病，也不等于勃起功能障碍。它几乎是每个人必然会经历的阶段，是人衰老过程中一个必然现象。

不分肾阴虚、肾阳虚，乱补一气。中医有着和西医完全不同的体系，其最大的特点就是强调因人而异。张其成说，肾虚又主要分为肾阳虚、肾阴虚，分型不同，治疗的原则也不同。市场上的产品多数是针对肾阳虚的，对于肾阴虚的人来讲，吃了不仅没有作用，还会出现一些不良反应，或加重病情。即便是经典的六味地黄丸，也不是对所有人都适用的。

错误观念二：肾虚，壮阳药一吃就灵

中年男人都误认为补肾药是"壮阳药"，以为一吃就灵。其实"虚"主要是功能低下、营养缺乏的结果。肾虚会表现出与肾相关的功能减退。比如脑子反应慢、不长个儿、性功能低下、容

易骨折、夜尿多、憋不住尿、腰腿酸软等。这些也都是中年人常见的情况，但并不能一概而论，凡出现上述症状就肯定是肾虚所致。

于是，很多中年人找到医生求助性功能低下如何解决，并强烈暗示要求补肾，问及是否要吃海马、虎鞭、鹿鞭、淫羊藿等壮阳药。其实，再仔细探讨他们的病情，大多是心理压力大、劳累过度等造成的。因此，遇到这样的求助者，负责的医生是不会乱开补肾药的。

错误观念三：怕冷就是肾虚

肾主阳、统领一身之阳气。人体一身之阳气，非肾阳不能发。故肾阳亏虚者，大多畏寒怕冷，肢体冰凉，小便清长。但怕冷畏寒，有表证与里证之分。表证者，是阳气受阻于里，不能达表，故感怕冷；里证者，有脾阳不足、肾阳不足之不同，前者怕冷以腹部怕冷为主，伴消化不良，纳食不香，腹部胀闷，泻下清稀等，后者主要是腰膝怕冷，伴夜尿频长。因此，怕冷有表里之分，有脾阳不足与肾阳不足之分。不可全归之于肾虚。

补肾，由于肾有阴虚、阳虚、精虚、气虚的不同，补肾就有补肾阳、滋肾阴、益肾气、填肾精等不同的途径和不同的用药。然而在当前却有一种错误趋向，即保健品中以补虚为主，补虚以补肾为主，补肾又以补肾阳为主，导致补肾壮阳之品被滥用。

滥用保健品和中药材补肾已经造成一些不良后果，对此，还是一句老话：药补不如食补，食补不如神补，追求健康、调理肾虚症状，要在营养、调节生活规律和体育锻炼上多下功夫，不要迷信"保健品"。

错误观念四：肾虚意味着性功能障碍

许多性功能障碍的患者在得知患病之后都认为自己是肾虚，认为性功能障碍和肾虚是同一回事儿。那么，性功能障碍并非"肾虚"吗？

在中医学中，几乎所有身体出现的病症都可以归纳为"肾虚"，特别是性及生殖活动都由肾所主，一旦人体出现性及生殖活动异常，比如说房事过度及劳思忧伤都可直接或间接地损伤"肾"的功能，引起性功能障碍。不过性功能障碍的原因远非肾虚一面，也就是说性功能障碍和肾虚并不是一回事儿；引发性功能障碍的原因还有挟塞、挟热、挟湿、挟瘀、湿热、痰浊、瘀血、气滞等。

从中医角度来讲，性功能障碍是相当复杂的，不是一个肾虚就能概括得了的，所以性功能出现障碍不能一味地进行补肾。要正视性功能障碍，正确施治，规范治疗是治疗性功能障碍的关键！千万不能病急乱投医，或者是盲目乱吃药，结果不但花了冤枉钱，还延误了病情。

错误观念五：憋尿是对肾的"锻炼"

尿是肾脏代谢的产物，肾脏以产生尿的方式调节人体内多余的水分，排泄体内新陈代谢所产生的代谢废物和毒物。每天饮食以及体内代谢所产生的水，在体内随血液流动进入肾脏。肾脏内有许许多多名叫肾小球的"过滤器"。肾小球专门过滤水分和代谢废物。当血液流入"过滤器"后，血液中多余的水分连同体内的代谢废物一起过滤出来形成尿。尿通过输尿管进入膀胱贮存起来，达到一定量时，便会产生排尿感，通常情况下成年人每24小时产生的尿量是1000～2000毫升。

尿是人体的代谢产物，其中大部分是人体所不需要的，它不断地形成，如果憋尿的话，潴留在膀胱中的尿会越来越多，膀胱增大，导致膀胱肌肉因扩张而损伤。有人憋尿一段时间后，即使排出还会自觉小腹胀痛，这便是膀胱扩张后未完全收缩的缘故。另外，憋尿过久，膀胱内的压力增大，势必损伤肾脏排泄废物的代谢功能，使水和代谢废物在人体内堆积起来，造成尿毒症，引起肾衰竭，危及生命。

因此，除了做某些检查需要短时间的憋尿外，其他任何情况都不应憋尿。

错误观念六：养肾跟女人没关系

"补肾"似乎是男人的事，那么到底女人需要补肾吗？是的，女人也需要补肾。因为这不仅与女性的健康息息相关，更关系着女人的幸福。

首先"肾虚""补肾"都是中医的说法。中医所说的肾，不像西医那样是一个解剖学上的具体脏器，而是肾脏及与其相关的一系列功能活动的总称。

中医认为，肾中所藏的精气是人体生命活动的原动力，是人体生长发育及各种生理活动的基础，从作用上来讲可分为肾阴、肾阳两方面，而肾阴与肾阳则相互依存、相互制约，并且影响着女人最重要的器官——卵巢，两者共同维持着女人的生理健康平衡。

根据中医肾巢和谐理论，女性肾虚引起卵巢分泌异常，而分泌异常的卵巢又反过来加重了肾虚的程度。这样就形成一个恶性循环，当这一平衡遭到破坏后，女人就会有肾虚、内分泌失调等症状，出现诸如腰膝酸软、眩晕耳鸣、失眠多梦以及阴道干涩、疼痛等一系列肾虚、内分泌失调的表现。好在这些问题都可以通过中医中药进行调理，来重建肾中阴阳以及内分泌的平衡。

需要注意的是，"补肾"大有学问，不可一味乱补。因为女人肾虚不仅仅与女性的健康息息相关，更关系着女人的幸福。如果没有找对方法解决这些问题，阴道干涩、欲望低下、亲热疼痛感这些问题会影响女人在床上的表现，长此下去更会降低对伴侣的吸引力，情况严重时造成伴侣出轨也不是不可能的事。而中医一般都是采用肾巢两者同调的原则，除保持良好的生活作息习惯，服用像狗肉黑豆汤、五子补肾酒这些常用的补肾饮食外，也不可忽略了使用专业的养巢保养品来对卵巢进行调理改善。

错误观念七：肾虚就是肾出了问题

中医：肾虚不一定是肾脏有问题。很多人不太了解肾虚，总是认为肾虚就是肾脏虚弱。真的这样吗？中医专家指出，"肾"包括的范畴比较广，而且肾虚一定是肾脏有问题。

肾虚，一般人认为，就是现代西医学的"肾脏功能不好"。其实，中医"肾虚"中的"肾"，并非单纯是西医解剖学上的位于腰部脊柱两旁，左右各一的具体脏器。中医认为，肾脏是一个系统，由肾、命门、膀胱、骨髓、耳窍、二阴以及所属的经络组成，是一个综合性的功能单位，其功能包括神经、内分泌、泌尿、生殖、血液系统等，可以维持人体的内环境平衡，使各种生理功能得以顺利进行，是人体生长、发育、生殖的来源。

中医学认为，人的生、壮、老、死是肾中的"精气"逐步充盛，再由盛至衰的过程。其实这与西医所阐述的人体在衰老和其他各种不良因素作用下导致的机体各系统功能和个体免疫力下降，从而引发亚健康甚至疾病的道理是相符合的。

中医认为，人体的肾阴、肾阳相互依存、促进、制约，如果这一生理平衡遭到破坏，就会形成肾的阴阳偏盛或偏衰的病理变化，也就是我们平常所说的肾虚。肾虚分为肾阴虚和肾阳虚，肾阳虚多因年老肾亏，或先天不足，或房事过度，或内脏久病、阳气不足等导致肾阳虚衰引起，主要表现为腰膝酸软而痛、畏寒肢冷（尤以下肢为甚）、头目眩晕、精神萎靡、面色苍白、舌淡苔白等。

肾阴虚，多因久病阴液亏损而累及肾阴致虚，有的是先天禀赋不足，有的是过服温燥祛阴的食物等而致，表现为腰膝酸痛、形体消瘦、潮热盗汗、五心烦热、舌红少津、脉细数、眩晕耳鸣、失眠多梦，男性出现阳强易举、遗精早泄，女性则经少、闭经等。

可见，肾虚不一定的肾脏出了问题，可由多种疾病引发。因此，一定要注意查找病因，不可盲目治疗。

第四章　养肾护肾，吃对比吃好更重要

益肾的食物——固肾好选择

黑芝麻——帮您摆脱白发的烦恼

黑芝麻含有的多种人体必需的氨基酸，在维生素E和维生素B₁的作用参与下，能加速人体的代谢功能；黑芝麻含有的铁和维生素E是预防贫血、活化脑细胞、消除血管胆固醇的重要成分；黑芝麻含有的脂肪大多为不饱和脂肪酸，有延年益寿的作用；黑芝麻有养发、防脱发的功效。

中医中药理论认为，黑芝麻具有补肝肾、润五脏、益气力、长肌肉、填脑髓的作用，可用于治疗肝肾精血不足所致的眩晕、须发早白、脱发、腰膝酸软、四肢乏力、步履艰难、五脏虚损、皮燥发枯、肠燥便秘等病症，在乌发养颜方面的功效，更是有口皆碑，而且还能防辐射哦，是孕妈妈应该多吃的食物。

一般素食者应多吃黑芝麻，而脑力工作者更应多吃黑芝麻。黑芝麻所含有的卵磷脂是胆汁中的成分之一，如果胆汁中的胆固醇过高及与胆汁中的胆酸、卵磷脂的比例失调，均会沉积而形成胆结石，卵磷脂可以分解、降低胆固醇，所以卵磷脂可以防止胆结石的形成。现代医学研究结果证实，凡胆结石患者，其胆汁中的卵磷脂含量一定不足，常吃黑芝麻可以帮助人们预防和治疗胆结石，同时还有健脑益智、延年益寿的作用。确实是中老年人常用的保健佳品。

黑芝麻在美容方面的功效也非常显著：黑芝麻中的维生素E可维护皮肤的柔嫩与光泽；黑芝麻能滑肠治疗便秘，有滋润皮肤的作用；芝麻中含有防止人体发胖的物质卵磷脂、胆碱、肌糖，吃多了也不会发胖，有利于减肥；黑芝麻中亚麻仁油酸成分，可去除附在血管壁上的胆固醇；常吃黑芝麻还有乌发的作用，但不宜大量摄取，春夏两季每天半小匙，秋冬两季每天一大匙即可，否则过犹不及，还可能导致脱发。

黑豆——补肾乌发又明目

黑豆又名黑大豆、乌豆、马料豆、料豆、冬豆子。黑豆有豆中之王的美称，为豆科植物大豆的黑色种子，与黄大豆同种，种皮黑色。

黑豆具有高蛋白、低热量的特性。黑豆中蛋白质含量高达36%～40%，相当于肉类的2倍、鸡蛋的3倍、牛奶的12倍；黑豆含有18种氨基酸，特别是人体必需的8种氨基酸；黑豆还含有19种油酸，其不饱和脂肪酸含量达80%，吸收率高达95%以上，除能满足人体对脂肪的需要外，还有降低血中胆固醇的作用。黑豆基本不含胆固醇，只含植物固醇，而植物固醇不被人体吸收利用，又有抑制人体吸收胆固醇、降低胆固醇在血液中含量的作用。因此，常食黑豆，能软化血管，滋润皮肤，延缓衰老。特别是对高血压、心脏病等患者有益。

黑豆中微量元素如锌、铜、镁、钼、硒、氟等的含量都很高，而这些微量元素对延缓人体衰老、降低血液黏稠度等非常重要。黑豆中粗纤维含量高达4%，常食黑豆，可以提供食物中粗纤维，促进消化，防止便秘发生。

黑豆，性味甘、平、无毒。有活血、利水、祛风、清热解毒、滋养健血、补虚乌发的功能。《本草纲目》说："黑豆入肾功多，故能治水、消胀、下气、制风热而活血解毒。"

黑豆中蛋白质的含量是牛肉、鸡肉、猪肉的两倍多，牛奶的12倍，不仅蛋白质含量高，而且质量好。黑豆蛋白质的氨基酸组成和动物蛋白相似，其赖氨酸丰富并接近人体需要的比例，因此容易消化吸收。黑豆脂肪含有较多的不饱和脂肪酸，熔点低，易于消化吸收，不会沉积在血管壁上。其最大特点是含有植物固醇，植物固醇不但被人体吸收，而且能抑制胆固醇的吸收。因此，黑豆对于动脉硬化的中老年来说，是一种理想的保健品。

黑豆中富含的钙是人体补钙的极好来源。钾在人体内起着维持细胞内外渗透压和酸碱平衡的作用，可以排除人体多余的钠，从而有效预防和降低高血压。黑豆中的铁可预防人体缺铁性贫血，碘可预防甲状腺肿大。钼可抑制强致癌物亚硝胺在人体内合成。研究表明，黑豆中的异黄酮是一种植物性雌激素，能有效抑制乳腺癌、前列腺癌和结肠癌，对防治中老年骨质疏松也很有帮助。在豆皮和豆渣中含有纤维素、半纤维素等物质，具有预防便秘和增强胃肠功能作用。黑豆的血糖生成指数很低，只有18，而国人主食的大米饭和小麦馒头却高达88，是黑豆的近5倍。因此，黑豆很适合糖尿病人、糖耐量异常者和希望控制血糖的人多食。

黑木耳——强肾固本的山珍

黑木耳，又名木蛾、树鸡、云耳、耳子等，是生长在朽木上的一种食用菌，因其颜色淡褐、形似人耳，而得名。

黑木耳的营养价值较高，据测定，每百克黑木耳含蛋白质10.6克、脂肪0.2克、碳水化合物65.5克、粗纤维7.0克、钙357毫克、磷201毫克、铁185毫克；还含有维生素B_1、维生素B_2、胡萝卜素、烟酸等多种维生素和无机盐、磷脂、植物固醇等。尤其值得一提的是黑木耳的含铁量很高，比蔬菜中含铁量高的芹菜高20倍，比动物性食品中含铁量高的猪肝还高约7倍，为各种食品含铁之冠。是一种非常好的天然补血食品。

黑木耳具有益气强身、滋肾养胃、活血等功能，它能抗血凝、抗血栓、降血脂，黑木耳能降低血黏度，软化血管，使血液流动通畅，减少心血管病发生。黑木耳还有较强的吸附作用，经常食用利于使体内产生的垃圾及时排出体外。黑木耳对胆结石、肾结石也有较好的化解功能，黑木耳的作用因为它所含的植物碱具有促进消化道、泌尿道各种腺体分泌的特性，植物碱能协同这些分泌物催化结石，润滑肠道。

黑木耳含有丰富的植物胶原成分，它具有较强的吸附作用，对无意食下的难以消化的头发、谷壳、木渣、沙子、金属屑等异物也具有溶解与氧化作用。常吃黑木耳能起到清理消化道、清胃涤肠的作用。特别是对从事矿石开采、冶金、水泥制造、理发、面粉加工、棉纺毛纺等空气污染严重工种的工人。经常食用黑木耳能起到良好的保健作用。黑木耳对胆结石、肾结石也有较好的化解功能，因为它所含的植物碱具有促进消化道、泌尿道各种腺体分泌的特性，植物碱能协同这些分泌物催化结石，润滑肠道，使结石排出体外。

黑木耳还含有对人体有益的植物胶质以及一种叫作"多糖体"的物质，这是一种天然的滋补剂，和黑木耳中丰富的纤维素共同作用，能促进胃肠蠕动而防止便秘，有利于体内大便中有毒有害物质及时清除和排出，从而起到预防直肠癌等癌症的作用，还可促使肠道脂肪食物的排泄，减少食物中脂肪的吸收，从而起到防止肥胖和减肥作用。癌症病人在使用了这种多糖体后，体内球蛋白的组成成分有显著增加，从而增强了抗体。

黑木耳中含有一种抑制血小板聚集的成分，其抗血小板聚集作用与小剂量阿司匹林相当，可降低血黏度，使血液流动畅通。研究结果证实，每日泡发10～15克黑木耳食用，即有明显的抗血小板聚集、抗凝和降低胆固醇的作用。血液黏稠度高、血胆固醇高的中老年人经常吃黑木耳有预防脑血栓和心肌梗死的作用，有利于防治高脂血症、动脉硬化和冠心病。

研究还发现，脂质过氧化与衰老有密切关系，黑木耳还有抗脂质过氧化的作用，使人延年益寿。因而，使用黑木耳烹调菜肴，不仅菜式多样，具有香嫩爽滑、引人食欲之特点，而且有益于人体健康，是一种理想保健食品。因此，中老年人经常食用黑木耳，或用黑木耳煮粥，对防治多种老年疾病，抗癌、防癌、延缓衰老，都有很好的效果。

黑米——冬季益气养血的佳品

中医认为黑米有显著的药用价值，古农医书记载：黑米"滋阴补肾，健身暖胃，明目活血""清肝润肠""滑湿益精，补肺缓筋"等功效。现代医学证实，黑米具有滋阴补肾，健脾暖肝、补益脾胃、益气活血、养肝明目等疗效。经常食用黑米，有利于防治头昏、目眩、贫血、白发、眼疾、腰膝酸软、肺燥咳嗽、大便秘结、小便不利、肾虚水肿、食欲不振、脾胃虚弱等症。

黑米与普通稻米相比，不仅蛋白质的含量高，人体必需氨基酸齐全，还含有大量的天然黑米色素、多种微量元素和维生素，特别是富含铁、硒、锌、维生素B_1、维生素B_2等。我国民间把黑米俗称"药米""月家米"，作为产妇和体虚衰弱病人的滋补品，也用于改善孕产妇、儿童、贫血动物模型缺铁性贫血的状况。

黑米中的膳食纤维含量十分丰富。膳食纤维能够降低血液中胆固醇的含量，有助预防冠状动脉硬化引起的心脏病。黑米中脂溶性维生素特别是维生素E的含量非常丰富。据现代医学研究，维生素E是一种强抗氧化剂，能够抵抗具有强氧化作用的致癌物质的产生，促进人体能量代谢，促进血液循环，改善新陈代谢，预防血管硬化，防止胆固醇的沉积，减少心血管病的发生。

黑米中还富含人体必需的微量元素如硒、锌、铁和铜等。研究证明，硒是人体必需的营养素，是一种强抗氧化剂，作用与维生素E相似，但效力更大。硒是谷胱甘肽过氧化物酶的组成成分，能防止不饱和脂肪酸的氧化，抑制对机体有损害作用的过氧化物和自由基的产生，保护细胞免受损害。而锌、铁和铜对血管的保护作用也已被很多资料证实。

黑米中还含有水溶性黄酮类化合物以及生物碱、植物甾醇等药用成分。黄酮类化合物成分的范围很广，种类和数目非常多，不同成分可能具有不同的生理活性。黑米皮中的总黄酮物质主要是由黑色素组成。据医学资料，黄酮类化合物的主要生理功能是它能够维持血管的正常渗透压，减低血管的脆性，防止血管破裂，止血并有良好的抗氧化性能和清除自由基的作用。

黑米粥若不煮烂，不仅大多数招牌营养素不能溶出，而且多食后易引起急性肠胃炎，对消化功能较弱的孩子和老弱病者更是如此。因此，消化不良的人不要吃未煮烂的黑米。病后消化能力弱的人不宜急于吃黑米，可吃些紫米来调养。

黑枣——补肾养血有奇效

黑枣是鲜枣在棉籽油、松烟水中煮熟，再用烟火熏烤成的，是鲜枣的干制品，营养丰富，含有蛋白质、脂肪、糖类、多种维生素等。同时也是君迁子的别名，又称软枣、牛奶枣等。

黑枣具有丰富的营养价值，如碳水化合物、膳食纤维、脂肪、果胶和蛋白质等，同时还含有丰富的维生素和矿物质，更重要的是黑枣中含有单宁和黄色素等生物活性物质。黑枣含有蛋白质、糖类、有机酸、维生素和磷、钙、铁等营养成分。黑枣性温味甘，具有补肾与养胃功效，有"营养仓库"之称。

1.维生素C

黑枣作为柿属食物之一，当然具有柿属食物富含维生素C的共同特点。维生素C对于人体健康的维持实在是太重要了，从胶原蛋白的合成到微小血管功能的维护，从预防牙龈萎缩到减轻动脉硬化，再从清除自由基抗氧化到提高免疫力抗癌症。

2.钾元素

黑枣中的矿物质含量也相当丰富，尤其是钾元素含量非常之高，而钠含量则相对低得多，这对于控制血压和保持心脏健康非常重要。因为长期高盐饮食会导致高血压的发生。虽然专家推荐每人每天摄入食盐不超过6克，但大多数人实际生活中根本无法做到，所以，推荐高钾饮食就显得非常重要了，因为钾摄入人体后的主要作用之一就是促进钠的排出，同时钾还具有软化血管的作用，从而达到降低血压的效果。

3.膳食纤维

膳食纤维是人体健康所不可缺少的，其对于保持消化系统健康是非常重要的，同时摄取足够的纤维素又可以预防心血管疾病、癌症、糖尿病以及其他疾病的发生。黑枣的最大营养特点之一就是富含膳食纤维，膳食纤维一方面促进胃肠蠕动，另一方面增加消化液的分泌，因此起到良好的润肠通便的作用，另外，膳食纤维还可以发挥降低血脂、降低血糖的功效。

4.果胶

果胶是一类构成植物细胞间组织的多糖类高分子聚合物，果胶具有良好的降血脂效果，胆固醇是血脂的主要成分之一，果胶具有很强的吸水性且难消化，其具有的凝胶特性可以阻止胆固醇与消化酶、胆汁酸及肠黏膜的接触，同时束缚胆汁酸，进而使胆固醇的吸收大大降低。

5.单宁

单宁，又称单宁酸、鞣酸或鞣质，柿类与其他果蔬的主要区别之一就是单宁含量非常之高。单宁属于植物多酚类，能沉淀生物碱、明胶及其他蛋白质。单宁对人体健康具有既有利又有害的双重作用，有利的方面在于单宁具有良好的抗菌抗病毒、清除自由抗氧化、抗突变抗肿瘤以及降血脂降血糖的作用，而不利的方面主要在于单宁的沉淀作用会干扰蛋白质和某些营养物质的吸收。

6.黄色素

黑枣虽然为黑色，但是从中分离出的色素成分却是黄色素。黑枣中的黄色素是天然黄色素，不仅可以作为食品工业的色素，研究发现其还具有一定的抗菌作用，当然关于此种黄色素的研究工作目前尚处于起步阶段，相信随着研究的不断深入，一定还可以揭示出黑枣黄色素更有价值的功效。

鲈鱼——强筋健骨的美味

鲈鱼又称花鲈、寨花、鲈板、四肋鱼等，俗称鲈鲛，与长江鲥鱼、太湖银鱼并称为"四大名鱼"之一。那么鲈鱼有什么营养价值呢？吃鲈鱼有什么好处呢？

鲈鱼肉质白嫩、清香，没有腥味，肉为蒜瓣形，最宜清蒸、红烧或炖汤。尤其是秋末冬初，成熟的鲈鱼特别肥美，鱼体内积累的营养物质也最丰富，所以是吃鲈鱼的最好时令。

吃鲈鱼有什么好处呢？鲈鱼的食用功效：鲈鱼具有补肝肾、益脾胃、化痰止咳之效，对肝肾不足的人有很好的补益作用。鲈鱼还可治胎动不安、生产少乳等症。准妈妈和生产妇女吃鲈鱼是一种既补身、又不会造成营养过剩而导致肥胖的营养食物，是健身补血、健脾益气和益体安康的佳品。另外，鲈鱼血中还有较多的铜元素。铜能维持神经系统的正常功能并参与数种物质代谢的关键酶的功能发挥。铜元素缺乏的人可食用鲈鱼来补充。

紫菜——身边的"益肾草"

中医中说紫菜"性味甘；咸；寒；归肺、脾、膀胱经"，可主治化痰软坚、利咽、止咳、养心除烦、利水除湿、肾虚引起的耳鸣等。

紫菜也被西医所推崇：紫菜属中叶状藻体可食的种群。紫菜营养丰富，其蛋白质含量超过海带，并含有较多的胡萝卜素和维生素B_2，有"营养宝库"之称。

紫菜有哪些功能呢？

（1）强细胞免疫和体液免疫：紫菜所含的多糖具有明显增强细胞免疫和体液免疫功能，可促进淋巴细胞转化，提高机体的免疫力；可显著降低血清胆固醇的总含量。

（2）软坚散结：紫菜营养丰富，含碘量很高，可用于治疗因缺碘引起的"甲状腺肿大"，紫菜有软坚散结功能，对其他郁结积块也有用途。

（3）增强记忆力、治疗水肿：紫菜富含胆碱和钙、铁、能增强记忆、治疗妇幼贫血、促进骨骼、牙齿的生长和保健；含有一定量的甘露醇，可作为治疗水肿的辅助食品。

（4）抗癌：紫菜的有效成分对艾氏癌的抑制率为53.2%，有助于脑肿瘤、乳腺癌、甲状腺癌、恶性淋巴瘤等肿瘤的防治。

板栗——补肾又养胃

板栗又叫栗子，是一种补养治病的保健品。中医学认为，栗子性味甘温，有养胃健脾、补肾壮腰、强筋活血、止血消肿等功效。

栗子含有丰富的营养成分，包括糖类、蛋白质、脂肪、多种维生素和无机盐。栗子对高血压、冠心病、动脉粥样硬化等具有较好的防治作用。老年人常食栗子，对抗老防衰、延年益寿大有好处。

由于栗子富含柔软的膳食纤维，糖尿病患者也可适量品尝。但栗子生吃难消化，熟食又易滞气，所以，一次不宜多食。最好在两餐之间把栗子当成零食，或做在饭菜里吃，而不是饭后大量吃，以免摄入过多的热量，不利于保持体重。

中医学认为，栗性甘温，无毒，有健脾补肝、强身壮骨的医疗作用。经常生食可治腰腿无力，果壳和树皮有收敛作用；鲜叶外用可治皮肤炎症；花能治疗瘰病和腹泻，根治疝气。民间验方多用栗子，每日早晚各生食1~2枚，可治老年肾亏，小便弱频；生栗捣烂如泥，敷于患处，可治跌打损伤，筋骨肿痛，而且有止痛止血，吸收脓毒的作用。

含有大量淀粉、蛋白质、脂肪、B族维生素等多种营养素，素有"干果之王"的美称。能防治高血压病、冠心病、动脉硬化、骨质疏松等疾病。

同时常吃对日久难愈的小儿口舌生疮和成人口腔溃疡有益。中医认为栗子能补脾健胃、补肾强筋、活血止血。对肾虚有良好的疗效，故又称为"肾之果"，特别是老年肾虚、大便溏泻更为适宜，经常食用能强身愈病。

栗子的用法很多，可用来加水熬汤食用，用于病后体虚、四肢酸软；可用栗子煮粥加白糖食用，具有补肾气、壮筋骨的功效；可每日早晚食用风干栗子数颗，也可用鲜栗子煨熟食用，用于老人肾虚；跌打损伤、瘀血肿痛时，可用生栗子肉碾成泥状，涂于患处。须注意的是，栗子生食难于消化，熟食时易滞气，故不可食用太多，且消化不良、温热甚者不宜食用。

黑葡萄——水果中的养肾上品

肾病患者在平时适当多吃一些蔬果是益于治疗的，尤其是要重视发挥葡萄的调养作用。葡萄中含有大量的易被人体吸收的葡萄糖，民间常用野葡萄根30克煎水服，有止吐利尿消肿之功效。专家介绍，葡萄汁是肾病患者最好的食品，多吃葡萄有益于肾病康复。《神农本草经》记载曰：葡萄主"筋骨湿痹，益气，倍力强志，令人肥健，耐饥，忍风寒。久食，轻身不老延年"。现在医学表明，葡萄汁是肾病病人最好的食品，可以降低血液中的蛋白质和氯化钠的含量，对肾病治疗有很大的好处，可见多吃葡萄有益于肾病患者康复。

中医学认为，葡萄性平味甘酸，入脾、肺、肾三经。功能生津止渴，补益气血，强筋骨，利小便。《神农本草经》载"益气培力，强志，令人肥健耐饥，久食轻身不老延年"。主治气血不足、头晕乏力、肺虚咳嗽、心悸盗汗、风湿痹痛、小便淋涩、水肿尿少。

现代药理研究表明，葡萄中所含的多酚类物质是天然的自由基清除剂，具有很强的抗氧化活性，可以有效地调整肝脏细胞的功能，抵御或减少自由基的伤害；葡萄所含的微元素硼可助更年期妇女维持血浆中雌激素，有利于钙质吸收而预防骨质疏松；其所含天然聚合苯酚能与病毒或细菌的蛋白质化合，使其失去传染疾病的能力；葡萄所含的鞣花酸、白藜芦醇均具有较强的抗癌作用；每天酌量饮葡萄酒，以色红者为优，可减少冠心病的死亡率，这是因为葡萄酒在增加血浆中高密度脂蛋白的同时，能减少低密度脂蛋白的含量，减少动脉硬化脆裂而保持弹性。

此外，它还具有抗炎作用，能与细菌、病毒中的蛋白质结合，使它们失去致病能力。国外的研究证明，新鲜的葡萄、葡萄叶、葡萄干都具有抵抗病毒的能力。葡萄中含有丰富的葡萄糖及多种维生素，对保护肝脏、减轻腹水和下肢水肿的效果非常明显，还能提高血浆白蛋白，降低转氨酶。葡萄中的葡萄糖、有机酸、氨基酸、维生素对大脑神经有兴奋作用，对肝炎伴有的神经衰弱和疲劳症状有改善效果。葡萄中的果酸还能帮助消化、增进食欲，预防肝炎后脂肪肝的发生。葡萄干是肝炎患者补充铁的重要来源。用葡萄根100～150克煎水服下，对黄疸型肝炎有一定辅助疗效。

乌鸡——女性养肾保健的珍禽

乌骨鸡，简称"乌鸡"。性平，味甘。具有滋阴清热、补肝益肾、健脾止泻等作用。

乌骨鸡主要营养成分有：蛋白质、维生素A、B族维生素、维生素E、磷、铁、钾、钠、锌、硒及黑色素美拉宁等。乌骨鸡营养丰富、口感细嫩，含有完整性蛋白质以及维生素和各种矿物质，含有钙质可防止骨质疏松、佝偻病，且铁质含量较其他鸡肉高，可改善缺铁性贫血症，常用来补充营养、提高生理机能。因为乌骨鸡其细胞中所含的黑色素，有学者认为可以增进免疫力。乌骨鸡脂肪含量及热量都低于肉鸡，且比肉鸡含有更多的铁、锌等矿物质，非常适合增强体力又怕肥胖的女性食用。

乌骨鸡也是一味珍贵的中药。《本草纲目》曰："乌骨鸡，有白毛乌骨者；黑毛乌骨者；斑毛乌骨者。有骨肉俱乌者；肉白骨乌者。但观鸡舌黑者，则肉骨俱乌，入药更良。煮鸡至烂和药，或并骨研用之。"乌骨鸡主治一切虚损之症，如腰酸腿痛、消渴久痢、头晕目眩、贫血萎黄、结核盗汗、失血过多、月经不调、白带过多、不孕症等病。人们多用乌鸡补养产妇，滋补久病虚弱或失血过多的病人。由于乌鸡可治多种妇科疾病，因此，乌鸡被视为"妇科圣药"。

泥鳅——男性强身的"水中人参"

泥鳅又名河鳅、鳅鱼等。泥鳅肉质细嫩，味道极为鲜美，是一种高蛋白、低脂肪食品，为膳食珍馐，适宜各类人群食用，素有"水中人参"的美誉。

中医学认为，泥鳅味甘、性平，有补中益气、祛邪除湿、养肾生精、祛毒化痔、消渴利尿、保肝护肝之功能，还可治疗皮肤瘙痒、水肿、肝炎、早泄、黄疸、痔疮等症。《医学入门》中称它能补中、止泻。《本草纲目》中记载泥鳅有暖中益气之功效，对解渴醒酒、利小便、壮阳、化痔都有一定药效。

日常生活中，我们食用泥鳅主要在于它的保健功效。泥鳅是一种营养丰富的水产品，可食部分每百克蛋白质含量高达18.4克，比一般鱼类高；还含有脂肪2.8～2.9克，以及钙、磷、铁、维生素B_1、维生素B_2和烟酸等。但泥鳅所含胆固醇比较高，若将泥鳅与富含维生素C的果蔬相搭配，则可将多余的胆固醇排出体外。

儿童、老人、孕妇、哺乳期女性、青壮年男子、营养不良、病后体虚、贫血、水肿、脚气、神经炎患者宜食用泥鳅来调养身体。

泥鳅的营养价值这么高，在我国关于用泥鳅进补的说法也很多。还有一种说法就是吃生泥鳅可进补、泻火。但是，即使生吃泥鳅有这些优点，最大的危险却是易导致寄生虫病，得不偿失，所以千万不能生吃泥鳅。

药到病自除——补肾阳的中草药

肉桂——可以大补命门之火

肉桂，味辛、甘，性热，有小毒，入肝、脾、胃、肾经。有温补肾阳、散寒止痛、温通经脉、引火归原的功效。

很多人都知道，阳虚的外在表现是：怕冷，四肢冰凉，腰疼膝冷，大便稀溏，小便频数清长，舌质淡嫩，舌苔白。肉桂气厚，为纯阳之品，入肾而峻补命门之火，入脾则温中散寒，入心、肝两经则散血中寒邪，故多用于治疗命门火衰，肾阳亏虚，寒凝血瘀等病症。

肉桂可以温补命门之火，也就是肾阳，同时也可以温补脾阳。肉桂对于脾肾两个脏腑的阳气都可以起到温煦的作用，对虚寒性的病症有治疗作用。比如，有的老年人有"五更泻"的问题，即每天早晨天未亮之前即肠鸣泄泻，其原因主要是肾阳虚，不能温养脾胃之故，这种情况，用肉桂就可以起到温补肾阳的作用。有的老年人会出现小便清长、老年性的前列腺炎，还有男性遗精早泄等，如果属于脾肾阳虚型的，都可以用肉桂来改善。我们知道经络是行气血的通道，血遇热则行，遇寒则凝。若是肾阳不足，也就是我们身体里面的火力比较弱，寒邪占据上风的话，气血的运行就会减慢，甚至还可能导致气血瘀滞。中医认为"不通则痛"。经络堵塞，气血瘀滞，女性朋友在来月经的时候就会出现腰痛、腹痛的症状。如果痛经是因为肾中阳气不足、寒邪阻塞经络导致的，就可以用肉桂来驱寒止痛。假如阳气衰弱，同时气血也虚，就可以将肉桂和补血补气的食物一起吃，以运化阳气，鼓舞气血的生长。

肉桂这个"树皮"要怎么吃呢？一般是将其磨成粉，即人们常说的肉桂粉。我们在去药店买肉桂的时候，可以请药店帮忙打成粉，也可以自己拿回来炮制。炮制的方法比较简单：将肉桂除去杂质，刮去粗皮，捣成小碎块。炮制后贮存于干燥的容器内，密闭，置阴凉干燥处。肾阳虚的患者每天取一小茶匙，用温开水冲服，可以起到温补肾阳的作用。如果想改变一下口味的话，也可以加点蜂蜜。这个方法可以温煦脾胃的阳气，对脾胃虚寒的人有特别好的保健作用。

由于肉桂味辛性热，极易伤阴助火，一定要根据自己的体质使用，最好在中医药师指导下辨证使用，并注意不宜过量或长期服用，一天摄入量最多不要超过4克。内热上火、痰热咳嗽、风热感冒、有出血倾向者及孕妇不宜使用，以免引发新疾或加重病情。

鹿茸——备受青睐的温肾壮阳之品

很多人还未到中年，就开始腰酸背痛、夜尿多且阳痿不举、肾不纳气而喘、肾不济窍而耳鸣甚至失聪，这些都是肾衰竭的信号，是在提示我们该补肾了。在众多的补肾品中，能温肾壮阳、生精益血、补髓健骨的鹿茸是比较受人们青睐的。

鹿茸不是普通的鹿角，它是雄鹿的嫩角没有长成硬骨时，带茸毛、含血液的幼角。鹿茸是雄鹿督脉阳气、精血所化生，为血肉有情之品，能直入肾经，有壮肾阳、补气血、益精髓、强筋骨的功效，可以用于治疗肾阳虚衰、精血不足引发的各种病症。例如：《千金方》中治疗佝偻病及其他虚弱症的鹿茸散，就是将鹿茸与当归、阿胶、乌贼骨等药共研为末，直接用淡盐水送服或调成糊状吞服的。而《医宗金鉴》中用于治疗小儿"先天性五软症"的补肾地黄丸，就是以六味地黄丸为基础，加入鹿茸和牛膝，研成细末，炼蜜为丸的。鹿茸自秦汉入药以来，一直被人们视为延年益寿之滋补佳品。

此外，鹿茸有肝肾同补的功效，肝藏血，肾藏精，肝肾同补有助于益肾精、补气血。可见，鹿茸的保健作用非常高，是良好的温肾壮阳药。

过去的医家讲鹿茸入药祛病时，多是将其研成细末服用，而现在我们将鹿茸作为日常养生保健品服用，最简单的方法就是在炖各类肉汤的时候加入几个鹿茸片，对保养先天和后天之本效果特别好。在寒冷的冬日里，鹿茸汤是滋养我们身体的绝妙佳品。如果劳累后出现了腰膝酸软、浑身乏力、血虚眩晕等症状，喝鹿茸汤是很好的选择。

鹿茸为大补之品，服用时应从小剂量开始，缓缓增加，不宜一次性服用很大的剂量。阴虚内热、肝阳上亢者，最好别服用鹿茸，否则会"火上浇油"，加重上火的程度，从而出现口干咽痛、烦躁、大便干结等燥热的现象。

杜仲——善治腰腿疼痛

杜仲味甘，性温，归肝、肾经。《本草纲目》记载："杜仲，能入肝，补中益精气，坚筋骨，强志，治肾虚腰痛，久服，轻身耐老。"可见杜仲具有补肝肾，强筋骨的功效。

《本草汇言》曰："凡下焦之虚，非杜仲不补；下焦之湿，非杜仲不利；足胫之酸，非杜仲不去；腰膝之疼，非杜仲不除。然色紫而燥，质绵而韧，气温而补，补肝益肾诚为要剂。"肝主筋，肾主骨，肾充则骨强，肝充则筋健。屈伸利用皆属于筋，杜仲是肝经气分药，因此，杜仲虽入肝而能补肾。

杜仲可以治疗腰膝酸痛及胎动不安。产后妇女在生产过程中的创伤恢复以后，服用杜仲可以快速恢复元气，对预防产后腰酸背痛有很好的疗效。服用杜仲有两种比较好的方法。一是从中药店买来杜仲皮煎汤，用汤汁炖肉，比如杜仲羊肉汤。一周服用2～3次。二是可以买杜仲茶冲水喝，天天服用。另外喝杜仲茶不但能预防产后腰背痛，还可以逐步消除产前营养过剩造成的肥胖，可谓一举两得。

杜仲也可以用来泡酒。取杜仲50克、丹参10克、川芎25克、高度白酒1000毫升。将上述中药装入纱布袋扎口，与白酒一起置于酒坛中密封浸泡，20天后取出药袋，取澄清的酒液饮用。每日2次，每次饮用30～50毫升。此酒可补肝益肾、活血通络，适用于老年人肝肾虚亏所致的腰背酸楚、脚膝无力、四肢麻木等症。

杜仲的组织中含有杜仲胶。杜仲胶无毒，但是影响消化。将杜仲打成粉后用开水冲服的话，就没有办法去除杜仲胶。但是杜仲胶不溶于水，因此用杜仲皮来煎汤或是炒菜则能有效地将杜仲胶隔离开来。另外，杜仲为温补之品，阴虚火旺者应慎用。

桑葚——药食两用，滋阴又补血

桑葚不仅是一款甘甜美味的水果，还是一味可以滋阴补血、补益肝肾的药材。

桑葚又名桑果，早在两千多年前，桑葚已是中国皇家御用的补品。桑葚既可入食，又可入药，是难得的药食两用的滋补佳品。桑葚味甘酸，性微寒，入心、肝、肾经，具有补血滋阴、固精益肾、生津止渴、润肠燥等功效，常用于肝肾阴虚、精血亏损、肠燥便秘等症。

桑葚除了鲜食外，还有多种食用的方法，如做桑葚粥、桑葚茶、桑葚酒。桑葚粥的做法很简单：将煮好的大米白粥、小米粥、麦片粥等白味粥，调入桑葚粒和桑葚汁即成。该粥可通便养胃、消暑清热。

桑葚茶：先在杯内放入适量桑葚果粒，若要热饮则冲入热开水；天气热，则可直接冲入冷水及加冰块，搅拌均匀即成为一杯口感美味的桑葚茶。桑葚茶风味甚佳，具有护肝明目、助眠及美白皮肤的作用。

桑葚酒：准备桑葚5000克、大米3000克、酒曲适量。取桑葚捣汁煮沸；将米煮熟，沥干，与桑葚汁搅匀蒸煮，加入酒曲适量搅匀，装入瓦坛内；将瓦坛放入棉花或稻草中发酵，根据季节气温不同，至发酵到味甜可口时即可取出饮用。每次4匙，开水冲服。每日2次。桑葚能补肝益肾、熄风润燥。此酒甘甜可口，亦食亦药，常饮可滋补肝肾。

桑葚性质偏寒，因此脾胃虚寒、大便溏稀的人最好不要吃。

鳖甲——退热除蒸的补肾良药

鳖甲就是鳖的背甲，味咸，性微寒，归肝、肾经，有滋阴潜阳、软坚散结、退热除蒸的功效。常用于阴虚发热、劳热骨蒸、虚风内动、经闭、久疟等症。《本草新编》中称："鳖甲善能攻坚，又不损气，阴阳上下有痞滞不除者皆宜用之。"醋炙后能软坚散结，可用于胸胁气郁积聚作痛。

鳖甲与龟甲很多老百姓常常弄混淆，这两味药都是滋养肝肾之阴的良药，但鳖甲长于退热除蒸，龟甲长于滋肾，大家日常使用时应有所区别。

现代研究证实，鳖甲可治疗肝病。用鳖甲配龟甲及其他活血软坚、疏肝利湿的中药，可用来治疗无明显腹水的慢性肝炎或肝硬化病人。长期服用鳖甲煎剂，可以促进肝血液循环，改善肝功能。用鳖甲熬制而成的鳖甲胶，可治肾亏头晕、多梦遗精，为补肾滋阴之良药。用鳖甲细末配茶油调匀外敷，可治烧烫伤。

鳖甲可以用来内服，也可以用来外敷。内服的话，一般是用来煎汤、熬膏或入丸、散。如能够滋阴清热、平肝熄风的鳖甲汤，就是取鳖甲20克用水煎30分钟后取汁，一日内分2次温服。此方主治痨热蒸骨、阴虚风动之症。

鳖有一定的堕胎之弊，所以孕妇忌用。脾胃虚寒者也不宜服用。还有一点值得注意的是，做菜肴食用后的鳖甲已经没有药用的功效，所以不宜再入药。

紫河车——补肾益精的要药

紫河车是人体胎盘的中药名，又称胞衣、胎衣等。胎盘既非草木，又非金石，世上也没有紫河，为什么却命名为"紫河车"呢？

《本草纲目》解释说：天地之先，阴阳之祖，乾坤之始，胚胎将兆，九九数足，胎儿则乘而载之，其遨游于西天佛国，南海仙山，飘荡于蓬莱仙境，万里天河，故称之为河车。母体娩出时为红色，稍放置即转紫色，因此，入药时称为"紫河车"。

中医认为，紫河车味甘、咸，性温，入肺、心、肾经，有补肾益精、益气养血之功。对于它的功效，古代医典是怎么说的呢？

《日用本草》中说：胎盘"治男女一切虚损劳极、癫痫、失志恍惚。安心养血，益气补精"。《本草经疏》则说：紫河车"乃补阴阳两虚之药，有返本还元之功。乃血肉有情之品，大补气血"。

紫河车既补阳补气，又补阴补血，为补肾益精之要药，凡是气血亏损、阴阳两虚的人都可以服用，也适用于各类肾虚证。

紫河车作为中药使用的话，一般都是研末吞服，推荐每次用量2～3克。保健滋补多用鲜胎盘，买不到鲜品，则可从药店购买紫河车，烘干研末后，可直接用水、牛奶送服，或装入胶囊中服用，或调入面粉、奶粉、稀粥中，煮食。

胎盘虽为治疗虚损劳伤的上品，但仍不可擅自妄食。另外，霉烂胎盘、不洁胎盘，都不宜食用。

冬虫夏草——阴阳双补益精气

冬虫夏草，究竟是虫还是草呢？顾名思义，冬虫夏草当然冬天是虫，而夏天就变成草了。为什么这么神奇呢？

每年盛夏时节，在海拔3800米以上的雪山草甸上，冰雪消融，树枝吐绿，百花斗艳，在高原一代活动的虫草蝙蝠蛾便将千千万万个虫卵留在花叶上，一段时间后蛾卵变成小虫，钻进潮湿疏松的土壤里，吸收植物根茎的营养，把身体养得洁白肥胖。这时，球形的真菌孢子遇到虫草蝙蝠蛾幼虫，便钻进虫体内部，吸取营养，萌发菌丝。受真菌感染的幼虫，蠕动到距地表2～3厘米的地方时，便会头朝上尾朝下死去，人们把这种虫子叫作"冬虫"。虽然幼虫已死，但幼虫体内的真菌却日渐生长，直至充满整个虫体。来年春末夏初，虫子的头部便会长出一根紫红色的小草，高2～5厘米，顶端有菠萝状的囊壳，这就是"夏草"。

其实，冬虫夏草是一种昆虫与真菌的结合体。冬虫夏草药性温和，平补阴阳，与人参、何首乌、灵芝并称为四大仙草，有很好的保健功效。

腰为肾之府，很多老年人经常有腰痛的情况，这种腰痛的特点是痛而酸软，喜按喜揉，足膝无力，遇劳更甚，卧则减轻，常反复发作。中医认为这种腰痛是肾虚所致。治疗肾虚腰痛，冬虫夏草可以说有很好的疗效。

冬虫夏草能够阴阳双补，而且有很好的补肺作用，肺主卫气，补了肺，就相当于加固了卫气。所以对于皮肤阳气（卫气）不足造成的自汗和阴虚所致的盗汗都有独特的疗效。具体怎么用呢？一般是用虫草1～2条，研末，如果是自汗，早晨空腹用淡盐水送服；如果是盗汗，则睡前用淡盐水送服。

冬虫夏草既可用来泡酒、泡茶，也可以煎水、炖汤，做成药膳服食。例如有腰痛虚弱、梦遗滑精、阳痿早泄等症的人，可单用冬虫夏草每次2克，研末，空腹送服，每日早、晚各一次；也可用冬虫夏草5克，配川续断、杜仲等，煎汤饮服。

当然，服用冬虫夏草补虚，要因人因病而异，如果是病后体虚，或平素体虚特别容易感冒的人，可以用冬虫夏草与鸡、鸭、牛、猪、羊肉等炖服。

遗精调理药膳

枸杞牛鞭汤

原料：枸杞25克，牛鞭50克，鸡肉250克，料酒10毫升，盐5克，味精、胡椒粉各2克，姜片、葱段各10克，高汤适量。

做法：

（1）牛鞭用温水发透，去内层筋膜，切段；鸡肉洗净，切块；枸杞洗净，润透。

（2）炖锅置火上，入水适量，放入牛鞭、鸡肉、枸杞、姜片、葱段、料酒，加入高汤，大火煮沸后转小火炖煮3小时，加入盐、味精、胡椒粉调味即可。

功效：滋阴补肾，止遗精。适用于肾虚腰痛、滑精、遗精等症。

山茱萸核桃猪腰汤

原料：山茱萸15克，核桃仁30克，猪腰2个，料酒5毫升，姜片、葱段各5克，盐3克，鸡精2克，鸡油适量。

做法：

（1）山茱萸、核桃仁分别洗净；猪腰洗净，切两片，去腰臊，切成腰花。

（2）炖锅置火上，入水适量，放入山茱萸、猪腰、核桃仁、料酒、姜片、葱段，大火煮沸后转小火炖煮40分钟，加入盐、鸡精、鸡油，搅匀即可。

功效：补益肝肾，收敛固涩。适用于遗精、耳鸣眩晕、自汗盗汗、小便频数、腰膝酸软等症。

芡实炖羊肉

原料：芡实30克，羊肉500克，料酒5毫升，姜片、葱段各5克，盐4克，鸡精1克，鸡油适量。

做法：

（1）芡实洗净；羊肉洗净，切块。

（2）炖锅置火上，入水适量，放入芡实、羊肉、料酒、姜片、葱段，大火煮沸后转小火炖煮50分钟，加入盐、鸡精、鸡油，搅匀即可。

功效：补肾固精，祛湿止带。适用于遗精、尿频等症。

虫草蒸鹌鹑

原料：冬虫夏草10克，白条鹌鹑2只，白酒、料酒各5毫升，姜片、葱段各5克，盐3克，鸡精1克，鸡油、清汤各适量。

做法：

（1）鹌鹑洗净，放入盆中，放入盐、鸡精、鸡油、姜片、葱段、料酒，腌渍30分钟，备用；冬虫夏草用白酒浸泡1小时，洗净。

（2）取蒸碗，放入清汤、鹌鹑、冬虫夏草，上笼大火蒸20分钟至熟即可。

功效：补虚损，益精气。适用于遗精、脂肪肝、自汗、盗汗、阳痿等症。

芡实炖老鸭

原料：芡实30克，白条老鸭1只，料酒8毫升，姜片、葱段各5克，盐3克，鸡精1克，鸡油适量。

做法：

（1）芡实、老鸭分别洗净。

（2）炖锅置火上，入水适量，放入芡实、老鸭、料酒、姜片、葱段，大火煮沸后转小火炖煮1小时，加入盐、鸡精、鸡油，搅匀即可。

功效：补肾固精，健脾止泄，祛湿止带。适用于遗精、遗尿、尿频、泄泻等症。

金樱鲫鱼汤

原料：金樱子30克，鲫鱼250克，香油5毫升，盐3克。

做法：

（1）鲫鱼去鳞、内脏，洗净；金樱子洗净。

（2）砂锅置火上，入水适量，放入金樱子、鱼，大火煮沸后转小火煲煮1小时，加入香油、盐调味即可。

功效：补肾固精，利尿消肿。适用于男子肾气不固而致遗精、滑精等症。

金樱根鸡汤

原料：金樱根60克，母鸡1只，盐5克。

做法：

母鸡宰杀拔毛，去头足和内脏，洗净；金樱根洗净，切碎，放入母鸡腹内，置瓦盅内，入水适量，隔水炖至熟透，加盐调味即可。

功效：固精涩精。适用于阴虚火旺型遗精症。

阳痿调理药膳

三子泥鳅汤

原料：韭菜子、枸杞、菟丝子各20克，活泥鳅200克，盐3克，鸡精1克。

做法：

（1）泥鳅沸水烫杀，洗净；韭菜子、枸杞、菟丝子均洗净，韭菜子与菟丝子装入纱布袋，口扎紧。

（2）砂锅置火上，入水适量，放入泥鳅、枸杞、纱布袋，大火煮沸后转小火煨泥鳅烂熟，取出布袋，加入盐、鸡精调味即可。

功效：暖中益气，补肾壮阳。适宜阳痿、早泄、贫血者食用。

苁蓉银杏烧鸡块

原料：肉苁蓉、薏米各15克，银杏50克，白条鸡1只，栗子100克，盐3克，味精1克，料酒5毫升，姜片、葱段各5克，植物油适量。

做法：

（1）鸡洗净，切块；肉苁蓉润透，切片；薏米淘净；银杏洗净，去心；栗子去壳、衣，洗净。

（2）炒锅置火上，入油烧热，下入姜片、葱段炒香，放鸡块、肉苁蓉、栗子、银杏、薏米，加水煮15分钟至熟，调入盐、味精、料酒，炒匀即可。

功效：温补肾阳，利水除湿。适用于阳痿、腰痛、尿频等症。

虫草炖乳鸽

原料：冬虫夏草10克，白条乳鸽2只，水发香菇50克，花椒粒3克，姜片、葱段各8克，料酒8毫升，盐5克，味精1克，鸡油、高汤各适量。

做法：

（1）冬虫夏草洗净，用酒泡2小时；乳鸽处理好，洗净；香菇洗净，切薄片。

（2）炖锅置火上，倒入高汤，放入乳鸽、冬虫夏草、花椒粒、香菇、料酒、姜片、葱段，大火煮沸后，加盐、味精、鸡油转小火炖煮90分钟即可。

功效：补肺肾，壮元阳。适用于，阳痿、早泄、遗精、虚损咳嗽、咯血等症。

山药羊肉羹

原料：山药250克，白羊肉250克，大葱、生姜、虾米各少许。

做法：

羊肉去脂膜切薄片，山药切成丁，共煮烧羹，加入大葱、生姜、虾米，待肉熟后食用。

功效：温肾健脾。适用于肾阳不足型阳痿。

泥鳅酸枣仁汤

原料：酸枣仁50克，泥鳅50克，姜末、葱段各5克，黄酒5毫升。

做法：

（1）泥鳅活杀，去内脏，洗净，切段；酸枣仁洗净。

（2）锅置火上，入水适量，放入泥鳅、酸枣仁、姜末、葱段、黄酒，大火煮沸，撇去浮沫，转小火煮25分钟即可。

功效：补益心脾。适用于心脾两虚型阳痿症。

海参炒黄鱼片

原料：海参30克，黄鱼1条，料酒5毫升，姜末、盐各3克，植物油适量。

做法：

（1）海参发好；黄鱼去内杂洗净切片。

（2）炒锅置火上，入油烧热，放入海参、黄鱼同炒至熟，加料酒、姜末、盐调味即可。

功效：补脾肾，填精壮阳。适用于肾阳不足型阳痿症。

枸杞炖牛鞭

原料：枸杞20克，牛鞭1具，生姜250克，绍兴黄酒500毫升。

做法：

牛鞭洗净，剖开，去其尿管，切小块，加入绍兴黄酒小火煨煮至烂，再放入生姜、枸杞隔水炖熟即可。

功效：温肾壮阳，益精兴阳。适用于阳痿伴腰酸腿软、头昏耳鸣等症。

核桃炖蚕蛹

原料：核桃仁200克，蚕蛹100克，料酒7毫升，盐3克，味精1克，植物油适量。

做法：

（1）蚕蛹用水冲洗干净；核桃仁洗净，掰成小块备用。

（2）锅置火上，入油烧至六成热时，下入蚕蛹，炒熟装碗，放入核桃仁，拌入料酒、盐，隔水蒸熟，加味精调味即可。

功效：益脾胃，壮阳事。适宜中老年男士腰膝酸软、夜尿频数、阳痿滑精食用。

早泄调理药膳

莲子芡实汤
原料：莲子肉、山药、芡实各20克，扁豆20克。
做法：
（1）莲子肉、扁豆、芡实分别洗净；山药洗净，润透，切成片。
（2）砂锅置火上，入水适量，放入莲子肉、山药、芡实、扁豆，大火煮沸后转小火熬煮40分钟即可。
功效：补心益脾。适用于心脾两虚型早泄，伴随心悸、失眠多梦、面色不华等症。

五倍子炖乌鸡
原料：五倍子15克，白条公乌鸡1只，料酒5毫升，盐3克，姜片、葱段各5克，味精1克，胡椒粉2克。
做法：
（1）五倍子、乌鸡洗净。
（2）炖锅置火上，入水适量，放入五倍子、乌鸡、姜片、葱段、料酒，大火煮沸后转小火炖煮1小时，加入盐、味精、胡椒粉，搅匀即可。
功效：固精涩肠，止血解毒。适用于早泄、遗精以及肺虚久咳、久痢、久泻、脱肛、自汗、盗汗、便血等症。

山药熟地炖乳鸽
原料：山药、熟地、枸杞各20克，韭菜子、五味子、山茱萸、覆盆子、当归、女贞子各15克，鹿角胶9克，龟板胶10克，乳鸽2只，料酒5毫升，姜片、葱段各5克，盐3克，胡椒粉2克，高汤适量。
做法：
（1）将以上11味药材洗净，装入纱布袋内；乳鸽洗净。
（2）炖锅置火上，入水适量，放入乳鸽、药袋、姜片、葱段、料酒，加入高汤，大火煮沸后转小火炖煮1小时，加入盐、味精、胡椒粉调味即可。
功效：滋阴补肾，固精。适用于肾阴虚所致的早泄、阳事不举、失眠、多梦、神倦乏力、手足心热、精液清稀等症。

枸杞炖鹌鹑
原料：枸杞20克，鹌鹑2只，黄酒5毫升，葱段、姜片各5克。
做法：
（1）枸杞洗净，润透备用；鹌鹑活杀，去头爪、皮毛、内脏，洗净。
（2）将两者一共放入炖盅内，加入黄酒、葱段、姜片，隔水清炖40分钟即可
功效：温补中气。适用于心脾两虚型早泄，伴失眠多梦、身倦乏力、自汗健忘、面色不华等症。

前列腺炎调理药膳

南瓜子瘦肉汤
原料：山楂15克，南瓜子50克，猪瘦肉250克，料酒5毫升，盐3克，味精1克。
做法：
（1）南瓜子洗净，捣碎；猪瘦肉洗净，切薄片；山楂洗净，去核，切片。
（2）锅置火上，入水适量，放入南瓜子、山楂、猪瘦肉、料酒，大火煮沸后转用小火炖煮45分钟，加入盐，味精调味即可。
功效：驱血化食，强身。适宜前列腺炎患者食用。

锁阳猪腰汤

原料：锁阳15克，猪骨1000克，猪腰2个，料酒5毫升，姜片、葱段各5克，盐3克。

做法：

（1）锁阳洗净；猪骨洗净，捶破；猪腰洗净，切两半，去腰臊，切成腰花。

（2）砂锅置火上，入水适量，放入锁阳、猪骨、猪腰、姜片、葱段、料酒，大火煮沸后转用小火炖煮2小时，加盐调味即可。

功效：补肾健骨。适用于前列腺炎、肾虚腰痛、腰膝无力、阳痿遗精、不育、骨折、骨质疏松等症。

双仁牛膝粥

原料：桃仁、郁李仁各10克，川牛膝15克，粳米100克。

做法：

（1）桃仁、郁李仁、川牛膝均洗净，润透，放入砂锅，加水煎煮，去渣留汁；粳米淘洗干净。

（2）砂锅置火上，入水适量，兑入药汁，下入粳米，大火煮沸后转小火熬煮至粥成即可。

功效：活血化瘀，通利小便。适用于前列腺增生症。

枸杞腰花粥

原料：枸杞5克，大米50克，猪腰100克，葱末10克，姜末5克，盐、味精各2克，黄酒10毫升，五香粉1克。

做法：

（1）猪腰一剖为二，剔尽内面筋膜，在正面划出交叉花刀后切成小块，漂洗干净，浸泡在水中数小时，再放入沸水中焯烫，捞出备用；枸杞、大米淘洗干净。

（2）砂锅置火上，入水适量，下入大米，大火煮沸后加入腰花、黄酒、五香粉、枸杞，葱末、姜末、盐、味精，转小火熬煮成粥，即可食用。

功效：补肾壮腰。适用于肾虚腰痛，见腰膝酸软、酸痛频作、身面水肿、步履艰难、耳鸣耳聋等人群。

肾炎调理药膳

桑菊绿豆粥

原料：桑白皮30克，白菊花10克，绿豆60克，大米50克。

做法：

（1）桑白皮、白菊花洗净，放入砂锅中加水大火煮沸后转小火煎煮30分钟，去渣取汁备用；绿豆、大米淘洗干净。

（2）砂锅置火上，入水适量，兑入药汁，下入绿豆、大米，大火煮沸后转小火熬煮成粥即可。

功效：散风热，清肝明目。适用于肾炎急性期，见全身水肿、小便不利等症。

双皮红小豆汤

原料：玉米须15克，冬瓜皮、西瓜皮、白茅根各20克，赤小豆200克。

做法：

（1）赤小豆淘洗干净，放入砂锅内，加入适量温水，浸泡2小时；冬瓜皮、西瓜皮、白茅根、玉米须均洗净，放入泡赤小豆的砂锅内。

（2）砂锅置火上，入水适量，大火煮沸后转小火熬煮30分钟，滤去渣即可。

功效：利水消肿。适用于小儿急性肾炎所致的小便不利、全身水肿等症。

山药汤圆

原料：鲜山药200克，猪肉150克，白砂糖100克，糯米粉250克。

做法：

（1）猪肉洗净，剁成肉末；鲜山药洗净，去皮，放入锅中蒸熟后取出，放入大碗内，捣烂，加入猪肉末、白砂糖，搅拌均匀，做成馅料。

（2）糯米粉加入适量清水，揉匀，搓成长条，揪成小剂，以山药肉末为馅搓成汤圆，逐个下入锅中煮熟即可。

功效：补养脾胃，生津益肺。适用于小儿身体羸瘦、营养不良，脾虚久泻或肺结核体虚或慢性肾炎虚弱等症。

玉米冬瓜青皮粥

原料：青皮10克，小冬瓜250克，玉米粒60克，饭锅巴30克，大蒜5瓣。

做法：

（1）小冬瓜洗净，连瓤切片；玉米粒淘洗干净。

（2）砂锅置火上，入水适量，放入小冬瓜、玉米粒大火煮沸后转小火熬煮至粥将成时，放入饭锅，大火煮沸后转小火煮至粥城，加入青皮、大蒜瓣共煮10分钟即可。

功效：利水消肿，清热解毒。适用于脾虚水肿、肢体水肿、小便短少等症。

肾衰竭调理药膳

茯苓山药糯米粥

原料：茯苓、干山药片各20克，糯米40克，白砂糖10克。

做法：

（1）糯米淘洗干净，用清水浸泡30分钟；茯苓、山药均洗净，润透。

（2）砂锅置火上，入水适量，放入茯苓、山药、糯米，大火煮沸，转小火熬煮至粥成，加白砂糖稍煮即可。

功效：补脾养胃，生津润肺，补肾涩精。适用于慢性肾炎、肾衰竭及脾虚腹泻、肾虚遗精、慢性久痢、虚劳等症。

茅根赤小豆粥

原料：鲜茅根150克，赤小豆40克，大米150克。

做法：

赤小豆、大米淘洗干净；鲜茅根洗净，加适量水，煎煮30分钟，捞去药渣，下入大米、赤小豆，小火熬煮成粥即可。

功效：败毒抗癌，凉血止血，清热利尿，消肿解毒。适宜肾炎水肿者食用。

杜仲续断猪腰汤

原料：杜仲、续断各20克，鲜猪腰200克，料酒10毫升，盐3克，姜片10克，植物油适量，胡椒粉1克，肉汤500毫升。

做法：

（1）杜仲洗净，刮去杂物及老皮；猪腰洗净，剖开切去白色臊腺，放入沸水锅中焯一下，捞出洗净切片备用。

（2）炒锅烧热加入植物油、姜片煸香，放入猪腰煸炒至水干，烹入料酒，加入盐、胡椒粉、肉汤、续断及杜仲，小火炖至腰片熟透，拣出姜片、杜仲、续断，盛入汤碗即可。

功效：补益精髓。适用于肝肾亏虚，见肾虚腰痛、身面水肿、耳聋、阳痿、遗精、足膝酸软等症。

附片蒸乌鱼

原料：附片10克，茯苓8克，泽泻5克，鲜乌鱼600克，水发香菇80克，猪网油1张，盐3克，味精1克，料酒30毫升，葱段25克，姜片15克，清汤800毫升，胡椒粉2克。

做法：

（1）附片、茯苓、泽泻洗净，烘干研成细末；乌鱼处理干净，焯水后斩成长4厘米的段放碗内，加盐、料酒、中药末、胡椒粉，搅拌均匀，腌渍15分钟至入味；香菇切成薄片。

（2）猪网油洗净晾干水分，铺在碗底，放入香菇、鱼块、姜片、葱段、清汤400毫升，上笼蒸熟。

（3）将鱼块翻扣于汤碗内，揭去网油，原汁滗入锅中，加入剩余清汤、味精、胡椒粉、盐调味后盛入汤碗内即可。

功效：温补脾肾，散寒止痛。适用于脾肾阳虚，见腰膝酸软、酸痛频作、身面水肿、小便不利、步履艰难、耳鸣耳聋等症。

肾调养药膳

核桃炖猪腰

原料：杜仲10克，猪肾1副，核桃仁25克。

做法：

（1）猪肾切开，刮去筋膜和臊腺，洗净；杜仲洗净，核桃仁洗净。

（2）三者一起放入锅内，加水炖熟，捞出猪肾即可。

功效：补肾助阳，强腰益气。适用于肾气不足而致的畏寒股凉、腰痛乏力、小便频数、视物不清、阳痿遗精等症。

滋补羊肾粥

原料：羊肾80克，粳米180克，盐2克，味精1克，生姜1克。

做法：

（1）粳米淘洗干净，备用；羊肾剖开，去筋膜和臊腺，清洗备用。

（2）锅加水，放入羊肾煮沸，再加粳米，大火煮沸，小火慢煮30分钟，加入盐、味精和姜片调味即可。

功效：补肾益气，养精填髓。适用于肾虚所致的劳损、阳痿、腰脊酸痛、足膝痿弱、耳聋、尿频、遗尿等症。

羊肉虾米羹

原料：大蒜30克，羊肉150克，虾米20克，葱3克。

做法：

（1）羊肉洗净，切薄片；虾米去杂，洗净。

（2）虾米入锅，加入大蒜和葱，煮熟后下入羊肉片，再煮熟后即可。

功效：补肾利尿。适用于肾阳虚所致的阳痿、腰膝冷痛、畏寒、夜尿多等症。

肉苁蓉羊肾汤

原料：肉苁蓉15克，羊肾1具，胡椒末2克，味精1克，盐3克。

做法：

（1）羊肾剖开，刮去白色筋膜和臊腺，清洗干净；肉苁蓉洗净，切片。

（2）砂锅置火上，入水适量，放入羊肾和肉苁蓉，大火煮沸，小火炖30分钟。捞出肉苁蓉，加胡椒粉、味精和盐调味即可。

功效：补肾助阳，益精润肠。适用于肾虚劳损所致的阳痿、腰膝酸软、耳聋、夜尿频多和阳气虚弱所致大便秘结等症。

肉苁蓉羊肉粥

原料：肉苁蓉10克，羊肉80克，粳米80克，葱、生姜各3克，盐2克。

做法：

（1）羊肉洗净，切片；肉苁蓉洗净；葱、生姜切粒，粳米淘净备用。

（2）肉苁蓉放入砂锅，加水煮沸30分钟，去渣，留汁。倒入粳米、盐、葱、姜，大火煮沸后，改小火煎熬40分钟即可。

功效：温肾阳，补精血。适用于肾阳虚衰所致的阳痿、早泄、遗精、腰膝冷痛、筋骨痿弱、大便秘结等症。

猪肝海参

原料：水发海参500克，猪肝100克，菜心6棵，鸡清汤适量，酱油10毫升，料酒10毫升，白砂糖3克，盐3克，姜、葱各5克，植物油10毫升，味精2克。

做法：

（1）猪肝切块，沸水氽烫，放入砂锅，加鸡清汤、酱油、料酒、白砂糖、盐、姜、葱、植物油，小火炖熟。

（2）海参洗净，沸水氽烫后，也放入砂锅，煮15分钟，大火收汁，取出盛盘。

（3）菜心洗净，加盐略炒，加味精后，围在海参四周即可。

功效：补肾润燥，养血益精。适用于精血亏损所致的阳痿、遗精、遗尿等症。

参归猪肾

原料：人参、当归各10克，猪肾1具，酱油5毫升，醋10毫升，香油3毫升，姜丝、蒜末各5克。

做法：

（1）人参、当归洗净，装入纱布袋内，扎紧袋口。放入砂锅，加水浸泡2小时；猪肾剖开，刮去筋膜和臊腺，洗净。

（2）猪肾放入砂锅，大火煮开，小火煮50分钟。

（3）捞出猪肾，待凉后切成薄片，加酱油、醋、香油、姜丝、蒜末等调味即可。

功效：补肾益气，养血安神。适用于肾气虚弱、气血不足所致的阳痿、遗精、腰酸膝软、头晕目眩、面色苍白、心悸气短、失眠、自汗等症。

海米粥

原料：海米20克，粳米80克。

做法：

（1）海米用温水浸泡20分钟，粳米淘净。

（2）砂锅置火上，入水适量，放入海米和粳米，大火煮沸，小火慢煮40分钟，待米熟烂后即可。

功效：补肾兴阳，强精益气。适用于肾阳虚衰、精气亏损所致的阳痿不举、举而不坚、小腹冷痛等症。

养血海参粥

原料：海参20克，粳米80克。

做法：

（1）海参泡发，腹部剖开，挖去内肠，刮洗干净，切碎，加水煮烂；粳米淘洗干净。

（2）砂锅置火上，入水适量，入海参和粳米，大火煮沸，小火慢煮30分钟，至粳米熟烂即可。

功效：补肾益气，填精养血。适用于肾气虚弱、精血亏损所致的阳痿、早泄、遗精、尿频、面色无华、头晕耳鸣、腰膝酸软等症。

生姜鹿茸粥

原料：鹿茸2克，粳米80克，生姜2克。

做法：

（1）鹿茸研成细末，备用；粳米淘洗干净，生姜切片。

（2）砂锅置火上，入水适量，下入粳米，大火煮沸，放入鹿茸末和生姜片，再小火煎熬30分钟，待米熟烂即可。

功效：温肾助阳，益精养血。适用于肾阳虚衰、精血亏损所致的阳痿早泄、滑精、消瘦怕冷、腰背酸疼、下肢发凉、软弱无力等症。

枸杞叶猪肾汤

原料：枸杞叶120克，猪肾1具，盐5克。

做法：

（1）猪肾刮去白色的筋膜臊腺，洗净，切成小块。

（2）砂锅置火上，入水适量，放入猪肾，加枸杞煮成汤，加盐调味即可。

功效：补肾益精。适用于肾虚遗精、肾虚耳聋、肾虚腰痛等症。

枸杞叶羊肾粥

原料：枸杞叶200克，羊肾1副，羊肉80克，大米100克，葱白3克，盐3克。

做法：

（1）羊肾剖洗干净，刮去筋膜和臊腺，切碎；羊肉洗净，切碎；枸杞叶煎汁去渣。

（2）枸杞汁与羊肾、羊肉、葱白、大米一起煮粥。

（3）待米熟烂时，加盐调味即可。

功效：滋肾阳，补肾气，壮元阳。适用于肾虚劳损、阳气衰败所致阳痿、尿频、腰脊疼痛、头晕耳鸣、听力减退等症。

杜仲羊肾汤

原料：杜仲10克，菖蒲8克，羊肾1具，黑豆40克，生姜8克。

做法：

（1）羊肾剖开，刮去臊腺和筋膜，沸水余烫5分钟。

（2）砂锅中放入黑豆、杜仲、菖蒲煮40分钟，加入羊肾、姜，小火炖熟即可。

功效：益肾，填精，开窍。适用于肾精亏虚之耳鸣、耳聋等症。

茴香猪腰

原料：猪肾1副，小茴香5克，卤汁适量。

做法：

（1）小茴香放入锅内炒5分钟，至完全烘干，研成细末。

（2）猪腰洗净，刮去筋膜和臊腺，用刀在侧面划出口子，塞入茴香末，用棉线缠紧。

（3）锅中倒入卤汁，加水，放入猪腰，煮沸30分钟取出，解开棉线，切片盛盘即可。

功效：补肾散寒，止痛祛湿。适用于肾虚腰痛、寒湿腰痛等症。

枸杞羊肾粥

原料：鲜枸杞叶400克，羊肾1对，粳米200克，盐2克。

做法：

（1）鲜枸杞叶洗净，切碎；羊肾去筋膜臊腺，洗净切碎；粳米淘净。

（2）砂锅内下入粳米、羊肾和枸杞叶，加水，大火煮开，小火煮至粥熟，加盐调味即可。

功效：补肾，益精，明目。适用于肾虚阳痿、遗精、肾虚腰痛、风湿腰痛、脚跟疼痛、肾虚耳鸣、夜多小便等症。

山药鸡油粥

原料：山药、乌鸡油各20克，米70克，葱末2克，姜末3克，盐2克，味精1克。

做法：

（1）山药洗净，切小块；大米淘净备用。

（2）砂锅置火上，入水适量，下入大米、山药，大火煮沸，小火煮35分钟，加入乌鸡油、葱末、姜末搅匀，至米烂粥熟，加盐、味精调味即可。

功效：养阴补肾，止带止浊。适用于肾阴不足、精血亏虚等症。

虾仁羊肉羹

原料：羊肉400克，虾仁80克，植物油15毫升，蒜丝、姜丝各3克，葱末2克，料酒10毫升，盐3克，味精1克，水淀粉5毫升，胡椒粉2克。

做法：

（1）羊肉洗净，切片；虾仁洗净，切碎。

（2）羊肉和虾仁放入碗里，加盐、料酒，搅拌均匀，腌制5分钟。

（3）锅入油，烧热后下入姜丝煸香，再下羊肉炒，加水煮沸，放入蒜丝、虾仁煮30分钟，加葱末、料酒、盐、味精、胡椒粉调味，水淀粉勾芡，搅至稀糊状即可。

功效：温补肾阳。适用于肾阳虚衰所致的腰痛、足软弱、下半身常有冷感、小腹拘急、小便不利、时有水肿、遗泄等症。

枸杞洋参汤

原料：枸杞15克，西洋参3克，白砂糖15克。

做法：

（1）西洋参切片；枸杞洗净备用。

（2）锅加水，放入西洋参、枸杞，大火煮沸，小火煎煮30分钟，加入白砂糖，搅匀即可。

功效：温补肾阳，壮腰益精。适用于肾虚腰酸、阳虚泄泻、阳痿遗精等症。

陈皮核桃粥

原料：陈皮5克，核桃仁18克，大米80克，植物油10毫升，冰糖末5克。

做法：

（1）大米淘净；陈皮润透，切丝；核桃仁洗净。

（2）锅入油，烧热后下核桃仁炸香，捞出沥干备用。

（3）砂锅置火上，入水适量，下入大米，大火煮沸，小火慢煮30分钟，放入核桃仁、陈皮、冰糖末搅匀，再煮30分钟即可。

功效：补肾固精，温肺定喘，润肠补脑，燥湿化痰。

鱼腥草炖乌鸡

原料：鱼腥草20克，大枣4枚、乌骨鸡半只，盐3克，味精1克。

做法：

（1）鱼腥草洗净；大枣洗净，去核；乌骨鸡洗净切块，放入沸水锅里，洗净血水后捞出。

（2）砂锅加水煮沸，放入以上所有材料，大火煮开，小火炖2小时，加盐和味精调味即可。

功效：清热利尿，调节气血，健胃消食。

杜仲羊汤

原料：杜仲15克，熟附子20克，熟地10克，肉200克，葱、姜各5克，盐3克。

做法：

（1）杜仲、附子、熟地放入棉布包中，扎紧口；羊肉洗净，切成小块，备用。

（2）羊肉、药袋、葱、姜放入砂锅，加水盖过材料，大火煮沸，小火炖至羊肉熟烂，拣出药包，加盐调味即可。

功效：补肾壮阳。适用于肾虚所致的阳痿、早泄、腰酸怕冷等症。

鹿茸鸡汤

原料：鹿茸、黄芪各10克，鸡肉400克，瘦肉250克，生姜8克，盐3克，味精2克。

做法：

（1）鹿茸片洗净；黄芪洗净；生姜切片；瘦肉切成厚块；鸡肉切块，沸水汆烫捞出备用。

（2）砂锅置火上，入水适量，入以上材料，大火煮沸后改小火炖3小时，加入盐和味精调味即可。

功效：补肾壮阳，行气活血。

党参牛尾汤

原料：黄芪50克，党参30克，当归20克，大枣40克，枸杞20克，牛尾1个，牛肉200克，牛筋80克，盐5克，白砂糖3克。

做法：

（1）牛筋先用清水泡发30分钟，再沸水煮20分钟，捞出；牛肉洗净，切块；牛尾燎毛，顺骨缝剁开，洗净备用。

（2）砂锅置火上，入水适量，放入以上所有材料，大火煮沸，小火炖2小时，加盐和白砂糖调味即可。

功效：补肾养血，益气固精。适用于肾虚阳痿、腰膝酸软等症。

参归拌猪腰

原料：当归、党参、山药各8克，猪腰400克，酱油5毫升，葱丝、姜片、蒜末各4克，醋10毫升，香油5毫升。

做法：

（1）猪腰洗净切开，刮去除筋膜和臊腺，洗净后翻入锅里，加当归、党参、山药，再加水直到盖过所有材料。

（2）大火煮沸，小火煮至猪腰熟透，捞出冷却后切片，摆盘，浇上酱油、醋、香油，撒上葱丝、姜丝、蒜末等调味料即可。

功效：补气养肾。

板栗炖排骨

原料：板栗200克，排骨400克，胡萝卜1根，盐3克。

做法：

（1）板栗剥去壳，煮熟后捞出备用；胡萝卜削皮，洗净，切成小方块；排骨洗净，氽烫后捞出备用。

（2）以上材料入锅，加水没过，大火煮开，小火煮40分钟，加盐调味即可。

功效：益气养胃，补肾健脾，舒筋活络。

三味乌鸡汤

原料：人参片10克，麦门冬15克，五味子8克，鸡腿1只，盐3克。

做法：

（1）鸡腿洗净，切块，沸水氽烫，洗净备用。

（2）砂锅置火上，入水适量，放入鸡腿、人参片、麦门冬、五味子，大火煮沸，小火炖40分钟，加盐调味即可。

功效：强心利尿，补肾壮阳，安神宁心。

枸杞鱼肉粥

原料：枸杞3克，武昌鱼25克，白饭80克，香菇丝8克，笋丝8克，高汤5毫升。

做法：

（1）武昌鱼宰杀，去内脏和鳃，洗净，切片；枸杞泡温水备用。

（2）香菇丝、高汤、笋丝、白饭放锅里，加水煮成粥，放入枸杞和鱼片，煮熟即可。

功效：养颜美容，补肾益血。适用于体倦乏力、头晕眼花、腰膝酸软等症，也用于中老年人滋补养生。

第五章 生活细节中的保肾方法

现代生活方式哪些最伤肾

现代生活方式中，凡是伤骨伤腰的动作持久了都伤肾。为什么？因主骨，腰为肾之府。伤肾，则必然伤及骨骼、脑力、听力、生殖；反之，凡是伤骨骼、脑力、听力、生殖的，则必然伤肾。

1.过于追求舒适

白天含胸塌腰久坐，晚上软床沙发伺候，这是很多人都不注意的伤肾的生活方式。长此以往，脊柱首当其冲受到影响，伤颈椎、伤腰椎。脊柱叫龙骨，是主干大梁。伤骨、伤腰就是伤肾。

2.惊恐伤肾

小儿最怕惊吓，否则骨骼、智力发育都受影响；成人不可经常缺乏安全而处于恐惧不安中，长期生活在这种状态下非常伤肾。小儿过早开发智力或饱受惊吓，儿童学习负担太重，时间久了也会伤脑、伤髓、伤肾。

3.极听

极听就是过度用耳，比如经常处于声音太大的环境中，如KTV、迪厅、建筑工地和机场周围等噪声大的地方；经常极力捕捉微细声音的乐器调音师；听的时间太长，如监听、听MP3等也都属于"极听"。

4.多次流产

不论是人流还是自然流产，都非常伤肾。凡是有多次流产经历的女性几乎无一例外地会出现肾虚弱表现：憔悴早衰，发脱发干，月经越来越少，不孕，腰膝酸软无力，骨质疏松，记忆力下降，等等。

5.过度取暖

房间暖气、床上电热毯，暖到心烦脚发热，热到咽干口发苦，人体就顾不得散热了，内热积聚在身体中，扰乱肾脏，阳气还怎么封藏？

6.过度治疗

很多药物都有肾毒性、肝毒性。有的人可能到死也不知道自己死在长期吃药所积累起来的不良反应上，因为许多药物的不良反应就是以常见病、多发病的形式出现的。

7.夜生活过度

现在人们经常熬夜，夜生活丰富多彩，还有令冬季晚上不黑的光污染，这些非常影响肾脏封藏，是逆生、逆势而为。

8.冬季剧烈运动

如果在冬季经常剧烈运动，或者运动得大汗淋漓，尤其是在晚上，非常扰动阳气，不利于封藏。

9.衣着不合适

很多女孩子冬季着装时，身穿着华丽高贵的貂皮翻毛大衣，下边穿个直筒短皮裙，露出膝盖。膝盖可是个要害部位，是足三阴三阳经脉汇集经过的地方，是气血流动过程的节点，也就是个"坎儿"，遇冷膝关节的经脉收缩、气血会不畅。经常穿衣少的人，最容易得关节炎，甚至影响盆腔循环而容易患妇科病。

先天不足——父母给的健康基础不好

肾是生命之源。在孕育之初，如果父母的肾气充盈，先天禀赋好，那么生育出来的孩子就会生机旺盛，抗病能力强。相反，如果父母体弱多病，精血亏虚，生育出来的孩子就会脾肾虚弱，发育迟缓，甚至疾病缠身。

肾精就相当于植物的种子，种子质量的好坏关系到植物以后的生长状况。种子质量不好，植物长得矮小不说，叶子还萎黄，一点儿精神都没有；如果种子质量好，那么植物就会充满生机，长得也就非常茂盛。同样，如果父母体弱多病，生出来的孩子身体往往不好。

中医认为先天禀赋不足是导致子女肾虚的主要原因。生活中，我们经常可以看到这样的现象：有些小孩生下来后，没有头发或头发稀少，长大后也仍然稀疏难长；有的小孩牙齿长得很晚；有的长到两三岁后，仍站不稳，行走无力；有的小孩满周岁后，头项仍软弱下垂、咀嚼无力，时流清涎，手不能握拳……中医称这些现象为"五迟五软"，多是先天禀赋不足、发育不良所致。

明代著名医学家汪绮石认为："因先天者，指受气之初，父母成年已衰老，或乘劳入房……精血不旺，致令所生之子夭弱。"意思是说，就是孕育之始，如果父母体弱多病，精血亏虚，或酒后行房，或年龄很大才开始要孩子，生下来的孩子就会出现肾精亏虚的情况。当然，先天禀赋不足的孩子，如果后天喂养得法，也可以补先天精气，减少疾病的发生。如果先天不足，后天失养，那么易致形体瘦弱、发育迟缓，产生一系列健康问题。

七情过激——情绪变化太过不利于肾脏健康

七情六欲，人皆有之。喜爱或厌恶、愉快或忧愁、振奋或恐惧等都是人类正常的情感活动。喜、怒、忧、思、悲、恐、惊七情的变化，若是在正常的范围内，不会引起什么病变。但是如果七情太过，就会引发肾功能障碍。

长期恐惧，会伤了肾气。肾气有固摄肾精的作用，肾气一伤，固摄无力，精就容易外流，造成遗精。情绪失常也会伤肾，易导致肾阴虚。一会儿高兴、一会儿悲伤，喜怒哀乐无常，或者经常精神紧张的话会影响气在身体里面的运行。气在身体里面横冲乱撞就会化火，导致肾阴不足，肾经不通。阴虚则火旺，肾水不能上济于心，心火偏亢，又会出现头晕、心悸、失眠、多梦、耳鸣、腰酸、咽干口燥、舌红少苔等症。由于气运行失常，肾经不通，肾经循行的部位还会出现疼痛感。所以为了保持肾脏健康，平时应尽量保持心情舒畅。

劳逸失当——过度劳累与过度安逸都会伤肾

无论是工作还是生活中总有这样一些人：他们总觉得工作的时间不够，白天忙了一天后，晚上回到家里面还会加班加点地忙。似乎只有这样，才能让自己真正充实起来。这样一年半载还吃得消，可是时间一长，身体受不了了。这是因为劳累会耗气，劳累过度的话就会损伤肾气，导致肾气虚，出现腰酸腿痛、腿肿、尿中泡沫增多且不易消退、血尿、夜尿增多、尿量减少等症。

劳逸失当还有一层意思就是房事过度。房事过度的话会损伤肾气，男子可出现滑精、早泄、阳痿等症；女子则会出现月经不调、白带多等症，严重的话还会导致怀孕困难或者流产。

过度安逸同样会引起肾虚。人过度安逸，不劳动，不运动，脏腑功能就会减弱，从而导致气血运行不畅，致使肾的气化功能失调。

饮食不节——肾虚的重要病因

中医养生，很看重"饮食有节"。《黄帝内经》中说："饮食有节……故能形与神俱，而尽终其天年，度百岁乃去。"《管子》中说："饮食节……则身体利而寿命益；饮食不节……则形累而寿命损。"《千金要方》中也说："饮食过多则聚积，渴饮过多则成痰。"

什么是饮食有节呢？饮食有节是指饮食要有节制，不能随心所欲，要讲究吃的科学和方法。饮食有节的反面就是饮食不节，饮食有节有利于健康，饮食不节不仅不利于健康，还是肾虚的重要病因。

饮食不节有几个方面的表现。首先是饮食过量。"饮食自倍，肠胃乃伤"，过量的饮食会导致脾胃功能受损。其次是长期进食肥甘厚味、辛辣煎炸的食物，使脏腑生热，脾热炽盛，引起脾胃功能障碍。其他如饮食不规律、不卫生等，也会造成脾胃功能的损伤。为什么说饮食不节是肾虚的重要病因呢？道理很简单：肾是先天之本，脾胃是后天之本，如果饮食不节导致脾胃损伤，吃进身体里的食物就难以被脾胃正常运化，导致后天之精供给不足，肾中的先天之精缺少后天之精的补充、滋养，肾中的精气就会不足而生病。

吃肉要适量——太多易伤肾

恒定的酸碱平衡是维持细胞正常代谢和功能的重要条件，也是维持生命活动和身体健康的重要条件。人体血液的pH值在7.35～7.45之间，为弱碱性环境。人体为了保持恒定的酸碱环境，有很多调节机制参与，主要有三大体系，即细胞及细胞外的缓冲体系、呼吸调节和肾脏的代偿调节机制。但是如果食物的酸碱偏性太突出，则容易影响人体的酸碱平衡。植物性的食物是偏碱性的，动物性的食物是偏酸性的，植物性的食物为主者容易保持人体碱性的环境，动物性食物为主者则容易使人体环境呈酸性。即使是通过上述三大体系的调节维持了人体的碱性环境，但是那也消耗了人体的碱贮备，降低了人体的调节能力，同时也消耗了人体的能量。当体液的pH值低于7时就会产生重大疾病，下降到6.9时就会变成植物人，如果低到6.8时人就会死亡。

有研究显示，酸性环境会导致人体免疫细胞活性下降，免疫功能大幅下降，同时细菌和病毒的活性却增强，因而容易发生感染，并且使感染不易控制。

人体每天约要产生10000个癌细胞，但由于人体的免疫细胞能及时地清除癌细胞，所以一般人不会得癌症。当人体体质酸化的时候，免疫细胞的功能受损而癌症细胞的活性却大大增强，人体的免疫系统不能及时的发现和清除癌细胞，当体内癌细胞的数量达到一定数量时就形成癌症。适宜于癌细胞生存的pH值为6.85～6.95，是酸性的，癌细胞的转移也是在酸性环境下进行的。癌细胞必须和血管壁附着分子结合才能转移，这个过程也必须在酸性环境下才能完成。

咸入肾——饮食过咸易伤肾

《黄帝内经》中说："咸入肾。"咸味的食物或药物会有补肾的功能，哪咸味怎么又会伤肾了呢？

五味之中，咸是入肾的。肾需要咸味滋养，咸味可补充肾气，调动肾气，所以凡是咸味的食物和药物都具有补肾的作用。如果咸味摄入的不够，肾气就得不到滋养，会导致肾虚。

人体需要盐，咸味能补肾，那是不是吃的盐越多肾就越好呢？答案是否定的，吃的盐太多反而会伤肾的。《黄帝内经》说："多食咸，则脉凝泣而色变。"意思是说，如果吃得太咸，则会导致血脉凝聚不通畅，血脉凝聚不通畅会使人的面色变黑。面色变黑那就是伤肾的表现，面色黑是肾虚的特征。比如说，西医的研究认为，盐摄入量过多，会引起高血压，高血压不及时控制，很容易引起肾功能损害，最终发展成尿毒症，尿毒症的病人面色就是很黑的。

《黄帝内经》中还说："病在骨，无食咸。"如果骨头有病，就不要再吃咸的东西，因为咸的东西会加重骨头的病变，使骨头的病不容易治疗。现在医学研究发现，摄取过多盐亦会增加钙流失导致骨质疏松等骨病。而骨是肾所主的，所以过咸会伤肾。

服用药物要当心——乱服易伤肾

药物性肾损害已经成为肾功能衰竭的重要原因，日益受到人们的关注。慢性肾功能衰竭的占25%为药物引起，其中绝大多数与抗生素有关。一方面是有些抗生素具有肾毒性，可以损伤肾脏；另一方面是肾脏的血流量大，毛细血管表面积大，是药物排泄的主要途径，药物在肾脏浓度高，容易对肾脏造成直接损害。所以抗生素与尿毒症的关系应引起重视。

尽量避免使用有肾毒性的抗生素，尽量选用从肾外排泄的抗生素药物排泄出肾脏外，还可经肝脏和肠道排泄。口服后未被吸收的药物多随粪便排泄。被吸收的药物有的也可随粪便排泄；有的经肝脏排入胆汁，再随胆汁进入肠中。

现代医学研究证明，不少药物可引起男性不育，主要有抗肿瘤药物、抗风湿药、抗高血压药、激素类药、镇静剂及麻醉剂（大麻、海洛因等毒品）。如环磷酰胺可使睾丸生精功能障碍；甲氨蝶呤、可的松类制剂、柳氮磺吡啶等可致精子数减少，精子活力降低；西咪替丁等则通过抑制雄性激素分泌，间接降低精子活力。

莫贪酒——过度饮酒易伤肾

长期过量的饮用啤酒和白酒，是导致骨质疏松症原因之一。但葡萄酒对骨质疏松症的发生作用不明显。各种酒含有的酒精浓度不同，而酒精的化学成分是乙醇，乙醇进入人体后，可以和其他无机物或某些有机物发生化学反应，产生一些新的物质。这些新物质会导致骨质疏松症的发生。其发生机制是乙醇具有抑制成骨细胞功能的不良作用，抑制骨生长因子。长期过量饮酒，会使人体血液中保持一定浓度乙醇，从而对骨骼的生长、发育产生影响，加快骨量的丢失。所以长期过量饮酒不仅是骨质疏松症发生的诱因，对骨质疏松症病人而言又是病情加重的因素，因而不提倡过量饮酒。

吸收后的酒精90%在肝脏代谢、分解，10%由肾脏和肺排出。酒精对肾脏的损害虽不如其对肝、胰腺、心脏、神经肌肉等脏器的损害突出，但可通过上述各脏器的损害而导致肾脏损害，甚至可导致肾功能衰竭。如酒精性胰腺炎，尤其是急性坏死性酒精性胰腺炎是临床常见的危重症，随着病情进展可导致多脏器功能不全综合征伴急性肾功能衰竭，死亡率很高。

过量饮酒与一些癌症的发生有密切的关系。现代医学研究表明，过量饮酒比非过量饮酒者口腔、咽喉部癌肿的发生率高出两倍以上，甲状腺癌发生率增加30%~150%，皮肤癌发生率增加20%~70%。妇女发生乳癌的机会增加20%~60%。在食管癌患者中，过量饮酒者占60%，而不饮酒者仅占2%。乙型肝炎患者本来发生肝癌的危险性就较大，如果饮酒或过量饮酒，则肝癌发生率将大大增加。

六淫——外在环境有时会成为"健康杀手"

人生活在自然界中，不可避免地要经受风吹雨打、天寒地冻的考验。天气突然变冷容易使人着凉感冒，长期在炎热的环境中工作容易使人中暑，我们只有适应外界环境变化才能少生病。中医把风、寒、暑、湿、燥、火称为六淫，认为它们是让人致病的外在因素。

一般情况下，六淫是不会让人致病的，但当六淫超过了人的承受能力的时候，人就会生病。六淫多与季节气候、居住环境有关。比如春季多风，夏季多暑，秋季多燥，冬季多寒，居住环境潮湿容易外感湿邪。

六淫往往是合力对人体发起进攻的，比如风与寒、风与热、寒与湿，湿与热，热与燥往往共同侵犯人体。如风寒感冒，就是风邪和寒邪同时侵入人体造成的。在各种外邪之中，寒邪是肾脏最大的敌人。寒邪损伤肾脏经络，会导致经脉收缩、气血运行受阻、阴阳失衡，严重的话会危及生命。

怎样避免六淫伤肾呢？主要从日常生活细节入手。如经常参加体育锻炼，在季节转换、气候变化剧烈的时候注意增减衣服，合理饮食、不挑食偏食，起居规律等。

瘀血——经脉不通易伤肾

很多孩子小的时候比较淘气，尤其是一些男孩子，更是比较好动。经常跑来跑去，磕磕碰碰也是难免的事情。磕碰之后，孩子身上往往就会青一块、紫一块的。这其实就是瘀血了。

除了外伤会导致瘀血外，一些脏腑疾病也会导致瘀血。一般来说，瘀血是脏腑功能失调的病理产物。大家可能都听说过这样的名词："气虚血瘀""阳虚血瘀""气滞血瘀""湿浊血瘀"。为什么气虚、阳虚等会导致血瘀呢？道理很简单，气机不足不能推动血液运行或者阳气不足不能温煦血液等都会产生瘀血。

瘀血会损伤经络，经络是气血运行的地方。经络损伤，气血运行不畅，就容易导致肾虚。所以，从养肾护肾的角度看，应尽量避免身体产生瘀血。

药物减肥——代价太大易伤肾

减肥药市场的兴旺却无法掩盖本身的硬伤，其用药安全性一直备受质疑。目前市场上的减肥药虽然很多，但其中不少都存在程度不同的不良反应，不少人在服用减肥药后或多或少都出现过腹泻、腹痛、头痛、口干、嗜睡、眩晕、心悸等症状，但很多人并不知道长期服用某些减肥药，可能会对肝脏和肾脏造成严重伤害。

长期大量服用某些减肥药物会对肾脏和肝脏造成暂时或永久的损伤，此外过度节食也会影响体内的血糖、血脂和激素水平而引发疾病。因此，切勿刻意追求苗条而伤了身体。

"是药三分毒。"任何减肥药品包括中草药减肥药品，都会增加肝脏的负担。减肥药进入人体后，都要经过肝脏代谢或解毒，在这个过程中，其本身或代谢产物均可直接对肝脏产生不良反应。尤其不少减肥药是通过腹泻来减轻体重，对肝脏的伤害特别大。长期服用这些减肥药，将可能导致服用者出现黄疸、肝区不适、腹胀、转氨酶增高等肝损害的症状，相关病例在临床上并不少见。如果患者不及时治疗，仍然继续服用这些减肥药品，症状将会持续加重，最后可能引起急性肝功能衰竭甚至死亡。

减肥药品对肾脏的伤害同样很大。不少减肥药中都加入了利尿的中药或西药成分，比如大黄、芒硝等，利用"脱水"来使体重暂时下降，从而达到减肥的目的。长期服用这种减肥药会让肾脏难堪重负，酿成严重后果。某些减肥药中更含有肾毒性药物，会对肾脏造成直接伤害。作为人体重要的排泄器官，肾脏不仅要负责机体正常代谢产物的排泄，还要承担药物的排泄工作。当这些利尿成分、肾毒性药物随血液快速流经肾脏时，不但会增加肾脏负担，更容易让肾小球、肾小管等肾组织遭到损伤和破坏，长期服用对肾功能的影响尤其大，可能导致急性肾功能衰竭甚至尿毒症。

日出不作、日入不息易伤肾

中医认为人的睡眠和觉醒与阴阳的运动相关。阳入于阴则睡，阳出于阴则醒。而人体阴阳的运动是与自然界的阴阳运动相协调的，白天自然界的阳气旺盛，阳气的运动是向上、向外的，人的阳气也随之向上、向外，即所谓的"阳出于阴"，人即处于醒觉状态，以利于工作、学习；黑夜则自然阴气盛，阳气的运动是向下、向内的，人体的阳气也随之向下、向内，即所谓"阳入于阴"，人即处于睡眠状态，以利于恢复体能。所以白天劳动，晚上休息，是顺应自然的生活方式，是顺水推舟式的生活方式，是最节能的生活方式。如果非要白天睡觉，黑夜工作不可，那身体就必须付出额外的能量（消耗人体的精气）来抵抗自然界的影响，并且要破坏人体已经形成的调节机制。所以白天睡觉，晚上劳动，是违背自然规律的生活方式，是逆水行舟式的生活方式，是最耗能的生活方式。其结果就是人体的精气耗伤和调节功能紊乱，导致疾病的产生，或早衰、早逝。

现在科学研究发现，哺乳动物的睡眠与松果体分泌的褪黑激素有关，而褪黑激素的分泌受昼夜的光照调节，白天的光照使褪黑激素的分泌减少，黑夜的黑暗使褪黑激素的分泌增多。所以黑夜才是睡觉的时候。白天即使你睡觉也达不到真正的效果，现在的人夜生活太丰富，晚上睡觉太少是许多疾病的原因，是导致早衰、早逝的重要原因。曾有报道说，经常开灯睡觉的人，免疫功能会下降，松果体老化得快，而且这样的人得癌症的概率特别高。可见，经常晚上不睡觉，白天睡觉的人后果有多严重。

如果只有白天，没有黑夜，或者只有黑夜，没有白天，那将是什么状况？那都是不可想象的事情。这不是"道"，又是什么呢？人们常说"颠倒是非，混淆黑白"，意思是说，如果将白天和黑夜混淆了，就是将是非颠倒了，就是将正确的与错误的颠倒了，那还了得吗？

如彻夜唱卡拉OK、打麻将、夜不归宿等生活无规律，都会加重体质酸化。体质酸化是导致炎症、肿瘤、疲劳、骨质疏松等诸多疾病的原因，这些疾病都与肾虚有密切关系，日出不作，日入不息最终会伤肾。

冬天不穿暖和易伤肾

有些女孩冬天为了美丽穿的很少，可谓是"楚楚冻人"。但是，这种穿衣方式会伤肾。《黄帝内经·四气调神大论》曰："冬三月，此谓闭藏，水冰地坼，无扰乎阳，早卧晚起，必待日光，使志若伏若匿，若有私意，若已有得，去寒就温，无泄皮肤，使气亟夺，此冬气之应，养藏之道也。逆之则伤肾，春为痿厥，奉生者少。"

冬天，阳气由秋天的收敛转入潜藏，因为阳气深藏，地表失去了阳气温暖而变得寒冷。钻井取水的地方都知道，井水冬天是温暖的，而夏天是冰凉的，这就是阳气深藏和出于地表所致。

冬季的自然景象是北风呼啸，冰天雪地，寒冷冰冽，植物的地上部分枯萎，生命和能量都向下藏伏于地下根部；动物也不活动了，开始冬眠，蛰伏于地下的洞穴之中。冬天是阳气的潜降藏伏运动，控制并主导着万物的生命活动，冬季是生命闭藏的季节，人类应顺应冬三月阳气闭藏的运动规律，即原文所谓"冬气之应，养藏之道也"。

冬三月阳气闭藏的目的是为了使阳气得到蓄积补充，即蓄养阳气，到春季的时候有充足的阳气供给生命的生发。如果将树根刨起来，暴露在地面，阳气就会散失，生命就会消亡，到来年的春天这棵树就不能发芽生长。

《黄帝内经》强调冬三月养藏方法是"去寒就温"。冬三月养藏之道的目的是为了使阳气得到蓄积补充，使阳气闭藏的越严密越好。房屋要关严实，睡觉要多盖被子，出门要多穿衣服，甚至戴上帽子、口罩、手套等，这样做就可以去寒就温，就可以达到藏的目的。

长期紧身裤易伤肾

紧身裤容易导致外生殖器官血液循环障碍，影响生殖器官的功能，特别是男性，可能因为睾丸的血液循环不畅影响生育或性功能。

人体本身有很多共生菌，当然其中有很多也是可以致病的，如大肠杆菌、霉菌、厌氧菌等组成的菌群，在正常环境下各种细菌之间互相制约，维持平衡。如果因为某些原因导致某些菌群大量繁殖，就可能引起感染。人体会出汗，妇女阴道也有分泌物，紧身裤会使局部形成一种封闭、潮湿的环境，有的细菌就适合在这种环境中繁殖，一种细菌的过度繁殖容易引起泌尿、生殖系统的感染，像女性的尿道炎、阴道炎、宫颈炎、盆腔炎等，男性的尿道炎、前列腺炎、睾丸炎等。生殖道的炎症是导致不孕的常见原因，尿道的感染如果沿着尿路向上蔓延，可引起肾盂肾炎，在我国肾盂肾炎是导致女性肾衰竭的主要原因。

因为肾主性与生殖、主前后二阴，这些疾病损伤的是肾，最终会导致肾虚。

长期盯电脑、电视易伤肾

导致视力早衰的原因是眼睛长期盯着辐射性的屏幕，眨眼次数减少，泪液快速蒸发，造成眼睛干涩，这种情况被称为"电脑视力综合征"。这是一种压力型疾病，由于眼睛长时间盯着一个地方，眨眼次数仅及平时的1/3，如果每次看电脑屏幕的时间超过2小时，或连续看电视达4小时以上，则对眼睛的伤害更大。很容易造成眼睛血液循环变慢，从而减少眼内润滑液的分泌。长此以往，除了会引起眼睛疲劳、重影、视力模糊，还会引发其他不适，甚至导致视力早衰。

眼睛在五脏中为肝所主，《黄帝内经》中说"久视伤血"，因为肝藏血。但是，五脏之中的肝肾是同源的，也叫"乙癸同源"。肝五行属木，肾五行属水；十天干中，甲乙属木，壬癸属水，肝为乙木，肾为癸水，水可以生木，同时肝肾在人体的位置同属下焦；另外，肝藏血，肾藏精，精血互生。《黄帝内经》说"五脏六腑之精气皆上注于目"，可见，眼睛不仅仅是靠肝来营养的，五脏六腑最精华的物质都用来供养眼睛，人们常说眼睛是心灵的窗户，而心主神明，看一个人的盛衰主要从眼睛上看，所以心灵的交流是眼神的交流。但是，《黄帝内经》还说"肾者主水，受五脏六腑之精而藏之"，可见，五脏六腑的精是先藏于肾，再由肾上注于目的，上注于目，营养目的其实是肾精。在急性病和危重病的过程中，如果病人眼睛发直，瞳孔固定，是肾精耗竭的征象，预后不良。临床上有一种治疗视力减退的常用中成药叫"杞菊地黄丸"，是由六味地黄丸加枸杞菊花组成的，眼睛的问题其实是治肾为主肝肾同治的。所以保护眼睛就是保护肝肾，损伤眼睛就是损伤肝肾。

长期使用耳机易伤肾

耳机直接塞入耳内，高分贝音量对中耳部耳膜、听骨链肌肉反复振动、刺激，造成听觉疲劳、损伤，以致传导性听力下降，进而可引起内耳耳蜗管狭窄部声能集中，供血不足，细胞变性、解体脱落，逐渐累及耳蜗纤维结构，最终使耳蜗神经萎缩，听力丧失，以致永久性耳聋。

《黄帝内经》说："肾开窍于耳""肾和则耳能闻五声矣"。在五官之中，耳为肾所主，肾为耳提供营养，肾气的盛衰决定听觉的好坏，肾精充足则听觉敏锐，肾精亏虚则听力下降。过度的使用听力则会消耗肾精，如果听力已经受损，说明肾精也已经损伤了。听力下降的人，往往伴有头晕、健忘、失眠等衰老的征象，其实也是肾虚的征象。

不可憋尿，憋尿伤肾

憋尿，在医学上称为"强制性尿液滞留"。尿是肾脏代谢的产物，含有许多人体新陈代谢所产生的废物和各种有毒物质。长时间憋尿会使膀胱内的尿液越积越多，含有细菌和有毒物质的尿液不能及时排出，就容易引起膀胱炎、尿道炎等疾病。严重时，尿路感染还能向上蔓延到肾脏，引起肾盂肾炎，甚至影响肾功能。

憋尿的人，精神上往往既想忍着尿，又害怕尿液不自主地排出，浸湿床褥或衣裤，所以精神负担很重，而憋尿久之会诱发精神性遗尿，听到水声或看到厕所，尿液便迫不及待地排出。憋尿还会引起生理和心理上的紧张，使高血压患者血压升高，冠心病患者出现心律失常，甚至心绞痛，这对于素有心脑血管疾病的老年人来说无异于火上浇油。前列腺肥大是老年人的常见病，如果长时间憋尿，本已肥大的前列腺更是苦不堪言。

中医认为，肾与膀胱相表里，长时间强制憋尿首先会伤肾。肾是先天之本，肾气受损，全身都会遭殃。长时间憋尿会导致不良情绪的产生，使人精力不集中、工作效率下降，伴有烦躁、焦虑、易怒。憋尿使交感神经兴奋，导致血压升高，可能诱发出血性脑卒中。如果突然用力排尿，会因脑供血不足、血压降低、心率减慢而诱发排尿性晕厥。憋尿还会使心率增快、心肌耗氧量增加，易加重冠心病患者的冠脉缺血，甚至诱发心绞痛或心肌梗死。

《黄帝内经》说："膀胱，州都之官，津液藏焉，气化则能出矣。"就是说，膀胱是储藏、排泄尿液的器官，它只有正常开合，才能将尿液正常地排泄出去。反过来，如果开合不正常，尿液排泄不出去，会影响全身气机的运行。

因此要避免憋尿，外出前最好能在家中解决好。当憋了一段时间的尿之后，除了应尽快将膀胱排空外，最好的方法就是再补充大量的水分，强迫自己多排几次尿，这对膀胱来说有冲洗的作用，可以避免膀胱内细菌的增生。

控制性生活，减少对元精的损耗

性生活是一种正常的生理需求，但是中医有句话叫"欲不可早、欲不可多"，就是说欲望是不可以提前的，也不能过度。欲多就会损精，人如果精血受到损害，就会出现两眼昏花、眼睛无神、肌肉消瘦，牙齿脱落等症状。

过早、过度的性生活，对女子来说就会伤血，对男子来说就会伤精，这样将来对身体的伤害是无穷无尽的。因此古代的养生家一直强调人一定要有理性，能控制自己的身体，同时也要控制住自己的情欲，否则的话，就会因为欲念而耗散了精，丧失掉真阳元气。

另外，一个人要想保养人体元气，避免阴精过分流失，除了不能无节制地进行性生活外，在行房时还应注意季节、时令、环境等多种因素对身体健康的影响。

春天，人的生殖功能、内分泌功能相对旺盛，性欲相对高涨，这时适当的性生活有助于人体的气血调畅，是健康的。夏季，身体处于高消耗的状态，房事应适当减少。秋季，万物肃杀，房事也应该开始收敛，以保精固神，蓄养精气。"冬不潜藏，来年必虚"，所以冬季更应该节制房事，以保养肾阳之气，避免耗伤精血。

喝醉了不能行房，因为这样特别伤肝，同时也会导致男子的精子减少；阳痿之后不可通过服壮阳药行房，因为这是提前调元气上来，元气一空，人就会暴死；人在情感不稳定的时候，尤其是悲、思、惊、恐的情绪过重的时候不能行房，否则容易伤及内脏，损耗阴精，还可能因此而患病；行房时间不可选择在早上，以晚上10点为最佳。

性生活后猛喝冷水，男人要小心伤肾

肾是人体的重要器官之一，肾的保养很重要。性生活时不仅男女双方性器官处于高度充血状态，而且人体的许多器官组织都参与了这一特殊的生理过程，如呼吸、心跳的加速，全身肌肉的运动，全身皮肤血管扩张，排汗增加等。

有人将性生活比成是一次小规模体育锻炼是不无道理的。性生活后洗澡，不仅会使人体抵抗力降低，而且还会为风寒湿等病邪浸淫大开方便之门，使免疫力下降，气血运行不畅，循环障碍，从而诱发感冒、关节炎等疾病。

性生活后，一定不可猛喝冷水。

此外，性爱后立即喝冷水，除了伤肾，还可能会突发胃肠不适或胃绞痛。因为性爱过程中，胃肠道的血管一直处于扩张状态，激情过后，胃肠黏膜充血尚未恢复常态，这时如果喝入冷水就会使胃肠黏膜突然受凉收缩受到损害。

性爱后如果汗出较多，可用干毛巾将汗液擦干，适量补充些温开水，1小时左右，当身体各系统器官的血液循环恢复常态之后，再洗澡或喝冷水为宜。

小便时咬紧后槽牙，肾气就不会外泄

很多人在小便的时候头部都会打一个激灵、抖一下，这是我们生活中一个常见的现象，那么你想过这是为什么吗？

其实同样是抖一下，但小孩和老人抖的原因是不一样的，小孩是肾气不足以用，肾气、肾精还没有完全调出来，所以小便时气一往下走，下边一用力上边就有点空，就会激灵一下；而老人是肾气不足了，气血虚，所以下边一使劲上边也就空了，这是很不一样的。

也许有人会问，小便不是归膀胱管吗？是的，膀胱经气是主管存储津液与防御外邪的，所以，小便通畅就是足太阳膀胱经气足的表现。而在中医学里，膀胱是与肾相表里的，也就是说膀胱的问题要从肾上去治，用我们这节的内容来讲，如果小便不通畅，就是肾出了问题。

所以，小便的时候要精神专注，保护肾气，千万不要说话，因为说话会泻肾气的。同时，小便也不能用力，太用力也容易耗损肾气。那怎么做才是最利于养护肾脏的呢？关键的一点就是要咬住后槽牙，尤其以男人为主，为什么咬牙呢？因为肾主骨，牙齿是肾精的外观，人体里面最固藏的就是牙齿，它的固摄力是最强的。所以，牙齿好不好与肾有很大的关系。

咬牙也是有原则的，首先要记住是咬后槽牙，而不是咬前牙，这就是传统。其次就是要"肾齿两枚如咬物"。"如咬物"就好像咬住东西，实际上就是保持气机内收的一个状态，收敛住自己的肾气，让它不外泄。这样不仅有利于浊气糟粕的通畅排泄，还起到固护肾脏、防治肾亏、健身延年的作用。

小便在日常生活中，是小得不能再小的事情，但就是这样微不足道的小事却蕴藏着养生的大玄机，所以我们要注意生活中的小细节，尤其是人老之后，身体状况差了，更需要注意，不可大意。

天天热水泡脚，就是养肾好方式

经常泡脚就可刺激脚部的太冲、隐白、太溪、涌泉以及踝关节以下各穴位，从而起到滋补元气、调理脏腑、疏通经络，促进新陈代谢以及延缓衰老的功效，可以防治各脏腑功能紊乱、消化不良、便秘、脱发落发、耳鸣耳聋、头昏眼花、牙齿松动、失眠、关节麻木等症。

从中医的观点来看，人五脏六腑的功能在脚上都有相应的穴位。脚不仅是足三阴经的起始点，还是足三阳经的终止处，这条经脉之根分别在脚上的6个穴位中。仅脚踝以下就有33个穴位，双脚穴位达66个，它们分别对应着人体的五脏六腑，占全身穴位的10%。经常泡脚就可刺激脚部的太冲、隐白、太溪、涌泉以及踝关节以下各穴位，从而起到滋补元气、壮腰强筋、调理脏腑、疏通经络，促进新陈代谢以及延缓衰老的功效，可以防治各脏腑功能紊乱、消化不良、便秘、脱发落发、耳鸣耳聋、头昏眼花、牙齿松动、失眠、关节麻木等症。不说包治百病也差不多了。

热水泡脚也要有讲究，最佳方法是：先取适量水于脚盆中，水温因人而异，以脚感温热为准；水深开始以刚覆脚面为宜，先将双脚在盆水中浸泡5~10分钟，然后用手或毛巾反复搓揉足背、足心、足趾。为强化效果，可有意识地搓揉中部一些穴位，如位于足心的涌泉穴等；必要时，还可用手或毛巾上下反复搓揉小腿，直到腿上皮肤发红发热为止；为维持水温，需边搓洗边加热水，最后水可加到足踝以上；洗完后，用干毛巾反复搓揉干净。实践表明，晚上临睡前泡脚的养生效果最佳，每次以20~30分钟为宜，泡脚完毕最好在半小时内上床睡觉，这样才有利于阳气的生发，也不会太多地透支健康。

所以说，很多养生的方式其实就在我们的生活中，很简单，也很方便，重要在于是否有心，是否能够持之以恒。

顺四时慎起居，养好阳气就添寿

中医认为阳气发源在肾。肾阳是人体一身阳气之本，肾阳又称为"命门之火"，可以起到充养一身阳气的作用，就像太阳光照射地球一样使人的机体温暖。肾的阳气一伤，容易发生腰膝冷痛、易感风寒、夜尿频多、阳痿遗精等疾病；肾阳气虚又伤及肾阴，肾阴不足，则咽干口燥、头晕耳鸣疾病随之而生。所以养好肾阳就能百病全消、延年益寿。

养生要和天时气候同步，养肾也一样。只有在春夏秋冬四季都把阳气养好了，身体的能量才会充足。四季养阳的侧重点是不同的。比如春天肝火旺，而养肝的关键在于对心态的调养，所以春季养阳重在养情志。春季还是万物生发的季节，人体的阳气不断往外宣发，皮肤毛孔也舒张开放，这时最易感受风寒。所以，常言所说的"春捂秋冻"是很有道理的。在其他方面也要注意，比如天黑了以后就要睡觉，早上要早点起来，经常到院子里走走。另外，头发也不能老扎着，要散开来。多穿宽松的衣服，放松形体，这样也有利于身体内气机的生发。春天人容易犯困，有些人一困就没完没了地睡觉，这会阻碍身体气机的生发。如果违背这种法则，那么供给夏季长养的力量就会减少，到了夏天就容易出现寒性病变。

到夏天的时候，天气特别热，气血都到外面来了，体内的阳气也都到外面来了，里面的阳气不足，所以夏天容易出现胸闷、气短、多汗这样的症状。所以夏天养阳要注意养心。夏季不要贪凉，以免伤害了体内的阳气。另外，夏天也不应吃太过油腻，要以清淡为主，因为气血这时候全在外面，体内没有能量来消耗这些食物。晚上晚点儿睡，早晨早点儿起，要多晒太阳，因为，夏天就应该往外散，就应该充分接受阳气，多出汗。这样才能使气血通畅，为以后的收藏腾出地方。

秋季，自然界的阳气由疏泄趋向收敛、闭藏，在起居方面要合理安排睡眠时间，早卧早起，收敛精神而不外散，以缓和秋季肃杀的伤伐，使神气安定。还要多吃梨，大家都知道，梨的金气最重，梨的秋气也是最重的，你看梨花开出是白的，中医讲"白色入肺"。梨有润肺、止渴的作用，可以入肺经，有助于气血速降，帮助人们的气血从外面向里面走。

冬天气温达到最低，寒为阴邪，易伤人体阳气，所以冬天养阳要注意防寒。在起居方面，人应该像冬眠的动物那样，尽量减少能量的消耗，比如要减少洗澡的次数、减小运动量、早睡晚起、注意保暖、多吃些味道厚有滋补功效的食物。

总之，顺应自然，依四季气候变化而调整起居规律，养好人体的阳气，健康就不会受到威胁。

调和饮食，积累更多的后天之气

《黄帝内经》曰："真气者，所受于天，与谷气并而充身者也。"意思是说，人先天之气是父母给的，特别是先天之肾气（也叫肾精），是出生之前先天获得的，如果不吃不喝的话，这些先天带来的元气只够维持几天的生命。要想活下去，就要利用后天之气来保住先天的精气。

后天之气来源哪里？后天之气，来自五谷食物及各种营养的精华，经脾胃的吸收、运化、升华，运送到各个脏腑，并把部分后天之气和先天之气一起藏于肾脏，如果善于调和饮食营养，保健脾胃，就可以多积累一些后天之气。后天之气越多，那么它转化的先天之气也就会越多。平时就可以多用后天之气，少用先天之气，使先天之气消耗少，这样，先天之气用的时间会越长，那不就是寿命就越长了吗？

（1）均衡饮食。《素问·脏气法时论》曰："毒药攻邪，五谷为养，五果为助，五畜为益，五菜为充，气味合而服之，以补益精气。"这说明"五谷""五果""五畜""五菜"及"五味"等合理调配，才能保证营养均衡，也才是最健康的。不能过分偏爱某种食物，以免造成营养不良。还要特别注意饮食清淡，少吃盐，因为咸味入肾，可致肾水更寒，易损元阳。

（2）节制饮食。既不能吃得太多、太饱，也不能吃过多过杂的膏粱厚味，否则就会对脾胃造成损伤，影响脾胃功能。善于益寿的人，都非常注意饮食的冷热适度，从来不等饿了再吃、渴了再喝，而是少食多餐，使脾胃始终保持一种不饥不饱的状态。

（3）药膳食疗。阳虚病人可选用温阳补肾的食物如牛肉、羊肉、鲫鱼、鲢鱼、大枣、核桃等；阴虚的病人，可选用滋阴的食物如甲鱼、乌龟、鸭等；阴虚阳亢的人，则可用紫菜、木耳、海带等平肝养肝滋阴潜阳的食品。当然各种食物都有各自的性味和功效，因此，利用药膳疗法时，要根据具体情况辨证选药，才能取效。

市面上有很多补肾保健食品，虽然有一定帮助，但是为了保证肾脏健康，不可乱用。必须确定自己是肾阳虚或肾阴虚，不要一味地补阳气，因为大多数补肾药物多为温热药，长期服用易耗损肾阴，使肾气更为不足。

睡眠是最好的补肾良药

古人有"服药百裹，不如独卧"的说法，意思就是安稳地睡个好觉胜过服补药。

充足的睡眠是恢复精气神的重要保障，工作再紧张，家里的烦心事再多，到了该睡觉的时候也要按时休息。很多人都会有这样的体会，当睡眠不足时，第二天就显得疲惫不堪、无精打采、头昏脑涨、工作效率低，但若经过一次良好的睡眠之后，这些情况随之消失。有人形象地说睡眠好比给电池充电，是"储备能量"。确实，经过睡眠可以重新积聚起能量，把一天活动所消耗的能量补偿回来，为次日活动储备新的能量。在极度疲劳时，哪怕只是10分钟的小睡，也能像加满油的汽车一样动力十足。

一个人假若睡眠不足，或睡眠质量不好，往往会精神萎靡不振、注意力涣散、头痛、眩晕、肌肉酸痛，甚感疲劳。一个人如果长期缺乏睡眠，处于过度劳倦的状态中，机体就会产生耗气伤血的病理变化，损及五脏。心劳则血损、肝劳则神损、脾劳则食损、肺劳则气损、肾劳则精损，进而为许多疾病埋下祸根。

生活中，尽管很少有人会主动"经久不眠"，但相当多的人却在自觉不自觉间，日复一日地加班加点，或上网、玩游戏、看电视、看书，或忙于人际应酬，剥夺了正常的睡眠时间，导致睡眠不足。要知道，长期睡眠不足与经久不眠，是"五十步"与"一百步"的关系，对健康的损害只是程度不同罢了。因此，我们一定要用好睡眠这剂"补药"，善待身体，善待生命。

在睡眠时，要注意四个细节。

1.睡眠时间

四季睡眠，春夏应"晚卧早起"，秋季应"早卧早起"，冬季应"早卧晚起"。最好应在日出前起床，不宜太晚。正常人睡眠时间一般在每天8小时左右，体弱多病者应适当增加睡眠时间。

2.睡觉姿势

身睡如弓效果好，向右侧卧负担轻。由于人体的心脏多在身体左侧，向右侧卧可以减轻心脏承受的压力，同时双手避免放在心脏附近，避免因为噩梦而惊醒。

3.睡觉时间段

无论是"夜猫子型"的人还是"早睡晚起型"的人，都应该找准自己的生物钟，提高睡眠休息的效率。中医认为，子（夜间11时到凌晨1时）、午（白天11时到下午1时）两个时辰是每天温差变化最大的时间，这一段时间人体需要适当休息。

4.睡眠环境

在卧室里应该尽量避免放置过多的电器，以确保人脑休息中不受太多干扰。此外，也不要戴表、饰品等物品睡觉，否则会影响身体的健康。

第六章　应景应时，应心应身——四季益肾

春季养肾，宜肝肾同补

春季的气候特征是"以风气为主令"。《黄帝内经》曰："风者，百病之始也。"而风气通于肝，风邪属阳邪，与肝的关系最为密切，容易损伤人的肝阴，肝脏的一个重要生理特性为体阴而用阳，只有当肝脏的阴血充沛时，才有利于肝阳的升发。中医认为肝肾同源，肝中所藏之阴血要靠肾中的阴精所滋养，《黄帝内经》曰："藏于精者，春不病温。"因此，春季养生保健在饮食调养中可选用一些具有滋补肾阴，养肝血的食物，如菠菜、芹菜、韭菜、荠菜、胡萝卜、大枣、桂圆肉、枸杞苗、鸡肉、鸡肝、猪肝、瘦肉、豆腐、蛋类、鳖肉、牡蛎、芝麻酱等，或与枸杞、当归、何首乌、桑葚、生地黄、玄参等制成药膳，用于预防肝血不足，以及可能出现的头晕、目涩、胁肋疼痛、手足蠕动，舌红少津、脉弱细数等症。

春季阳气升发，肝阳易亢盛，因此，春季不宜大补。但对于有早衰现象的中老年人，以及患有各种慢性疾病而身体虚弱者，春季进补时要结合自身体质情况和春季特点合理地施补。甘温益气助阳之品可选人参、黄芪、党参、白术等，甘润养阴之品可选用玉竹、地黄、沙参、枸杞、黄精、白芍、当归等。

春季护肾，按摩腰部很重要

中医养生重在养肝。但中医同时也认为五脏六腑是一个整体，肝与肾之间有相生关系，养肝可以先调肾。所以，春季也应补肾。

中医说肾是人的先天之本，肾不仅有主水液代谢的作用，还能主骨、生髓，与人的生长发育、生殖有密切的关系。因此，保养肾气，成为长寿与健康的关键与基础。

双肾位于腰部，肾经的全名是足少阴经，主要循行部位在下肢的内侧面，腰部亦是足太阳膀胱经的肾俞所在的区域，经常刺激下肢的穴位或保持下肢的温暖，可以预防或缓解许多肾虚引起的症状。

睡前手心贴腰眼。每晚临睡前将两手心紧靠腰部，仰卧于床上按摩5～10分钟后，热感会慢慢传遍全身。这是因为人的两手劳宫穴紧贴腰部时，掌心的热量可以温煦肾部，将肾内虚寒之气逼出。不论是晚上，还是白天，只要躺在床上，坚持两手心紧贴两肾半小时，便可收到补肾的作用。

夏季莫贪凉，肾脏易受伤

夏季养心，冬季养肾，反过来说，就是夏季易伤肾，冬季易伤心。很多人一到冬季，就会感到做事情总是力不从心、失眠，甚至性生活也出现了困难，感觉身体就像过冬一样，始终不能到达最佳状态，之所以会出现这样的症状，正是因为夏季不重视养肾，透支身体的结果。盛夏时节，自然界生机勃发、万物生长，阳气充旺，因此，养肾也应顺时维护保养自身的阳气，从而增强体质或修复自身。

夏季养肾要注意不贪凉、保持心情愉快。

（1）不能过于避热趋凉，在乘凉时，最好找个阴凉的地方，比如湖边或者树林。睡觉时要特

别注意盖好腹部。

（2）少待在空调房，用空调时要注意温度，一般宜在26℃左右。千万不能贪凉失大。

（3）要防止腹泻。夏季食物容易变质，人如果吃到变质的食物，会引发腹泻。腹泻会导致感染性肠胃炎，肠道免疫反应，通过血液循环到肾脏，引起肾脏炎症。诱发肾脏功能衰竭。所以，夏季要吃新鲜水果、蔬菜，少吃生冷食物。

（4）保持愉快心情。夏季气候炎热，会让人觉得烦闷和焦躁，而保持乐观的情绪与豁达开朗的心态可提高免疫功能。心气好才能肝气足，肾气足。所以，夏季养肾，保持愉快的心情是必要的。

（5）合理运动。积极、持之以恒的有氧锻炼，既可以提高心血管的功能，也有利于清除体内的自由基而保护肾脏。

夏季养肾饮食有什么原则呢？

（1）少喝啤酒多喝水，啤酒喝得过多，会使尿酸沉积导致肾小管阻塞，损害肾脏，多喝水可以冲淡尿液，让尿液快速排出，从而保护肾脏，饮水量一般宜保持在每天1500毫升左右，出汗多时，还应酌情增加。

（2）多喝粥，夏季最好的滋补方式就是喝粥，如瘦弱之人可喝白术山药粥，能健脾补肾，强壮肌肉，忙碌之人可喝莲子芡实粥，能健脾补肾、养心安神。

（3）烹饪食物时可加些姜。姜不仅能去除生冷食物的寒性，又可起到护阳、畅阳的作用，对肾阳保护也有一定作用。

夏季养肾，宜清补护阳

夏季气候炎热，人体阳气外发，皮肤腠理开泄，乘凉饮冷，容易损伤人体阳气，肾阳为一身之元阳，阳气耗伤必损及肾阳，素体阳虚之人若不注意保养，则阳气虚损会更加严重，因此，夏季养生要重视阳气的保养。夏季服饰的选择主要目的和需求是散热性能好且吸水能力强，宜选丝、麻和棉织的衣料，款式宜松不宜紧，格调应简洁明快。尽管夏季气候炎热，阳热亢盛，还是需要衣服穿着适宜，尤其是前胸与后背部要避免寒邪入侵，才能固护正气。

夏季进补宜选用清补的食品，以祛暑生津为主，辅以滋阴益气。民谚云："大暑老鸭胜补药"，鸭性偏凉，能滋补五脏之阴，和五脏，清虚痨，利水消肿，是夏季食补佳品，可清蒸或煮汤食用，且三年老鸭比新鸭滋补效果更好。

夏季天热时，一些人喜欢用凉水冲脚，或将脚浸泡在凉水中降温解暑。殊不知经常这样做会对人体健康造成危害。因为肾经起始于小足趾，斜行向足底心涌泉穴，沿内踝上向小腿内侧。足的脂肪层较薄，保温性差，因此，足底皮肤温度是全身温度最低的部位，极易受凉而伤及肾阳，导致肾阳虚的诸多病症。此外，足部是血管分支中最远端的末梢部位，足上的感觉神经受凉水刺激，使血管组织剧烈收缩，日久会导致舒张功能失调，诱发肢端动脉痉挛、红斑性肢痛、关节炎和风湿病等。因此，夏季尽管气温高，但不宜经常用凉水冲足或长时间用凉水浸泡双足。

秋季护肾，平补脾又养肾

"冬令进补"是很多体质虚弱多病者的一个重要方法，但冬令时节，不少人一吃补药，却出现口舌生疮、大便干燥、失眠、脘腹胀痛或腹泻等症状。这就是人们常说的"虚不受补"的情况，因为体质虚弱，不能承受补品，进补后反而影响消化吸收功能而产生不良反应。对于这类人可以在秋季时，根据季节特点服食一些平和补品以增强体质，中医称为"引补"，这样可为冬令进补打好基础。秋季引补主要以食补为宜，循序渐进地进行，可选用山药、大枣、莲子、百合、芡实、薏苡仁、芝麻、栗子、核桃等，健脾补肾、益气养血，不仅增强体质，而且可以作为冬季进补的铺垫，使人体逐渐适应补品的作用，这样在冬季进补时比较易于接受，而不致发生虚不受补的情况。

中医四季养生的原则是"春夏养阳，秋冬养阴"，时至秋日，自然界气候渐冷，阴气转旺，人体阴气外盛内虚，此时保健宜养阴而不可伤精。由于"久病伤阴"，许多慢性疾病如糖尿病、甲状腺功能亢进、高血压、慢性肾病、慢性支气管炎、肺气肿、冠心病等，均会不同程度地出现阴虚症状，秋季滋养肺肾之阴，是慢性疾病调理的重要措施，可选用一些滋阴益肾的食物，如鱼类、海参、鳖、泥鳅、乌骨鸡、芝麻、核桃、山药、松仁、枸杞、何首乌等进行食补。

秋季，天高气爽，气候宜人，是开展各种运动锻炼的好时期。可根据个人具体情况选择不同的锻炼项目。可选择太极拳、八段锦或其他传统养生功法，锻炼身体的同时，保养秋收之气，为冬季的到来做好准备。

秋季男人养肾气，多吃4种肉

秋季养肾活气，饮食就可以帮到你！那么中医食疗又是怎么养肾呢？

1.猪肉，最补铁的肉

猪肉肥瘦差别较大，肥肉中脂肪含量高，蛋白质含量少，多吃容易导致高血脂和肥胖等疾病；蛋白质大部分集中在瘦肉中，而且瘦肉中还含有血红蛋白，可以起到补铁的作用，能够预防贫血。肉中的血红蛋白比植物中的更好吸收，因此，吃瘦肉补铁的效果要比吃蔬菜好。

由于猪肉的纤维组织比较柔软，还含有大量的肌间脂肪，因此比牛肉更好消化吸收。中医上认为，多吃猪肉中的瘦肉有滋阴润燥的作用，对热病伤津、燥咳、便秘等疾病都有一定的治疗效果。

2.牛肉，最强壮身体的肉

凡身体虚弱而智力衰退者，吃牛肉最为相宜。牛肉蛋白质的氨基酸组成比猪肉更接近人体需要，能提高机体抗病能力，对生长发育及手术后、病后调养的人在补充失血、修复组织等方面特别适宜。但牛肉的肌肉纤维较粗糙不易消化，有很高的胆固醇和脂肪，故老人、幼儿及消化力弱的人不宜多吃。

3.鸡肉，脂肪含量最少的肉

这里说的鸡肉，是指去皮的鸡肉，因为鸡的脂肪几乎都在鸡皮中。每100克去皮鸡肉中含有24克蛋白质，却只有0.7克脂肪。鸡肉对营养不良、畏寒怕冷、乏力疲劳、贫血、虚弱等症有很好的食疗作用。

4.羊肉，最滋补身体的肉

羊肉有助元阳、补精血、疗肺虚之功效，对气喘、气管炎、肺病及虚寒的病人相当有益。还能益肾壮阳、补虚抗寒、强健身体，是冬令的滋养食疗珍品。但需注意的是，羊肉毕竟性偏温热，并非人人皆宜。阴虚火旺、咳嗽痰多、消化不良、关节炎、湿疹及发热者应忌食。

冬季养生应养肾

冬主收藏，重在补肾

冬季从立冬开始，经过小雪、大雪、冬至、小寒，大寒、直到立春的前一天为止。

"冬者，天地闭藏，水冰地坼。"冬季是万物闭藏的季节，自然界阴盛阳衰，万物萧索，草木凋零，冰冻虫伏，潜藏阳气，以待来春。中医认为，人体的肾脏具有冬季"水"的属性。肾开窍于耳和二阴，其味为咸，其表现在头发，其液为唾，功能为藏精，主人体的生长、发育、生殖和水液代谢。冬天肾脏像水一样开始潜藏、凝滞，人体阳气内收，精气固藏，所以毛发黑润，牙齿坚固，腰背挺直，反应敏捷，耳聪目明。若封藏不固，精气流失，则发枯齿摇、耳目失聪、喘息咳嗽、腰膝酸软、二便失常。

所以冬天人就应该像万物一样，把自己藏起来，把全身的活动也收敛起来。就像许多动物会冬眠一样，人也要适当地让自己的躯体休眠。冬季时节，肾脏功能正常，则可调节机体适应严冬的变化，否则，即会使新陈代谢失调而产生疾病。因此，冬季养生重要的一点是"养肾防寒"，以下几点是贯彻这一原则的要点。

1.调养情志动静有度

中医认为，肾主水，藏精，在志为惊与恐，与冬令之气相应。《黄帝内经》说："肾者主蛰，封藏之本，精之处也。"心主火，藏神，只有水火相济，心肾相交，方可神清心宁。因此，在冬天藏身的时候，就要调养心和肾，以求得保精养神。保养精神最重要的一点，是人的心情必须要收敛，也就是要人们避免各种干扰刺激，处于淡泊宁静状态，方可使心神安静自如，含而不露，秘而不宣，从而能感受到那种安静的美。

由于冬季朔风凛冽，阴雪纷纷，易扰乱人体阳气，变得萎靡不振。再加上冬天自然环境都变得萧索，现代医学研究表明，冬天易引发抑郁症，使人情绪低落，抑郁寡欢，懒得动弹。这就要求在情志养生方面，要尽量学会调节情绪。比如，老年人在风和日丽的天气到外面晒太阳，坚持适度锻炼和参加丰富多彩的娱乐活动，注意动静结合。动可健身，静可养神，体健神旺，可一扫暮气，精神振奋，充满朝气。

2.起居有常心身安康

冬三月，应以敛阳护阴，养"藏"为原则。《老老恒言》指出"冬宜早卧晚起"，清代石成金在《养生镜》中告诫人们："冬三月乃水藏闭涩之时，最宜固守元阳，以养真气。"所以说，不管是那种养生，都告诉我们，冬季养生在起居方面，做到作息有时。顺应自然规律。早睡以养人体阳气，在日出以后起床以养阴气，有利于人体"阴平阳秘，精神乃治"。

在穿戴睡卧上要注意防寒保暖，《老老恒言》中对冬季的穿衣戴帽之类都有详细的说明。老年人穿的内衣、棉袄、棉裤以纯棉布为宜，和暖贴身，再套上外衣，可抵御寒冷；冬天手脚易冻，外出要戴手套；鞋袜宜保暖透气、吸湿性好，鞋底要防滑，脚暖则一身皆暖和通畅。冬季北方多睡火炕，近些年来用电热毯者日益增多，无论采取哪种方式，以温度适宜为好。同样，无论是用火炉、暖气或空调，室温宜18～20℃，切忌温度过高，以免阳气过盛，使之外泄，甚至积热于内，形成阴虚火旺，痰热瘀血。这样到了春天就会发温病、上火，或诱发宿疾复来。此外，冬令养生要特别注意节制房事，以固护阴精。

3.冬练三九筋骨强健

"冬练三九"，是我国劳动人民在长期的锻炼中总结出来的宝贵经验。俗话说："冬天动一动，少生一场病；冬天懒一懒，多喝药一碗。"多年的经验证明，冬天怕冷，终日紧闭门窗，恋困睡懒觉，或长时间在不通风的室内打麻将、玩扑克，极易导致体质迅速衰退，抵抗力下降，容易患感染性疾病。而长期坚持冬季锻炼的人，耐寒力强，不易患感冒、支气管炎、肺炎、疥疮等病。

冬季锻炼，要因人因地制宜。我国幅员辽阔，各地的气候差别大，过冬方法差异也大。这就导致不同地方的老人，在选择冬天的运动时有不同的做法。而且，身体条件有差别的老人，冬季锻炼也不能相同。如身体较弱的老年人或有慢性病不宜外出者，可在室内锻炼，做强身按摩、导引、练气功、保健功、在阳台上打太极拳等；凡是身体好的，应该坚持到户外锻炼，如长跑、竞走、武术、滑冰、滑雪、健身操、打球、冬泳等。值得一提的是冬泳，这是一项融空气浴、日光浴、冷水浴为一体的锻炼方式，当肌肤受到冷空气、冷水的刺激后，会急剧地收缩，随后又扩张，皮肤变得潮红。千万不要小看了这个现象，它是极好的血管体操，对改善和增强血管的弹性、促进血液循环、保护心血管健康大有裨益；能提高中枢神经系统对体温的调节功能，抵御寒冷的侵袭；还可使造血功能得到加强，预防贫血，增强机体的抗病能力。所以，不少老人年都会结成伙伴，一起冬泳。

4.科学饮食、正确进补

冬季饮食上应以保阴潜阳为原则。冬季气候寒冷，吃东西要以热性来抵抗寒冷。关于热性食物，一面是指主张进热食，另一面就是指温补阳气类的膳食。所以冬天可以多吃羊肉、狗肉、虾、韭菜、木耳、龟等食物。不可食用生冷食物，宜食用菠菜、豆芽等新鲜蔬菜。冬季饮食应该加点苦，以养心气。因为冬季肾水正旺，肾属水，心属火，多食咸味则助水克火，令心受病。心属苦味，多食苦味之品，以保心肾相交。

冬是肾主令的季节，要顺应肾主闭藏，藏精及冬至后阳气萌生的自然规律，适度地在冬季进补，可滋养五脏，扶正固本，培育元气，以促使体内阳气的升发，增强抵抗力，起到预防开春瘟疫流行的作用。

进补者应根据机体的阴阳盛衰、虚实寒热，因人而补。如偏于阳虚者，以羊肉、鸡肉等温热食物为宜，可起到温中益气、补精填髓之功效。偏阴虚者，以食鸭肉、鹅肉为好。鸭肉性甘寒、有益阴养胃、补肾消肿、化痰止咳作用。鹅肉性味甘平，鲜嫩松软，清香不腻。

北方冬天的主要蔬菜就是大白菜，有"菜中之王"的称号。因为大白菜营养丰富，味道清鲜适口，做法多种，又耐贮藏，所以是人们常年食用的蔬菜。

但是，为什么冬天是人们吃大白菜最多的时候呢？因为冬季天气寒冷，人体的阳气处于潜藏的状态，需要食用一些具有滋阴潜阳理气功效的食物，于是大白菜就成了这个季节的宠儿。

大白菜虽然价格低廉，其营养价值却很高。它含蛋白质、脂肪、膳食纤维、水分、钾、钠、钙、镁、铁、锰、锌、铜、磷、硒、胡萝卜素、维生素等多种营养成分，对人体有很好的保健作用。由于其所含热量低，所以还是糖尿病患者和肥胖症者的选择。大白菜含有的微量元素钼，能阻断亚硝胺等致癌物质在人体内的生成，是很好的防癌佳品。

中医认为，大白菜味甘，性平，有养胃利水、解热除烦之功效，可用于治疗感冒、发热口渴、支气管炎、咳嗽、食积、便秘、小便不利、冻疮、溃疡出血、酒毒、热疮等。例如，《本草纲目》中说大白菜"甘渴无毒，利肠胃"等。

同时，大白菜还是一款美容佳蔬，其丰富的维生素E是脂质抗氧化剂，能够抑制过氧化脂质的形成。皮肤出现色素沉着、老年斑的生成，就是由于过氧化脂质增多造成的。所以，常吃大白菜，能防止过氧化脂质引起的皮肤色素沉着，抗皮肤衰老，减缓老年斑的出现。不过，需要注意的是，大白菜要和萝卜分开来吃，不要混杂在一起，那样可能会产生一些相互破坏营养成分的不利影响。患有慢性胃炎和溃疡病的人，应少吃大白菜。北方地区的居民还经常把大白菜腌制成酸菜。酸菜虽然味道不错，经常吃酸菜却对健康不利。特别是大白菜在腌制9天时，是亚硝酸盐含量最高的时候，因此腌制白菜至少要15天以后再食用，以免造成亚硝酸盐中毒。

也有些人喜欢吃炖白菜，实际上各种蔬菜都是急火快炒较有营养，炖的过程中各种营养素，尤其是维生素C的含量会损失较多。所以，建议喜欢吃炖菜的人要记得喝汤。不然就浪费了白菜里的营养。

早睡晚起，避寒就温

《黄帝内经》中说"冬三月，此谓闭藏""早卧晚起，必待目光"。也就是说，从自然界万物生长规律来看，冬天正是闭藏的季节，万物都在等待春天的到来，所以潜伏着阳气。人体新陈代谢相对缓慢，阴精阳气均处于藏伏之中，机体表现为"内动外静"的状态，这时，人们要顺从自然界的规律，注意不要干扰自身潜伏的阳气。此时应注意保存阳气，养精蓄锐。尤其是老年人一般气血虚衰，冬季的起居更应该提早睡觉，待到日头已高，气温上升时再起床。晚一点起床，是要等太阳出来了再起来。因为太阳升起，气温也就会升高很多，这时不会过于寒冷。这么做可以让人心情宁静，就像心中有那么一个快乐的秘密一样，自我琢磨，自我欢乐。如此一来，就保证了冬天养生的一种愉悦心态。除此之外，冬天虽然寒冷，但仍要持之以恒地进行身体锻炼，这是强壮身体的重要方法。

人们要从深秋开始，就要加强户外锻炼，增强耐寒能力。可以用冷水洗脸和洗鼻孔，一直坚持到冬季完毕，中间不要间断。这对身体的抗寒能力，增强体质有显著作用。老年人，特别是身患疾病的要避免在大寒、大风、大雪、雾露中锻炼。应根据每人不同的健康状况，选择适当的方法进行锻炼。冬季寒冷，对老年人健康不利，病变甚多。特别是冷空气到来，老年人更难适应，最易伤风感冒，咳嗽、气喘也易复发。常发病还有胃痛、腹泻、关节疼痛等，而危及老年人生命的主要疾病是脑卒中和心肌梗死。

除了要加强锻炼之外，冬季的室内活动也比其他季节要多。人们可根据自己的体质、爱好，安排一些安静闲逸的活动，如养鸟、养鱼、养花，或练习书法、绘画、棋艺等。如果进行室外锻炼，运动量应由小到大，逐渐增加，以感到身体热量外泄微汗为宜。恰当的运动会让人感到全身轻松舒畅，精力旺盛，体力和脑力功能增强，食欲、睡眠良好。

冬季气候寒冷，机体新陈代谢相对缓慢，体温调节能力与耐寒能力下降，人体易受寒发病，尤其是老年人与体质虚弱者。因此，要想平安地度过寒冬，必须重视保暖，而头部、背部、足部则是保暖的重点。

中医认为，"头是诸阳之会"。体内阳气最容易从头部散发掉，所以，冬季如不重视头部保暖，很容易引发感冒、头痛、鼻炎、牙痛、三叉神经痛等，甚至引发严重的脑血管疾病。冬季里如背部保暖不好，则风寒极易从背部经络上的诸穴位侵入人体，损伤阳气，使阴阳平衡受到破坏，人体免疫力下降，诱发多种疾病或使原有病情加重及旧病复发。

俗语说"寒从脚起"。现代医学认为，双脚远离心脏，血液供应不足，长时间下垂，血液循环不畅，皮下脂肪层薄，保温能力弱，容易发冷。脚部一旦受凉，便通过神经的反射作用，引起上呼吸道黏膜的血管收缩，血流量减少，抗病能力下降，以致隐藏在鼻咽部的病毒、细菌趁机大量繁殖，引发人体感冒或使气管炎、哮喘、关节炎、痛经、腰腿痛等疾病复发。所以，冬季要特别注意头部、背部、脚部的保暖。

冬天里，人容易脚冷，女性特别是老年女性，经常整夜都睡不热乎。可以在洗脚时，在水中放干姜或樟脑，樟脑会很快在热水中溶化，泡后脚会发热，对改善脚冷很有帮助。

这些材料在中药房很容易买到，而且便宜，熬制时先用大火煮开，然后小火煮5～10分钟，取汁即可。这些药水不用每次现熬现用，可以一次多熬制一些，用容器装好，每天洗脚时兑在水中即可。

另外，如果在泡脚的热水里加入鹅卵石，泡脚的同时用鹅卵石磨脚，则能起到类似于针灸的效果，可治疗长期失眠。

热水泡脚，如同用艾条"温灸"脚上的穴位，而在泡脚盆里加入鹅卵石，高低不平的石头表面可以刺激脚底的穴位（涌泉、然谷、太溪等）或脚底反应区，起到类似足底按摩和针刺穴位的作用，从而促进人体脉络贯通，达到交通心肾、疏肝理气、健脾益气、宁心安神的功效，更好地改善睡眠。

关于鹅卵石并没有什么特别的要求，选择圆滑、大小相近的为佳。泡脚用的水应该保持在45℃左右，水深至少要高过踝关节，脚在鹅卵石上均衡地踩踏，浸泡20～30分钟。控制水温的也不必那么严格，老年朋友们可以在洗脚盆旁边准备一壶热水，感觉凉了就加一些。还可以买那种市场上的足浴桶，能自动保持恒温的。有心脑血管病和糖尿病的患者用热水泡脚时，要特别注意水温和时间的控制，以免出现头晕、头痛、乏力、心慌等情况。

此外，使用鹅卵石揉搓双脚时要注意力度和水温，要避免擦破或烫伤皮肤。脚部有损伤（包括关节胀痛、拉伤、扭伤等）、炎症还未痊愈的人，不宜进行鹅卵石热水泡脚。

冬季进补，因人而异

谚语说"今年冬令进补，明年三春打虎"，这是在强调冬季进补对健康的益处，而传统中医也认为冬季进补有助于体内阳气的发生，能为下一年开春直至全年的身体健康打下基础。冬天分为前后两段，冬至以前是天气逐渐转冷的阶段，冬至是冬三月气候转变的分界线，从冬至以后阴气开始消退，阳气开始回升，身体在闭藏中含有活泼的生机。在冬至后进补，药力易于蕴蓄并发挥效能，是虚弱病症调养的最好时机。

冬季进补的方法有两大类：一类是食补，一类是药补。对于一般年老体弱的病人，最好用食物补益，故民间有"药补不如食补"的说法。前面已经介绍道，冬天饮食要小心地保阴潜阳，推崇进补羊、狗、鸡肉。羊肉、狗肉性温热，有温补强壮的作用，鸡肉偏甘温，具有温中益气、补精填髓的功能。此外还有牛骨髓、哈蟆油等，也有壮阳的作用。阳气虚弱、气血不足的老人都可以选用。偏于阴血不足的老人，食补应以鹅肉、鸭肉为主。鹅肉性味甘平，鲜嫩松软，清香不腻，有"利五脏，解五脏热，止消渴"的作用；用鹅肉炖萝卜还可大顺肺气，止咳化痰平喘，所以，自古以来就流传着"喝鹅汤、吃鹅肉，一年四季不咳嗽"的谚语。至于一般身体虚弱者，在条件许可的情况下，可加服一些瘦肉、牛肉，以及牛奶、鸡蛋、豆浆、大枣等，这些食物补品，有益身心。对虚弱者有扶正祛邪之功。补品中还有鱼翅、海参、燕窝等，这类食品价格昂贵，但从营养角度来讲，并不一定与其身价相称，因此不要盲目迷信。

冬季进食的方法提倡晨服热粥，而且应量少多餐，不可暴饮暴食，味道也不可过咸，以防损伤心气。

冬季进补虽然很好，但是也是要讲原则的，如果胡乱进补，不但不能强身健体，还会损害健康。下面就说一下冬季进补的注意事项。

（1）不要随意服用，无须滥补。一个人如果身体很好，对寒冷有良好的适应能力，在冬季就不要刻意进补，过多进补不但对健康无益，反而会产生一系列不良反应。如服用过多的人参，会出现烦躁、激动、失眠等"人参滥用综合征"。

（2）平素胃肠虚弱的人，在进补时应特别注意。药物入胃全靠胃肠的消化吸收，只有胃肠功能正常，才能发挥补药的应有作用。对于这类病人，可先服用些党参、白术、茯苓、陈皮之类调理胃肠的药物，使胃肠功能正常，再由少至多地进服补药，这样机体才能较好地消化吸收。

（3）在感冒或其患有其他急性病期间，应停服补品。尤其是有些体质虚弱的人，应该等急性病治愈后再继续进补，否则会使病症迁延难愈。

（4）在滋补的同时，应坚持参加适当的体育运动，这样可以促进新陈代谢，加快全身血液循环，增强胃肠道对滋补品的消化吸收，使补药中的有效成分能够被机体很好地吸收。

冬季六节气养生

冬天时天地封闭，万物躲藏的季节。此时人体血气低伏，等待春天的到来。下面就说一下冬季六节气的养生方法。

1.立冬——温中补血，养肾防寒

每年的11月8日前后是立冬，这是冬季的第一个节气。在民间，立冬是进补的好时节，认为只有这样才足够抵御严冬的寒冷。

中医认为，这一节气的到来是阳气潜藏，阴气盛极，草木凋零，蛰虫伏藏，万物活动趋向休止，以冬眠状态，养精蓄锐，为来春生机勃发作准备。民间却有立冬补冬的习俗，每逢这天，人们都以不同的方式进补山珍海味，说是这样进入了冬季，才能抵御寒冷的侵袭。冬季对应的脏器是肾脏，中医认为肾是先天之本、生命之源，它的功能强健，则可调节机体适应严冬的变化，否则就会使新陈代谢失调而发病。因此，冬季养生重点是"养肾防寒"。饮食调养应以"补"为主。补法中以炖补为佳，炖补制作时间长，有利于营养消化吸收，而且还可以适当加入药材，以增强疗效。炖补时可根据个人体质选用一些羊肉、鹅肉等高热量、高蛋白质的食物。

冬天是天寒地冻，万木凋零，生机潜伏闭藏的季节。从气象上特点来看，由热转凉的过程，即"阳消阴长"的过渡阶段，人体的生理活动，亦随"夏长"到"秋收"而相应改变。因此这节气养生皆不能离开"收养"这一原则，也就是说，此时的养生一定要把保养体内的阴气作为首要任务。

在饮食养生方面，中医认为应少食咸，多吃点苦味的食物，这是因为冬季为肾经旺盛之时，而肾主咸，心主苦。从医学五行理论来说，咸胜苦，肾水克心火。若咸味吃多了，就会使本来就偏亢的肾水更亢，从而使心阳的力量减弱，所以应多食些苦味的食物，以助心阳。

适合选择的食物包括芹菜、莴笋、生菜、苦菊等，这些苦味食物中含有氨基酸、维生素、生物碱、微量元素等，具有抗菌消炎、提神醒脑、消除疲劳等多种医疗、保健功能。

立冬适合进补的食物：

蘑菇豆腐汤

原料：蘑菇100克，蒜苗25克，豆腐200克，盐3克，香油5毫升，米醋5毫升，胡椒粉3克。

做法：将蘑菇洗净，去根，切成小片；豆腐切成小块；蒜苗洗净，切段。把豆腐、蘑菇和盐，加水一起煮。煮约10分钟后，再加入胡椒粉和醋，淋上香油，熄火后，再将蒜苗撒上去即可。

功效：清热润燥，益气解毒。

黑芝麻粥

原料：黑芝麻25克，粳米50克。

做法：黑芝麻炒熟研末备用，粳米洗净与黑芝麻入锅同煮，大火煮沸后，改用小火煮成粥。

功效：补益肝肾，滋养五脏。

2.小雪——补气填精，温补肾阳

每年的11月22日或23日是二十四节气中的小雪节气。关于小雪时节的养生，首先小雪前后，天气经常是阴冷晦暗的，一些容易受天气影响的人就会觉得郁闷烦躁，特别是本身就患有抑郁症的人还可能会加重病情，所以在这个节气要着重调养心情，保持开朗豁达，尽量少受天气的影响。也可以多参与一些户外活动，在晴朗的时候多晒太阳以增强体质，预防疾病。

进入小雪后饮食应以清淡为主，进补以温热为主，如羊肉、狗肉、火锅等可以增加身体热量。特别是老年人和身体虚弱、易发冷的人，可在医生指导下服用一些有补益作用的中药或中成药，比如人参、鹿茸等，或者适当喝一点白酒、黄酒，以促进体内血液的循环。还可多吃一点降血脂的食品，如玉米、荞麦、胡萝卜等。

这个季节，在饮食方面应适当多吃些热量较高的食物，提高碳水化合物及脂肪的摄入量。全麦面包、稀粥、糕点、苏打饼干等均属碳水化合物，这些食物的摄入有助于御寒，其中所含的微量矿物质硒还可以振奋情绪。要注意增加维生素的供给，多吃萝卜、胡萝卜、辣椒、土豆、菠菜等蔬菜；以及柑橘、苹果、香蕉等水果。动物肝、瘦肉、鲜鱼、蛋类、豆类等食品也可以保证身体对维生素A、维生素B$_1$、维生素B$_2$等的需要。

小雪适合进补的食物：

四物炖鸡汤

原料：母鸡1只，当归10克，熟地黄10克，白芍10克，川芎8克，料酒10毫升，胡椒粉2克，姜5克，葱5克，味精2克，盐3克。

做法：将鸡洗干净。将当归、熟地黄、白芍、川芎洗净，切成薄片，用纱布袋装好，扎紧口；姜、葱洗净，姜切片，葱切节，备用。将砂锅置武火上，掺入清汤，放入鸡、药袋烧开后，撇去浮沫，加料酒、姜、葱，改用小火炖至鸡肉烂熟，骨架松软，拣去药袋、姜、葱不用，加入盐、味精、胡椒粉调好味即成。

功效：益血补虚。

当归火锅

原料：鱼肉400克，白菜100克，冻豆腐3块，冬菇5个，鸡汤5碗，当归30克切薄片，盐4克，味精1克。

做法：先将白菜斜切成片，香菇泡软、洗净切丝，鱼肉切成薄片，冻豆腐切成小块，再将鸡汤放入火锅内，并将切好的当归片全部放入火锅内。用大火煮开后，再用小火煮20分钟，使当归的药效成分煮出来，加适量盐、味精等调味，然后再将鱼片、豆腐、白菜、香菇等下锅，煮开即可食用。

功效：活血御寒。

香菇枸杞牛肉煲

原料：牛肉250克，香菇150克，枸杞60克，盐3克。

做法：牛肉洗净，放沸水锅中余去血水，捞出切成肉片；香菇用清水泡发后撕成小块；枸杞洗净，3味同放入砂锅中，加水适量，煲至肉熟烂，调入盐即可。

功效：健脾，补肾，养肝。

3.大雪——益肾壮阳，温中暖下

每年的12月7日前后是二十四节气中的大雪。关于大雪节气的养生，从中医的角度来看，此时已到了"进补"的大好时节。

315

大雪期间，食养以进补为主。因为冬季是匿藏精气的时节，由于气候寒冷，人体的生理功能处于低谷，趋于封藏沉静状态，人体的阳气内藏，阴精固守，是机体能量的蓄积阶段，也是人体对能量营养需求较高的阶段。同时，冬季人体的消化吸收功能相对较强，因此，适当进补不仅能提高机体的免疫能力，还能把滋补食品中的有效成分储存在体内，为来年开春乃至全年的健康打下良好的物质基础。所以，冬季是进补的最佳季节。在民间广为流传"冬季进补，开春打虎"的俗语，充分说明了冬季进补的重要意义。

冬季进补的时间，是指从立冬后开始，到立春前终止的三个月时间。最佳进补的时间应为从冬至起至三九天止的这段时间。因为从冬至之日起，阴气渐退，阳气渐升，此时进补，可以扶正固本，培养元气，有助于体内阳气生发。

冬季进补的方法，主要有两种：一是食补，二是药补。但俗话说得好，"药补不如食补"。因此，食补是冬季进补的主要内容。由于冬季寒冷，人体为了保存一定的热量，就必须增加体内碳水化合物、脂肪和蛋白质的分解，以便产生更多的能量满足机体的需要。所以，冬天必须多吃富含糖、脂肪、蛋白质和维生素的食物，以补充因天寒而消耗的能量，益气补血，滋养身体。

大雪适合进补的食物：

灵芝猪蹄汤

原料：灵芝30克，黄精15克，鸡血藤15克，黄芪18克，猪蹄250克，味精1克，盐4克。

做法：将猪蹄去净残毛，刮洗干净，剁成小块。将灵芝、黄精、鸡血藤、黄芪洗净，用纱布袋装好，扎紧口，与猪蹄同入砂锅，加水适量，先以武火烧开，后改小火慢炖至猪蹄烂熟，捞出药袋不用，加入味精、盐调好味即成。

功效：益气补血。

参蛤蒸鸭

原料：白鸭1只，人参10克，蛤蚧5克，料酒20毫升，葱10克，姜10克，味精1克，盐4克，清汤适量。

做法：将鸭肉洗干净；入沸水锅中汆一下捞出，装入蒸盆备用。将人参、蛤蚧烘脆研成细末；姜、葱洗净，姜切片，葱切节，备用。将人参、蛤蚧粉末放入鸭的腹腔内，再加入姜片、葱节、料酒、清汤，上笼用武火蒸至鸭子熟烂，加味精、盐调好味即成。

功效：补肺肾，定咳喘。

木耳冬瓜三鲜汤

原料：冬瓜150克，水发木耳150克，大米15克，鸡蛋1个，盐4克，水淀粉20克，味精3克，麻油15毫升。

做法：将冬瓜去皮洗净切成片；木耳、大米洗净备用；鸡蛋打匀摊成蛋皮后切成宽片备用；锅内加鲜汤上火烧开，下入米、木耳煮沸5分钟，再将冬瓜放入，开锅后撒入盐、淀粉，起锅前倒入蛋皮，淋上麻油即成。

功效：生津除烦，清胃涤肠，滋补强身。

4.冬至——扶正固本，培养元气

每年的12月22日左右是二十四节气中的冬至。冬至之际，阳气初生，阴气仍然很强盛，冬至正值一九、二九不出手之时，天气寒冷，寒气袭人。因此在此期间要特别注意防寒保暖，以防冻伤、上呼吸道感染、冠心病、脑卒中等疾病的复发或加重。这个时候人们应该顺应这一身体功能的变化，从饮食方面做好身体调养。

冬至是进补的最佳时期，此时进补可以扶正固本，培养元气。但要有的放矢，对症进补，只有这样才能受到明显的滋补效果。根据中医理论，进补可以分为补气、补血、补阴、补阳四大类。

补气食品，是指具有益气健脾功效，对气虚证有补益作用的食品，如糯米、党参、黄芪、大枣、山药、胡萝卜、豆浆、鸡肉等。

补血食品，是指对血虚证者有补益作用的食品，如动物肝脏、动物血制品、大枣、花生、桂圆肉、荔枝肉、阿胶、桑葚、黑木耳、菠菜、胡萝卜、乌鸡、海参、鱼类等都有一定的补血作用。

补阳食品，是指具有补阳助火，增强性功能的功效，对阳虚证有补益作用的食品，如狗肉、羊肉、虾类、鹿肉等，核桃仁、韭菜、枸杞、鸽蛋、鳝鱼、淡菜等也有补阳作用。

补阴食品，是指具有滋养阴液，生津润燥的功效，对阴虚证有补益作用的食品，如银耳、木耳、梨、牛奶、鸡蛋、葡萄菜等。

冬至进补食疗方：

红烧龟肉

原料：乌龟500克，枸杞30克，核桃35克，味精1克，大葱15克，姜10克，花椒1克，黄酒10毫升，冰糖15克，酱油10毫升，植物油适量。

做法：

（1）将核桃肉研成碎末；枸杞洗净。

（2）将乌龟放入盆中，加热水约40℃使其排尽尿。乌龟去头、足、龟壳、内脏，洗净，切成肉块。

（3）将锅烧热，加入植物油，烧至六成热后，放入龟肉块，反复翻炒。

（4）加入生姜片、葱节、花椒、黄酒、酱油、清水各适量。

（5）再加冰糖、枸杞、核桃肉碎末，先用大火烧开，再改用小火煨炖。

（6）至龟肉熟烂，用味精调好味，翻炒几下，盛入碗内。饮汤吃龟肉。

功效：滋阴补血。

麻油拌菠菜

原料：菠菜500克，盐3克，麻油10毫升。

做法：菠菜洗净，开水焯熟，捞出入盘，加入适量盐，淋上麻油即可。

功效：通脉开胸，下气调中，止渴润燥。

羊肉炖萝卜

原料：白萝卜500克，羊肉250克，姜10克，料酒10毫升，盐4克。

做法：白萝卜、羊肉洗净切块备用，锅内放入适量清水将羊肉入锅，开锅后五六分钟捞出羊肉，水倒掉，重新换水烧开后放入羊肉、姜、料酒、盐，炖至六成熟，将白萝卜入锅至熟。

功效：益气补虚，温中暖下。

5.小寒——益气补虚，温中暖下

每年的1月5日前后是小寒节气。民间有句谚语：小寒大寒，冷成冰团。小寒表示寒冷的程度，从字面上理解，大寒冷于小寒，但在气象记录中，小寒却比大寒冷，可以说是全年二十四节气中最冷的节气。

中医认为寒为阴邪，小寒也是阴邪最盛的时期，从饮食养生的角度讲，要特别注意在日常饮食中多食用一些温热食物以补益身体，防御寒冷气候对人体的侵袭。常用补药有人参、黄芪、阿胶、冬虫夏草、首乌、枸杞、当归等。食补要根据阴阳气血的偏盛偏衰，结合食物之性来选择羊肉、狗肉、猪肉、鸡肉、鸭肉、鳝鱼、甲鱼、鲅鱼和海虾等，其他食物如核桃仁、大枣、桂圆肉、芝麻、山药、莲子、百合、栗子等。以上食物均有补脾胃、温肾阳、健脾化痰、止咳补肺的功效。当然对体质偏热、偏实、易上火者应注意缓补、少食为好。

小寒适合进补的食物：

灵芝粥

原料：灵芝10克，杜仲15克，糯米100克，冰糖10克。

做法：将灵芝、杜仲加水适量煎煮，去渣取汁，然后以药汁与糯米同入砂锅；水适量共煮成稀粥，加入冰糖搅匀即成。

功效：滋阴补肾，养心安神。

山药桂圆粥

原料：山药50克，桂圆肉15克，荔枝肉20克，五味子5克，粳米350克，白砂糖15克。

做法：先将五味子煎水，去渣取药汁与山药、桂圆肉、荔枝肉、粳米同入砂锅，加水适量，以小火煮粥，待粥将熟时，加入白砂糖，搅匀稍煮片刻即可。

功效：滋补心肾，安神固涩。

当归生姜羊肉汤

原料：羊肉650克，当归、生姜片各20克，盐6克，料酒15毫升，酱油3毫升，味精5克。

做法：

（1）把当归洗净，切成片。

（2）把羊肉剔去筋膜，放入沸水锅内焯去血水后，过清水洗净，斩成小块。

（3）将瓦煲洗净，加入清水适量，置于火上，用大火煮沸，加入当归片、羊肉块、生姜片、料酒，煲加盖，用文火煲3～4小时后，点入盐、味精、酱油调味，即可食用。

功效：温中补血，祛寒强身。

6.大寒——补脾益气，温阳补肾

每年的1月20日左右是大寒。关于大寒节气的养生，依然要以温补为主，这是年尾调养身体的重要时刻，以养精蓄锐迎接新的一年。

大寒的饮食应遵守保阴潜阳的饮食原则。饮食宜减咸增苦以养心气，使肾气坚固，忌黏硬、生冷食物，宜热食，防止损害脾胃阳气，但燥热之物不可过食，食物的味道可适当浓一些，要有一定量的脂类，保持一定的热量。此外，还应多食用黄绿色蔬菜，如胡萝卜、油菜、菠菜等。另外，由于大寒适逢春节，一般家庭都会准备丰富的过年应节食物，此时要注意避免饥饱失调，同时可以多吃具有健脾消滞功效的食物，如山药、山楂、柚子等，也可多喝如小米粥、健脾祛湿粥等进行调理。

大寒时节仍然是冬令进补的好时机，重点应放在固护脾肾，调养肝血上，进补的方法有二：一是食补，二是药补。"药补不如食补"，应以食补为主。偏于阳虚的人食补以温热食物为宜，如羊肉、鸡肉等；偏于阴虚者以滋阴食物为宜，如鸭肉、鹅肉、鳖、龟、木耳等。药补要结合自己的体质和病状选择服用，如体质虚弱、气虚之人可服人参汤；阴虚者可服六味地黄丸等。能饮酒的人也可以结合药酒进补，常见的有十全大补酒、枸杞酒、虫草补酒等。

冬末气候寒冷干燥，许多人还容易出现嘴唇干裂、口角炎等问题，这主要是缺乏维生素B_2所致，可多食酸乳酪、花粉、酵母粉等，症状很快就会有所改善。

大寒适合进补的食物：

洋葱炒肉丝

原料：猪里脊肉300克，洋葱（白皮）100克，姜粉10克，料酒15毫升，盐3克，酱油10毫升，鸡精2克。

做法：

（1）猪里脊肉切丝。肉丝用姜粉、料酒、盐腌渍10分钟。洋葱切丝。

（2）锅里倒油，烧热，下肉丝迅速划开，炒至变色。

（3）加入洋葱、盐、酱油、鸡精，炒匀即可。

功效：滋阴养血，扩张血管。

羊肉萝卜粥

原料：精羊肉100～150克，粳米150克，萝卜1个，葱白10克，盐4克。

做法：羊肉洗净，切成小块；萝卜洗净，切成两大块。将羊肉和萝卜入锅，加清水同炖，除去膻味，待羊肉将熟时，取出萝卜不要。将粳米淘洗干净，放入羊肉锅里，加进葱白煮成稀粥。加盐调味。供早、晚餐温热服食。

功效：此粥具有助元阳、补精血、益虚劳之功效。

冬季养肾正当时，把握时机不生病

冬至前后，人们纷纷进补，蓄积营养，强身健体。历代养生家通过实践证明，寒风刺骨、大雪封地的冬季，确是保养肾气的最佳时节。中医以为，肾有藏精、主生长、发育、生殖、主水液代谢等功能，被称为"先天之本"。肾亏精损是引起脏腑功能失调，产生疾病的重要因素之一。

养精保肾。人体衰老与寿命的长和短在很大程度上取决于肾气的强弱。《黄帝内经》指出："精者，生之本也。"《寿世保元》曰："精乃肾之主，冬季养生，应适当节制性生活，不能姿其情欲，伤其肾精。"以上养生家提示我们，精气是构成人体的基本物质，精的充坚与否，亦是决定人们延年益寿的关键。精气流失过多，会有碍"天命"。冬属水，其气寒，主藏。故冬天宜养精气为先，对性生活有节制，以益长寿。

食药粥温肾元，填补表髓。肾中精气有赖于水谷精微的供养，才能不断充盈和成熟。冬天气温较低，肾又喜温，肾虚之人通过膳食调养，其效果较好。补肾食品有多种。冬天一般可以选用核桃、枸杞、狗肉、羊肉、黑芝麻、桂圆肉等温性食物。肾虚有阴虚、阳虚之分，进补时对症用膳，方可取得显著效果。肾阳虚可选服羊肉粥、鹿肾粥、韭菜粥等温肾壮阳之物；肾阴虚宜选服海参粥、地黄粥、枸杞粥等滋补肾精之品。

适当运动，健肾强身。肢体功能活动，包括关节、筋等组织运动，由肝肾所支配，因而有肝肾同源之说。善养生者，在冬季更注重锻炼身体，以取得养筋健骨、舒筋活络、畅通血脉、增强自身抵抗力之效。锻炼时运动量要适当，散步、慢跑、做健身、打太极拳都是很好的运动方式，只要持之以恒，定能达到健肾强体之目的。

冬季养藏，宜温补肾阳

肾的生理功能与自然界冬季的阴阳变化相适应．冬季天寒地冻，万物蛰伏，有利于肾的封藏，因此，养肾的最好季节就是冬季。但冬季亦应注意养肾固精，防止肾的精气过度耗泄。冬季若调养肾脏得当，对维持人体健康，增强人体适应冬季寒冷气候的能力也有重要作用。在日常起居调养方面，《素问·四气调神大论》说："冬三月，此为闭藏。水冰地坼，无扰乎阳；早卧晚起，必待日光……去寒就温，无泄皮肤，使气亟夺，此冬气之应，养藏之道也。"《千金要方·道林养性》也指出："冬时天地气闭，血气伏藏，人不可作劳汗出，发泄阳气，有损于人也。"在寒冷的冬季里，寒气肃杀，夜间尤甚，因此，冬季起居作息，要顺应冬季闭藏的特性，做到早睡晚起。早睡以培阳而养肾之阳气，晚起以固精而养肾之阴气。

冬令进补是养肾的一种有效方法，对维护身体健康有重要作用，故民间有"三九补一冬，来年无病痛"的说法。肾为人体的先天之本，是人体生命活动的源泉，它滋五脏之阴、发五脏之阳气，滋补肾脏之精气，即是涵养升发五脏之阴阳气血，故冬季补肾养生调摄当以滋养精血、温肾助阳、培本固元、强身健体为首要原则。常用核桃仁、栗子、韭菜、羊肉、狗肉、鹿肉、虾仁、猪（羊）肾、牛鞭、鹿鞭、淡菜等以温补肾阳、扶阳祛寒；常用黑豆、黑芝麻、黑木耳、乌鸡、海参、甲鱼、鲍鱼、龟肉、猪（羊）脊髓等以滋阴益肾、填精补髓。冬季进补的时机为立冬后至立春前，最佳时段为冬至前后，可从入冬开始，循序渐进地进行。冬季进补应遵循两项基本原则：其一，因人施补，首先应了解自身的健康和体质情况，根据自身状况制订有针对性的方案；其二，药补不如食补，尽量选择食疗药膳，但应注意，腻滞厚味的滋补品量不宜过大，以免伤及脾胃反而影响养生进补。在饮食五味方面，宜适当减咸增苦，因为冬季阳气衰微，腠理闭塞，很少出汗，减少食盐摄入量，可以减轻肾脏的负担，增加苦味可以坚肾养心。

《素问·四气调神大论》中说："冬三月，此为闭藏。水冰地坼，无扰乎阳……使志若伏若匿，若有私意，若已有得。"冬季首先做到精神安静，控制自己的情绪，才能保证冬令阳气伏藏的正常生理不受干扰。就好像大自然中动植物的冬眠，潜伏、匿藏下来，但生命并没有因此而停止，仍然在有序进行；如同有什么私事不愿泄露，是让自己拥有好心情的私事，好像有所心得、有所成就地感到满足。这样便可以做到"无扰乎阳"，养精蓄锐，使阳气藏而不泄，有利于来春的阳气萌生，也利于预防春温之病。

冬季养肾，需要动静结合

中医认为，不同的季节需重点保养的脏器也有所不同，即常说的春养肝、夏养心、长夏养脾、秋养肺，而冬天则以养肾为主。养肾方法可在精神和运动上养护，也就是动静结合养肾。

"宁静为本，保养精神"，就是说在冬季要以安定清静为根本，以保持精神上的愉快和情绪上的稳定。中医将人体的情绪概括为"七情"，即"喜、怒、忧、思、悲、恐、惊"，七情之中"恐、惊"两种情绪对肾的影响最大，故有"惊、恐伤肾"之说。因此，在冬季应避免各种不良情绪的干扰和刺激，让自己的心情始终处于淡泊宁静的状态，特别要注意避免惊恐的情绪，遇事做到含而不露，秘而不宣，使心神安静自如，让自己的内心世界充满乐观喜悦。

谚语说："冬天动一动，少生一场病；冬天懒一懒，多喝药一碗。"说明冬季锻炼身体的重要性。

1.预备活动

锻炼前一定要做好充分准备活动，可做一套广播体操以活动全身。因为冬季气温低，血流缓慢，肌肉、关节及韧带的弹性和灵活性降低，极易发生运动损伤。

2.循序渐进

每次锻炼时运动量应由小到大，逐渐增加，不要骤然进行剧烈运动，以免发生意外。

3.鼻吸口呼

运动换气宜采取鼻吸口呼的呼吸方式，因为用鼻腔吸气对空气有加湿加温作用，还能防灰尘和细菌，对呼吸道起保护作用。在冬季，坚持室外锻炼，能提高大脑皮质的兴奋性，增强中枢神经系统体温调节功能，使身体与寒冷的气候环境取得平衡，适应寒冷的刺激，有效地改善机体抗寒能力。有研究资料表明，长期坚持冬季锻炼的人，耐寒力强，不易患感冒、支气管炎、肺炎、冻疮等疾病，还能够预防老年人常见的骨质疏松症。冬季锻炼的方法很多，其中比较推崇的"'吹'字补肾功"对保养肾脏有一定作用。

4.时间宜晚

晨练不宜太早，最好待日出以后再进行锻炼，因日出后温度上升，空气中的污染物也有所减少，还有进行日光浴的作用。

5.防寒保暖

严寒季节进行锻炼一定要注意防寒保暖，以免受寒。停止运动后，一定要及时把衣服穿上。

6.适量运动

冬季的运动量不宜过大，可采用运动量较适宜的全身性运动如太极拳、慢跑等，以保持充足的体力。

第七章　养肾，药补不如食补，食补不如神补

精神内养——养生先养神

中医学认为，精、气、神乃人身之三宝，是祛病延年的内在因素，精与气又是神的物质基础。精气足则神旺，精气虚则神衰。神是整个人体生命活动的外在表现，也就是人的精神状态、思维活动。所以，从中医养生出发，养生必先养神。

神，在人体居于首要地位，唯有神的存在，才能有人的一切生命活动现象。古代养生家强调指出："神强必多寿。"这里所说的"神强"实为脑神健全之意。只有脑神健全，才能主宰生命活动、脏腑协调、肢体运动、五官通利，全身处于阴阳平衡的正常生理状态。

古往今来，医家、道家、养生家们都十分重视精神调养，重视精神治疗和心理养生的作用。认为养生的关键在于排除杂念。保持心地纯朴专一，顺乎天理，就能达到养生的目的。他们认为"善摄生者，不劳神，不苦形，神形既安，祸患何由而致也"。

神只可得，不可失，只宜安，不宜乱。伤神则神衰，神衰则健忘失眠，多梦烦乱；不守舍则发为癫狂，甚则昏厥。安神者在于七情适度，喜、怒、忧、思、悲、恐、惊各有法度，适可而止。"喜伤心，怒伤肝，思伤脾，悲伤肺，恐伤肾"，五脏所伤则精神涣散，精神涣散则神志衰减，神志衰减则诸病丛生。以上三者又相互联系，互为因果。现代医学也证实，人类疾病有50%～80%是由于精神过度紧张引起的，如高血压、心动过速、神经衰弱等。

对于养生，中医有"药养不如食养，食养不如精养，精养不如神养"的说法。所谓养神，主要是指注意精神卫生。要做到安静和调，神清气和，胸怀开阔，从容温和，切不可怨天尤人，急躁易怒。"起居有常，养其神也。"如果人们只注意养身，加强饮食营养，不懂得养神，不善于养神，是难以获得健康长寿的。

自古以来无数事例表明，心胸狭窄、斤斤计较个人得失的人，能过古稀之年者不多见，而胸怀开阔情绪乐观者，往往可享高寿。若"以酒为浆，以妄为常，醉以入房，以欲竭其精，以耗散其真，不知持满，不时御神，务快其心，逆生于乐，起居无节，故半百而衰也"。人生的道路坎坷不平，不如意事常八九，尤其人进入老年之后，由于社会角色、人际关系、健康状况、性格情绪等都会发生改变，若不能很好地把握住自己的"神"，往往可产生孤独、忧郁、失落、自卑等消极心理。

肾的情志——了解你的"脾气"

情志失调对肾脏的损害是很大的，既可直接影响肾的功能，也可先影响其他脏腑而后累及肾，导致情志失调性肾虚证。因此，在生活中，每个人要学会调节情志，使精神情志安静平和，忌烦躁妄动，做到"无扰乎阳"，使体内阳气得以潜藏。这样，肾脏也就"高枕无忧"了。

当然，人总有遇到伤心、心情烦闷的时候，但关键是我们一定要学会一些缓解这些坏情绪的好方法，如果一味沉浸在这些坏情绪中，就使各种身心疾病有机可乘，到那时再采取措施就麻烦了。那怎么缓解呢？

1.捶胸

郁闷时拍打的是胸脯，而实际上打的是膻中穴。《黄帝内经》有"膻中者，心主之宫城也"的说法。膻中穴位于两个乳头连线的中间点，正中心的心窝处，是心包经上的重要穴位，是心脏这个君王的臣使，可以令人产生喜乐。如果膻中穴不通畅，人就会郁闷，这对人的身体是不利的。在西医里，膻中穴就是胸腺，是人体的免疫系统，从人出生以后它就会慢慢退化，所以我们要经常按摩刺激这个穴位，以增强人体的免疫力。

具体方法：捶打的时候，可以两手十指相交叉，合起来，双手伸出去，然后往自己的胸前捶打，捶打到胸口发热为止，长期坚持这样做，不仅能排解不良情绪，甚至还可以延缓衰老。

2.手指弹桌能缓解负面情绪

有抑郁情绪的人经常会表现为整日疲劳不堪，四肢无力，连心里也觉得虚弱无力，吃饭走路都没精打采，甚至不知道哪里还能使出力气来。

十个手指的指肚都是穴位，叫十宣，最能开窍醒神，一直被历代大医当作高热昏厥时急救的要穴。十指的指甲旁各有井穴，《黄帝内经》上说："病在脏者，取之井。"古人以失神昏聩为"病在脏"，所以刺激井穴最能调节情志，安神健脑。

3.转移注意力

当情绪激动时，为了使它不至于爆发和难以控制，可以有意识地转移注意力，把注意力从引起不良情绪反应的刺激情境转移到其他事物或活动上去。

可以做一些自己平时感兴趣的事，做一些自己感兴趣的活动，如玩游戏、打球、下棋、听音乐、看电影、读报纸等。

4.好食物可以打败坏情绪

吃东西不仅能够解除饥饿感、补充营养，还能对人的情绪起到一定的影响。

比如，肉吃得多，体内的肾上腺素水平升高就会使人冲动、脾气暴躁；常年吃素的人则容易抑郁、情绪不稳定；维生素C缺乏就会表现为冷漠、情感抑郁、性格孤僻和少言寡语，等等。

所以，我们只要注意吃得对、吃得好，就可以远离那些坏情绪。深海鱼、香蕉、柚子、菠菜、樱桃、大蒜、南瓜、萝卜……这些都是可以提升你快乐感的食物，不妨有意识地多吃一些。

5.合理宣泄

电视和电影里经常会有这样的镜头：某人因有不良情绪，便跑到旷野、海边、山上无拘无束地喊叫，或者拼命地击打树木，或者狂奔。这就是合理发泄情绪。

所以，当遭遇到不良情绪时，也要学会通过简单的"宣泄"渠道痛痛快快地表达出来，或将不良情绪通过别的途径与方式宣泄出来。

恐则伤肾——吓出来的肾病

正常情况下，人体的阴阳处于平衡状态，以保证机体各项生理功能正常运转。然而，在突然、强烈或长期的情志刺激下，超过了正常生理活动范围而又不能适应时，就会使脏腑气血功能紊乱，影响气血正常运行，导致生理功能紊乱和各类疾病。

过度恐惧可导致肾气不固，令人惶惶不安、提心吊胆，出现心神不安、夜不能寐、大小便失禁、遗精、腰膝酸软等症状。"惊恐对肾脏的影响非常大，现代脏腑损伤的动物实验基本可以证明这一不良作用。从现代生理学角度来说，恐最先影响人体的神经系统，临床一般表现为耳鸣、耳聋、头晕等，男性可能出现勃起功能障碍，女性经常会憋不住尿，有的人排气时还可能憋出尿尿来。"

一旦出现过度惊恐，该如何解决呢？按照五行相生相克理论，肾属水，土克水，恐伤肾、思胜恐。思是一个认知过程，能约束各种感情的思维活动；当人感到恐惧时，静下来思考，或周围人为其开导、分析，能使人神志清醒、思维正常，消除恐惧心理，或制约恐惧过度所导致的不良病变。

此外，不能因为过度担心惊恐对身体的影响，而杜绝一切不良刺激。用现代免疫理论来解释，这就好像一年感冒两三次的人，患其他重大疾病的概率可能就会小一些，因为他的免疫力在多次小感冒中得到了增强。

五志相胜——五行中的情志养肾妙法

情志相胜疗法，又称为以情胜情法、五志相胜疗法、以情志克制情志疗法、情态相胜疗法等，即运用五行相胜原理，有意识地采用一种情志活动去控制、消除、调节某种情志对患者不良情绪的影响，从而达到治病的目的。中医所说的"七情"指喜、怒、忧、思、悲、恐、惊七种情绪。喜归心而属火，忧（悲）归肺而属金，怒归肝而属木，思归脾而属土，恐归肾而属水。《黄帝内经》指出：金克木，怒伤肝，悲胜怒；木克土，思伤脾，怒胜思；土克水，恐伤肾，思胜恐；水克火，喜伤心，恐胜喜；火克金，悲伤肺，喜胜悲。

中医认为，恐为肾志，思为脾志，因土能克水。而肾属水，脾属土，所以可用脾之志——"思"来治疗各种由肾之志——"恐"引起的疾患，即采用让患者思考问题的方法，使患者神志清醒，思维正常，理智地分析产生恐惧的原因，逐渐克服恐惧情绪，进而治愈因惊恐过度所致的躯体疾病。

娱乐减压——玩出来的健康

娱乐减压疗法，又称为以情移情，属中医意疗范畴。通过"移情"分散转移患者的注意，使患者从苦闷、悲观、烦恼、恐惧的不良心境中解脱出来，将内心虑恋转移到另外的人、事或物上。而"易性"就是排遣、改变其性情或不良习惯、生活模式。

其实很多人在生活中，都曾有意无意地用过娱乐减压疗法对抗恐惧。当晚上行走于伸手不见五指的小路上时，可能有意无意地大声唱歌；当雷雨天独自在家时，可能会把音乐开到最大，随着其尽情旋转。总之，娱乐减压疗法就在我们身边，听一听音乐，欣赏一下戏剧，打一场球赛，看一场幽默的小品，这样不仅可以陶冶情操，提高自身素质，还可以开怀一笑，振奋精神，将恐惧、紧张、苦闷的情绪一扫而光。

脱敏疗法——增强肾的抵抗力

系统脱敏疗法，又称交互抑制法。这种方法主要是诱导求治者缓慢地暴露出导致神经症、焦虑、恐惧的情境，并通过心理的放松状态来对抗这种焦虑情绪，从而达到消除焦虑或恐惧的目的。如果一个刺激所引起的焦虑或恐怖状态在求治者所能忍受的范围之内，经过多次反复的呈现，便不会再对该刺激感到焦虑和恐怖，治疗目标也就达到了。这就是系脱敏疗法的治疗原理。实质上，"系统脱敏法"就是通过一系列步骤，按照刺激强度由弱到强，由小到大逐渐训练心理的承受力、忍耐力，增强适应力，从而达到最后对真实体验不产生"过敏"反应，保持身心正常或接近正常的状态。系统脱敏疗法主要用于治疗恐怖症，通过想象或给予合理的现实刺激以谋求症状减轻。

信念支持——为"肾"找个靠山

想要拥有健康的理念，必须先培养自己的健康意识，以一种健康人的姿态去思考和生活。记住，不要对疾病念念不忘，要多想想怎样才能获得健康。思考的事情、说出的话、做出的行动都应该与健康的理念和谐统一，尽力避免和疾病扯上关系。

信念是足以影响人的一生的，如老子的无为，孔子的入仕，影响了一批又一批的人，而我国古代许多人欲修道成仙也是一种人生的信仰，而许多修道之人也确实做到了高龄无疾而终，我们并不是建议读者去修仙，而是希望大家找到并坚定自己的信念，做到对自己有心，对自己负责。关幼波先生常说："养生之道没有什么诀窍，我的体会是精神最重要，坚定信念，随心所欲，随遇而安是健康长寿的关键。"关老说过，他活了80多岁了，就是没心没肺。逆境中关老并没有消沉，每天仍早出晚归，努力工作。能治病救人，就是他最大的满足。他常说："治病是我一生最大的乐趣，名利对我全是身外之物。"正如关老所说的：养生之道最关键的是精神方面。坚强的意志，心情舒畅，心态平和，养精养神。学会"逆来顺受"，不要被外界因素所干扰，对身体才有好处。

情绪调节——清心寡欲，清静养神

中医学认为只有人体的精气充足，神气健全，才能健康长寿。李东垣说"积气以成精，积精以全神"，历代医家都十分重视养神，如何养神呢？我们主张"静以养神"，"静则神藏，躁则消之"。《素问·上古天真论》有"恬淡虚无，真气从之；精神内守，病安从来"这句著名的养生格言，意思是，要保持内心的清静安宁，不贪求妄想，就可以精神健旺，达到预防疾病的目的。要做到真正的清静养神就应该清心寡欲，淡名利、远声色，忌膏粱厚味，知足常乐，戒妒忌、狂想，所谓保持心态平衡。

清静养神主要是少思寡欲，私心、欲求太过就会伤神损气，使身体早衰。用现代的话来讲，就是对名、利的过度追求，利用职权中饱私囊，利欲熏心，腐败堕落。这种不正当的行为，或私利太重都是心理不平衡的表现，醉心于名利，过度思虑，暗耗心气，损伤神气，身体就衰惫，那时要这么多的名和利还有什么用呢？

医圣张仲景在《伤寒论》中有一段警世佳言，高度概括了这种现象，他指出"但竞逐荣势，企踵权豪，孜孜汲汲，唯名利是务，崇饰其末，忽弃其本，华其外而悴其内，皮之不存，毛将安附焉？"这对现世物欲横流的现今社会也是一句深刻的至理名言。

社会的发展进步带来生活节奏的加快，工作压力骤增，持续的精神紧张同样劳耗心神，使人早衰，使人生病。现代医学十分强调心理调节对疾病康复的重要，尤其是对亚健康状态或一些功能性疾病的辅助治疗，强调清静恬淡的心态是必要的。

清静养神不能片面地理解为什么都不想，任何事物都不是绝对的，人类区别于动物的最大特点就是有思想，能主观能动地去认识和改造世界，人类社会发展到今天与人类大脑越来越发达密不可分，所谓用进废退，是自然界的普遍规律。如果绝对不思、不想，我们所指的心神也会衰退，只有在用神之中，心神才能生机勃勃。神不可不用，也不可过用，清静养神，贵在一个度。静以养神则为用，只有积养为用，用中有养，方可生生不息，生机勃勃。古稀之年，才智不衰就是坚持养神又不断用神的结果。神不可不用，过劳则伤气，贵在适度。

第八章　养肾要因人而异

老年人，应养肾精

粥——老人养肾何须寻医吃药

冬季是老年人进补的季节，因为中老年人，特别是老年人，大多因肾虚而导致性功能衰减，故冬季可选用一些壮益肾阳、滋补肾阴的药粥来补肾滋阴。

壮益肾阳：有阳痿、早泄、遗精的老年男子，及有白带过多、阴部冷感、腰膝酸痛、困倦乏力等证候的老年妇女，可选以下粥补：

（1）苁蓉羊肉粥：肉苁蓉15克，羊肉100克，大米150克，葱白10克，生姜5克，盐少许。先将肉苁蓉、羊肉洗净后切碎，再用砂锅煮肉苁蓉取汁、去渣，放入羊肉和适量水与大米同煮，待沸后加入盐、生姜、葱白即成。肉苁蓉是常用来壮肾阳的中药。明朝李时珍所著的《本草纲目》中，亦根据民间经验，记述了这一粥食，并认为它能"补益劳伤"。

（2）韭菜粥：将粳米100克、韭菜60克同煮成粥即可食用。此粥有补肾壮阳、固精止遗的效用，适用于肾阳虚的中老年男女。

（3）鹿角胶粥：鹿角胶20克，粳米100克，生姜6克。先将粳米煮粥，待水沸后，再加入鹿角胶、生姜同煮，熟后即可食用。鹿角胶是鹿的头角煎熬成的胶块，有补血益精的功效。

以上几种粥食，既宜于冬补，也可在春、秋两季服食，以1周为1疗程。但如有口舌干燥、尿黄便秘等阴虚火旺证候或感冒发热时，则不宜服用。

老年人肾阴虚，主要表现为耳鸣、眼花、盗汗、多梦、遗精、口渴、人瘦、脉沉细而数。可选用某些适宜的滋阴补肾中药，制成食粥药膳，常可收到生精益髓、滋阴补肾的药效。

（1）滋肾双耳粥：将银耳10克、黑木耳10克温水泡发，除杂质并洗净后放入碗内，加冰糖30克，大米适量，水半碗，再隔水蒸煮成粥即成。每日2次，久服可有滋阴补肾，润肺的功效。

（2）枸杞蒸鸡粥：取从未产蛋的母鸡1只，杀后去毛及内脏，洗净，放入锅内稍离片刻，然后捞起放入凉水内冲洗干净并滤尽水分，再把枸杞（15～20克）装入鸡腹内，放入砂锅中，鸡腹切口处朝上，把葱（切段），姜（切片）放入锅内，加清汤、食盐、料酒、胡椒粉各适量，用大火蒸2小时后即可佐食米粥。

但是，如遇伤风感冒时，上述诸粥宜暂停服用。尚有其他疾病时，则由医师指导宜用与否，不可自作主张。

药补——麦味地黄丸，滋阴补肾的好药

麦味地黄丸，又名八仙长寿丸，源自于明代医家龚廷贤所撰《寿世保元》。

麦味地黄丸方药组成：在六味地黄丸基础上配伍麦冬、五味子，共八味药，即麦门冬、五味子、熟地黄、山茱萸、牡丹皮、山药、茯苓和泽泻。

麦味地黄丸是经典的滋阴补肾药，有滋补肺肾的功效，用于肺肾阴虚、潮热盗汗、咳嗽吐

血、咽干、眩晕耳鸣、腰膝酸软。

除具有六味地黄丸滋补肾阴的功效外，麦门冬清补肺阴、清热除烦；五味子补肾敛肺；八药配伍，适合肺肾阴虚诸症，对阴虚咳嗽或消耗性疾病（如肺结核）所致的口渴咽干、痰中带血等病疗效尤佳。

临床上麦味地黄丸主要应用于肺结核症见干咳带血、阴虚内热、全身乏力；阴虚喘促症见无痰喘促、口干舌燥、舌红少苔；遗精症见腰痛遗精、手足心热；糖尿病症见口渴尿频、舌红少苔等。

麦味地黄丸的剂型及用法：剂型分为大蜜丸、水蜜丸、浓缩丸、片剂及口服液5种。大蜜丸每次1丸，每天2次；水蜜丸每次6克，每天2次；浓缩丸每次8丸，每天3次；片剂每次3~4片，每天3次；口服液每次10毫升，每天2次。服用麦味地黄丸时应忌辛辣食物。另外，麦味地黄丸的功效对于阴虚病人显著，但服用也要注意。服用麦味地黄丸时，忌吃不消化的食物，感冒发热时最好不要吃。并且高血压、心脏病、肝病、肾病、糖尿病、孕妇、儿童等人群要在医师指导下服用。

脚心按摩法——养肾从"足"开始

一个人身体是否健壮，与肾的强弱有关。当寒冬到来时，人体需要有足够的能量和热量以御守，倘若肾功能虚弱，就会因"火力不足"，出现头晕、心慌、气短、腰膝酸软、乏力、小便失禁或尿闭等症状，这是肾阳虚。还有的人由于体内津液亏少，滋润、濡养等作用减退，临床表现为形体消瘦、腰膝酸软、眩晕耳鸣、口燥咽干、潮热颧红、盗汗、小便短黄等，此为肾阴虚。

养肾纠虚的方法很多。如多晒太阳，多食热量高和温补肾阳的食品，选服补肾的药品，等等。这里，介绍有助于养肾纠虚又简单易学的运动方法——脚心按摩法。

中医认为，涌泉穴直通肾经，也是浊气下降的地方。经常按摩涌泉穴，可益精补肾，强身健康，防止早衰，并能疏肝明目，促进睡眠，对肾亏引起的眩晕、失眠、耳鸣、咯血、鼻塞、头痛等有一定的疗效。脚心按摩的方法是：每日临睡前用温水泡脚，再用手互相擦热后，用左手心按摩右脚心，右手心按摩左脚心，每次100下以上，以搓热双脚为宜。此法有强肾滋阴降火之功效，对中老年人常见的虚热症效果非常好。

拉耳、叩齿、咽津——老人养肾三部曲

研究证实，经常叩齿、咽津，不仅能坚固牙齿，改善牙周血液循环，还能起到强肾固精的作用。

叩齿、咽津的具体做法是，早晨起床漱口后，上下牙齿叩击36次，再用舌在口腔中来回转动（叫作"赤龙搅海"），左右各18次。这时口中唾液逐渐增多，接下来含唾液做漱口状36次，最后将唾液分次缓缓下咽。

中医还认为，"肾气通于耳"，这就是为何肾精不足的人，会出现耳鸣、听力减退等症状。经常提拉耳朵或按摩耳朵可以起到养肾的作用。具体方法有：提拉耳垂、手摩耳轮、提拉耳尖、搓弹耳垂、全耳按摩等。

补肾壮元气——吃猪腰或枸杞

中医以为，肾有藏精、主生长、发育、生殖、主水液代谢等功能，被称为"先天之本"。肾亏精损是引起脏腑功能失调，产生疾病的重要因素之一。故许多养生家把养肾作为抗衰防老的重要措施。养肾可从以下几方面着手：适当运动，健肾强身。肢体功能活动。包括关节、筋等组织运动，由肝肾所支配，因而有肝肾同源之说。

善养生者，在冬季更注重锻炼身体，以取得养筋健骨、舒筋活络、畅通血脉、增强自身抵抗力之效。锻炼时运动量要适当，散步、慢跑、做健身、打太极拳都是很好的运动方式，只要持之以恒，定能达到健肾强体之目的。养精保肾。人体衰老与寿命的长和短在很大程度上取决于肾气的强弱。

《寿世保元》曰："精乃肾之主，冬季养生，应适当节制性生活，不能姿其情欲，伤其肾精。"养生家提示我们，精气是构成人体的基本物质，精的充坚与否，亦是决定人们延年益寿的

关键。精气流失过多，会有碍"天命"。

冬属水，其气寒，主藏。故冬天宜养精气为先，对性生活有节制，以益长寿。补肾壮元气吃猪腰或枸杞。过去的补肾做法常透过吃猪的腰子等达成，现在则因内脏类及海产类食品的胆固醇过高而多所顾虑。中医说，大抵富含维生素E，又不含胆固醇的食品都是好的补肾品，包括核果类及黑芝麻均是，核桃就是值得推荐的核果之一。

其他适合老人家食用的补肾食品还有山药、百合、枸杞、黑豆、莲子等，都不具强烈药味，适合入菜。常见痰多困扰者，可常吃百合炒菜或炖冰糖来保养。枸杞也有补肾阳的效用，但患高血压或糖尿病者不宜。

黑豆以熟食或炖煮为宜，虽然泡药酒也不错，但老年人仍应避免喝酒。另外，银耳、花粉、桂圆、蜂王浆、麦芽、大蒜、洋葱、香菇等也都有补肾作用。

老年人养生需养肾——老年人养肾注意事项

老年人养生需养肾，老年人养肾注意事项有哪些呢？随着年龄的增长，身体很多器官会逐渐衰老，其中包括肾血管。肾功能也会随着年龄的逐渐增大而出现各种疾病。肾脏是人体最重要的器官之一，肾脏的基本功能是生成尿液，清除体内代谢产物及某些废物、毒物，是保证人体体内环境稳定，新陈代谢得以正常进行的先决条件。

老年人养肾要注意什么？

（1）要防止滥用药物。每年都有不少因为滥用药物导致肾病的报道。我们都知道，肾脏是各种药物排泄的重要器官，而不少感冒药、消炎止痛药、抗痛风药、造影剂、抗高血压高血脂药、青霉胺及中草药等都对肾脏有较强的毒害作用，因此，老年人应尽量慎重的选择可能会对肾脏造成伤害的药物，在用药时尽量服用大夫给开的处方药，尽量避免自行购药；要尽可能地缩短用药的时间，减少用药的剂量，以避免加重肾脏的负担，间接引发肾病。

（2）要努力控制血压。慢性肾功能不全并发高血压患者，特别是患有肾小球肾炎的患者，往往可以是在没有任何诱因的前提下，肾功能急剧的出现恶化。因此，对于那些患有高血压症状的老年人而言，要特别注意采取有效的措施，努力控制好血压，防止肾病的发生及加重。

（3）要切实预防感染。一定程度上来说，咽炎、扁桃体炎等感染都会引发肾病，感冒则是引发、加重肾病最常见的一种感染。感染会导致老年人的肾功能急剧下降，如果原本就有肾功能障碍，就会进一步加重病情的发展。因此，老年人要尽量预防感染的发生，一旦发生感染，要及早地采用抗生素治疗，但前提是尽量避免使用有肾毒性的药物。

此外，老年人还要注意科学饮食、避免过度劳累、尽量控制食盐的摄入量、适当地进行体育锻炼、积极地治疗所患的疾病等，这些都对呵护老人肾脏有较好的效果。

中年男人，补肾正当时

热水泡脚——肾不虚

民间有个说法叫"热水泡脚，赛吃人参"。传统中医也早有"一年四季沐足：春天洗脚，开阳固脱；夏天洗脚，暑理可祛；秋天洗脚，肺润肠蠕；冬天洗脚，丹田湿灼"的记载。

中医的观点来看，人五脏六腑的功能在脚上都有相应的穴位。脚不仅是足三阴经的起始点，还是足三阳经的终止处，这条经脉之根分别在脚上的6个穴位中。仅脚踝以下就有33个穴位，双脚穴位达66个，它们分别对应着人体的五脏六腑，占全身穴位的10%。经常泡脚就可刺激脚部的太冲、隐白、太溪、涌泉以及踝关节以下各穴位，从而起到滋补元气、壮腰强筋、调理脏腑、疏通经络，促进新陈代谢以及延缓衰老的功效，可以防治各脏腑功能紊乱、消化不良、便秘、脱发落发、耳鸣耳聋、头昏眼花、牙齿松动、失眠、关节麻木等症。

热水泡脚也要有讲究，最佳方法是：先取适量水于脚盆中，水温因人而异，以脚感温热为准；水深开始以刚覆脚面为宜，先将双脚在盆水中浸泡5～10分钟，然后用手或毛巾反复搓揉足背、足心、足趾。为强化效果，可有意识地搓揉中部一些穴位，如位于足心的涌泉穴等；必要时，还可用手或毛巾上下反复搓揉小腿，直到腿上皮肤发红发热为止；为维持水温，需边搓洗边加热水，最后水可加到足踝以上；洗完后，用干毛巾反复搓揉干净。实践表明，晚上临睡前泡脚的养生效果最佳，每次以20～30分钟为宜，泡脚完毕最好在半小时内上床睡觉，这样才有利于阳气的生发，也不会太多地透支健康。

护肾——办公男护腰是关键

腰对男性而言，有着异乎寻常的意义。它不仅是承受上半身重量的支点、连接下半身的中轴，也是中医理念所认为的传宗接代的本源。然而，现代社会快节奏的生活方式、过大的压力和缺乏运动等不良生活习惯，使男人腰的负担越来越重。

中医讲"肾藏精生髓，髓聚而为脑"，所以肾虚可致髓海不足，脑失所养，出现头晕、耳鸣。肾藏精，肾精化生出肾阴和肾阳，相互依存、相互制约，对五脏六腑起到滋养和温煦的作用。如果这一平衡遭到破坏或某一方衰退，就会发生病变，男性会出现性功能问题，如早泄、滑精等，严重者甚至会影响生育。因此，对男性来说，护腰就是保护男性的根本。

肾脏和骨骼的关系很明显，很多激素都需要通过肾脏合成。临床上，就有一些男性因为腰部外伤，而影响到性功能和生育能力。男性生育是两个问题，一方面要有性生活，腰部有很多交感神经和副交感神经，一旦出现劳损或受伤，疼痛感都可能阻碍男性过性生活。另一方面，生育需要排精，腰椎受伤严重，或者是从腰椎前部进行手术，可能会伤害到一些关键神经，从而导致男性性功能障碍、排精障碍等。

一旦发现持续性腰疼；一切使腹压升高的动作，如咳嗽、打喷嚏和排便等，都可能加重腰痛和腿的放射痛；或者活动时疼痛加剧，休息后减轻，都可能提示"腰出了问题"，男性应该加以重视。

控制体重护好腰。护腰首先要调整生活方式，注意预防肾脏亏虚，比如不能熬夜、避免久坐。其次要注意合理饮食。"男性可以根据自己的体质状况，选择一些补益肾脏的饮食。如多吃一些黏滑的食品，如海参、墨鱼、雪蛤、泥鳅等。"

最后是要加强锻炼。在此，推荐一个锻炼姿势——转腰远眺。双脚分开与肩同宽，脚与膝关节朝前，微微屈腿。上身以腰为轴，用头带动整个颈部及上肢，慢慢转动直到最大角度，再转到前面。整个过程中腰尽量做到直立，左右各做10～20次。这个动作可以减轻单一姿势导致的腰痛，有效锻炼腰部肌肉群，提高腰部力量，同时对脊柱骨、椎间盘等腰部关节疾病的预防与康复有一定作用。此外，发达的腰肌和腹肌像夹板一样，能很好地保持脊柱的动态稳定性，保护腰背部不受伤害。而游泳，尤其是蛙泳，不仅可以锻炼到腰腹肌，还能够保障脊椎间组织的营养供应，维持它的弹性，提高脊椎抵抗外来冲击的能力。

控制体重也能有效保护腰部。有啤酒肚的男性，就像在腰上挂了一个大沙包，使得身体的重心向前倾，大幅增加了腰部的负担。

端坐强肾操——补肾，固精，壮腰膝

肾病源于凉，在治疗肾病上中医总结的方法很多，下面介绍五种强肾健身操，既可以增强肾脏的功能，还可以起到曾强人体免疫力功能的作用，肾虚本身与免疫力强弱有关，两者是相辅相成的。

健身操一

端坐，两腿自然分开，与肩同宽，双手屈肘侧举，手指伸向上，与两耳平。然后，双手上举，以两肋部感觉有所牵动为度，随后复原。可连续做3至5次为一遍，每日可酌情做3至5遍。做动作前，全身宜放松。双手上举时吸气，复原时呼气，且力不宜过大、过猛。这种动作可活动筋骨、畅达经脉，同时使气归于丹田，对年老、体弱、气短者有缓解作用。

健身操二

端坐，左臂屈肘放两腿上，右臂屈肘，手掌向上，做抛物动作3至5遍。做抛物动作时，手向上空抛，动作可略快，手上抛时吸气，复原时呼气。此动作的作用与第一动作相同。

健身操三

端坐，两腿自然下垂，先缓缓左右转动身体3至5次。然后，两脚向前摆动10余次，可根据个

人体力，酌情增减。做动作时全身放松，动作要自然、缓和，转动身体时，躯干要保持正直，不宜俯仰。此动作可活动腰膝，益肾强腰，常练此动作，腰、膝得以锻炼，对肾有益。

健身操四

端坐，松开腰带，宽衣，将双手搓热，置于腰间，上下搓磨，直至腰部感觉发热为止。此法可温肾健腰，腰部有督脉之命门穴，以及足太阳膀胱经的肾俞、气海俞、大肠俞等穴，搓后感觉全身发热，具有温肾强腰、舒筋活血等作用。

健身操五

双脚并拢，两手交叉上举过头，然后，弯腰，双手触地，继而下蹲，双手抱膝，默念"吹"但不发出声音。如此，可连续做10余遍。

上述的五种健身操是简单实用的方法，对于中老年肾虚患者强肾健体作用显著，常年坐办公室工作的白领，也可以用此操健身，减少疾病的发生。

改邪从良——坏习惯毁了男人的肾

为了保护好肾脏，从今天开始，审视你的生活细节，不要让坏习惯伤害了你的肾脏。

坏习惯1：只重补肾，忽视肾脏健康

不少人以为，补肾就是补肾脏。"这是一个误区"，中医学所指的"肾"，是一个功能学概念，包括了现代医学的生殖系统功能、内分泌功能和泌尿系统功能的综合功能。而现代医学所指的"肾"，是指实实在在的肾脏。肾脏担负着清除体内毒素、废物及过多的水分的重任。此外，它还协助机体控制血压、调节电解质浓度、产生红细胞等。一旦肾功能受损，大多数是不可逆的。

坏习惯2：大鱼大肉，蛋白太多

蛋白质是人体必需的营养素，重视蛋白质的摄取是应该的，但这不代表"高蛋白食物吃得越多越好"。健康人群通过均衡饮食，就足以补充每日所需的蛋白质。但现在很多职场人士经常应酬，大鱼大肉，导致蛋白质摄入量超标。长期的高蛋白摄入会增加肾脏负担，甚至使肾脏长期处于"超负荷"状态。已有肾功能损伤的人群，蛋白质的摄入更要严格控制，一定要咨询肾脏科医生，并在营养科医生的指导下制定食谱。

此外，蛋白质并不仅限于鸡蛋、牛奶，各种肉类、海鲜以及豆类都含有较高的蛋白质。当你热衷于食用高蛋白食物，又或盲目补充高蛋白营养品时，当心，别累坏了肾脏。

坏习惯3：天天老火汤，嘌呤多多

老火汤一般都加入不少肉类，且煲上两三个小时。长时间熬制，大量的嘌呤会溶解到肉汤中。经常喝嘌呤过高的老火汤，会造成尿酸在血液中堆积，尿酸含量升高，既容易导致痛风，也会损害肾脏。

坏习惯4：经常憋尿，喝水不足

不少人因为工作太忙常常憋尿，殊不知，憋尿过久容易导致膀胱压力升高、膀胱压力反射紊乱和逼尿肌功能下降，或者影响输尿管－膀胱抗反流机制，导致尿液反流，容易并发肾盂肾炎、肾功能损害。因此，即使工作再忙，也不要忘了按时如厕。

另外，工作忙起来，很多人也顾不上喝水。喝水不足，尿量自然会减少，尿液中携带的废物和毒素的浓度就会增加。临床常见的肾结石和长时间喝水不足密切相关。要养成多喝水的习惯，每天至少保证8大杯开水。多喝水可以冲淡尿液，让尿液快速排出，有助预防结石。

坏习惯5：滥用药物，毒翻肾脏

很多人觉得中草药没有不良反应，这是一个极大的误区。有关中草药引起肾损害的报道越来越多，其中以马兜铃、斑蝥、雷公藤、钩吻、山慈菇、关木通、山豆根、鱼胆、泽泻的肾毒性最大，应严格控制这些药物的剂量和适应证。

房事过度——男人纵欲伤肾损寿

中医认为，"房中之事，能生人，能煞人。譬如水火，知用之者，可以养生；不能用之者，立可尸之矣。"性生活应本于自然之道，避免损伤，需得其术，也是养生延寿必不可少的内容。

实践证明，适度而愉快的性活动对人的精神与身体健康有益无弊。但是，人类的性行为除机体本身以外，还受社会环境、心理、遗传、疾病等因素的影响。因此，正确地认识和过好性生活，才有益于身心健康。

1.房事要节制

房事不节制对肾精、肾气的伤害很大，尤其夫妻到中年以后，一定要注意房事的节制。每周性生活超过3次以上的人群比较容易发生肾脏感染。每周达4至5次，或每次性生活时间过长，都是过度行为。过度性生活容易造成细菌侵入尿道甚至上行到膀胱，导致大部分女性尿路感染。过度的性生活容易伤肾而耗竭其精。鉴于肾脏具有重要生理功能，需在性生活方面予以节制。

2.节欲保精促长寿

《黄帝内经》说："夫精者，生之本也。"精是构成人体的基本物质，是维持人体生命活动的物质基础，保精是强身的重要环节。精乃肾之主，纵欲太过，除伤肾精之外，进而还可伤及其他各脏腑，影响身体健康，甚至促人早衰或短寿。现代医学认为，长期性生活过度，会使人的免疫系统调节功能减退，这是因为性交可引起全身高度兴奋，促使能量高度消耗，器官功能适应性减退。

交合有时——应酬之后不可"醉以入房"

一些人还会借酒"助性"，酒后与爱人来次激情性爱。不过，专家指出，醉酒后性爱会对身体造成很大伤害，严重时可能威胁生命。

（1）醉酒后性爱可能引发性功能障碍。饮酒后，酒精会刺激中枢神经系统，从而增强男人的性欲，但大量饮酒后，大脑局部变得麻木，会降低性器官敏感度，最终导致性功能障碍，出现早泄等问题。精子质量也会受到影响，可能危及下一代。

（2）酒精蓄积在体内，人体心脏、肝脏、肾脏等多器官都会受到不同程度的损害。同时，性交时神经系统高度兴奋，性器官大量充血，会使身体严重"透支"。古人就告诫："醉饱交接，小者面黯咳喘，大者伤绝脏脉损命。"

（3）由于酒精对心血管系统的强烈刺激，可导致血管痉挛，血流加速，血压升高，有时还可能诱发心脑血管疾病，严重者还会猝死。

（4）醉酒后大脑意识不清醒，性爱动作可能不协调、适度，会对性器官造成伤害。临床上因醉酒暴力同房伤及性器官送往急诊者不在少数。

因此，醉酒后最好多喝水，多休息，醒酒1天后再享受性爱，这样才能让性生活更加健康。

知损益——男人"性福"生活需量力而行

冬季过度的性爱的确会加重身体各器官的负担，但在冬季进行适当的性生活还是必要的。

《黄帝内经》中指出："冬不藏精，春必病温。"意思是说，冬季气候寒冷，男性需要藏精养性，人体也需要存储更多热量来维持体温，性生活过于频繁，会大量消耗体能，影响阳气，容易使人患病。但还有一种说法说：那都是古人的说法，现代人的生活条件比古人要好得多，营养更为丰富，身体更为健康，对性的要求也会更丰富。况且在寒冷冬季，两个人喜欢依偎温存，性生活的次数和时间照旧如常。

那冬季每周性生活最佳次数是多少呢？

1.因人而异，量力而行

虽然冬季养生强调藏精，人体自身热量下降，过度的性爱的确会加重身体各器官的负担，但在冬季进行适当的性生活还是必要的。

严格地禁欲或大幅度减少，本来规律分泌的腺体一下停止，反而不利于健康。但至于多少次为最佳，这个要因人而异，量力而行。年富力强，可次数多一些，年老体弱，可少一些。

2.如何量力而行，快来自测

自测的方法是：性生活次日，双方身心愉快，精力充沛，即说明性频率是合适的。如性生活次日，双方感到疲倦乏力，头昏眼花，甚至畏寒怕冷，这说明性生活频率不合适。

3.养精蓄锐适当进补

冬季本来人体机体免疫力下降，抵抗力降低，此时的性生活又耗费了不少精力，所以应合理膳食，适当进补。多吃维生素、蛋白质、矿物质丰富的物质，不如多吃番茄、胡萝卜等富含维生素的蔬菜，鱼虾肉紫菜等海鲜富含蛋白质和矿物质的海鲜，特别是海鲜中富含锌和硒对男性非常有益的元素。

中年女人，补肾要及时

肾虚——不是男人的"专利"

在人们的习惯认识中，一提到肾亏就是男人的专利，其实不然，实践证明年轻的白领女性近年肾亏有逐步上升的趋势。

由于白领的工作性质不同，她们每天进出不是班车就是轿车，较少走动，长期坐在办公椅上，缺少锻炼，特别是缺少户外锻炼，体质明显较弱。长期在空调房里办公，身体内水分减少又没有及时补充，在恒温下毛细血管的弹性得不到锻炼，容易引发热病。工作时间紧张而长时间憋尿，对肾脏会有很大损伤。随着都市生活节奏的加快，女性生活压力增大，家庭生活以及工作上的责任给了女性沉重的负担。睡眠少、吃不好造成了生理上的恶性循环，易产生头晕、潮热、耳鸣、失眠等症状。一些女性生活不规律，导致内分泌功能紊乱，雌性激素水平降低，女性的雌激素水平降低后，脸上会长皱纹和斑。

中医上说"肾主水，其华在发"，肾脏的功能好坏表现在头发上，头发柔韧有光泽，说明肾脏健康。肾虚的人常常头发易断并且没有光泽，会出现脱发现象。同时，肾也是主宰生殖的器官，肾虚会造成女性性功能下降，月经不调，孕妇容易流产。因此，女性如果发现自己脸色发黄、多斑、有黑眼圈，并且出现头晕、耳鸣、腰酸、失眠等症状，就要注意了，这可能"肾亏"亮起来了红灯。解决肾亏的最好的办法，首先，是生活要有规律，多参加户外运动和健身，少开空调，尽量使室内通风，多喝水，特别是白开水，少喝饮料、浓茶、浓咖啡等刺激性饮品，保证睡眠，尽量早睡早起，不偏食。其次，就是补也不要盲目的吃一些补品，一定要在医生的指导下进行，因为，肾虚可细分为肾阳虚、肾阴阳两虚和肾阴虚三型。中医补肾很有学问，弄清是肾阴虚还是肾阳虚是关键。肾阴虚者大多脸发红、五心烦热，肾阳虚者则怕冷，四肢发凉，面色苍白。补阳药多是热性药，如附子、肉桂、鹿茸、淫羊藿、肉苁蓉、巴戟天等。补阴药多是甘寒药，如石斛、玉竹、山茱萸、枸杞、女贞子、桑寄生、西洋参等。补阴中成药的代表是六味地黄丸，补阳中成药的代表是金匮肾气丸。因此，一定要科学的补，才能得到事半功倍的效果。

肾气旺盛——女性容颜才会好

中医认为"肾为先天之本"，主要生理功能是"藏精、纳气、主水"，为全身阴阳之根本，中医范畴的肾远远大于现代医学所指的肾脏肾气不足，而更倾向于整体的生殖生长功能。

肾脏是让我们保持青春永驻的一个重要器官，是美丽的根本，保养好肾脏就好像一棵树有了强壮的根须，就会枝繁叶茂。现在普遍提肾多是针对男性而言，而对男性又多提肾阳亏虚而少谈肾阴不足。实际上肾气不足便秘，肾之于女子尤为重要，它与女子相伴一生。

肾是女人健康与美丽的发源地。肾虚，让女人不再美丽，眼睛不再明亮，让各种疾病也往往会趁"虚"而入。科学补肾，让女人肾气充足，回归健康，焕发美丽。这里介绍几种补肾的药物与补肾的食物。

补肾之药物

（1）六味地黄丸。此方既补肾健脾，又有平肝的作用。

（2）知柏地黄丸。如果肾阴虚出现头晕、耳鸣、潮热、盗汗的症状时，在六味地黄丸方剂中加上知母、黄檗，叫知柏地黄丸。

（3）麦味地黄丸。如果出现夜晚口干、口渴欲饮水的肾阴虚症状时，在六味地黄丸方剂中加上麦门冬、五味子，叫麦味地黄丸。

（4）杞菊地黄丸。如果出现头晕目眩、视物昏花的现象，在六味地黄丸方剂中加上枸杞、菊花，叫杞菊地黄丸。

中医补肾是很有学问的，补肾前需弄清是肾阴虚还是肾阳虚肾气不足的表现，所以要在医生的指导下服用。

补肾之食物

（1）山药为中医"上品"之药，除了具有补肺、健脾作用外，还能益肾填精。凡肾虚之人，宜常食之。

（2）干贝能补肾滋阴，故肾阴虚者宜常食之。

（3）鲈鱼既能补脾胃，又可补肝肾、益筋骨。

（4）栗子除有补脾健胃作用外，更有补肾壮腰之功，肾虚腰痛者，最宜食用。

（5）枸杞补肾养肝、益精明目、壮筋骨、除腰痛，久服能益寿延年。尤其是中年女性肾虚之人，食之最宜。

（6）何首乌有补肝肾、益精血的作用。凡是肾虚之人头发早白，或腰膝软弱、筋骨酸痛，或男子遗精、女子带下者肾气不足中成药，食之皆宜。

身体原动力充足，才能有良好的生理状态。科学地调理肾脏，用传统医学独特的辨证体系进行辨证治疗，让月经不调、不孕不育、内分泌紊乱远离身边，你也可以做一个"肾气足"的俏佳人。

滋阴养肾——女人不吃药的养肾宝贝

由于现代女性生存压力加大，办公室普遍使用空调导致空气干燥浑浊，以及女性自身的免疫力低和其特有的生理特点，导致现代女性出现炎症的比例越来越高，肾病逐渐成为女性的大敌。轻则面色灰暗，颜面失色。重则影响到正常的"性"福以及做妈妈的权利。

女性的肾功能状态对女性的青春美丽与健康往往具有更为重要的作用。女性由于一生中要经历经（月经）、带（白带）、胎（怀胎）、产（分娩）、乳（哺乳）等生理过程，加之生活、工作压力，更易使肾中精气不足。尤其是中年以后，女性身体功能开始减退，肾功能开始下降，导致肾虚肾亏，易造成气血两亏、阴阳失调，使女性身体发生退化，逐渐衰老，往往出现腰膝酸软、精力疲乏、脸色苍白、褐斑滋生、皮肤干燥、头发干枯等一系列衰老迹象。因此，补肾对于女人来说比男人更加重要。

性冷淡——女人慎防"肾阳虚"

中医认为，其实女性也易患上肾虚，女性肾虚会造成性冷淡、不孕、出现月经失调以及白带清稀、胎动易滑等症状。

女性跟男性比较，阳气较弱，假如工作与家庭的压力过大、饮食不注重预防寒凉，或是长期处在冷气设备的工作环境中，更易患肾虚，致使过早衰老。肾虚一般多见于更年期女性，表现为失眠多梦、烦躁易怒、脱发、口干咽燥、黑眼圈与黄褐斑等"肾阴虚"的症状。建议多吃鱼、鸭、黑木耳、黑芝麻、核桃、冬虫夏草等。

有不少年轻女性患上了肾虚，她们多属于"肾阳虚"，因脾阳虚所引起，表现为畏寒怕冷、食欲不振、消化不良、精神萎靡等，因为女性本身阳气相对较虚的生理特点，加上生活、工作压力大，精神长期处于紧张状态，造成女性的脾胃功能转弱，从而出现脾阳虚。建议服用金匮肾气丸、右归丸等中药，还可多吃羊肉、韭菜、鹿茸等。

性福药膳——女性肾虚的中医食疗滋补秘方

一说到肾虚，很多人可能首先就会想到说男性肾虚，与女人没什么关系。其实肾对女人也同样的重要，女人也会肾虚，肾虚身体会出现一系列的症状，影响健康，因此女性也要时刻关注自己的肾脏问题及时进行滋补，那么女性肾虚应该吃些什么呢？

粟米：粟米又称谷子、稞子。能补益肾气。《名医别录》及《滇南本草》中都说到"粟米养肾气"。明代李时珍还说："粟，肾之谷也，肾病宜食之，煮粥食益丹田，补虚损。"

山药：为中医"上品"之药，除了具有补肺、健脾作用外，还能益肾填精。凡肾虚之人，宜常食之。

芝麻：芝麻甘平，有补肝肾、润五脏的作用。芝麻，气味和平，不寒不热，补肝肾之佳谷也。尤其是肾虚之人腰酸腿软，头昏耳鸣，发枯发落及早年白发，大便燥结者，最宜食之。

豇豆：豇豆又称饭豆、长豆。性平，味甘，能补肾健脾，除脾虚者宜食外，肾虚之人也宜食用，对肾虚消渴、遗精、白浊，或小便频数，妇女白带，食之最宜。《本草纲目》曾这样记载："豇豆理中益气，补肾健胃，生精髓。"

干贝：能补肾滋阴，故肾阴虚者宜常食之。

鲈鱼：既能补脾胃，又可补肝肾、益筋骨。

栗子：除有补脾健胃作用外，更有补肾壮腰之功，肾虚腰痛者最宜食用。

枸杞：补肾养肝、益精明目、壮筋骨、除腰痛，久服能益寿延年。尤其是中年女性肾虚之人，食之最宜。

何首乌：有补肝肾、益精血的作用。凡是肾虚之人头发早白，或腰膝软弱、筋骨酸痛，或男子遗精、女子带下者，食之皆宜。

六味地黄丸——女性的"肾宝"

六味地黄丸最早源自"医圣"张仲景。"六味地黄丸"就是从张仲景的"金匮肾气丸"衍化而来，由熟地、山茱萸、山药、泽泻、丹皮、茯苓6味中药组成，成为滋阴补肾的经典良方。

现代人因气候、环境污染、饮食习惯、工作压力等方面的原因，常会出现肾阴虚的症状。越来越多的现代人开始选择六味地黄丸来调养身体、治病强身。

六味地黄丸可帮女性补肾？实际上，六味地黄丸在治疗疾病和调理身体上并没有性别的针对性。六味地黄丸主要用于治疗肾阴虚，但同时也有调节五脏、阴阳、气血，平肝等作用，在使用上不分男女。六味地黄丸也是一种营养药，可用以提高人体免疫力，两性都可用来滋补身体。

六味地黄丸也是女性爱护自己的一大补肾法宝。因为不论男女皆有肾，在保养不当的情况下，都会出现肾虚，且女性由于特殊的生理原因（月经、怀孕、生产等），更容易出现肾虚，比如容颜早衰、更年期提前等。

随着科技的发展和临床上的应用，一些科学家发现了六味地黄丸的许多新功能。例如国内中医学者提出六味地黄丸对于抗辐射、抑制肿瘤、调节血糖代谢等有奇效。

"肾"出美丽——做个"肾"气十足的俏佳人

上自生长发育，下至经、带、胎、产，肾关系着女人的一生！科学地补肾，用传统医学独特的辨证体系进行辨证治疗，让月经不调、不孕不育、内分泌紊乱远离身边，你也可以做一个"肾气凌人"的俏佳人。

《黄帝内经》指出："早卧晚起，以待日光。"冬三月草木凋零、冰冻虫伏，是自然界万物闭藏的季节，人的阳气也要潜藏于内。因此，冬季养生的基本原则也当讲"藏"。由于人体阳气闭藏后，人体新陈代谢相应就较低，因而要依靠生命的原动力——"肾"来发挥作用，以保证生命活动适应自然界变化。冬季时节，肾脏功能正常，则可调节机体适应严冬的变化，否则，即会使新陈代谢失调而产生疾病。因此，冬季养生重在"养肾御寒"。

肾无论是从肾气角度调理阴阳来讲，还是从天癸控制女性的生长发育以及内分泌调节和生育能力来讲，都是女性的重要脏器之一。女性的经、带、胎、产莫不与之相关。女性初潮延迟，月经稀少；成年不孕不育、性欲淡漠，提前绝经；更年期易发生骨质疏松、心脏病变等，都与肾有直接的关系。中医讲求辨证论治，养肾补肾需要辨明阴阳虚实才可以对症投药，否则，本来阳气充足你又大补阳气，结果只能是适得其反。

肾阳：阳虚出现的症状多为阴性，如形寒肢冷、腰膝酸软、宫寒不孕等。脉多沉细，舌淡嫩。

肾阴：阴虚则阳候，潮热盗汗，咽干口燥等。脉细数，舌红少苔。

提到补肾，人们很自然地想起六味地黄丸。作为肾虚的常用治疗方剂，它效果显著。但不少女性把六味地黄丸当作青春美丽的救命药，甚至成箱批发购买，这有些盲目。中医补肾很有学问，病症阴阳要分，用药阴阳也要分。因此，要在医生的指导下服用。

手脚冰凉——不是没人疼而是肾虚

虽然天气寒冷容易使手脚感到冷，但是这种情况如果一到冬天就出现，而且不容易暖过来，很可能是肾阳虚，这就是中医所说的"畏寒"。

中医认为"作强之官，伎巧出焉"，是指肾所主管的阴阳相对平衡，功能较强，才能进行正常的性生活这种"伎巧"。如果肾阳气不足，男性会出现阳痿早泄，女性也会出现性冷淡等性功能障碍，夫妻双方就不能正常进行性生活。有些女性进入更年期，对同房的兴趣不大了，也可能是肾阳虚的表现。如果是肾阳虚，造成性生活老是不协调，到了冬天免不了被动应付。长此以往，男性就容易导致性功能的减弱，女性则容易性冷淡。不仅如此，身体还可能提前出现老化的信号，即未老先衰，表现为身体某个器官功能的减退，如眼睛花了、耳鸣、记忆力减退、腰酸背痛等。

冬季气候寒冷，夫妻赤身裸体易受凉，同时精泄疲倦之时身体抵抗力降低，最容易引起伤风感冒。尤其是高潮过后全身发热，此时容易忽视保暖，有的人全身出汗后不注意及时穿衣，一旦受凉感冒病程会较长，对身体有很大的危害。因此，在冬季夫妻过性生活时，一定要注意保暖防寒，可在卧室内准备空调或电暖气，把室内温度调高之后再做，可以避免因气温低而导致受冷。

补肾健脾——让女性提高孕力

中医看来，优秀的卵子和精子都来源于肾，充足的肾精才能转化成优质的种子；而脾胃承担着吸收转化食物里的能量，给身体储备能量，供给受精卵的发育和生长所需能量的作用；同时，中医有"血养胎"说法，源于胎儿的一切养分都来源于血液等液体的交换。专家指出，健脾补肾养阴，可以大大提高女人生育能力，让处于生育困难的你，增加受孕概率。

要健脾补肾养阴，中医食疗有方法。

1.补肾造优良卵子

（1）山药。作为具有补肾作用的药食两用之品，山药占据着重要的位置。专家指出，煎炒烹炖，完全依照个人的口味喜好来吃就好，每天50～200g即可。除了补肾之外，山药对于肺和脾的补益效果也很明显，不仅孕前有用，孕后更可以用来养胎。

（2）核桃，是补肾精效果很好的食品。中医素有食物"以形补形"的理论。核桃仁形似脑，故补脑，从年轻时就坚持吃核桃的人，到了老年，头发、牙齿、眼睛都会比较好些，证明了它确实可以补养肾精，延缓衰老，所以孕前和孕中多吃核桃，生下的孩子更聪明，新妈妈则更容易恢复。

（3）枸杞。作为比较好吃的一种中药，它补充肾精的力量还是比较强的，而且还是大名鼎鼎的补益肾精名方"五子衍宗丸"中的重要成员之一。吃枸杞主要把握的就是一个"量"，一般来讲，一天有一把就够了，不必泡水，像吃葡萄干那样嚼着吃就好。

2.强壮脾胃供给能量

（1）莲子。莲子具有一定的补益脾胃的作用，和人参、黄芪比起来作用不是很强，但是会很持久，只要能够坚持一段时间，其补益的效果还是比较理想。这里要强调的一点就是一定要吃那种带心的，虽然有点苦，但是会有更好的效果，莲子心本身也是一种药材，具有苦寒的性质，可以防止在补益过程中出现上火现象，最好用来熬粥。

（2）老陈醋。脾胃这两个脏器有个特点，即使虚了，也不能以大补或是增加食量来改善，它们更喜欢适量的调补和适量的食量，这样才有利于食物的消化和吸收，而老陈醋就能起到这个作用，具有很好的助脾胃消化饮食的作用，这样，人体才会通过从食物中获得的能量来补益身体和脾胃自身。选择老陈醋时，一定要选那种年头长的，年头越长也就越醇和，越利于助脾胃消化。

（3）西洋参。西洋参这种补品产自美国和加拿大，和中国及朝鲜的东方人参对比起来，补益脾胃的效果略差，但优点就是性质温和，不容易上火且具有一定的凉性，经常在嘴里含几片，西洋参的有效成分会被唾液溶解并缓缓地作用于脾胃，时间长了，会感觉食欲增加，消化吸收都明显改善。

3.养阴补血

（1）鲍鱼。鲍鱼是历代认为最适合补阴的食品，具有很好的滋阴润燥的功效而且略偏温性。鲍鱼这种补品不似人参、鹿茸之类的火性，属于清补之类，不会引起上火的现象。

（2）百合。鲜百合作为一道菜品越来越普及，孕前和孕中都适合多吃，可以补益肺肾之阴，肺相当于天，而肾相当于地，肺阴足了，可以像下雨一样通过下注的体液来滋润肾，而肾阴足了，也可以像蒸发地表水一样，使多余的体液上行来补充肺阴。一个食品具有两重养阴的功效，成为我们分享它的重要原因。

（3）乌鸡。在古代，乌鸡曾经被做成药品专供皇后或是妃子们调经、润肤、抗衰老用，具有很好的补血养阴功效，正是适合孕前和孕中身体储备大量血液和体液时吃。煲汤是不错的选择。

注重孕前健脾补肾养阴，怀孕困难或许会自动离你而去。专家补充，女性若是存在怀孕困难问题，不仅要注意调养，还应远离胡萝卜、向日葵子、酒精、咖啡、大蒜、烤牛羊肉等会影响孕力的食物。

修正生活——纠正不良习惯让你肾不虚

女人肾虚有五种表现，你知道吗？肾虚会导致水肿，而眼睑是最容易被发现的部位。黑眼圈、面色苍白无光则是由于肾虚导致了血液循环出现问题。

中医认为肾主水，肾虚则水液代谢不利，导致水肿，而眼睑是最容易被发现的部位。黑眼圈、面色苍白无光则是由于肾虚导致了血液循环出现问题。肾阴虚则虚火内扰，让人烦躁，晚上阴气无法内收则导致失眠、多梦，性生活质量下降。女人一旦出现黑眼圈、失眠多梦、经常上厕所，甚至对性生活不感兴趣，这些都是女人肾虚的表现。女人肾虚问题怎么解决？

现实生活中，很多人通过各种药物保护肾脏，其实，在生活中形成的各种不良饮食和生活习惯在不停地伤害你的肾，只是你未曾注意到而已。所以要保护好你的肾脏，必须从改变不良饮食和生活习惯开始。

1.不爱喝水

体内新陈代谢的废物主要是由肝脏和肾脏处理，肾脏最重要的是负责调解人体内水分和电解质的平衡，代谢生理活动所产生的废物，并排于尿中，但在其进行这些功能的时候，需要足够的水分来进行辅助。

解决方法：养成多喝水的习惯可以冲淡尿液，让尿液快速排出，不仅能预防结石，摄食太多盐时也有利于尿液变淡，从而保护肾脏。

2.爱喝啤酒

如果已经患了肾脏方面的疾病，又无限制地大量喝啤酒，会使尿酸沉积导致肾小管阻塞，造成肾脏衰竭。

解决方法：如果在验血的时候，发现肾脏有问题，恐怕肾功能此时已经受损不轻了，与其等验血来了解肾脏，还不如平时就定期进行尿检，因为验尿是了解肾脏最为简便快捷的方法。

3.用饮料代替开水

大部分人不爱白开水的平淡无味，相比之下，汽水、可乐等碳酸饮料或咖啡等饮品理所当然地成了白开水的最佳替代者。但是，这些饮料中所含的咖啡因，往往会导致血压上升，而血压过高，就是伤肾的重要因素之一。

解决方法：尽量避免过多地喝饮料，以白开水取而代之，保持每天饮用8杯水以促进体内毒素及时排出。

4.不当食用蔬菜水果

多吃蔬菜水果有益健康，这是一般人的观念，不过对于有慢性肾功能障碍的人来说，蔬菜水果这些平常被认为有助天然降血压的食物中含高钾成分，长期食用反而会造成他们肾功能的破坏。

解决方法：如果患有慢性肾功能障碍，就应该注意适当食用蔬果，避免对肾脏造成影响。不喝太浓的蔬果汁、火锅汤、菜汤，饮食以清淡为宜。

5.吃太多肉

美国食品协会曾建议，人每天每千克的蛋白质摄取量为0.8克，也就是说一个体重50千克的人，每天只能摄入40克蛋白质，因此一天也不能吃多于300克的肉，从而避免对肾脏造成伤害。

解决方法：每餐肉类和豆制品的摄入量应控制在手掌大小约0.5厘米厚度，如果有慢性肾炎的人，这个量应该再减少。

6.吃太多盐

盐是让肾负担加重的重要元凶。饮食中的盐分95%是由肾脏代谢掉的，摄入太多，肾脏的负担就加重，再加上盐中的钠会导致人体水分不易排出，又进一步加重肾脏的负担，从而导致肾脏功能减退。

解决方法：科学的每天摄盐量应该控制在6克以内，而其中有3克可以直接从日常食物中获得，因此，食物调味时应该保持在3～5克以内。值得注意的是，方便面中的盐分特别多，经常吃的人最好减量食用。

7.食用来路不明的药食

因为食用蛇胆或草鱼胆等奇特食物而引发急性肾衰竭的情况屡见不鲜，还有许多人盲目服用中药来壮阳。其实很多中药里都含有马兜铃酸等肾毒性的成分，不仅会给肾脏带来巨大的伤害，有的甚至会对全身造成危害。

解决方法：鱼胆或蛇胆虽然常常被宣称具有壮阳、可以清热解毒或治疗青春痘的疗效，但即使是中药用的鱼胆或蛇胆，都必须经过特殊炮制才能清除它的毒性，切勿盲目服食。

第九章　肾脏好，"性"福生活无忧愁

你离肾虚有多远——哪些人容易肾虚

肾虚是一种自然生理现象，一般来说，男人40岁以后，女人35岁以后，都会或多或少地出现肾虚问题。但随着社会生活的不断进步，人们的物质文化生活日益丰富，生活方式多种多样，也使肾虚人群发生了一些变化。下面介绍一下最易得肾虚的是哪些人。

1.经常熬夜的人

现在熬夜的人很多，尤其是年轻人，有太多太多的理由支持他们去熬夜，如工作负担重，需要加班加点完成工作；交际的需要，白天上班很难有时间，长夜提供了难得的机会；痴迷足球，球赛多在夜间进行；偏爱上网，看大片、玩游戏……夜夜笙歌，日日晚睡，时间长了就会出现黑眼圈、精神乏力等健康问题，一旦阴精耗损过多，就会过劳伤肾。

2.精神长期紧张、生活压力大的人

工作、生活压力大，精神长期紧张，容易使身体抵抗能力显著下降，致使人体在面对风、寒、暑、湿、燥、火等外部环境的"六淫"侵害时变得弱不禁风，伤肾伤身。同时，"劳则气耗"，过度劳累使人体精气消耗太多，自然会伤肾，导致肾虚。

3.频繁抽烟、喝酒的人

"肺为气之主，肾为气之根"，肺掌控吸气，肾掌控纳气，在呼吸方面，肺与肾是相互促进、相互协调的。同时，肺与肾之间的阴液也相互滋生，肺阴虚可伤及肾阴，导致肾虚。所以，吸烟对肾的伤害是非常大的。

另外，喝酒伤肝，而肝肾同源，肝藏血，肾藏精，肾精的充盈有赖于肝血的滋养，肝受到损害，自然会波及肾，所以，频繁饮酒也是不利于养肾的。

4.长时间坐着不动的人

长时间坐着不动，人体腹腔承受巨大的压力，腹腔和下身的血液循环受到阻碍，人的整个身体气血运行都会受到牵连。另外，肾经与膀胱经相表里，久坐会压迫膀胱经，造成膀胱经气血运行不畅，膀胱功能失常，从而引发肾功能异常，所谓的"久坐伤肾"就是这个道理。

5.性生活频繁的人

房劳过度，常常使男人出现梦遗滑精、阳痿早泄等问题，使女人出现月经不调、崩漏带下、流产难孕等病症。

那么，什么样的性生活不算频繁？这个因人而异，与年龄、性格、体质、职业等有关。一般来说，青年夫妻蜜月期间，心情舒畅，有足够的休息时间，每天一次也算合适；健康的青年夫妻，每周3次为宜；壮年夫妻，每周一两次为宜；四五十岁的中年夫妻，每周1次为宜。当然，合理的尺度是以性生活后的第二天不感到疲劳、身心愉悦、精力充沛为原则。

另外，在身体发育不成熟的情况下早婚的人、频繁手淫的人、虽然没有进行性生活但色欲过旺的人，都容易肾虚。

6.先天不足的人

中医认为先天禀赋对个人后天的生长发育有密切关系。先天禀赋充足，则后天正气充沛，抗病力强，生机旺盛；先天禀赋不足，则脾肾虚弱，抗病力低下，生机受削，容易产生疾病。五迟、五软等常见病多与小儿先天禀赋不足有关。

7.老年人

衰老是一种不可避免的生理过程，而肾中精气是决定人的生、长、壮、老、死等生命活动的主要条件，主宰着人的寿命和生命质量。

人的生长发育与肾气的关系极为密切。随着年龄的增长，女子35岁，男子40岁开始，就会出现肾气衰退的生理过程，到了老年则因肾气虚衰而呈现衰老的征象。

衰老不可改变，人到老年时应该把充实真气、维护肾气作为养生的根本原则。《黄帝内经》里提出"淡于阴阳、和于术数，食饮有节，起居有常"，以及"恬淡虚无""精神内守"等养生措施，都是为了充实真气、维护肾气，从而提高机体自我调节的功能和抗病能力、保持阴阳的动态平衡，达到延年益寿的目的。

8.久病之人

久病和他病也会引发肾虚。疾病的发生发展是正邪斗争的过程，如果久病不愈，正气就会越来越虚弱，日久就会累及于肾而出现肾虚证，正所谓"久病及肾"。

人体各脏腑之间，不仅在生理上具有相互滋生、相互制约的关系，而且病理上也常常相互影响。当某一脏腑发生病变时，除了表现本脏的证候外，而且在一定的条件下，还会影响其他脏腑而出现病症。肾为先天之本，元阴元阳封藏之所，五脏六腑之阴都由肾阴来供给，五脏六腑之阳都由肾阳来温养；肾中的精气除来自于先天之精外，也来源于全身其他脏腑所化生的精气。若各种疾病久病不愈，失于调养，必然会损伤肾中的精气。

女子胞与肾——肾精充，天葵至，月事下，故有子

女子胞，又称胞宫、子宫、子脏、胞脏、子处、血脏，位于小腹正中部，是女性的内生殖器官，有主持月经和孕育胎儿的作用。

肾为先天之本，主藏精，生髓。肾中精气的盛衰，主宰着人体的生长发育和生殖能力。肾与女子胞的关系主要体现在天葵的至竭和月经孕育方面。《黄帝内经·素问》曰："天葵者，阴精也，盖男女之精皆主肾水，故皆可称为天葵也。"天葵是促进生殖器官的发育和生殖功能成熟所必需的重要物质，是肾中精气充盈到一定程度的产物。

女子胞与肾和冲脉、任脉的关系最为密切，因为生殖功能由肾所主，而冲、任二脉同起于胞中。当女子发育到一定年龄，肾气旺盛，冲任二脉气血充足，女子胞发育完全时，月经开始按时来潮，具备了生殖能力，受孕之后，女子胞有保护胎元、孕育胎儿的作用。如果肾气衰弱，冲任二脉气血虚少，就会出现月经不调、闭经、不孕等病症。女性至50岁左右，随着肾中精气和冲任二脉气血的衰退，出现绝经，受孕终止。此外，女子胞与心、肝、脾亦有密切关系。因为月经的

产生，胎儿的孕育，都有赖于血液，而心主血、肝藏血、脾统血，故当心、肝、脾三脏功能失调时，均可影响女子胞的正常功能而出现月经病或胎孕病症。

此外，女子胞与心、脾、肝三脏关系也很密切，因月经来潮，以及胎儿的充养均依赖营血。心主血脉，肝主藏血，脾统血又是生血之源，所以当心、肝、脾三脏上述功能失调时，亦往往影响胞宫的生理功能。如常见的心脾两虚证，因化血无源，或思虑太过，心血暗耗，而至月经量少、愆期或经闭；若脾气虚不能统摄血液，而致月经淋漓不止；若脾气虚而中气下陷，还可导致胞宫脱垂；若肝气郁结疏泄失职，致血瘀不行，则经闭，或血瘀胞中等。

精室与肾——男性的"胞宫"

精室，又名精宫，为男性生殖器官。《医经精义》曰："女子之胞，男子名为精室，乃气血交会，化精成胎之所，最为紧要。"精室具有化生、贮藏及输泄生殖之精之作用，相当于现代医学中的睾丸、附睾、精囊腺和前列腺等。

精室藏泄男性生殖之精以生育繁衍，维持男子性功能，是一个复杂的生理活动过程，与五脏、气血津液及督脉等有密切的联系。精室为肾所属，肾藏精主生殖，精室在肾中精气作用下，以化生、贮藏和疏泄生殖之精。若肾阳亏虚，命门火衰，或肾精亏虚，化生精液能力减弱，则会出现精冷、精稀、少精之症。若肾阴不足，阴虚火旺，虚火煎灼，或肾阳不足，精宫虚寒，则可导致精液不液化等症。肝之经脉循行于前阴，职司疏泄，内寄相火，具有鼓动阴器，启闭精窍，主司精液溢泻的作用。若肝之功能失常，可导致阳痿、射精困难，或遗精、滑泄等。脾主运化，化生气血津液，后天之精以补充先天之精，影响着精室化生生殖之精。若脾的运化功能失常，一方面可导致精少不育，另一方面也可因脾虚生湿酿痰，阻滞气机，导致会阴及小腹胀痛，精浊等症。另外，督脉起于脐下，循行经过阴器，总督一身之阳经，与精室的功能也密切相关，如督脉虚衰，可产生阳痿、早泄、精寒清冷不育等病症。

男女这点事——房事有节，方式有序

正常性生活，有益于身心健康，性交时体内激素分泌旺盛，高潮时心跳加快、血液循环增速，可防衰老而精神愉快；但放纵过度，易于致病，有害身心健康。如古人云："房中之事，能杀人，能生人。"犹若"水能载舟，亦能覆舟"，从而悟出"合男女必有则"的"交接之道"。

（1）《三元延寿参赞书》曰："欲不可绝，欲不可早，欲不可纵，欲不可强。"堪称中医房事养生之准则。

①欲不可绝道出了房事之必要性。适度房事，是调和阴阳的重要手段；若强忍不泄，反致阴阳失衡而致病。所谓"孤阳绝阴，独阴无阳，欲心炽而不遂，则阴阳交争，乍寒乍热，久而成劳"。

②欲不可早指出了早婚之弊端。"男破阳太早则伤其精气，女破阴太早则伤其血脉。""精未通而御女以通其精，则五体有不满之处，异日有难状之疾。"

③欲不可纵旨在反对放纵情欲。"淫声美色，破骨之斧锯也。世之人若不能秉灵烛以照幽情，持慧剑以割爱欲，则流浪生死之海，害生于恩也。"

④欲不可强专指不可强力入房。"强力入房则精耗，精耗则肾伤，肾伤则精气内枯，腰痛不能俯仰。"超越体质条件而勉强行房，为自不量力。"才不遗，强思之；力不胜，强举之；伤也，甚矣。强之一字，真伐生伐寿之本。"如："纵""强"所致的"房劳伤"即是典型常见，因其"纵""强"无度，沉溺色情，房劳过度而引起一系列全身性、多系统器质性疾病及严重神经官能症。神气两衰，精血消耗不贷，形成中亏，体质衰弱，诸邪乘虚而入，杂疾蜂拥而至。

（2）别强调节欲惜精，为精液比血液更重要，而有"一滴精，十滴血"之喻，房事泄精会大伤"元气"等之说。《黄帝内经》早有"积精自刚""积精全神""恬憺虚无，真气从之，精神内守，病安从来"等观点。而由此派生出"动而少泄""御而不泄""还精补脑"等"惜精"措施，意在保存元气，延年益寿。

对古人观点，一方面，从房事养生保健角度出发，避免房事不节、纵欲过度，确有其积极意义，以防引起头晕心慌、神经衰弱，甚至性功能障碍及旧病复发或恶化等；另一方面，从生育和性高潮来看，"动而不泄"为"不完全性交"，又是性养生保健所不可取的。

（3）精神心理保健谓之调神，诸多性功能障碍都是由精神心理因素引起的，所以调养心神在性功能保健中占一定地位。心为五脏六腑之主宰，精神统于心。

未婚青年贪迷色情，意淫不辍，久之酿成性功能障碍等。如古之谓："荒淫无伦，精神耗伤，意淫于外，欲火内煽，虽不交合，但精已暗泄，自促其寿命。"中医学十分重视情志因素在男科病因之中的作用，因其大都能引起功能性病变甚至器质性病变。

（4）精神损伤是引起和诱发男子性功能障碍的主要因素。一方面因其绝大多数病人并无器质性病变，而主要是大脑皮质功能紊乱所引起；另一方面，有器质性病变时，如不注意精神因素，即使治愈了器质性病变，性功能亦不易恢复。精神损伤的病因主要有以下几个方面：

①青少年手淫频繁、紧张、焦虑、恐惧、悔恨、自责、自罪等，易引起神经过度紧张使神经系统局部或全身的功能失调而阴茎频频勃起或性神经衰弱，婚后易致阳痿、遗精等症。

②性交失败恐惧心理，既是病因，又为症状故功能性阳痿临床每每多见。

③其他诸多情绪因素的影响不可忽视《景岳全书》云："凡思虑焦劳，忧郁太过，多致阳痿。"《杂病源流犀烛》又云："又有失志之人，抑郁伤肝，肝木不能疏泄，亦致阴痿不起。"

（5）可见调养心神，减轻精神负担，有利于性功能保养，且能延年益寿、调神又是性功能障碍治疗的重要手段，一般通过医患之间的相互交流来达到治愈的目的。医生通过言谈举止来影响或改变病人的感受、认识、情绪或行为等，以减轻或消除病人的躯体和精神症状。

正常的性能力必有赖于健康的心理和体魄。欲多可伤精，节欲惜精则养精；伤神则耗血，养心调神益心身。性欲的节制、心神之调养，必然有利于性功能的发挥。

男性病从肾治

阳痿

阳痿是指青壮年男子，由于虚损、惊恐或湿热等原因，致使宗筋弛纵，引起阴茎痿软不举，或临房举而不坚的病证。

阳痿可表现为房事不举，但睡梦中易举；也可表现为举思交合，但临房即痿；还可表现为举而不坚，不能持久。阳痿常与遗精、早泄同时并见。

阳痿若以命门火衰为因者，常兼见头晕耳鸣，面色㿠白，畏寒肢冷，精神萎靡，腰膝酸软，精薄清冷，舌淡苔白，脉沉细等。阳痿若以心脾受损为因者，常兼见精神不振，面色不华，夜不安寐，胃纳不佳，苔薄腻，脉弦细等。阳痿若以恐惧伤肾为因者，常兼见胆怯多疑，心悸易惊，精神苦闷，寐不安宁，苔薄腻，脉弦细等，阳痿若以肝郁不舒为因者，常兼常见情绪抑郁，烦躁易怒，胸胁胀闷，苔薄脉弦等。阳痿若以湿热下注为因者，常兼见阴囊潮湿、臊臭、下肢酸困，小便黄赤，苔黄腻，脉濡数等。

怎么治疗阳痿呢？

1.辨别有火无火

阳痿而兼见面色㿠白，畏寒肢冷，舌淡苔白，脉沉细者，是为无火；阳痿而兼见烦躁易怒，小便黄赤，苔黄腻，脉濡数或弦数者，是为有火。其中辨证的依据，以脉象、舌苔为主。

2.分清脏腑虚实

由于恣情纵欲，思虑忧郁，惊恐所伤者，多为脾肾亏虚，命门火衰，属于虚证；由于肝郁化火，湿热下注，宗筋弛纵者，属于实证。

阳痿属虚者宜补，属实者宜泻，有火者宜清，无火者宜温。命门火衰者，阳气既虚，真阴多损，且肾恶燥，因此温补忌纯用刚热燥涩之剂，宜选用血肉有情温润之品。湿热下注者，治用苦寒坚阴，淡渗祛湿，即《素问·脏气法时论》所谓"肾欲坚，急食苦以坚之"的原则。

在预防方面，因起病与恣情纵欲有关，故应清心寡欲，戒除手淫；如与全身衰弱、营养不良或身心过劳有关，应适当增加营养或注意劳逸结合，节制性欲。在调摄方面，要树立战胜疾病的信心，适当进行体育锻炼，夫妻暂时分床和相互关怀体贴，这些都有辅助治疗的作用。

遗精

遗精是指因脾肾亏虚，精关不固，或火旺湿热，扰动精室所致的以不因性生活而精液频繁遗泄为临床特征的病症。本病发病因素比较复杂，主要有房事不节，先天不足，用心过度，思欲不遂，饮食不节，湿热侵袭等。有梦而遗精者，称为梦遗；无梦而遗精，甚至清醒时精液自出者，称为滑精。

健康青壮年男性在没有正常性生活时，多在数周或数月遗精一次，这就是"精满则溢"的表现。对生长发育正常的男性来说，两个睾丸不断制造精子，精囊腺也在不停分泌精液，很快贮精囊就满了，于是人体会自动做出调整，将精液排出来。就好像一个杯子装满了水，再往里倒，自然会溢出来一样。有时，被褥过暖、内裤过紧，会对阴茎造成刺激，也会导致遗精。这些都属于生理现象，也可以说是人类性生理的一部分。

真正病态性遗精是指一周数次或一夜数次，甚至清醒状态下脑中闪过一丝性意念，就会遗精，或在有正常性生活的情况下仍频繁遗精。这可能造成精液质量下降，甚至发生性功能障碍。若男性频繁遗精，并伴有精神疲惫、腰膝酸软、耳鸣头晕、乏力等症状，且影响工作学习，就要及时就医。过度手淫也会引起遗精，这同样属于不正常现象，长此以往对身心健康不利。

早泄

中医学认为，早泄的发生与多种因素有关，主要与虚损（肾、心、脾虚）和肝胆湿热的关系最为密切，中医的肾相当于生殖系统和内分泌系统的功能（藏精、生精），与人体的前阴和后阴的关系非常密切（肾主二阴），储藏和释放人体的生殖物质（包括精液）和生长物质。控制人体包括性功能在内的排泄功能，先天不足或手淫、性生活过度、肾虚不能藏精、精液排泄失控（精关不固、精窍开）而早泄，用脑过度或劳倦伤神、损伤心脾、气血产生和运行不足，气血亏虚造成早泄。

肝经络分支绕前阴而过，阴茎为宗筋所聚，其气血由肝（肝调理筋的功能）调节。所以，忧郁恼怒可致肝火妄动，最易下扰储精的地方（精室）而引致失精早泄。过食肥甘、嗜酒、酿生湿热或外感湿热之病邪，流注下焦、内扰精室，肾失去封藏的功能而产生早泄。或因肝经湿热下注，致肝的疏泄异常，不能控制封藏而引致早泄。或恐惧伤肾，则精关不固而早泄。或心情不舒畅、抑郁伤肝、肝失疏泄也可导致封藏失控而早泄。

不育

不孕不育症在新婚夫妻中所占的比例还是很大的，也是一个很突出的问题。不孕不育给年轻男女带来的阴影可以说是巨大的，家庭的不和谐比比皆是，分居离婚的更是层出不穷。中医给不孕不育患者带来了哪些建议呢？

男性不育并非全因肾虚引起，现代医学认为男性不育主要有三大病因：

（1）精子发生障碍，如隐睾症、精索静脉曲张、糖尿病等。

（2）精道阻塞，如非特异性感染、输卵管阻塞，前列腺炎或精囊炎改变了精液成分，影响精子的活力而导致不育。

（3）精液不能进入阴道，如阳痿、不射精、早泄、阴茎过小、包茎、睾丸鞘膜积液等影响性交，使精液不能正常射入阴道而造成不育症。

中医角度认为男性不育并非全部由肾虚引起，中医认为其病因主要与肾、脾、肝功能失调有关：肾气不足，阴精不化，则精亏血少而不育；脾虚运化失司，则精微不足而不育；肝气郁滞，疏泄失权，则气血失调而不育。所以中医诊断男性不育主要分为六种类型，肾亏、脾虚、肝郁、瘀血下阻、精室湿热、虚热内扰等。

临床中不少的患者在不同的证型、不同的病理阶段多数有不同程度的"热"（湿热、实热、虚热、瘀热、郁热）的表现，肾亏、脾虚、肝郁、瘀血下阻、精室湿热、虚热内扰的6种类型中。其中1、2证型有可能在温肾健脾生精的过程因药性温补太过或过食辛辣而产生，3、4证型可郁阻而化热或因夜睡而起，或饮食不节制而化热；5、6证型本身就是热。

因此在男性不育的治疗中，除以清热为主的证型外，均可在辨证的基础上加用或阶段性加用清热（实热、虚热）之法或药。但要在意祛邪不伤正，清热不伤精，而且要配合甘寒酸敛之药，以寒清热，以甘生津，以酸敛阴，达到甘寒清热生津，酸甘化阴，酸苦相伍泄热存阴之效。而且以热为主要表现的患者，多因感染所致炎症，清热消炎就是其主要的治疗方法。

男性不育症，是指处在生育年龄的夫妇，结婚同居2年以上（未避孕），因男方生殖功能障碍致使女方不孕不育的一种病症。生育年龄的妇女，婚后同居2年（无避孕）而未孕者，称为原发性不孕；如有过孕育或流产之后，又间隔2年以上未再受孕者称为继发性不孕或不育。

肾好，妇科少烦恼

月经不调

由于女性月经受体内外各种因素影响，因此，每个女人的月经表现形式也不尽相同，而且由于病理原因，常常表现为月经不调。女性的月经周期则有很大的个体差异，月经周期少至20天，多达36天，这期间都算正常。但是每次月经的间隔周期不规则的提前或延后都是不正常的，就是所谓的月经不调。

从青春期到成熟期再到衰老期，女人的一生都在内分泌激素的掌控中，增之一分，或者减之一分，都直接影响到正常的生理周期和生理功能。而女性内分泌系统主要由下丘脑—垂体—卵巢轴功能调节，任何一个环节出错，都会导致内分泌紊乱的发生。女性一旦出现月经不调，预示着女性正常的生理内分泌调节发生了故障，可以说月经不调是女性生殖疾病的第一个台阶。月经不调对于女性健康的危害，主要包括以下几点：

（1）月经不调引起病情恶化：很多女性月经不调是由某些妇科疾病引起，其中最常见的是子宫肌瘤、卵巢囊肿，如果不及时治疗就会导致病情恶化。

（2）月经不调致失血性贫血：月经不调的危害可由于长期月经过多或不规则出血，导致失血性贫血，出现头晕、乏力、心慌、气急等现象，严重者还有可能危及生命。

（3）月经不调导致不孕：月经不调往往是由妇科疾病引起，这些疾病如果不及时治疗，就会导致不孕。

（4）月经不调影响女性身心健康：30岁左右的女性，皮肤明显出现色斑、松弛、晦暗无光、毛孔粗大、粗糙等不正常现象，不利于女性体内的代谢排毒，易衰老和引起不孕。30~40岁之间的女性，出现内分泌紊乱，女性第二性征明显衰退、减弱，甚至提前出现更年期症状。40~55岁之间的女性，出现失眠、多梦、烦躁易怒、精力体力下降、记忆力减退、骨质疏松等更年期症状。55岁以上的女性，出现多汗、皮肤潮红等，肾功能大幅度下降、卵巢萎缩、卵巢功能衰退等。

中医如何治疗月经不调？

中医学认为治疗月经不调应先明确病症原因，即可对症施治。治疗月经不调，一般会从补肾、扶脾、疏肝、调理气血着手。中医认为经水出于肾，故调理月经的根本在于补肾。通过调理使得肾气充足，精血旺盛，则月经自然通调。补肾法以填补精血为主。脾的功能是化生血液，补脾胃可以充足身体的血源。扶脾法以健脾升阳为主。而疏肝理气的目的则在于调畅气机，疏通气血，如果气血调和，则月经通调。疏肝法须掌握郁结之主症。

传统医学辨证施治，应用补肾扶脾，理气活血法使气血调和，阴生阳长，脾胃健，精血旺则流自畅。逍遥调经贴以外敷形式使药性流经血脉，直达患处。通过补肾健脾益肝，使女性胞宫生命力旺盛。同时通过膏药的活血化瘀，去寒凝、除湿气等作用，加速女性胞宫的血液循环，让行经期经血顺畅，使月经恢复正常。

中医一般将月经不调分为8种典型：脾肾气虚型、肝肾阴虚型、气血虚弱型、肝郁气滞型、血寒型、血瘀型、痰湿型、湿热型。临床治疗必须按照有经验的妇科医生根据个人体质、内分泌情况、月经不调症状、病因、年龄等进行辨证论治，以"滋阴养血"的中医病因入手，在临床治疗月经不调中得到良好的疗效。

月经不调患者可以根据不同体质或者不同的辨证类型，选择合适的中药进行煮水泡脚，用来调理自己的月经。

1.气滞血瘀型

因为"女子以肝为本"，泡脚所选药物多以入足厥阴肝经的药物为主，并加入适量的引经药醋，如用青皮、乌药、益母草各30克，川芎、红花各10克。加入约两升水，50毫升左右的醋，大火煮开，再用小火煎煮30分钟，等药冷却至50℃时连渣倒入盆中泡脚。

2.阳虚寒盛型

中医认为"肾主一身阳"，泡脚所选药物应该多以入足少阴肾经的药物为主，并加入适量引经药咸水，比如可用肉桂、丁香、鹿胎膏、乌药、当归、川芎各15克，干姜、小茴香、吴茱萸各6克，食盐少许，煎水泡脚。

3.气亏血虚型

中医上称作"脾统血"，泡脚所选药物应该多以入足太阴脾经的药物为主，并加入适量的引经药甜水，比如可以用白芍、当归、川芎、熟地、白术、杜仲、黄芪各15克，饴糖适量，煮水泡脚。

月经正常来潮是成熟女性身体健康的重要标志。许多妇女发生月经失调后，只是从子宫发育不全、急慢性盆腔炎、子宫肌瘤等妇科疾病去考虑，而忽视了在子宫之外去找原因。岂不知，许多不良习惯因素也可能导致月经失调。如果控制月经周期的内分泌发生紊乱，或子宫肿瘤、盆腔感染或子宫内膜异位等疾病以及子宫内避孕器具装置不当，也会导致月经不调的情况发生。下面就给广大女性同胞介绍一些预防和调理月经不调的方法。

（1）尽量使生活有规律：熬夜、过度劳累、生活不规律都会导致月经不调。让生活有规律，月经可能就会恢复正常。

（2）必要时去看医生：如果月经过多，持续出血24小时后没有减少，而且出血量变大，或者月经少到没有，应马上去看医生。

（3）防止受寒：一定要注意经期勿冒雨涉水，无论何时都要避免小腹受寒。

（4）多吃含有铁和滋补性的食物：补充足够的铁质，以免发生缺铁性贫血。多吃乌骨鸡、羊肉、鱼子、青虾、对虾、黑豆、海参、核桃仁等滋补性的食物。

（5）调整自己的心态：如果月经不调是由于受挫折、压力大而造成的，那么就必须调整好心态。如果已经月经不调，保持良好的心态也是非常必要的。

胎漏、胎动不安

妊娠期间，阴道时见少量出血，或见如赤豆汁样血性分泌液，并无腰酸、腹痛、少腹坠胀者，称为"胎漏"；若妊娠期间出现腰酸腹痛、小腹坠胀，或伴有阴道少量出血者，称为"胎动不安"。

本病多发于妊娠早期，临证时当辨胎元已殒或未殒，在确诊未殒以后，若经过合理而有效的保胎治疗，出血迅速控制，腰酸腹坠痛消失，或可继续妊娠；若出血量多或持续出血，不能控制，腰酸，腹坠痛加剧，甚至有块排出，则流产势在必行，急当下胎益母。

1.肾虚证

主要证候：妊娠期阴道少量出血，色淡暗，腰酸，腹痛，下坠，或曾屡孕屡堕；头晕耳鸣，夜尿多，眼眶暗黑或有面部暗斑；舌淡暗，苔白，脉沉细滑尺脉弱。

治法：补肾健脾，益气安胎。

主方：寿胎丸加党参、白术或安奠二天汤或滋肾育胎丸。

2.血热证

主要证候：妊娠期阴道少量出血，色鲜红或深红，质稠；或腰酸，口苦咽干，心烦不安，便结溺黄；舌质红，苔黄，脉滑数。

治法：清热凉血，养血安胎。

主方：保阴煎或清热安胎饮或当归散。

3.气血虚弱证

主要证候：妊娠期阴道少量出血，色淡红，质清稀，或小腹空坠而痛、腰酸、面色白，心悸气短，神疲肢倦；舌质淡，苔薄白，脉细弱略滑。

治法：补气养血，固肾安胎。

主方：胎元饮。

4.血瘀证

主要证候：宿有症积，孕后常有腰酸腹痛下坠，阴道不时下血，色暗红，或妊娠期跌仆闪挫，继之腹痛或阴道少量出血，色暗红，或有瘀斑，脉弦滑或沉弦。

治法：活血消症，补肾安胎。

主方：桂枝茯苓丸合寿胎丸加减。

胎漏、胎动不安，怎么护理呢？

（1）向患者及家属说明流产的可能原因，以及经积极稳妥治疗后，大多可继续正常妊娠、分娩健康婴儿。解除不必要的顾虑和紧张情绪，抑郁、忧思、恼怒、悲伤均可影响气机，使气血逆乱，胎失载养。

（2）注意卧床休息，阴道流血时应绝对卧床、静心休养，但非24小时躺在床上不动，甚至连大便都不敢下床。肾虚症宜多休息，有滑胎史者，其休息一般超过上次流产的日期；气血虚弱症应避免劳累，保证睡眠，血热者，绝对卧床休息，衣被不宜过暖。

（3）避风寒，慎起居、防止外感等疾病发生。

（4）生活要有规律，避免负重攀高，防止跌扑；保持会阴清洁，用温水或1：5000高锰酸钾溶液清洗外阴部，每日1次。

（5）宜多吃蔬菜和水果，保持大便畅通；若大便秘结者，每日早晚服蜂蜜1匙；或麻仁丸6克；每晚1次，以利润肠通便，减少腹压，防止再度出血。

（6）饮食调护：宜食易消化富有营养的食物，多吃鱼、蛋、动物内脏、牛奶、蔬菜水果，以提供胎儿生长发育的需要。避免油腻、辛辣、生冷或碍胎之品，如辛辣刺激之酒、浓咖啡等，生冷的绿豆、薏米等。肾虚者，可食桑寄生大枣汤、蒸核桃肉、炖服阿胶等补肾益气；气虚者，多摄入健脾养血之品、如桑寄生、山药、党参、大枣煲鸡等汤；可服桂圆肉、阿胶、牛奶、猪瘦肉、乌鸡、糯米、赤小豆汤、煮鸡蛋等以调补气血；血热口渴心烦者，可多吃新鲜水果，如梨、藕汁、甘蔗汁，以清热生津。

（7）严禁房事，避免灌肠及阴道检查，防止再度出血，但应说明必要的妇科检查对胎儿无害。

（8）注意阴道出血及性质，随时观察排出液中是否有组织物。必要时保留会阴垫（24小时），供医护人员观察。根据出血量及腹痛等情况了解病情的发展。

（9）中药服法：胎漏、胎漏不安肾虚、气血虚弱的患者，补肾健脾，补气养血安胎等补益药物宜文火久煎，饭前温服。血热或血瘀患者的清热凉血，养血安胎或活血消瘕，补肾安胎的中药汤剂宜小火久煎，饭后微温服。因大部分女性妊娠在早、中期在消化系统方面有恶心或伴有呕吐等症状发生，固服中药时可根据孕妇不同的情况分2～3次或多次服下。

不孕症

女性不孕症的原因不外乎子宫发育不良、子宫内膜异位、输卵管阻塞、子宫颈黏液异常、黄体功能减退、排卵障碍等。这些都与女性的月经有非常密切的关系，也就是中医说的气血虚、气血不和，可以通过中医调理，达到人体气血调和、阴阳平衡，从而达到治疗女性不孕的目的。

中医认为凡女子不孕以肾虚为根本，或为素体亏虚，禀赋不足；或为不慎房事，损伤肾精；或久病多产伤肾。脾为后天之本，精血生化之源，脾虚则生化无源而致不孕。女子以肝为先天之本，肝藏血，主疏泄，肝郁气滞亦可使女子不孕。论治则当安五脏、通气血，调经种子，孕育乃成。中医论导致女性不孕有三大因素：

1.宫寒肾虚

中医谓之女子属阴，子宫容易受寒，阴寒内盛，加之肾气虚弱，肾精不足，冲任亏虚，则经乱无期，不能受孕。

2.肝郁脾湿

若情志不畅，肝气郁结，脾虚内湿，则血脉失畅，气血不和，痰湿留瘀，月经失调，以致不孕。

3.血瘀气滞

女性以血为本，以气为顺，血和气相互依存，相互影响。气血不和，气滞血瘀，百病则生，不孕因此而成。

受孕是一个复杂的生理过程，在《黄帝内经·素问·上古天真论》中指出女子到了14岁，肾气逐渐旺盛，在肾的刺激推动下，一种促使人体生长发育的阴精物质天癸产生，并逐渐成熟，成为受孕的基本物质。当冲任二脉气血旺盛，相互沟通，月经就初潮，按时而下，具备了生育能力。当男女"两精相搏，合而成形"，一个新的生命由此开始。

如果以上的某一环节发生异常，即可导致受孕障碍。而其中月经的正常与否，对受孕成败有密切关系，故中医有"调经种子"之说，脏腑气血和经络等功能失调都可导致不孕。在脏腑中以肝、脾、肾三脏关系最为密切，其中又以肾为根本。经络中则以冲、任、督三条奇经最为主要。

由于肾藏精，主生殖。天癸的产生依赖于肾；肾又与冲、任二脉共同主司月经的调节；因此形成了调控生殖过程的肾-天癸-冲任-胞宫轴；故不孕之病因病机以肾虚为根本，引起肾虚的原因又有素体肾虚，禀赋不足；或不慎房事，损伤肾精；或久病多产伤肾等。

脾为后天之本，精血生化之源，脾虚则生化无源而致不单。女子以肝为先天之本，肝藏血，又主调节和疏泄功能，肝的功能异常亦可导致不孕，因此肝、脾、肾三脏功能失去协调，就成了不孕的基本原因。

不孕症的治疗以调经为先，具体有补肾、扶脾、疏肝、化瘀、除湿、通络等治法，临床需根据症状综合辨证，恰当地使用上述诸法。

脏躁

脏躁者，乃脏阴不足，有干燥躁动之象。本病发生的病因病机，与患者体质因素有关。如素多抑郁，忧愁思虑，积久伤心，劳倦伤脾。心脾受伤，化源不足，脏阴更亏；或因病后伤阴，或因产后亡血，使精血内亏，五脏失于德养，五志之火内动，上犹心神，以致脏躁。

本病在于心肾脾经，属内伤虚证，故虽有火而不宜清降，有痰而不宜温化，当以甘润滋养之法为主。

主要证候：精神不振，或情志恍惚，情绪易于波动，心中烦乱，睡眠不安。发作时，哈欠频作，哭笑无常，不能自主，口干，大便结。舌红或嫩红，苔少，脉细弱略数或细弦。

证候分析：本病主要表现在神志的异常改变，如神志恍惚，情绪易于波动，均系血虚不能养神所致。神有余则笑，不足则悲，故发作时悲伤欲哭，嬉笑无常。志火内动，则使心烦，睡眠不安。哈欠亦为神疲之征。阴津不足，则口干便秘。舌红或嫩红，苔少，脉细弱略数或细弦，均为阴血亏虚之候。

治法：甘润滋补，养心益脾。

男性养肾保健——强肾健体

中医理论认为，耗伤过多的肾阳气，容易发生腰膝冷痛、易感风寒、夜尿频多、阳痿遗精等病症。因此，平日一定要注意对肾脏的保养十分重要。按摩疗法是养肾护肾的最简单最有效的方法。

1.提踵颠足

提踵时五趾抓地，两腿并拢，提肛收腹，肩向下沉，立项竖脊，百会上领；向下颠足时身体放松，轻轻咬牙，先缓缓下落一半，而后轻震地面。提踵可以牵拉腰背腿部的膀胱经肾经，轻震地面还可以按摩五脏六腑。

2.握固

将大拇指扣在手心，指尖位于无名指（第四指）的根部，然后屈曲其余四指，稍稍用力，将大拇指握牢，如紧握宝贝一般。握固可以固守精气神在体内，平时走路、坐车、闲聊、看电视时都可以握固。

3.摩肾俞

并腿坐于床沿，两手掌对搓至手心发热，分别按在后背腰部，上下按摩腰背肾俞穴，至有热感为止。可早晚各一遍，每遍约200次，可补肾纳气。

4.热水泡脚

泡脚最适宜的时间是每晚7～9时，这是肾经气血最衰的时辰，此时泡脚、按摩能改善全身血液循环，达到滋养肾和肝的目的。泡脚用的容器以木盆为好。泡脚水，不能太热；以40℃左右为宜。泡脚时间不宜过长，以15～30分钟为宜。

5.用脚后跟健走

健走的最好方法是，迈开大步，脚后跟先着地，不要弯曲膝盖。腿往前迈时，脚尖伸直如同踢球；前脚落地时，后脚脚尖踮起。脚后跟先着地，实际上就是刺激了"肾经"穴位。经常用这种方式健走可以有效防治骨质疏松症。

6.三元式站桩

两脚分开，与肩同宽，两手由身体两侧向前合抱于腹前，位置与脐同高，两臂抱圆；同时两膝微屈，重心下沉两膝关节微微向两旁打开。使裆要圆；背略弓形，胸要含，背要拔，使腰背部略向后拱，命门穴打开。这样前后、左右、上下都是圆，整个人显得十分圆融。这是一个补益元气的基本站桩法。常做能使肾元充沛。筋骨劲强。

7.深呼吸

做深呼吸时要选择空气清新的环境，尽量用鼻子吸气。呼吸保持柔和、缓慢、均匀、深长。以6次深呼吸为一组。然后平息调整，可以再做。中医说：肺主呼气，肾主纳气。《黄帝内经》中有记载，肾有久病者，可以寅时面向南身放松，身体后仰，用整个背部撞击墙壁，用力适度，借撞击的反作用力使身体回复直立，如此反复进行，每次撩击30下左右，每天可以做2～3次。撞背功能强壮腰肾，疏通经络，循行气血，平调阴阳。

一天中养肾的最佳时间是早上5～7点，晚上11点～凌晨1点，而早上肾阳最强，晚上最弱，所以有人主张性爱应该选在早上。中医认为肾藏精，性生活后使肾的精气亏虚，如果在晚上肾阳最虚时进行性生活，会加重肾虚，而早上肾阳最强时过性生活，则不易虚弱。